G. Rudofsky, A. A. Schmaltz, K. Taeger

Ärztliche Sofortmaßnahmen

Ärztliche Sofortmaßnahmen

Notfälle und akute Erkrankungen

Herausgegeben von

G. Rudofsky
A. A. Schmaltz
K. Taeger

4. Auflage

ELSEVIER
URBAN & FISCHER

URBAN & FISCHER
München · Jena

Zuschriften und Kritik an:
Elsevier GmbH, Urban & Fischer Verlag, Lektorat Medizin, Karlstraße 45, 80333 München

Wichtiger Hinweis für den Benutzer
Die Erkenntnisse in der Medizin unterliegen laufendem Wandel durch Forschung und klinische Erfahrungen. Herausgeber und Autoren dieses Werkes haben große Sorgfalt darauf verwendet, dass die in diesem Werk gemachten therapeutischen Angaben (insbesondere hinsichtlich Indikation, Dosierung und unerwünschten Wirkungen) dem derzeitigen Wissensstand entsprechen. Das entbindet den Nutzer dieses Werkes aber nicht von der Verpflichtung, anhand der Beipackzettel zu verschreibender Präparate zu überprüfen, ob die dort gemachten Angaben von denen in diesem Buch abweichen und seine Verordnung in eigener Verantwortung zu treffen.
Warenzeichen bzw. Namen (z.B. bei Pharmapräparaten) wurden besonders gekennzeichnet.

Bibliografische Information der Deutschen Nationalbibliothek
Die Deutsche Nationalbibliothek verzeichnet diese Publikation in der Deutschen Nationalbibliografie; detaillierte bibliografische Daten sind im Internet über http://dnb.d-nb.de abrufbar.

4. Auflage 2007

Der Urban & Fischer Verlag ist ein Imprint der Elsevier GmbH.

07 08 09 10 11 5 4 3 2 1

Um den Textfluss nicht zu stören, wurde bei Patienten und Berufsbezeichnungen die grammatikalisch maskuline Form gewählt. Selbstverständlich sind in diesen Fällen immer Frauen und Männer gemeint.

Planung und Lektorat: Dr. Günter Wangerin
Redaktion: Dr. Sandra Sabisch, Dr. Vera Pedersen, Petra Stenger
Herstellung: Petra Laurer, Dietmar Radünz
Satz: Mitterweger & Partner, Plankstadt
Druck und Bindung: PRINT-Consult GmbH, München
Fotos/Zeichnungen: Helmut Holtermann, Dannenberg
Umschlaggestaltung: Spieszdesign Büro für Gestaltung, Neu-Ulm
Titelfotografie: medicalPicture RM

ISBN 978-3-437-15230-6

Aktuelle Informationen finden Sie im Internet unter www.elsevier.de und www.elsevier.com.

Vorwort

Bei der Versorgung von Notfällen ist der behandelnde Arzt mit den Problemen konfrontiert, dass die diagnostischen Möglichkeiten vor Ort äußerst beschränkt sind, und Notfälle keine Fachgebiets- und Altersgrenzen kennen. Auch der erfahrene Arzt muss deshalb bei der Behandlung von Notfällen damit rechnen, mit Krankheitsbildern konfrontiert zu werden, deren Diagnostik und Therapie nicht zu seinen alltäglichen Aufgaben gehören. Für diese Situation Hilfe anzubieten, war das Ziel der Neuauflage der „Ärztlichen Sofortmaßnahmen“. Das Nachschlagewerk wurde von Fachleuten unter dem Gesichtspunkt neu bearbeitet, nur so viel an Information anzubieten, dass damit die wesentlichen Krankheitsbilder vor Ort richtig erkannt und bis zur Einlieferung in die Klinik nach dem neuesten Stand wissenschaftlicher Erkenntnisse behandelt werden können.
Die kompetente Versorgung von Notfällen erfordert rasches, zielgerichtetes Handeln. Im Zweifel ist der Arzt auf rasche Abrufbarkeit qualifizierter Informationen angewiesen. Deshalb wurden die Krankheitsbilder in Form von Stichworten nach einem einheitlichen Schema abgehandelt. Nach einer Definition der den Notfall auslösenden Krankheit werden Symptomatik, Anamnese, Differentialdiagnose, Sofortdiagnostik und Sofortmaßnahmen so knapp wie möglich abgehandelt. Daran anschließend werden gegebenenfalls pädiatrische und geriatrische Aspekte besprochen und abschließend auf der jeweiligen Krankheit immanente Gefahren hingewiesen. Damit ist sichergestellt, dass die für die Erstversorgung wesentlichen Details in Minuten aufgefrischt werden können.
Die Herausgeber danken den Autoren, dass sie sich bei der Bearbeitung der Stichworte vorbildlich an die konzeptio-

nellen Vorgaben gehalten haben. Wir danken dem Verlag für die großzügige und praxisorientierte Ausstattung. Unsere Leser bitten wir um Kritik und Anregungen für kommende Auflagen.
Tragischerweise ist der Erst-Herausgeber dieses Buches, Professor Dr. Gottfried Rudofsky während der Arbeiten am Manuskript verstorben und kann sein Erscheinen nun nicht mehr erleben. Seinem Andenken widmen wir das Werk in kollegialer und freundschaftlicher Verbundenheit.

Die Herausgeber

Inhalt

Organisation von Rettungsdienst und ärztlichem Bereitschaftsdienst

M. Kumpch/Ch. Madler

Erfolgreiches Handeln in Notfallsituationen setzt neben theoretischen Kenntnissen und praktischen Fertigkeiten vor allem das Wissen um die Organisationsstrukturen des Rettungsdienstes voraus. Die Bereitschaftsdienste der kassenärztlichen Vereinigung stellen die präklinische Notfallversorgung sicher, wobei die ärztliche Tätigkeit hier definiert ist als die „organisierte Hilfe zur Sicherstellung der ambulanten ärztlichen Versorgung in dringenden Fällen außerhalb der üblichen Sprechstundenzeiten“. Es steht jedoch außer Frage, dass eine adäquate Erstversorgung vital gefährdeter Patienten heute ohne den Rückgriff auf die personellen, apparativen und logistischen Ressourcen des öffentlichen Rettungsdienstes undenkbar ist.

Seit dem Beginn des Krankentransportes und der Etablierung des Notarztwesens in den 50er und 60er Jahren des vorigen Jahrhunderts hat sich das Rettungswesen als integraler Bestandteil des deutschen Gesundheitswesens etabliert. Der Rettungsdienst bietet heute auf hohem qualitativen Niveau ein breites Spektrum an präklinischen Versorgungsmöglichkeiten an, das vom Krankentransport über die notärztliche Akutversorgung bis hin zum Interhospitaltransfer unter intensivmedizinischen Aspekten reicht.
Zielgruppe dieses Versorgungsangebotes ist aus notfallmedizinischer Sicht insbesondere der vital bedrohte Patient. Das Erkennen und Behandeln von akut lebensbedrohlichen Erkrankungen und Verletzungen, wie z. B. das akute Koronarsyndrom, der akute Asthmaanfall oder das Polytrauma, gehören zu den Kernkompetenzen des präklinisch tätigen Notfallmediziners und dessen Hilfspersonal.

Die feste Einbindung und zentrale Vermittlerrolle des Rettungsdienstes in der „Rettungskette“ hat zu deutlichen Morbiditäts- und Mortalitätssenkungen vieler solcher Erkrankungen geführt. Neben traumatologischen Patienten gilt dies vor allem bei internistischen und neurologischen Notfallpatienten. So führten beispielsweise die Fortschritte in Diagnostik und Therapie des akuten Myokardinfaktes und seiner Komplikationen zu einer Halbierung der Mortaliät und zu einer deutlichen Reduktion der infarktbedingten Herzinsuffizienz.
Vor diesem Hintergrund muss es jedem mit einem Notfall konfrontierten Arzt eine Verpflichtung sein, die zur Verfügung stehenden Möglichkeiten des Rettungsdienstes im Bedarfsfall konsequent und ohne Berührungsängste zu nutzen. Alle Patienten mit potentieller Vitalgefährdung müssen hierbei unter Nutzung der vom Rettungsdienst offerierten Überwachungs-, Therapie- und Transportmöglichkeiten unter lückenloser ärztlicher Überwachung in eine geeignete Klinik eingewiesen werden.

Gesetzliche Grundlagen des Rettungsdienstes

Als wesentlicher Bestandteil des öffentlichen Gesundheitswesens ist der Rettungsdienst durch Ländergesetze geregelt. Die Inhalte der Gesetze stimmen in allen Bundesländern weitestgehend überein und sollen am Beispiel des Rettungsdienstgesetzes Rheinland-Pfalz erläutert werden.
Dieses bestimmt die Landkreise und kreisfreien Städte als Träger des Rettungsdienstes. Einzelne oder mehrere dieser Gebietskörperschaften bilden Rettungsdienstbereiche und stellen so eine flächendeckende Versorgung sicher. In neutraler und unabhängiger Stellung steht den einzelnen Rettungsdienstbereichen ein Ärztlicher Leiter Rettungsdienst vor, der als Fachberater für Qualitätssicherungs- und Organisationsmaßnahmen fungiert und damit vermehrt ärztlichen Sachverstand in Rettungsdienststrukturen einbringt. Die wesentlichen Komponenten jedes Ret-

tungsdienstbereiches sind eine Rettungsleitstelle, mehrere Rettungswachen sowie die auf den Rettungswachen stationierten Rettungsmittel. Während das Sozial-Gesetzbuch V die Sicherstellung der vertragsärztlichen Versorgung vorgibt, garantieren die Rettungsdienstgesetze im Notfall den Notarzt.

Rettungsleitstelle

Die Rettungsleitstelle koordiniert Notfalleinsätze und Krankentransporte in ihrem Rettungsdienstbereich. Zu ihren Aufgaben gehören die Aufnahme und Dokumentation eingehender Notfallmeldungen sowie die unverzügliche Weitergabe der Meldung an das dem Notfallort nächstgelegene geeignete Rettungsmittel. Sie ist über die Aufnahmekapazitäten einzelner Kliniken, insbesondere ihrer Spezialabteilungen, informiert und sorgt für eine adäquate Unterbringung der Patienten.

Die Leitstelle legt anhand des Meldebildes Art und Umfang der zu entsendenden Hilfe fest. Die moderne Leitstelle bildet hierbei ein Koordinierungszentrum für Vermittlungs- und Informationsangebote für jeden medizinische Hilfe Suchenden.

In Rheinland-Pfalz wurde zu diesem Zweck, wie bereits in anderen Bundesländern, die „Integrierte Leitstelle" etabliert. Hierbei ist unter einer Notrufnummer (112) nahezu das gesamte Spektrum der nichtpolizeilichen Hilfe erreichbar: alle Bestandteile des Rettungsdienstes, der Feuerwehr und des Katastrophenschutzes. Die Integrierten Leitstellen arbeiten hierbei eng mit dem ärztlichen Bereitschaftsdienst, den Krankenhäusern und den regionalen sozialen Diensten zusammen.

Rettungswachen

Rettungs- und Notarztwachen sind strategisch über die Fläche des Rettungsdienstbereiches verteilt, so dass eine Hilfsfrist von maximal 15 Minuten in Notfällen eingehalten wird. Für Krankentransporte gilt eine Hilfsfrist von 40 Minuten.

Rettungsmittel

Um einen medizinisch optimalen und gleichzeitig wirtschaftlichen Einsatz gewährleisten zu können, stehen auf den Rettungswachen unterschiedliche Rettungsmittel zur Verfügung. Die Auswahl des richtigen Transportmittels setzt eine genaue Kenntnis über Art und Umfang seiner Ausstattung voraus.

- **Krankentransportwagen (KTW)**
  Der Krankentransportwagen ist ein Fahrzeug, das von seiner Ausstattung her der europäischen Norm EN 1789 Typ A entspricht und zum sitzenden oder liegenden Transport von Kranken vorgesehen ist. Personell müssen mindestens ein Rettungshelfer und ein Rettungssanitäter ein solches Fahrzeug besetzen.
- **Rettungswagen (RTW)**
  Der Rettungswagen (RTW) dient von seiner technischen (EN 1789 Typ B/C) und personellen (Rettungsassistent und mind. Rettungssanitäter) Ausstattung der Versorgung und dem Transport von Notfallpatienten.
- **Intensivtransportwagen (ITW)**
  Der Intensivtransportwagen (ITW) verfügt zusätzlich zum RTW über spezielle Überwachungs- und Therapiemöglichkeiten zum Interhospitaltransfer von Intensivpatienten.

- **Notarzteinsatzfahrzeug (NEF)**
  Das Notarzteinsatzfahrzeug (NEF) führt meist als PKW den Notarzt dem Einsatzort zu und ist technisch mit alle Mitteln zur erweiterten Notfallversorgung ausgestattet (DIN 75079).

- **Rettungshubschrauber (RTH)/ Intensivtransporthubschrauber (ITH)**
  Der Rettungshubschrauber (RTH) dient wie das NEF als schneller Arztzubringer zum Notfallort. Er stellt eine Ergänzung des bodengebundenen Rettungsdienstes dar und bietet, insbesondere beim Überwinden größerer Distanzen oder geographisch schwieriger Strecken, für den Transport in Spezialkliniken oder auch bei Notfallsituationen mit mehreren Betroffenen (z. B. Unfälle), Vorteile gegenüber dem bodengebundenen Rettungsdienst. Seine technische Ausstattung ist in der DIN 13230 festgelegt, die aber meist qualitativ weit überschritten wird, um den RTH auch, im Sinne eines Dual-Use-Systems, für den Transport von Intensivpatienten (ITH) zu befähigen.

- **Indikationen für den Einsatz eines Notarztes**
  Leitstellendisponenten orientieren sich heute als nichtärztliches Personal an Indikationskatalogen für den Einsatz eines Notarztes. Bei Nennung von patientenbezogenen Symptomen einer tatsächlichen oder möglichen Vitalgefährdung oder einer vom Notfallbild herzuleitenden Lebensbedrohung besteht die Indikation für den Einsatz eines Notarztes. Die Rettungsleitstelle wird regelhaft einen Notarzt bei bestehender Indikation aussenden, es sei denn, ein vor Ort tätiger Arzt verlangt ausdrücklich ein anderes Rettungsmittel. In der Praxis hat sich gezeigt, dass die mangelnde Kenntnis über die Ausstattung und Besetzung der einzelnen Rettungsmittel einen wesentlichen Unsicherheitsfaktor in der Hinzuziehung präklinischer Notfall-

und Rettungsdienstressourcen darstellt. Grundsätzlich sollte bei jedem begründeten Verdacht auf eine Gefährdung von Vitalfunktionen ein Notarzt hinzugezogen werden.

- **Notfälle, die einen Notarzteinsatz erforden:**
  Indikationen unter Bezug auf den Patientenzustand (Vitalfunktionen):
  - Bewusstsein: bewusstlos (z.B. SHT, ICB, sonstige Komata)
  - Atmung: Atemstillstand, zunehmende Dyspnoe (z.B. Lungenödem, Asthmaanfall)
  - Herz/Kreislauf: akuter Thoraxschmerz, Kreislaufinstabiliät, Kreislaufstillstand (z.B. akutes koronares Syndrom, hypertensive Krise, Schock)
  - sonstiges: schwere Blutung, starke Schmerzen, plötzliche Lähmungen (z.B. größere Traumata, Verbrennungen, frischer Apoplex)

  Indikationen unter Notfallbezug (Beispiele):
  - schwerer Verkehrsunfall
  - Einklemmung oder Verschüttung
  - Ertrinken
  - Sturz aus größerer Höhe (> 3 m)
  - drohender Suizid
  - Vergiftungen
  - unmittelbar einsetzende oder stattgehabte Geburt

Ausrüstung/Ausstattung

Die personelle und technische Ausstattung der Notarzt- und Rettungswagen ist standardisiert und ermöglicht die erweiterte, wenn notwendig intensivmedizinische Versorgung und den Transport von Notfallpatienten. Diese Möglichkeiten sollten bei jeder Vitalgefährdung genutzt werden.

Der Arzt im Notfalldienst („kassenärztlicher Notdienst") wird seine Ausstattung je nach den persönlichen Vorlieben und seinem Ausbildungsstand einrichten, weshalb wir uns im Folgenden auf die wesentlichen Bestandteile des medizinisch Notwendigen für die Erstversorgung einer Vitalgefährdung beschränken wollen. Dabei sollte man sich auf eine begrenzte Zahl von Notfallmedikamenten in ausreichender Menge konzentrieren, deren Wirkungen und Nebenwirkungen bekannt sind. Notfallmedikamente im engeren Sinne bedeuten hierbei immer Medikamente zur lebensrettenden Soforttherapie. Dabei ist im Notfall der intravenösen Verabreichung von Medikamenten über einen gesicherten venösen Zugang immer der Vorzug zu geben.

Neben der medikamentösen Therapie rückt in den letzten Jahren zunehmend die Frühdefibrillation als einer der gesicherten und erfolgreichen Therapieansätze in der Behandlung des Herz-Kreislauf-Stillstandes in den Blickpunkt des Interesses. Mit der Verbreitung von technisch optimierten und einfach zu bedienenden halbautomatischen Defibrillatoren (AED) eröffnet sich auch dem hausärztlich tätigen Kollegen die Möglichkeit der unmittelbaren und effektiven Behandlung eines der zeitkritischsten Notfälle. Eine Anschaffung eines solchen Gerätes kann, gerade in ländlichen Gebieten mit langen Anfahrtszeiten des Rettungsdienstes, uneingeschränkt empfohlen werden.

Medikamente für den Notfall

(in alphabetischer Reihenfolge, Beispiele):

Analgetika

Opioide

z.B. Piritramid (Dipidolor® 15 mg Amp.) oder Morphin (z.B. Morphin Merck® 10 mg Amp.)

saure und nichtsaure antipyretische Analgetika,

z.B. Novaminsulfon (Novalgin® 2,5 g Amp.) oder Proparacetamol (Perfalgan® 1000 mg Amp.)

Antihistaminika
Clemastin (z. B. Tavegil® 2 mg Amp.)

Antihypertensiva
Urapidil (z. B. Ebrantil® 25 mg Amp.), Nitroglycerin (z. B. Nitrolingual® Spray)

Antihypotonika
Akrinor®

Broncholytika
Fenoterol (z. B. Berotec® Dosieraerosol), Theophyllin (z. B. Euphyllin® 200 mg Amp.)

Diuretika
Furosemid (Lasix® 20 mg Amp.)

Glukose
Glukose 40 % (Glucose 40 % B. Braun® 10 ml Amp.)

Kardiaka
Katecholamine:
Adrenalin (1 mg Amp.)
Antiarrhythmika:
Atropin (1 mg Amp.), Metoprolol (z. B. Beloc® 5 mg Amp.) Amiodaron (z. B. Cordarex® 150 mg Amp.)

Kortikoide
Prednisolon (z. B. Solu-Decortin H® 1000 mg), Prednison Supp. (z. B. Rectodelt® 100 mg Supp.)

Narkotika
Ketamin (z. B. Ketanest® 50 mg Amp.)
Etomidat (z. B. Etomidat Lipuro® 20 mg Amp.)

Sedativa
Midazolam (Dormicum® 5 mg Amp.)
Diazepam (Diazepam-ratiopharm® 10 mg Amp.)

Lebensrettende Maßnahmen

M. Schmola (Päd.: E. Schubert)

Rettung des Notfallpatienten

Ziel ist die Beseitigung möglichst aller Umstände, die für den Patienten entweder lebensbedrohlich sind bzw. Hilfsmaßnahmen am Patienten erschweren oder die Rettung gar verhindern.
Vor der Rettung ist unbedingt zu klären, ob diese unter Wahrung des Eigenschutzes möglich ist. Andernfalls ist auf das Eintreffen von Fachpersonal (Rettungsdienst, Feuerwehr, Werkfeuerwehr, Polizei, Technisches Hilfswerk usw.) zu warten!
Typische Gefahren an Einsatzstellen sind u.a.:

- schlechte Absicherung von Unfallstellen
- Ausbreitung von Bränden oder Brandgasen, Explosionsgefahr
- Elektrizität, z.B. unter Strom stehende Anlagen oder ungeerdete bzw. nicht abgeschaltete Stromleitungen
- der Patient an sich: Infektionsgefahr, aggressives Verhalten

! Minimalanforderung zum Eigenschutz ist das Tragen von medizinischen Schutzhandschuhen!

■ Rautek-Rettungsgriff

Der Rautek-Rettungsgriff dient der Rettung von liegenden oder sitzenden Personen aus einem Gefahrenbereich.

Durchführung

- Beim liegenden Patienten von hinten an den Kopf (des Patienten) treten. Dann den Nacken umfassen und den Oberkörper des Patienten aufrichten (Schultern abstützen).

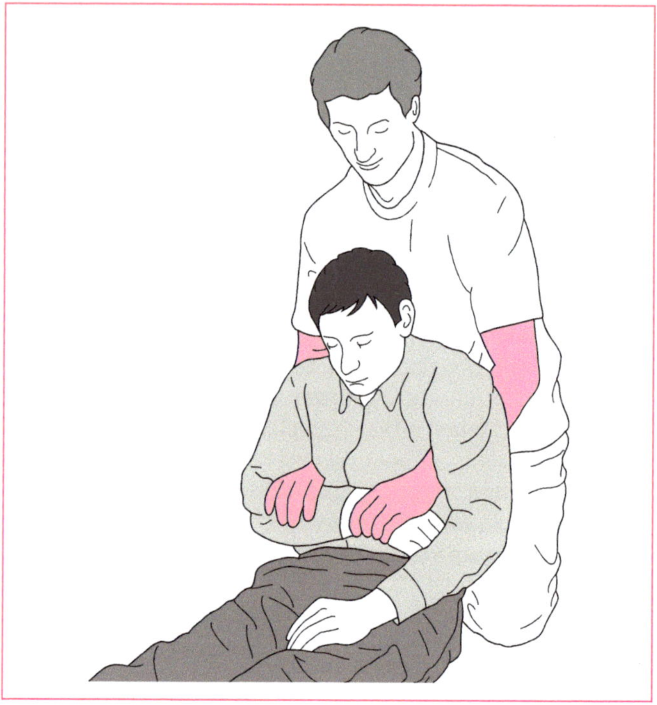

Abb. 1 Rautek-Rettungsgriff.

- Durch beide Achseln des Patienten greifen und einen Unterarm fassen (bevorzugt unverletzte Extremität, eigene Daumen sollen den Unterarm nicht umfassen).
- Mit Schwung den Patienten auf die eigenen Oberschenkel ziehen und im Rückwärtsschritt aus dem Gefahrenbereich bringen!

Vorsicht: **Der Rautek-Rettungsgriff ist eine Ultima-Ratio-Maßnahme zur Rettung aus dem Gefahrenbereich. Falls eine Versorgung an Ort und Stelle ohne Eigen- und Fremdgefährdung möglich ist, Patienten dort**

versorgen und auf Rettungskräfte und -material (Schaufeltrage, Rettungskorsett, Rettungsbrett usw.) warten!

- **Sofortmaßnahmen nach Rettung aus dem Gefahrenbereich**
  Nach der Rettung des Patienten aus dem Gefahrenbereich sind ggf. weitere lebensrettende Sofortmaßnahmen durchzuführen. Hierzu gehören:
  - Helmabnahme bei verletzten Zweiradfahrern
  - stabile Seitenlage bei bewusstlosen Patienten mit erhaltener Spontanatmung und Puls
  - Beatmung von Patienten ohne Spontanatmung und mit erhaltener Kreislaufaktivität
  - Beginn von Reanimationsmaßnahmen bei Fehlen von Lebenszeichen (z. B. Atmung und Puls)

  Gleichzeitig (bei mehreren Helfern) oder unverzüglich im Anschluss an die lebensrettenden Sofortmaßnahmen (bei einem Einzelhelfer) muss professionelle Hilfe zur Unterstützung angefordert werden. Hierzu Notruf absetzen:
  - Notrufnummer 112 (teilweise länder- und bundeslandspezifisch weitere Notrufnummern)
  - genaue Meldung zu Ort und Art des Einsatzes
  - bei Unfällen insbesondere Hinweise auf Anzahl der Verletzten, mögliche Gefahren an der Unfallstelle (z. B. Gefahrgutunfall) und Art der zusätzlich benötigten Einsatzkräfte (Feuerwehr, Polizei usw.)

- **Helmabnahme**
  Die Helmabnahme erfordert einen zweiten Helfer. Eine Helmabnahme durch eine Person nur in absoluten Notfällen durchführen, da große Gefahr von HWS-Verletzungen besteht.
  Zwingend notwendig ist die Helmabnahme bei Bewusstlosigkeit, Störungen der Vitalfunktionen oder bestehender Aspirationsgefahr (z. B. durch Erbrochenes).

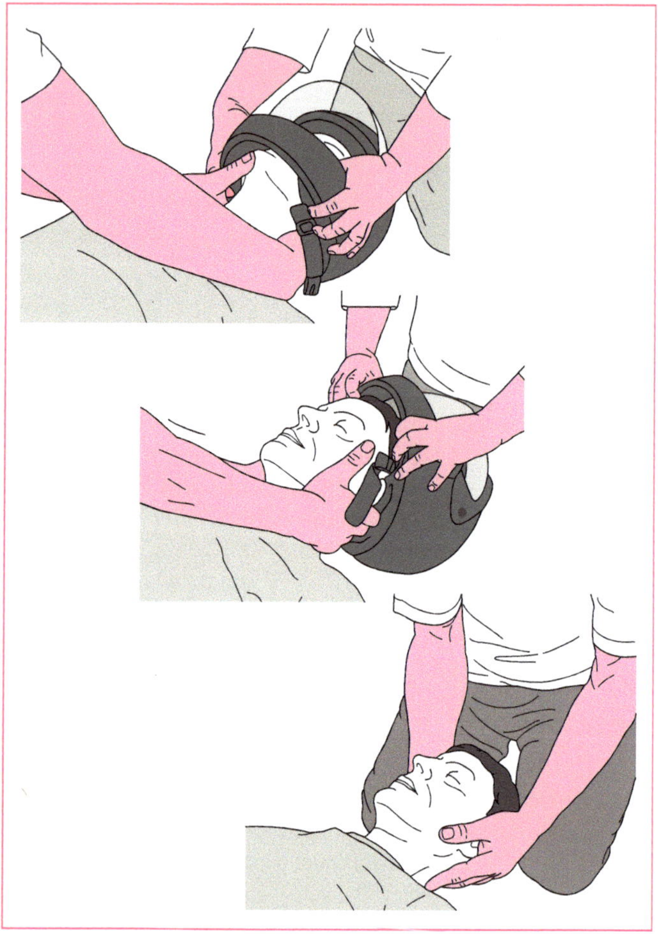

Abb. 2 Helmabnahme.

Durchführung

1. Patienten ansprechen und Maßnahme erklären (falls ansprechbar).
2. Visier öffnen, Brille entfernen (falls vorhanden).
3. Helfer 1 am Kopfende des Patienten: Fixierung des Kopfes am Helmunterrand und Unterkiefer unter gleichzeitiger Ausübung moderaten Längszuges.
4. Helfer 2 seitlich neben dem Patienten: Öffnung des Helmverschlusses, dann Übernahme der Kopffixierung durch Stützen des Hinterkopfes und des Nackens.
5. Helfer 1 zieht dann den Helm unter Kippbewegung über die Nase ab. Moderaten Längszug beibehalten!
6. Dann Helm beiseite legen. Helfer 1 übernimmt nun wieder die Fixierung des Kopfes.
7. Falls Halsorthese (z.B. Stifneck® oder Ambu® Perfit) vorhanden, legt diese Helfer 2 an. Falls nicht, übernimmt Helfer 1 die Fixierung der HWS bis zur Anlage einer Halsorthese durch nachrückende Rettungskräfte.

Überprüfen von Atmung und Kreislauf beim bewusstlosen Patienten

Die Kontrolle der Atmung erfolgt vor der Kontrolle der Kreislauffunktion, da davon auszugehen ist, dass ein atmender Patient auch eine Kreislauffunktion aufweist. Zudem ist die Kontrolle der Atmung leichter und sicherer als die der Kreislauffunktion. Ziel ist, einen Atemstillstand zu erkennen.

- **Kontrolle der Atmung**

  Vorgehen

  ✓ Atemwege freimachen: Kopf überstrecken, wobei eine Hand auf die Stirn gelegt und mit der anderen das Kinn angehoben wird. Bei V.a. HWS-Verletzung Kopf nicht überstrecken, sondern nur das Kinn anheben.

✓ Kontrolle der Atmung durch „Sehen, Hören und Fühlen".
  - ✓ Sind Thoraxexkursionen sichtbar?
  - ✓ Ist eine Zwerchfellbewegung wahrnehmbar? (Hand auf Abdomen legen)
  - ✓ Ist ein Luftstrom aus Mund und/oder Nase erkennbar?

Wenn Atmung vorhanden, dann stabile Seitenlage und Pulskontrolle durchführen. Ständige Reevaluation des Patientenzustandes, da Zustandsverschlechterung nicht auszuschließen ist.
Wenn nicht:
Pulskontrolle (siehe unten)
Hinweis:
- Nach ERC-2005-Reanimationsleitlinien keine Initialbeatmungen mehr durchführen, sondern sofort Herzdruckmassage beginnen.
- Keine routinemäßige Mund-/Racheninspektion mehr durchführen. Diese nur bei unmöglicher Beatmung oder bei offensichtlicher Fremdkörperlage im Mund-/Rachenraum oder Aspiration. Dann Ausräumen durch Kopfdrehung zur Seite (cave: HWS-Verletzung), Absaugen mittels Absaugkatheter oder Entfernung mittels Magill-Zange.

- **Kontrolle des Pulses/Kreislaufs**

  Getastet wird vorzugsweise der Puls an der A. carotis. Hierzu mit zwei Fingern seitlich des Schildknorpels die A. carotis aufsuchen. Pro Seite max. 5 Sekunden tasten. Niemals beide Seiten zeitgleich tasten.
  Alternativ bieten sich zur Überprüfung des Pulses an:
  - A. femoralis, falls A. carotis nicht zugänglich
  - A. brachialis (v. a. bei Kindern)

  Die Pulskontrolle ist nur für medizinisches Fachpersonal, nicht jedoch für Laienhelfer empfohlen. Sie entfällt bei fehlenden Lebenszeichen, um einen schnelleren Beginn der Reanimationsmaßnahmen zu erreichen.

Puls vorhanden: Bei fehlender Eigenatmung umgehend Beatmung. Bei Eigenatmung stabile Seitenlage. Ständige Reevaluation des Patientenzustandes.
Kein Puls: Mit Thoraxkompressionen Reanimation beginnen. Keine Initialbeatmungen. Muster: 30 Thoraxkompressionen mit 2 Beatmungen im Wechsel.

Grundlegende Techniken zur Sicherung der Atemwege, Beatmung und Reanimation

- **Stabile Seitenlage**
  Die stabile Seitenlage muss bei allen bewusstlosen Patienten mit erhaltener Atem- und Kreislaufaktivität durchgeführt werden. Bei bewusstseinsgetrübten Personen ist sie überlegenswert!
  Die stabile Seitenlage dient der Sicherung eines freien Atemweges. Sind andere Maßnahmen zur Sicherung der Atemwege (z.B. Intubation) schnell verfügbar, kann die stabile Seitenlage bei Durchführung dieser Maßnahmen unterbleiben!

  Durchführung
  - Seitlich an den bewusstlosen Patienten herantreten und den Patienten in Hüfthöhe vorsichtig etwas anheben.
  - Den Patientenarm der gleichen Seite möglichst weit unter den Körper schieben. Dann das gleichseitige Bein im Knie beugen, so dass der Fuß das Gesäß berührt.
  - Schulter und Hüfte der anderen Seite anfassen und den Patienten vorsichtig und gleichmäßig zu sich herumziehen. Auf streng axiale Drehung achten! Evtl. Stützung des Patienten durch das eigene Bein.
  - Dann den Arm unter dem Körper vorsichtig am Ellenbogen nach hinten hervorziehen.
  - Den Kopf dorsal flektieren (Vorsicht bei V.a. HWS-Verletzung). Finger zur Stabilisierung des Kopfes unter die Wange schieben.

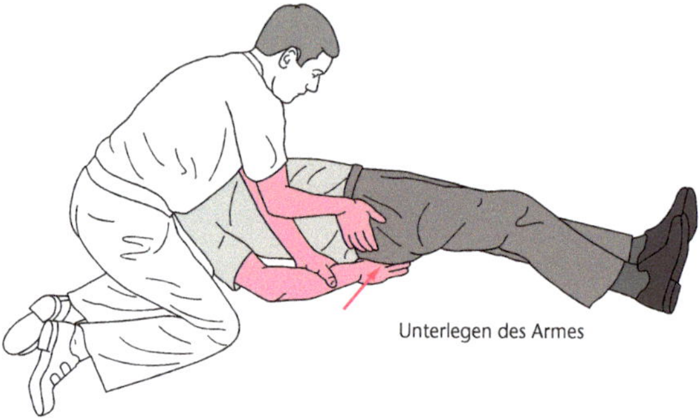

Unterlegen des Armes

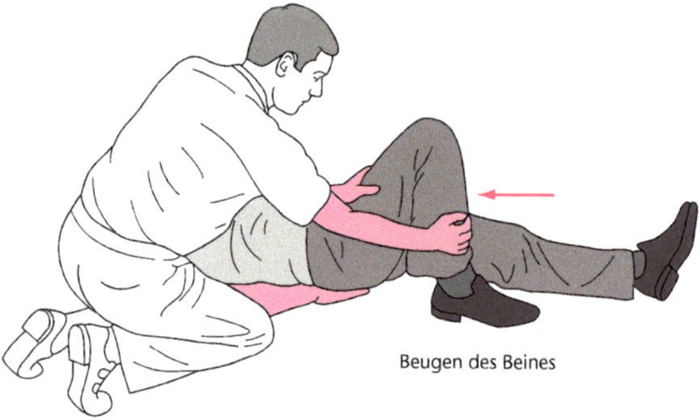

Beugen des Beines

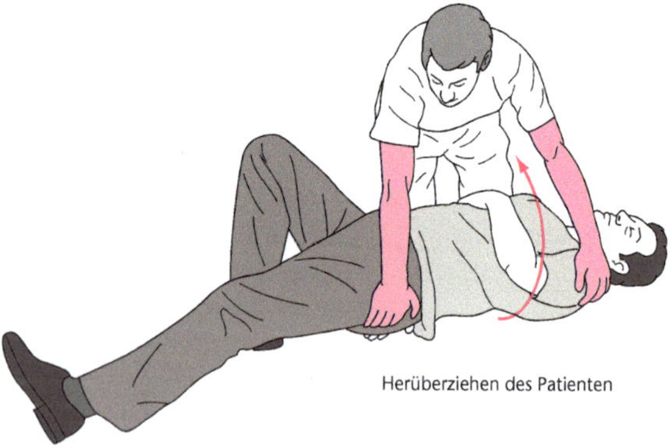

Herüberziehen des Patienten

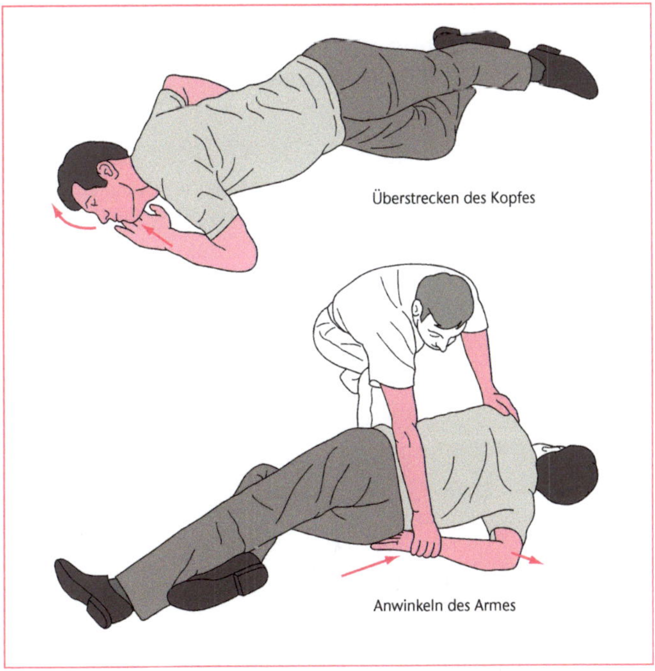

Abb. 3 Stabile Seitenlage.

- **Beatmung**

  Patienten ohne suffiziente Eigenatmung müssen nach Freimachen der Atemwege umgehend beatmet werden. Sind keine Hilfsmittel (z. B. Beatmungsbeutel) vorhanden, ist mit der Mund-zu-Mund-, Mund-zu-Nase- oder Mund-zu-Mund/Nase-Beatmung zu beginnen. Es empfiehlt sich, ein Tuch, T-Shirt oder Ähnliches zwischen Mund und Nase des Patienten und Mund des Helfers zu legen. Falls vorhanden, evtl. Guedel- oder Wendl-Tubus zur Erleichterung der Beatmung einsetzen. Auf ausreichenden Eigenschutz ist zu achten (Infektionsgefahr).

Falls möglich, sollte ein Beatmungsbeutel mit hohem Sauerstoffflow (und ggf. Reservoir) oder am besten ein Beatmungsbeutel mit O_2-Demandventil benutzt werden.

Mund-zu-Mund-Beatmung
Überstrecken des Kopfes, Verschluss der Nase mit einer Hand, Insufflation der ausgeatmeten Luft des Helfers in den Mund des Patienten. Der Thorax muss sich deutlich heben. Die Ausatmung erfolgt passiv. Frequenz: 10/Minute. Dauer der Beatmung: 1 Sekunde.

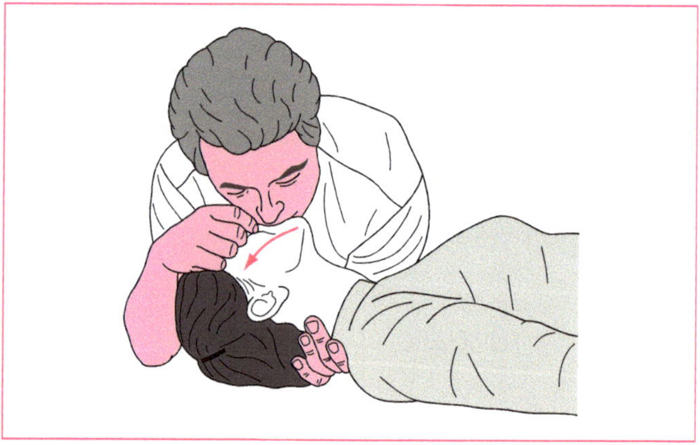

Abb. 4 Mund-zu-Mund-Beatmung.

Mund-zu-Nase-Beatmung
Überstrecken des Kopfes, Verschluss des Mundes, Insufflation der ausgeatmeten Luft des Helfers in die Nase des Patienten. Der Thorax muss sich deutlich heben. Die Ausatmung erfolgt passiv, Frequenz: 10/ Minute. Dauer der Beatmung: 1 Sekunde.

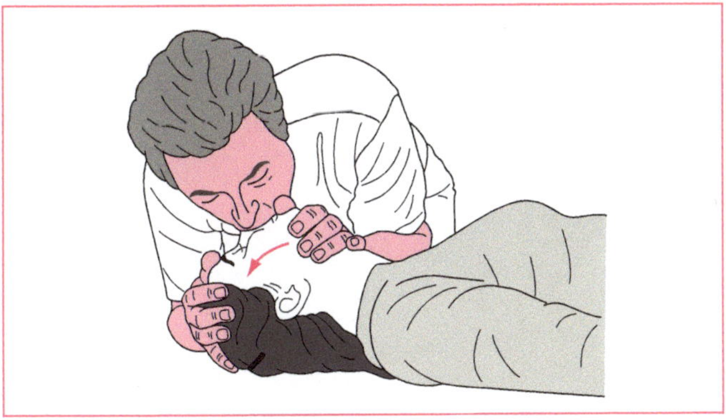

Abb. 5 Mund-zu-Nase-Batmung.

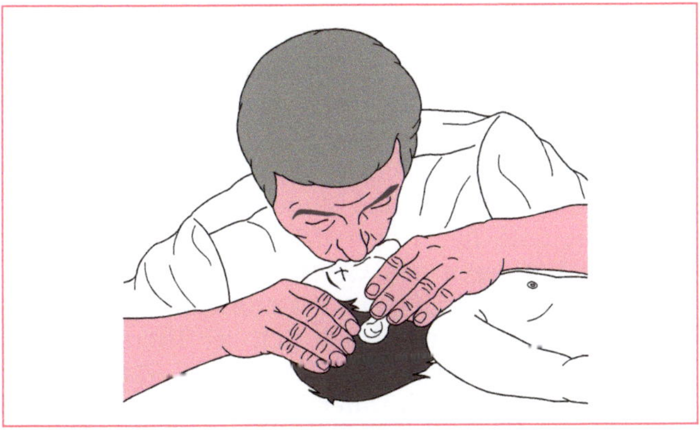

Abb. 6 Beatmung bei Säuglingen und Kleinkindern.

Mund-zu-Mund/Nase-Beatmung

Überstrecken des Kopfes, eigenen Mund über Mund und Nase bringen (geeignet v.a. für Säuglinge und Kleinkinder), Insufflation der ausgeatmeten Luft des Helfers in den Mund und die Nase des Patienten. Der Thorax muss sich deutlich heben. Die Ausatmung erfolgt passiv, Frequenz: altersangepasst.

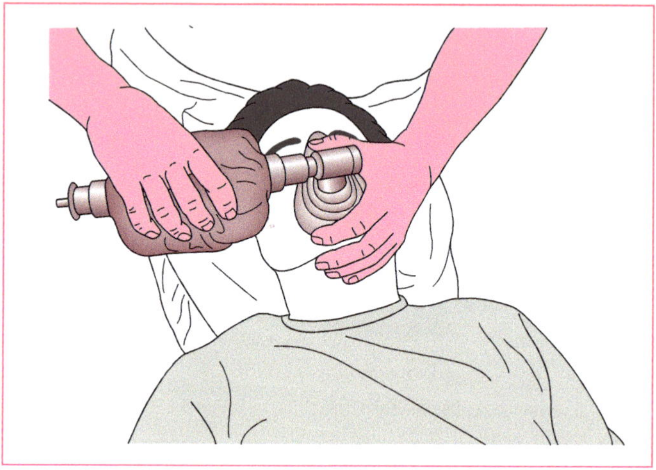

Abb. 7 Maskenbeatmung.

Maskenbeatmung

Daumen und Zeigefinger der linken Hand schließen die Maske über Nase und Mund des Patienten luftdicht ab. Die restlichen Finger ziehen den Unterkiefer von unten her gegen den Oberkiefer (C-Griff). Die Beatmung erfolgt durch einen Beatmungsbeutel.
Bei Raumluftbeatmung soll sich der Thorax deutlich heben (entsprechend 700 bis 1000 ml Tidalvolumen beim Erwachsenen). Unter Zuhilfenahme von Sauerstoff wird das Tidalvolumen reduziert (sichtbare Thoraxhebung, ca. 400 bis 600 ml). Frequenz: 10/Minute. Dauer der Beatmung: 1 Sekunde.

Intubation

Im Notfall wird oral intubiert. Die nasale Intubation sollte Spezialfällen vorbehalten bleiben.

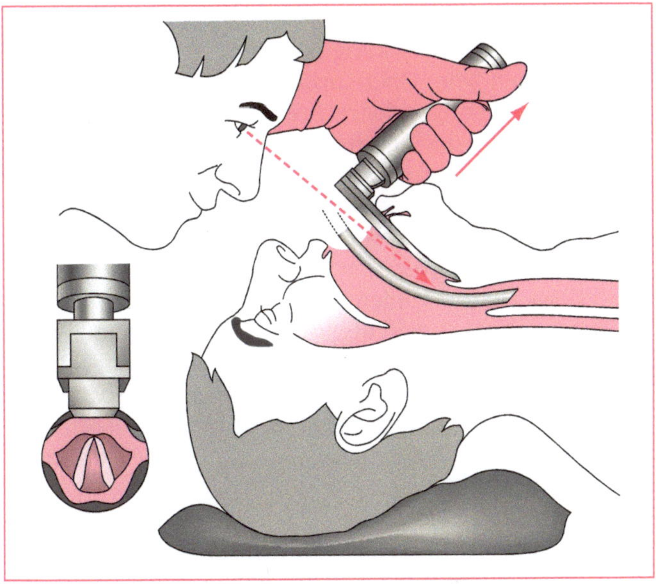

Abb. 8 Intubation, Einstellung der Stimmritze.

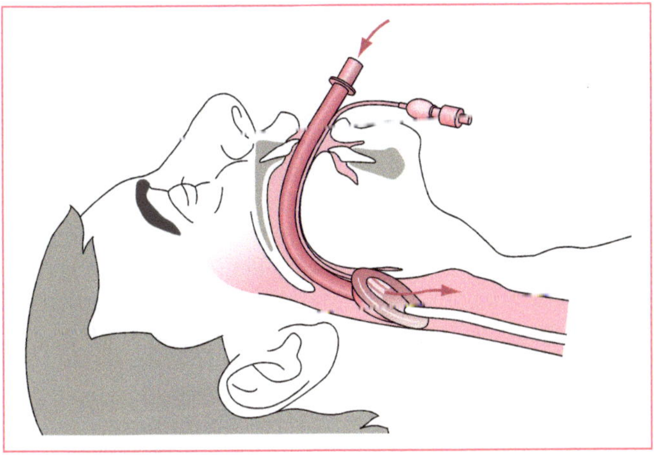

Abb. 9 Larynxmaske.

Durchführung

- Leichte Überstreckung des Kopfes.
- Spreizen von Ober- und Unterkiefer mit Daumen und Zeigefinger der rechten Hand („Kreuzgriff").
- Einführen des Laryngoskops mit der linken Hand, wobei die Zunge mit dem Spatel nach links weggedrückt wird und die Spitze des Spatels bis in die Falte zwischen Zungengrund und Epiglottis vorgeschoben wird.
- Vorsichtiges Wegziehen des Laryngoskop-Griffs vom Körper des Intubierenden. Die „geballte Faust" der nach unten gerichteten Hand wird gerade nach vorne weggeführt und so der Unterkiefer des Patienten vom Körper des Helfers weggezogen (Spateldruck nur auf den Mundboden, nicht hebeln).
- Aufrichten der Epiglottis, wodurch die Stimmritze sichtbar wird.
- Einführung des Tubus.
- Blocken des Tubuscuffs mit 10-ml-Spritze.
- Prüfung der Tubuslage mit dem Stethoskop (seitengleiche Belüftung: beidseitiges Heben und Senken des Thorax bei richtiger Lage).
  - ✓ Bei ösophagealer Intubation: gurgelndes Geräusch über dem Magen.
  - ✓ Bei fehlerhafter Intubation Entblockung des Cuffs, ggf. Entlastung des luftgefüllten Magens mittels Magensonde, Zwischenbeatmung (falls möglich mit Sauerstoff) vor erneutem Intubationsversuch.

Hinweise:

- Bei Säuglingen und Kleinkindern wegen erhöhter Gefahr der Traumatisierung der Trachea Tubus möglichst nicht blocken! Markierung an Tubusspitze zur Tiefeneinschätzung der Intubation benutzen.
- Gelingt die Intubation spätestens nach drei Versuchen nicht, abbrechen und zur Verfügung stehende Alternativen wählen (Maskenbeatmung, Larynxmaske, Larynxtubus etc.)!

- Zwischenbeatmungen zwischen Intubationsversuchen nicht vergessen!
- Pro Intubationsversuch max. 30 Sekunden aufwenden!

Tabelle 1 Tubusgrößen

Alter	Gewicht	Innen-Durchm.	Nasen-marke	Absauger
FG	500	2	7	5
	750	2,0–2,5	7,5	6
	1000	2,5	8	6
	1250	2,5	8,5	6
	1500	2,5	9	6
	1750	2,5	9,5	6
	2000	3,0	10	6
	2500	3,0	10,5	6
	3000	3,0–3,5	11	6
	3500	3,5	11	6
	4000	3,5	11,5	6
	> 4000	3,5	12	6/8
6–12 Monate		3,5–4,0		8
12–24 Monate		4,0–4,5		8
3. und 4. Jahr		4,5–5,0		8
5. und 6. Jahr		5,0–5,5		8
7. und 8. Jahr		5,5–6,0		8/10
9. und 10. Jahr		6,0–6,5		10
11. und 12. Jahr		6,5–7,0		
13. und 14. Jahr		7,0–7,5		

Nach Obladen M.: Neugeborenen-Intensivpflege, Springer Berlin, London 1989

Larynxmaske

Bei Beatmungs- oder Intubationsproblemen kann die Larynxmaske eine Alternative zur Atemwegssicherung darstellen. Zu bedenken ist allerdings, dass gerade beim nicht nüchternen Patienten kein so sicherer Schutz vor Aspiration gewährleistet ist, wie er durch einen geblockten Tubus erreicht wird.

Einführen einer Larynxmaske:

1. Luftkissenring der Maske mit 20-ml-Spritze vollständig entlüften.
2. Die dem Gaumen zugewandte Seite mit Gleitmittel bestreichen.
3. Den Kopf des Patienten im Hals überstrecken und den Mund des Patienten öffnen bzw. durch eine Hilfsperson öffnen lassen.
4. Unter Führung des Zeigefingers die Larynxmaske entlang dem harten Gaumen bis tief in die Mundhöhle einführen.
5. Dann in leichtem Bogen an der Rachenhinterwand entlang so weit vorschieben, bis ein federnder Widerstand auftritt.
6. Larynxmaske gemäß Herstellerangabe blocken (Richtwert in ml: Maskengröße × 10–10).
7. Beatmungsbeutel anschließen und vorsichtig beatmen. Korrekte Lage überprüfen (Thoraxbewegungen, Auskultation).
8. Bei Undichtigkeit zunächst entblocken und erneut blocken. Ansonsten Entfernen der Larynxmaske und erneutes Einführen.

Weitere Möglichkeiten der Atemwegssicherung

Neben der Intubation und der Larynxmaske sind zahlreiche weitere Hilfsmittel zur Atemwegssicherung erhältlich. Grundsätzlich gilt, nur diejenigen Hilfsmittel einzusetzen, deren Gebrauch und Handhabung auch im Notfall sicher beherrscht werden.

Beispiele: Larynxtubus, Combitubus®, Intubationslarynxmaske Fastrach™, Easytube® u.v.m.
Auch an chirurgische Maßnahmen der Atemwegssicherung (z. B. Koniotomie) denken!

- **Vorgehen bei Atemwegsobstruktion durch Fremdkörper beim Erwachsenen**
  Bei nicht durch manuelle Ausräumung der Mundhöhle behebbarer Atemwegsobstruktion an folgende Maßnahmen denken:
  - Thoraxkompressionen zum Verlagern von Fremdkörpern
  - Heimlich-Handgriff
  - Versuch der Fremdkörperverlagerung (z.B. durch Intubation)
  - Trachealpunktion
  - Koniotomie

  All diese Maßnahmen stellen Ultima-Ratio-Maßnahmen dar, die jedoch bei irreversibler Atemwegsverlegung ohne Zeitverzögerung angewandt werden müssen! Vor Anwendung der Maßnahme überprüfen, ob die Maßnahme sinnvoll ist (z.B. keine Koniotomie, wenn Hindernis im unteren Anteil der Trachea oder in einem Hauptbronchus vermutet wird).
  Zu unterscheiden ist zunächst, ob eine milde oder schwere Fremdkörperverlegung vorliegt. Unterscheidungskriterium beider Formen ist die Effektivität des Hustenstoßes.
  Grundsätzlich gilt, dass bei schwerer Obstruktion und Bewusstlosigkeit Reanimationsmaßnahmen umgehend begonnen werden.
  Ist der Patient jedoch bei Bewusstsein und liegt eine schwere Atemwegsverlegung vor, so werden fünf Schläge auf den Rücken durchgeführt. Ist dies frustran, folgen fünf abdominale Kompressionen („Heimlich-Handgriff“).

Heimlich-Handgriff

Der Helfer umgreift den Thorax des Patienten von hinten (stehender Patient) und drückt mit der rechten Faust kräftig in den Bereich unterhalb des Xyphoids. Durch den entstehenden Überdruck im Abdominalbereich kann ein Fremdkörper u.U. aus den Atemwegen gelockert oder entfernt werden. Allerdings ist die Gefahr einer intraabdominalen Läsion (z.B. Leberruptur) gegeben. Deswegen Ultima-Ratio-Maßnahme!

Fremdkörperverlagerung

Bei Möglichkeit zur endotrachealen Intubation diese durchführen und versuchen, den in der Trachea vermuteten und durch andere Maßnahmen nicht zu beseitigenden Fremdkörper in einen Hauptbronchus zu schieben. Ebenfalls Ultima-Ratio-Maßnahme wegen möglicher Tracheal- und Bronchusverletzungen.

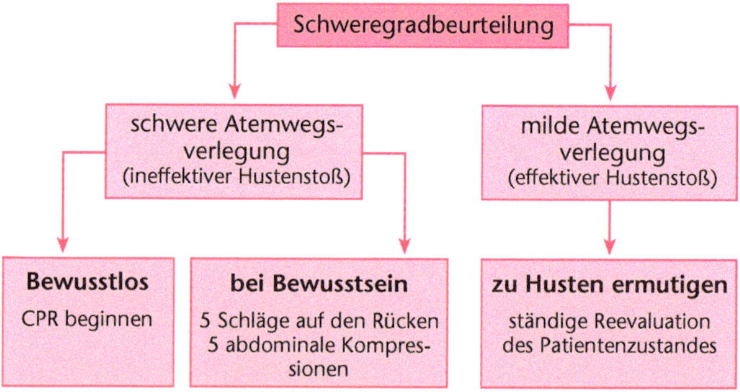

Abb. 10 Atemwegsverlegung durch Fremdkörper beim Erwachsenen.

Trachealpunktion

Bei komplettem Atemwegsverschluss kann im Notfall die Trachea mit einer oder mehreren großlumigen Kanülen (14G oder größer) durch das Ligamentum conicum punktiert werden. So kann eine minimale Sauerstoffzufuhr gesichert werden. Sinnvoll nur, wenn Atemwegsverlegung oberhalb der Punktionsstelle vermutet wird (z.B. Schwellung im Rachen- oder Kehlkopfbereich bei Wespenstich). Die CO_2-Elimination hingegen ist erschwert.

Durchführung

1. Schildknorpel aufsuchen.
2. Vertiefung zwischen Schild- und Ringknorpel tasten.
3. In dieser Vertiefung liegt das Ligamentum conicum. Dieses mit Venenverweilkanüle(n) punktieren.

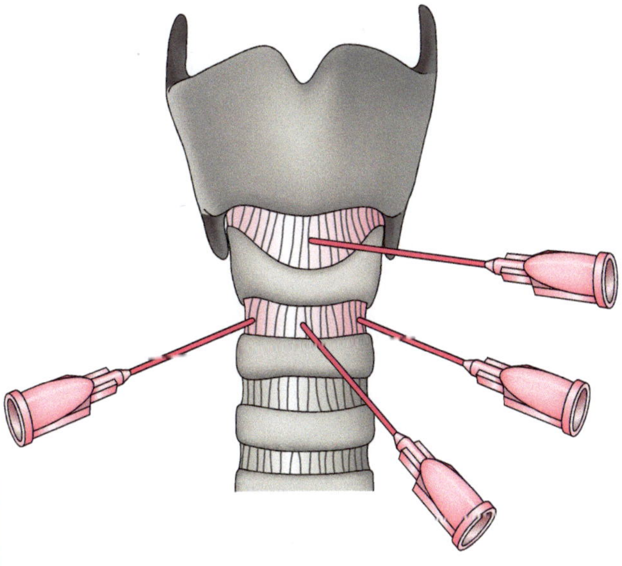

Abb. 11 Trachealpunktion.

Koniotomie

Die Koniotomie ist der Trachealpunktion vorziehen, da eine bessere Beatmungsmöglichkeit erzielt werden kann! Ebenfalls nur sinnvoll, wenn Atemwegsverlegung oberhalb der Koniotomiestelle vermutet wird.

Bei der Koniotomie wird das Ligamentum conicum notfallmäßig quer durchtrennt. Als lebensrettende Maßnahme muss die Koniotomie auch durch chirurgisch Unerfahrene durchgeführt werden.

Benötigtes Zubehör:

- spitzes Skalpell
- Tubus, Trachealkanüle bzw. Gummi- oder Plastikschlauch

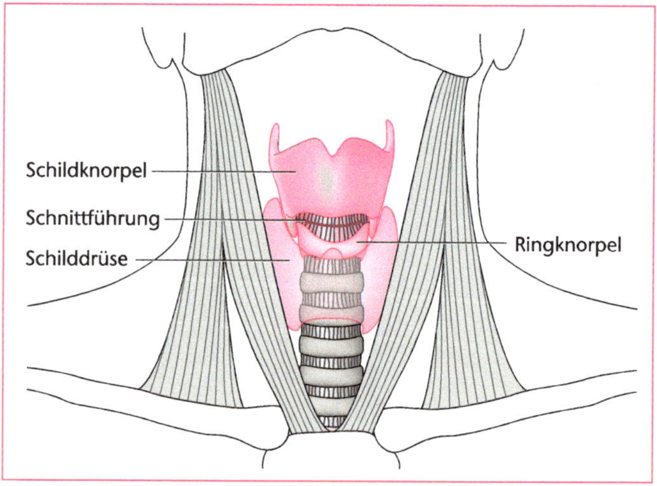

Abb. 12 Koniotomie.

Durchführung:

1. Vertiefung zwischen Schild- und Ringknorpel aufsuchen.
2. Über dieser Vertiefung 2 bis 3 cm langen medianen Längsschnitt vornehmen.

3. Halsmuskulatur zur Seite drängen und Lig. conicum quer durchtrennen.
4. Tubus, Trachealkanüle bzw. Gummi- oder Plastikschlauch einführen.
5. Beatmen, falls möglich mit Sauerstoffzufuhr.

Hinweise:
- auf Blutung aus dem Schilddrüsenisthmus vorbereitet sein
- möglicherweise zunächst Absaugen der Trachea mittels Absaugpumpe notwendig
- Luftemboliegefahr

Herz-Kreislauf-Stillstand

Kardiopulmonale Reanimation (CPR)

Um ein Überleben bei einem Herz-Kreislauf-Stillstand zu ermöglichen, ist schnelles und zielgerichtetes Handeln notwendig. Das Vorgehen bei eingetretenem Herz-Kreislauf-Stillstand ist deswegen standardisiert und Ende des Jahres 2005 in überarbeiteter Fassung vom European Resuscitation Council (ERC) als Teil eines international weitestgehend identischen Vorgehens publiziert worden. Ziel der Überarbeitung war, das Vorgehen zu vereinfachen und das Intervall zwischen Eintreten des Herz-Kreislauf-Stillstandes und Beginn eines Minimalkreislaufes durch Reanimation möglichst kurz zu halten.

Definition:

Das Fehlen einer adäquaten Sauerstoffversorgung lebenswichtiger Organe oder Organsysteme kennzeichnet den Kreislaufstillstand. Diese Sauerstoffmangelversorgung tritt durch Stillstand der Herzaktivität, eine akute Verminderung der Herzauswurfleistung, ein peripheres Kreislaufversagen oder in Folge eines Atemstillstandes auf.

- **Grundsätze jeder Reanimation**

  Für jede Reanimation, gleichgültig ob Kammerflimmern, Asystolie oder andere Ursachen eines „cardiac arrest", gelten einige gemeinsame Grundsätze:
  - Nach Primärdiagnostik („diagnostischer Block") ist die Entscheidung zu treffen, ob eine Reanimation durchgeführt werden muss oder nicht.
  - Die Herstellung eines Minimalkreislaufs durch Herz-Druckmassage und eine adäquate Beatmung müssen schnellstens aufgenommen und ohne vermeidbare Verzögerung bis zum Ende der Reanimation aufrechterhalten werden. Sauerstoff ist dabei während der gesamten Reanimation eines der wichtigsten Notfallmedikamente.
  - Schnellstmögliche Defibrillation (ggf. nach CPR) verbessert das Outcome innerhalb der ersten 3 bis 5 Minuten nach Eintreten eines Herz-Kreislauf-Stillstandes in Folge von Kammerflimmern oder einer pulslosen ventrikulären Tachykardie. Liegt der Kreislaufstillstand länger zurück, zunächst 5 Zyklen CPR 30:2 durchführen!
  - Begleitumstände wie Alter, Art der Verletzungen sind zu berücksichtigen. Bei Vorliegen zusätzlicher Erkenntnisse nach Reanimationsbeginn (z.B. vorbestehendes Tumorleiden, nach Entkleiden sichtbar werdende Leichenflecken) Reanimationsmaßnahmen überdenken bzw. beenden.
  - Bei Wiederherstellung eines Spontankreislaufes verbessert eine nachfolgende Hypothermie u.U. das neurologische Outcome.

- **Thoraxkompression**
  - Der Patient wird auf dem Rücken gelagert. Eine harte Unterlage unter dem Patienten ist zwingend notwendig!
  - Zunächst Aufsuchen des Druckpunktes. Er befindet sich in der Brustkorbmitte, d.h. in der unteren Ster-

numhälfte. Dann Aufsetzen des einen Handballens und des zweiten Handballens auf den Handrücken der ersten Hand (rechte Hand). Die Finger sind nach oben gestreckt. *Alternativ:* Der Handballen der einen Hand liegt auf dem Druckpunkt, die Finger der anderen Hand greifen zwischen die Fingergrundgelenke und ziehen damit die Finger der unten liegenden Hand nach oben.

- Der Druck erfolgt senkrecht auf den Druckpunkt durch Gewichtsverlagerung des Oberkörpers über die gestreckten Arme. Drucktiefe (beim Erwachsenen): 4 bis 5 cm.
- Nach der Kompression den Druck lockern (Entlastungsphase), ohne den Kontakt mit dem Sternum aufzugeben. Druck- und Entlastungsphase sollen gleich lang sein. Frequenz: 100/Minute. Zur Verbesserung der rechtsventrikulären Füllung – falls möglich – Beine hochlagern.
- Technik bei Kindern (Abb. 13 a, b, c): Herzmassage beim Säugling mit den Daumen, wobei das Brust-

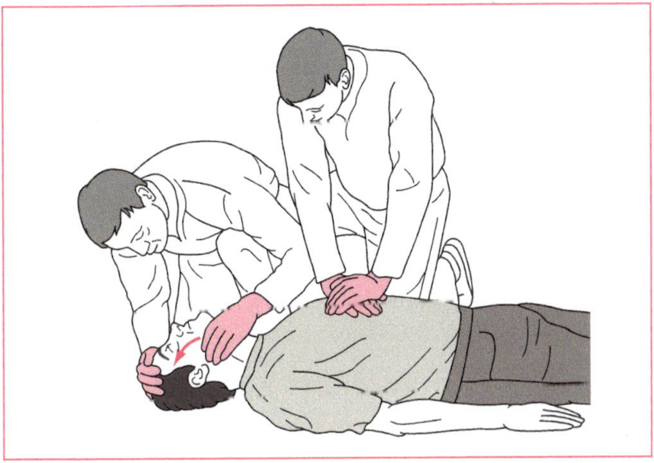

Abb. 13 Herzdruckmassage.

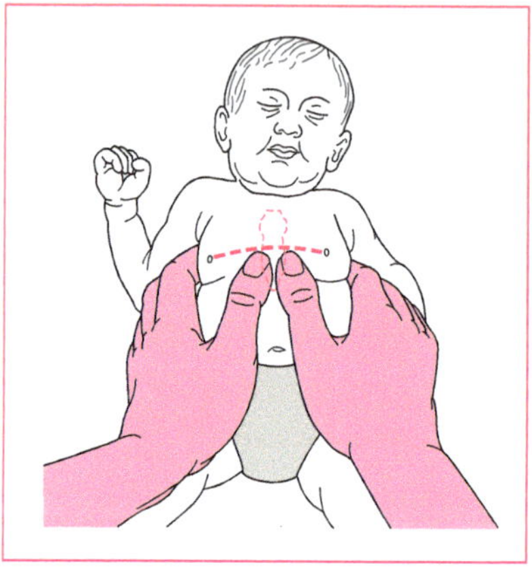

Abb. 13a Herzdruckmassage beim Säugling (Daumentechnik).

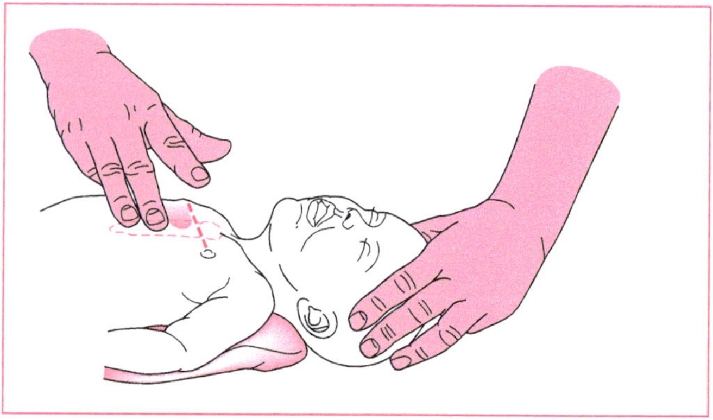

Abb. 13b Herzdruckmassage beim Säugling mit Zeige- und Mittelfinger.

bein je nach Alter bis zu einem fühlbaren Widerstand gegen die Wirbelsäule gedrückt wird. Das Kind dabei auf eine feste, flache Unterlage legen, die untere Hälfte des Brustbeins senkrecht zur Wirbelsäule eindrücken.
Rhythmus:
Neugeborene 15-mal beatmen, wenn kein Erfolg 3-mal Herzmassage. 1-mal beatmen.

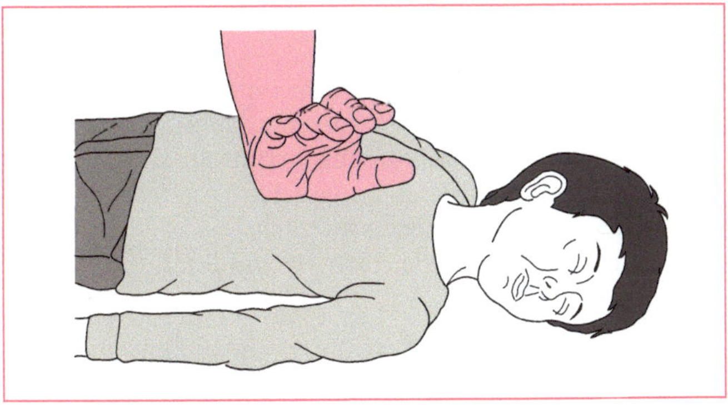

Abb. 13c Herzdruckmassage beim Kleinkind.

Über vier Wochen alte Säuglinge: initial 5-mal beatmen, wenn kein Erfolg Rhythmus Herzmassage zu Beatmung 15:2.

- **Basic Life Support (BLS)**
  Die einfachen Maßnahmen des Basic Life Supports (BLS) haben überbrückenden Charakter, um einen Minimalkreislauf bis zum Eintreffen professioneller Hilfe und dem Beginn von erweiterten Reanimationsmaßnahmen zu gewährleisten. Ein ROSC (return of spontaneous circulation) ist nur bei hypoxisch bedingtem, kurz zurückliegendem Herz-Kreislauf-Stillstand wahrscheinlich. Verschiedene Hilfsmittel wie Beatmungsmasken, Taschenbeatmungsmasken oder Beatmungsbeutel können die Beatmung vereinfachen und die Angst vor Infektionen senken.

Vorgehen bei Auffinden einer bewusstlosen Person

Bei Auffinden einer leblosen Person zunächst das Bewusstsein kontrollieren!

- **Bewusstseinskontrolle**
  Patienten laut ansprechen und leicht auf die Schulter klopfen. Bei fehlender Antwort im Bereich des M. pectoralis beidseits kneifen (Alternative: Oberarminnenseite beidseits). Rütteln und Schütteln des Patienten vermeiden, da zusätzliche Verletzungsgefahr bei instabilen HWS-Verhältnissen möglich.
  Danach professionelle Hilfe nachfordern.

- **Alarmierung**
  Falls Bewusstlosigkeit vorliegt, umgehend Rettungsdienst und Notarzt alarmieren („phone first“, sofortiger Notruf). Falls möglich, Defibrillator bereitstellen (2. Person beauftragen).
  Bei Kindern unter 8 Jahren (meist Hypoxie, durch schnelle Beatmung zu beseitigen) bzw. sofortiger Verfügbarkeit eines Defibrillators (schnellstmögliche Defibrillation) *als Einzelhelfer* eventuell Notruf erst *nach* Beginn der Reanimationsmaßnahmen absetzen („Phone-fast“-Strategie, baldmöglichster Notruf).

- **Atemweg freimachen**
  Kopfreklination durchführen (eine Hand auf die Stirn, die Finger der anderen Hand heben das Kinn an). Bei Verdacht auf HWS-Verletzung keine Kopfreklination, sondern nur Anheben des Kinns!
  Im Gegensatz zu den bisherigen Empfehlungen erfolgt die Inspektion der Mundhöhe (und ggf. Ausräumen) nun erst bei ineffektiver Beatmung, bei Beatmungsschwierigkeiten oder offensichtlicher Verlegung der Atemwege durch einen Fremdkörper. Fremdkörper und lockere Prothesen entfernen. Festsitzende Prothesen belassen!

- **Prüfung der Atmung**
  Atmungskontrolle durch Sehen, Hören, Fühlen (Ohr am Gesicht, Blick auf Brust und Bauch) durchführen.

35 Vorgehen bei Auffinden einer bewusstlosen Person

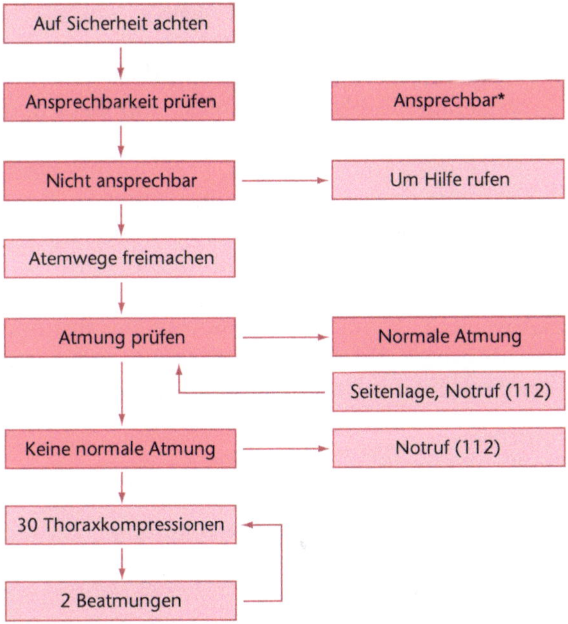

*Ansprechbare Betroffene
- In der vorgefundenen Lage belassen, sofern ihnen so keine weitere Gefahr droht
- Herausfinden, worin das Problem besteht, und ggf. Hilfe holen
- Patientenzustand weiterhin regelmäßig überprüfen

Abb. 14 Auffinden einer bewusstlosen Person (BLS-Algorithmus).

! Bei Fehlen von Atmung und Lebenszeichen ist die Reanimation zu beginnen!

Fehlende Lebenszeichen:

- Bewusstlosigkeit, d.h. fehlende Reaktion auf Ansprache oder Schmerzreiz
- Atemstillstand oder Schnappatmung, d.h. fehlende Atembewegungen, keine Atemgeräusche, kein hör- oder (z.B. in Kälte) sichtbarer Luftstrom

- Zirkulationsstillstand, d.h. keine zentralen Pulse tastbar (A. carotis); eine Pulskontrolle ist nur für medizinisches Fachpersonal sinnvoll
- blassgraue bis blaue Verfärbung von Haut und Lippen
- der Pupillenstatus ist als eher unzuverlässig zu betrachten (meist jedoch weite, lichtstarre Pupillen)

Ein präkordialer Faustschlag ist nur bei unmittelbar beobachtetem Herz-Kreislauf-Stillstand sinnvoll.

Bei Einhelfer- und Zweihelfermethode immer im Verhältnis 30:2 Thoraxkompressionen vs. Beatmungen durchführen. Thoraxkompressionen zur besseren Koordination der Helfer mitzählen! Engmaschiger Helferwechsel verhindert rasches Ermüden.

- **Pupillenkontrolle**

  Die Pupillenkontrolle wird fakultativ und am besten während der Pulskontrolle durchgeführt. Jede Zeitverzögerung ist zu vermeiden, da der Befund nicht für die Entscheidung zur Reanimation herangezogen werden kann. Allerdings ist für den weiteren Verlauf und die neurologische Beurteilung eine Pupillenkontrolle möglicherweise hilfreich.

  Enge und lichtreagible Pupillen bei Beginn der Reanimation oder die zunehmende Verengung während der Reanimation können möglicherweise als positiv gewertet werden. Medikamenteneinfluss kann allerdings als Störfaktor wirken. Seitendifferenzen sind als möglicher Hinweis auf ein zerebrales Geschehen zu registrieren. Der Blick in die Pupillen sollte daher, wie auch die Beurteilung der Hautfarbe, während der Reanimation – wenn ohne Zeitverlust möglich – regelmäßig erfolgen.

Advanced Life Support (ALS)

Basismaßnahmen besitzen nur einen überbrückenden Charakter. Der Einsatz von Elektrizität und speziellen Reanimationsmaßnahmen ist obligat und Teil des Advanced Life Supports (ALS).

- **Vorgehen**

  Zunächst wird wie beim Basic Life Support (BLS) festgestellt, ob ein Herz-Kreislauf-Stillstand vorliegt oder nicht. Fehlen Lebenszeichen oder bestehen Zweifel an einem suffizienten Kreislauf, so wird mit der Reanimation begonnen.

  Eine schnellstmögliche Defibrillation nach Rhythmusanalyse ist nur bei Kreislaufstillstand, der maximal 3 bis 5 Minuten zurückliegt, sinnvoll. Paradebeispiel hierfür ist der beobachtete Kreislaufstillstand in Folge von Kammerflimmern.

  Ansonsten wird vor Rhythmusanalyse zunächst für 2 Minuten (entsprechend 5 Zyklen) mit 30:2 reanimiert.

  Danach wird die vorliegende Rhythmusstörung analysiert:

  Hyperdyname Formen des Kreislaufstillstandes:
  - Kammerflimmern (VF)
  - pulslose ventrikuläre Tachykardie (PVT)

  Hypodyname Formen des Kreislaufstillstandes:
  - Asystolie (ASY)
  - pulslose elektrische Aktivität (PEA), elektromechanische Dissoziation (EMD)

- **Kammerflimmern (VF)**

  Kammerflimmern ist beim Erwachsenen mit etwa 70% die häufigste Ursache eines Herz-Kreislauf-Stillstandes. Eine Verwechslung von sehr feinem Kammerflimmern mit einer Asystolie ist möglich. Aus diesem Grund am EKG/Defibrillator immer die Amplitudengröße maximieren! Im Zweifel jedoch keine Defibrillation durchführen (Zeitverlust) und durch CPR versuchen, dieses feine Kammerflimmern in ein besser zu defibrillierendes gröberes Flimmern zu überführen.

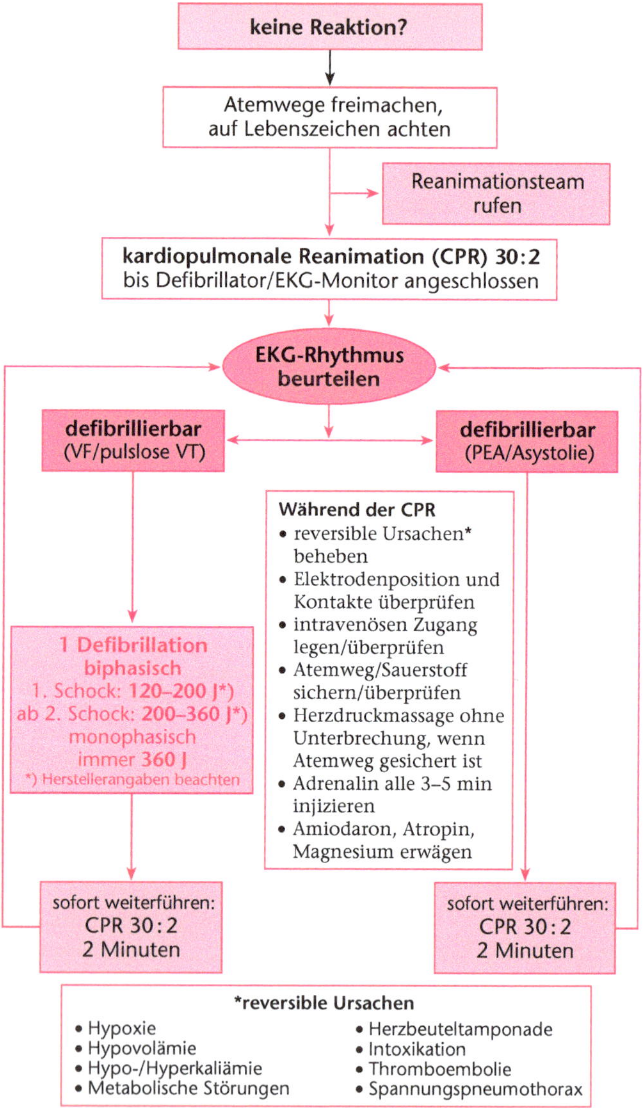

Abb. 15 Algorithmus des Advanced Life Support.

Nach Aufbringen von Elektrodengel wird bei gesichertem Kammerflimmern initial ein Elektroschock verabreicht:

Für monophasische Defibrillationen gilt:

1. Defibrillation mit 360 Joule

Für biphasische Geräte gilt als Empfehlung:

1. Defibrillation mit 120 bis 200 Joule

Direkt nach Defibrillation wird für 2 Minuten im 30:2-Rhythmus reanimiert. Eine EKG- oder Pulskontrolle unmittelbar nach Defibrillation wird nicht mehr durchgeführt. Dies erfolgt erst im Zusammenhang mit der Rhythmusanalyse für eine 2. Stromapplikation.

Ab der 2. Defibrillation gilt:

Monophasisch: 360 Joule
Biphasisch: 150 bis 360 Joule

Bei biphasischen Geräten bzgl. der Energiewahl Herstellerangaben beachten.

Während der folgenden 2 Minuten (5 Zyklen 30:2) wird ein i.v. Zugang etabliert. Danach erfolgt eine erneute Rhythmusanalyse. Das weitere Vorgehen entspricht der 2. Defibrillation. Ab diesem Zeitpunkt wird 1 mg Adrenalin i.v. repetitiv alle 3 bis 5 Minuten eingesetzt.

Nach der 3. Stromapplikation erfolgt die Gabe von 300 mg Amiodaron i.v. oder als 2. Wahl Lidocain 1 bis 1,5 mg/kg KG i.v. (alternativ: 2 bis 4 mg/kg KG endobronchial). Eine Gabe von Lidocain nach erfolgter Amiodarontherapie sollte unterbleiben. Amiodaron kann bei wiederauftretender oder schockrefraktärer VF/VT mit 150 mg wiederholt werden. Eine Dauerinfusion von 900 mg über 24 Stunden sollte sich anschließen.

Zur Atemwegssicherung sollte eine endotracheale Intubation durchgeführt werden, wenn dies ohne Zeitverlust bei den anderen Reanimationsmaßnahmen möglich ist. Alternativ sind andere Maßnahmen der Atemwegssicherung, z. B. eine Larynxmaske oder ein Larynxtubus, denkbar und nach den aktuell gültigen

Reanimationsrichtlinien zur Atemwegssicherung ebenso geeignet.

Vorsichtsmaßnahmen beim Umgang mit Defibrillatoren:

- Bei Wasser und Nässe vor Defibrillation den Patienten abtrocknen und aus nasser Umgebung entfernen (Stromübertritt auf Helfer möglich).
- Patienten mit Schrittmacher oder AICD-Geräten möglichst nicht im Verlauf der Schrittmacher-Stimulationselektroden defibrillieren. Nach Anwendung eines Defibrillators Schrittmacher bzw. AICD unbedingt überprüfen lassen!

- **Pulslose ventrikuläre Tachykardie (PVT)**
  Die ventrikuläre Tachykardie (VT) kann diagnostische Probleme bereiten. Entgegen den eindeutigen klinischen Auswirkungen der Asystolie und des Kammerflimmerns ist bei der VT jeder klinische Zustand vom funktionellen Kreislaufstillstand bis zum subjektiv beschwerdefreien Patienten möglich. Die Therapie richtet sich primär nach dem Befinden des Patienten. Je schlechter die Hämodynamik, desto aggressiver die Therapie.
  Für die pulslose VT gelten dabei die gleichen Empfehlungen wie für die Therapie des Kammerflimmerns.

- **Asystolie (ASY)**
  Eine Asystolie kann diagnostische Schwierigkeiten bereiten. Eine Verwechslung mit sehr feinem Kammerflimmern ist möglich. Im Zweifelsfall wird auf eine Defibrillation verzichtet. Möglichkeiten zur Verifizierung sind die Maximierung der EKG-Ableitungsamplitude am EKG-Gerät sowie der Cross-Check (Versetzen der Paddel-Elektroden um 90° bzgl. der Herzachse). Diese Maßnahmen dürfen aber zu keiner Verzögerung der Reanimationsmaßnahmen führen.
  Ist eine Asystolie mittels EKG erkannt, wird die Reanimation begonnen oder weitergeführt. Nach Etablierung eines i.v. Zuganges (oder Intubation) erhält der

Patient baldmöglichst 1 mg Adrenalin i.v. Dies wird alle 3 bis 5 Minuten wiederholt.
Bei persistierender Asystolie kann die einmalige Gabe von 3 mg Atropin erwogen werden.
Der Einsatz eines externen Schrittmachers kann je nach Situation (z. B. Ausfall eines beim Patienten implantieren Schrittmachers bei AV-Block III°) sinnvoll sein.

- **Elektromechanische Dissoziation (EMD), Pulslose elektrische Aktivität (PEA)**
  Grundsätzlich wird hier wie bei der Asystolie vorgegangen. Oftmals gibt es eine konkrete, behebbare Ursache für diese Situation, die zwar eine elektrische Aktion des Herzens erkennen lässt, jedoch nicht zu einem ausreichenden Auswurf führt. Diese Situationen lassen sich als die 4 Hs und HITS zusammenfassen:

  H Hämatothorax
  H Hypoxie
  H Hypo-/Hyperkaliämie
  H Hypoglykämie

  H Herzbeuteltamponade
  I Intoxikation
  T Thromboembolie (Lungenembolie)
  S Spannungspneumothorax

  Diese Ursachen müssen ausgeschlossen bzw. bei Vorliegen umgehend beseitigt werden, z. B. muss eine Herzbeuteltamponade durch Perikardpunktion entlastet werden.

- **Zusammenfassung**
  – Das Verhältnis Herzdruckmassage zu Beatmung ist bei allen Formen des Herz-Kreislauf-Stillstandes bei Erwachsenen immer 30:2, solange der Patient nicht intubiert ist. Nach Intubation wird kontinuierlich beatmet mit einer Frequenz von 10/Minute und

ohne Unterbrechung mit einer Frequenz von 100/ Minute eine Herzdruckmassage durchgeführt.

- Asystolie und PEA/EMD erfordern neben Beatmung und Herzdruckmassage (im Verhältnis 30:2) eine medikamentöse Reanimation.
- Kammerflimmern (VF) und die pulslose ventrikuläre Tachykardie (PVT) erfordern eine Defibrillation und begleitende medikamentöse Therapie. Bei unbeobachtetem Herz-Kreislauf-Stillstand erfolgt erst nach 2-minütiger CPR eine Elektrotherapie. Dabei wird monophasisch immer mit 360 J defibrilliert, biphasisch bei der ersten Defibrillation mit 120 bis 200 J und in der Folge mit 150 bis 360 J (Herstellerempfehlungen beachten).
- Patienten nach präklinischer CPR bei Kammerflimmern sollten nach Stabilisierung für 12 bis 24 Stunden auf 32 bis 34 °C gekühlt werden (Verbesserung des neurologischen Outcomes). Eine präklinische aktive Kühlung soll unterbleiben! Eine milde Hypothermie kann auch bei anderen Patientengruppen nach CPR und erfolgter Stabilisierung von Vorteil sein.
- Die Richtlinien zur Kinderreanimation sind grundsätzlich ähnlich. Wesentlicher Unterschied ist neben den angepassten Medikamentendosierungen das veränderte Verhältnis von Kompressionen zu Beatmungen von 15:2.

  Defibrillation bei Säuglingen und Kleinkindern:

4 Joule/kg KG. Besser noch: transthorakale Schrittmacher bei Bradykardie und Asystolie, da bei Kindern fast nie Kammerflimmern auftritt.

Medikamentöse Therapie

Intravenöse Gabe

Der i.v. Zugang ist Mittel der 1. Wahl. Die V. jugularis externa bietet sich als primärer Punktionsort an. Handrücken und Ellenbeuge sind ebenfalls möglich. Zentrale Zugangswege sollten Spezialfällen vorbehalten bleiben.

Der i.v. Zugang ist der endobronchialen Applikation vorzuziehen, wenn dadurch kein Zeitverlust verursacht wird. Vorteilhaft ist besonders die gut kalkulierbare Wirkung bei mehrfacher Gabe. Wichtig ist die exakte intravenöse Lage, um Wirkungsverzögerungen und Gewebeschädigungen zu vermeiden. Ebenso ist auf eine sichere Fixierung zu achten, da gerade in hektischen Reanimationssituationen Venenverweilkanülen schnell „herausrutschen".

Endobronchiale Gabe

Diese ermöglicht die schnelle Applikation einiger Notfallmedikamente (Adrenalin, Atropin und Lidocain) ohne venösen Zugang. Der Wirkungseintritt ist mit der venösen Gabe vergleichbar, Wirkungsdauer und Wirkdosis sind jedoch schlecht steuerbar.

Die entsprechenden Substanzen müssen 2- bis 3fach höher dosiert und auf 10 ml NaCl 0,9 % verdünnt werden, um einen guten Einspüleffekt zu gewährleisten. Die Verwendung einer 20-ml-Spritze mit 10 ml zusätzlicher Luft ermöglicht u.U. eine noch bessere Verteilung. Eine mehrfache Repetition kann zu unerwünschter Flüssigkeitsansammlung in der Lunge und zu unkalkulierbaren Medikamentenwirkungen (pulmonaler Medikamentenpool) führen und ist deshalb zu unterlassen. Viele Substanzen können zudem wegen gewebsschädigender Eigenschaften nicht endobronchial appliziert werden, z.B. Amiodaron (Cordarex®).

Die endobronchiale Medikamentenapplikation ist ein Zugang der 3. Wahl. Als optimaler Zugang wird ein i.v. Zugang empfohlen. Gerade bei Kindern, nun aber auch beim Erwachsenen, ist bei Unmöglichkeit der Anlage eines i.v. Zuganges an die Möglichkeit der intraossären Kanülierung als Alternative zum i.v. Zugangsweg zu denken.

Reanimationsmedikamente

Adrenalin (Suprarenin®)

1 Ampulle (1 ml): 1 mg Adrenalin
1 Durchstechflasche (25 ml): 25 mg Adrenalin

Wirkung:

- Adrenalin ist ein potentes direktes Sympathomimetikum.
- In niedriger bis mittlerer Dosis steht die β-mimetische Wirkung im Vordergrund (positive Chronotropie, positive Inotropie, positive Dromotropie, positive Bathmotropie sowie Bronchospasmolyse).
- Mit steigender Dosis erhält man eine zunehmende α-mimetische Wirkung, die zu einer ausgeprägten Vasokonstriktion führt.
- Zusammenfassend führt Adrenalin während einer Reanimationssituation in mittlerer bis hoher Dosierung durch Erhöhung des HZV und Zunahme des peripheren Widerstands zu einer Steigerung des arteriellen Blutdrucks und der koronaren Perfusion. Klinische Studien konnten allerdings bislang kein verbessertes Reanimations-Outcome für Adrenalin nachweisen.

Dosierung und Applikation:

Reanimation: 1 mg entsprechend 0,01 mg/kg KG i.v.
Kinder: i.v. 0,01 bis 0,03 mg/kg KG. 1 ml Suprarenin® auf 10 ml Ampuwa® verdünnen, davon 0,1 bis 0,3 ml/kg KG (1:10 000); nach 5 Minuten evtl. wiederholen!

Dosierung über den Tubus: 0,1 mg/kg KG (=1 ml/kg KG der Lösung 1:10 000).

Amiodaron
1 Ampulle (3 ml): 150 mg Amiodaron
Wirkung:
- Amiodaron vereint eine Reihe von Eigenschaften in Bezug auf seinen antiarrhythmischen Therapieansatz. So kommen in seiner Eigenschaft als Klasse-III-Antiarrhythmikum β-blockierende Wirkung und Auswirkung auf die Überleitung durch K-Kanal-vermittelte Inhibition zum Tragen.

Dosierung und Applikation:
Als Dosisempfehlung wird eine Maximaldosis von 5 mg/kg KG angegeben. Diese sollte über einen Zeitraum von mindestens 3 Minuten appliziert werden. Im Rahmen einer Reanimation erfolgt die initiale schnelle Gabe von 2 Ampullen (300 mg) in der Regel nach der 3. Defibrillation. Bei Erfolglosigkeit ist nach weiterer Defibrillation eine Wiederholung mit 150 mg, gefolgt von einer Dauerinfusion von 900 mg über 24 Stunden indiziert.
Hinweis:
Bei Patienten mit vorhandenem Kreislauf Amiodaron unbedingt langsam injizieren, da durch negativ inotropen Effekt eklatante Blutdruckabfälle möglich sind.

Atropin
1 Ampulle (1 ml): 0,5 mg Atropinsulfat
Wirkung:
- Atropin begünstigt als Parasympatholytikum die Erregungsbildung in Sinusknoten und Vorhof sowie die Erregungsleitung in Vorhof und AV-Knoten. Da die Ventrikel nicht vom N. vagus versorgt werden, hat Atropin keinen pharmakologischen Effekt auf die ventrikuläre Funktion.

Indikationen:
- In der Notfallmedizin fast ausschließlich zur Behandlung von Sinus- und Vorhofbradykardien und AV-Blockierungen.
- Wirkung nur auf Vorhofebene des Herzens.

Dosierung und Applikation:
Reanimation: 3 mg entsprechend 0,04 mg/kg KG i.v.
Bradykardie: initial 5 bis 10 µg/kg KG i.v.

Lidocain
1 Ampulle (5 ml): 100 mg Lidocain
Wirkung:
- Lokalanästhetikum mit antiarrhythmischer Wirkung bei ventrikulären Rhythmusstörungen. Lidocain weist im Vergleich zu anderen Antiarrhythmika eine wesentlich geringere Kreislaufdepression sowie eine weniger ausgeprägte Hemmung der AV-Überleitung auf.

Indikationen:
- Ventrikuläre Rhythmusstörungen
- Kammertachykardie
- VES
- Therapieresistentes Kammerflimmern

Dosierung und Applikation:
Bolusgabe: initial 1 mg/kg KG
Erhöhung der Gesamtdosis bis max. 3 mg/kg KG

Pufferlösungen (Natriumbikarbonat)
100 ml 8,4 %-Pufferlösung: 100 mmol Natriumbikarbonat
Bikarbonat wird in der Reanimation zurückhaltend eingesetzt, da eine überschießende Azidosekorrektur wesentliche Nachteile mit sich bringt:
- Erhöhung des pCO_2, das wegen des niedrigen Herzzeitvolumens kaum über den Gasaustausch gesenkt werden kann. Besser ist eine ausreichende Ventilation, um die bestehende Azidose zu therapieren.

- Compliance- und Kontraktionsstörungen des Myokards

Katecholamine dürfen nicht in eine laufende Bikarbonatinfusion gegeben werden, da sonst eine partielle Inaktivierung auftritt. Aus diesem Grund ist Bikarbonat über einen separaten Zugang zu infundieren oder die Infusionsleitung vor Applikation von Katecholaminen mit Kochsalz gründlich durchzuspülen.

Indikationen:

- Erwägen, wenn pH < 7,1 bzw. CPR länger als 20 bis 25 Minuten. Insgesamt eher zurückhaltend einsetzen!
- Nachgewiesene metabolische Azidose oder nachgewiesene Hyperkaliämie.

Dosierung und Applikation:

0,5 bis 1 mmol/kg KG entsprechend 50 bis 100 ml Natriumbikarbonat 8,4%-Infusionslösung

Lagerung von Notfallpatienten

Die Lagerung erfolgt unter Berücksichtigung des konkreten Falles.

Bewusstseinsstörungen

Bewusstlose Patienten sind durch Ausfall ihrer Schutzreflexe aspirationsgefährdet. Deshalb sind sie in die stabile Seitenlage zu bringen.

Durchführung:

s. *Rettung des Notfallpatienten

Hinweis:

Besondere Vorsicht bei Wirbelsäulenverletzungen!

Respiratorische Störungen

- Bei Atemnot wird der Patient mit erhöhtem Oberkörper gelagert, um die Beweglichkeit der Atemmuskulatur und der Atemhilfsmuskulatur zu verbessern.

- Sofern keine Trage zur Verfügung steht, werden Kissen oder andere geeignete Gegenstände unter den Rücken gelegt.

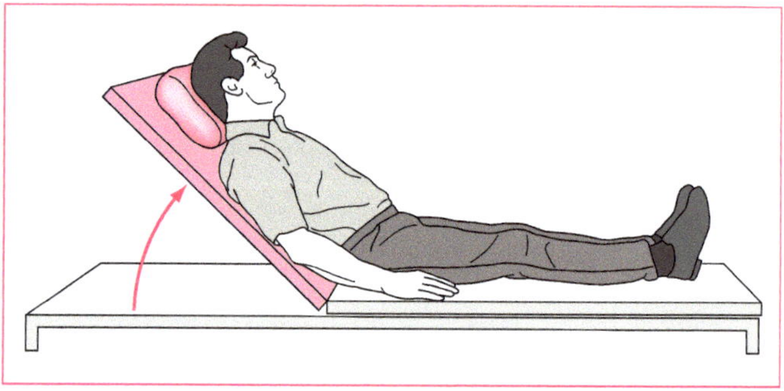

Abb. 16 Oberkörperhochlagerung.

- Bei Thoraxverletzungen tritt u.U. eine schmerzbedingte Schonatmung auf. Die Lagerung erfolgt in für den Patienten schmerzarmer Position. Die früher

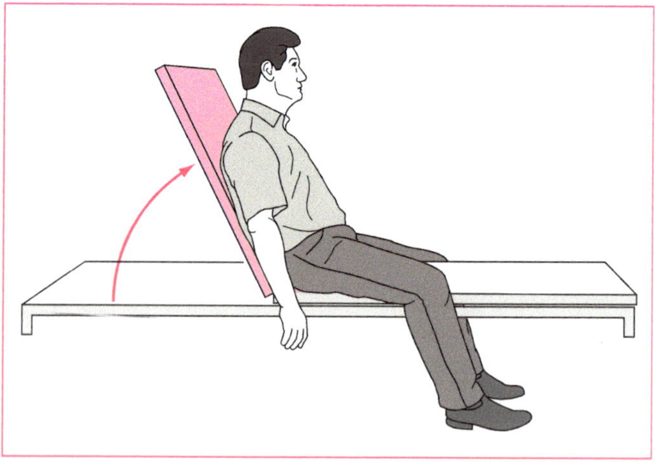

Abb. 17 Lagerung bei Lungenödem.

empfohlene Lagerung auf der verletzten Seite hat wegen der dadurch zunehmenden Schmerzsymptomatik an Bedeutung verloren. Anzustreben ist zudem eine schnelle und suffiziente Analgesie.

- Die Atemnot von Patienten mit kardialem oder toxischem Lungenödem beruht auf einer Alveolarschädigung. Diese Patienten werden ebenfalls sitzend mit erhöhtem Oberkörper gelagert. Gerade beim kardial bedingten Lungenödem bieten sich die Lagerung mit hängenden Beinen und ein unblutiger Aderlass als schnelle Sofortmaßnahmen an.

■ **Zirkulatorische Störungen, Volumenmangelschock**

- Schwere Störungen des Herz-Kreislauf-Systems wie Volumenmangelschock oder kardiogener Schock erfordern eine differenzierte Lagerungstherapie.
- Bei eingetretener Schocksituation, die nicht durch ein akutes Linksherzversagen ausgelöst wurde, sind die Beine über Herzhöhe anzuheben. Ziel ist die verbesserte Perfusion der lebenswichtigen Organe Herz und Gehirn. Möglich sind ein Anheben der Beine mit Beugung in der Hüfte von maximal 60° oder eine Lagerung des Patienten auf einer festen Unterlage und Anheben der Unterlage samt Patient um etwa 15° (z.B. bei Beckenverletzung).
- Patienten im kardiogenen Schock entwickeln durch pulmonale Stauung Atemnot. Trotz erniedrigtem Blutdruck empfiehlt sich eine moderate Oberkörperhochlagerung als Sofortmaßnahme, um Vor- und Nachlast des Herzens zu senken.

■ **Sonstige Erkrankungen oder Verletzungen**

Für folgende Krankheitsbilder existieren Empfehlungen zur speziellen Lagerung:

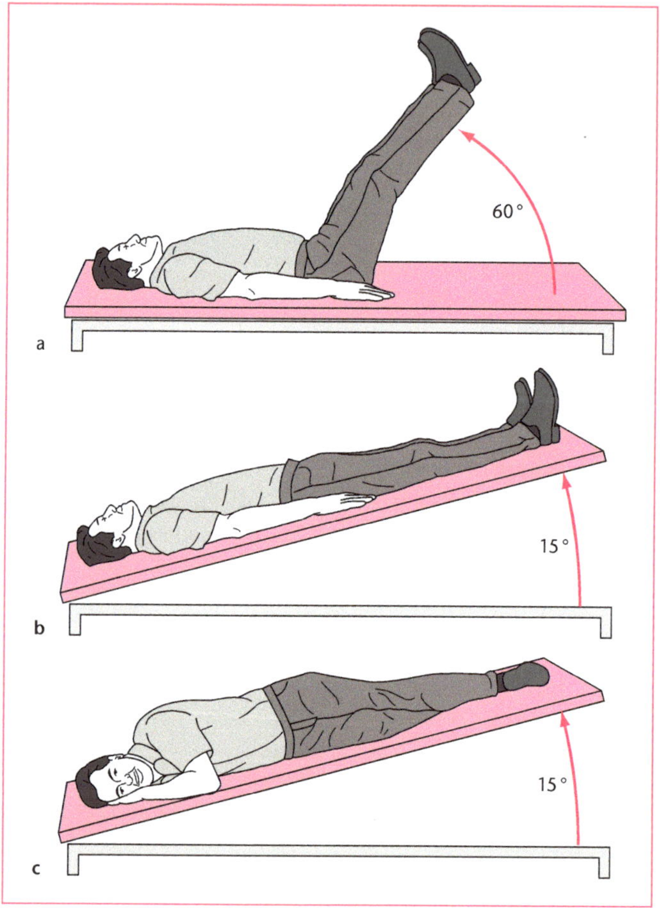

Abb. 18 Lagerung bei Volumenmangelschock.

Vena-cava-Kompressionssyndrom
Hochschwangere Frauen sind in Linksseitenlage zu lagern, um den venösen Rückfluss zum Herzen zu steigern. Auch schwangere Frauen sind in Linksseitenlage

zu bringen, falls sich eine Schock- oder Synkopensymptomatik andeutet oder einstellt!
Ist eine Linksseitenlage nicht möglich, so ist eine Rechtsseitenlage als Möglichkeit 2. Wahl durchzuführen, wobei die Schwangere dann allerdings sehr weit auf die rechte Seite gedreht werden muss.

Schädelhirntrauma

Bei suffizienter Kreislaufsituation ist eine Oberkörperhochlagerung (ca. 30°) anzustreben. Eine achsengerechte Kopflagerung ist einzuhalten, um den Hirndruck nicht durch ein venöses Abflusshindernis zu steigern. Bei Schädelhirntrauma immer Traumatisierung der HWS vermuten und so behandeln (Stabilisierung durch Helfer oder Halsorthese, möglichst wenige Manipulationen).

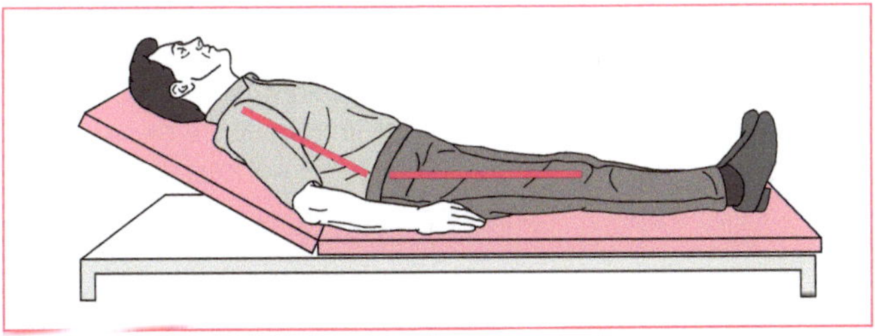

Abb. 19 Lagerung bei Schädelhirntrauma.

Wirbelsäulentrauma

Ein Patient mit V.a. Wirbelsäulenverletzung sollte flach auf einer Vakuummatratze oder auf einem Spineboard gelagert werden. Drehungen sollten vermieden werden. Sind sie notwendig, müssen sie streng axial erfolgen. Die Rettung sollte mit einer Schaufeltrage (oder ähnlichen Hilfsmitteln) – immer nach Stabilisierung der Halswirbelsäule – durchgeführt werden.

Akutes Abdomen

Zur Entspannung der Bauchdecke ist eine Lagerung mit leicht erhöhtem Oberkörper (Kissen) und leichter Kniebeugung (Knierolle) anzustreben.

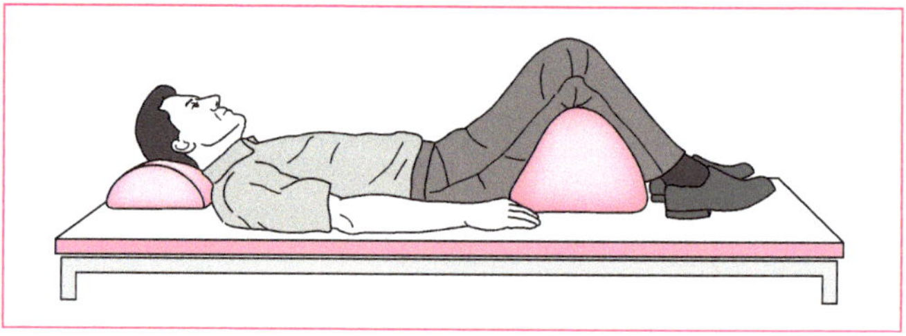

Abb. 20 Lagerung bei akutem Abdomen.

Gefäßverschlüsse

Extremitäten mit arteriellen Gefäßverschlüssen werden unter der Vorstellung einer so zu erzielenden besseren Perfusion tief gelagert, Extremitäten mit venösen Verschlüssen werden zur Verbesserung des venösen Abflusses hoch gelagert. Es ist jeweils auf eine adäquate Immobilisierung und Analgesie zu achten.

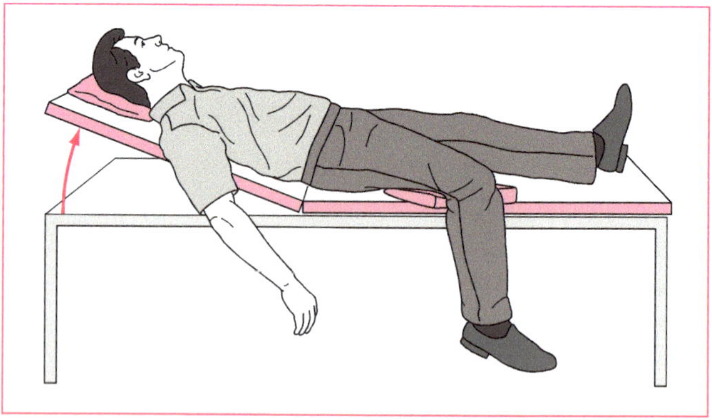

Abb. 21 Lagerung bei arteriellem Verschluss einer Extremität.

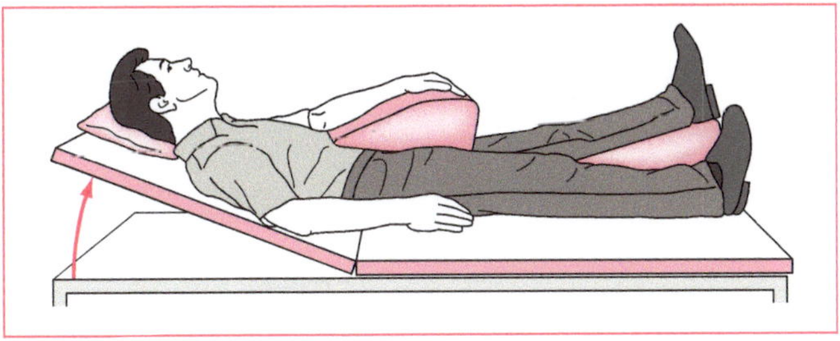

Abb. 22 Lagerung bei venösem Verschluss einer Extremität.

Grundsätzlich gilt für alle Lagerungsarten:
Bei wachen Patienten ist stets auf Patientenwünsche bei der Lagerung (z.B. bei Verletzungen) einzugehen!

Zentralvenöse Katheter

M. Amann

Indikation und Kontraindikation

Im Rahmen ärztlicher Sofortmaßnahmen spielt die Anlage von zentralvenösen Kathetern (ZVK) nur eine sehr untergeordnete Rolle und stellt keinesfalls einen Standardzugang dar!
In präklinischen Notfallsituationen bleibt die Punktion von zentralvenösen Gefäßen ausschließlich einer Situation vorbehalten, in der die Anlage eines periphervenösen Zugangs nicht möglich, jedoch eine Volumensubstitution unbedingt erforderlich ist (lebensbedrohlicher Volumenmangelschock).
- relative Kontraindikationen: erhöhte Blutungsneigung, Blutgerinnungsstörungen (auch medikamentös bedingt)
- absolute Kontraindikation: keine Erfahrung mit der Technik

Zugangswege und Vorgehensweise

Anmerkung: Wenn möglich während Anlage eines zentralvenösen Katheters:
- Sauerstoffgabe
- EKG-Monitoring
- bei wachen Patienten: Lokalanästhesie

V. jugularis interna:
- möglichst aseptische Vorgehensweise
- Kopftieflagerung (Venenfüllung, Luftembolieprophylaxe)
- achsengerechte Lagerung des Kopfes
- Anlage vorzugsweise rechtsseitig
- Palpation des Schildknorpels, dann

- Palpation der A. carotis auf Höhe des Schildknorpels
- etwa 1 cm lateral der A. carotis Punktion im 30°-Winkel zur Hautoberfläche unter permanenter Aspiration
- Stichrichtung der Kanüle 1 bis 2 Querfinger lateral und parallel zum Verlauf der A. carotis
- bei Aspiration von venösem Blut, Vorschieben des zentralvenösen Katheters über die liegende Kanüle (Cavafix®) oder Einbringen in Seldinger-Technik
- Katheterlage präklinisch lediglich durch Auflegen des Mandrins auf dem Thorax vor der Anlage des Katheters abschätzbar
- Fixierung (ggf. mittels Annaht)

V. subclavia:

- möglichst aseptische Vorgehensweise
- Kopftieflagerung, ggf. kleines Kissen unter die Schultern und leichter Zug an der oberen Extremität der Seite, die punktiert werden soll
- Punktionsort etwa 1 bis 2 cm infraklavikulär in der Medioklavikularlinie
- zunächst direkt auf die Klavikula zustechen
- bei Knochenkontakt Kanüle unter Klavikula führen und in Richtung Sternoklavikulargelenk vorschieben
- nach Aspiration von venösem Blut erfolgt die Anlage des zentralvenösen Katheters über die Kanüle (Cavafix®) oder in Seldinger-Technik
- Katheterlage präklinisch lediglich durch Auflegen des Mandrins auf dem Thorax vor der Anlage des Katheters abschätzbar
- Fixierung (ggf. mittels Annaht)

Anmerkung: Alternativer Zugangsweg: Punktion der V. jugularis externa als periphervenöser Zugang auch bei hämodynamisch instabilen Patienten gut möglich.

Gefahren

- akzidentelle Punktion arterieller Gefäße: sofortiges Entfernen der Kanüle und Kompression im Bereich der Einstichstelle für etwa 10 Minuten
- Pneumothorax:
  1. nach Punktion im Bereich der V. subclavia immer Risiko einer Lungenverletzung
  2. nach erfolgloser Punktion einer V. subclavia wegen der Gefahr eines beidseitigen Pneumothorax keinesfalls Punktion auf der Gegenseite
- Herzrhythmusstörungen durch zu weites Vorschieben des Katheters: Lagekorrektur unter leichtem Zurückziehen des Katheters

Abdomen, akutes

➤ *s. *Akutes Abdomen*

Abdominalverletzung

➤ *s. *Bauchtrauma, stumpfes*
➤ *s. *Bauchtrauma, offenes*

Ablatio placentae

➤ *s. *Plazentalösung*

Abort

- **Definition**
  Ausstoßung eines weniger als 500 g wiegenden Fetus, ohne dass extrauterine Lebensfähigkeit gegeben ist, also vor Ablauf der etwa 23. bis 24. Schwangerschaftswoche
- **Symptomatik**
  - azyklische uterine Blutungen nach Amenorrhoe
  - krampfartige, wehenähnliche Unterbauchschmerzen
  - Abgang von Blutkoageln, Fruchtwasser, Plazentagewebe und ggf. des Fetus
- **Anamnese**
  - Frau im gebärfähigen Alter
  - positiver Schwangerschaftstest
  - unerwartete azyklische Blutung
  - Abgang von Gewebspartikeln
- **DD**
  - Extrauteringravidität
  - Menstruation
  - Ektopieblutung, Zervixpolyp, Zervixkarzinom
  - versuchter Schwangerschaftsabbruch
- **Sofortdiagnostik**
  - Überprüfung der Herz-Kreislauf-Parameter
  - ungefähre Abschätzung des Blutverlustes

- ggf. Palpation des vergrößerten Uterus
- Temperaturmessung

Sofortmaßnahmen

- venöser Zugang, Volumensubstitution
- stationäre Einweisung
- bei bedrohlicher Blutung und fieberhaftem (septischem) Abort Transport unter Arztbegleitung

M. Schmidt/R. Kimmig

Abruptio placentae

➤ *s. *Plazentalösung*

Abszess

- **Definition**
  Eiteransammlung in einer durch Gewebeuntergang entstandenen Höhle mit Ausbildung einer Kapsel
  ✓ Ätiologie/Pathogenese; bakterielle Infektion mit Staphylokokken oder Streptokokken, selten auch Mycobacterium tuberculosis
- **Symptomatik**
  Schwellung, Rötung, Überwärmung, Schmerz; bei beginnender Einschmelzung Fluktuation
- **Anamnese**
  - vorangegangene Verletzung des betroffenen Hautbereichs
  - Insektenstiche
  - i.m. Injektionen, Spritzenabszess
  - LWS-Trauma/Op, Psoasabszess
  - bei rezidivierenden Infekten an cMRSA denken – Heimbewohner
  - chronische Fisteln

- **Sofortdiagnostik**
  Klinisches Bild

Sofortmaßnahmen
- Ruhigstellung der betroffenen Extremität
- konservative Therapie nur bei fehlender eitriger Einschmelzung: feuchte Umschläge z. B. mit Sol. Tosylchloramin 0,1 % oder Rivanol®
- sonst Überweisung in chirurgische Ambulanz zur Abszesseröffnung, evtl. kombiniert mit Drainage; Abstrich für mikrobiologische Untersuchung vor Antibiotikagabe
- systemische Antibiotikatherapie über mindestens 5 Tage (z. B. Amoxicillin/Clavulansäure oder Cephalosporine der Gruppe 1 oder 2 oder Clindamycin)

- **Kinder**
  Inzision nur bei ausreichender Einschmelzung, sonst Versuch einer Antibiotikatherapie mit staphylokokkenwirksamen Antibiotika oral, evtl. besser i.v.
  Typische Erkrankung: abszedierende Lymphadenitis colli

- **Gefahren**
  - Lokalanästhesie zur Abszesseröffnung ist kontraindiziert, da es zur Ausbreitung des Infekts in benachbartes Gewebe kommen kann, alternativ: Vereisung
  - der Abszess mit systemischen Manifestationen (z. B. Fieber) ist ein chirurgischer Notfall!

S. Farkas/I. Möller

Adams-Stokes-Anfall

- **Definition**
  Zerebrale Hypoxie mit Bewusstlosigkeit aufgrund kardialer Bradyarrhythmie

- **Symptomatik**
  - periphere Zyanose
  - Hypotonie
  - Bradykardie
  - Arrhythmie
  - Atemstillstand
  - zerebrale Krampfanfälle
- **Anamnese**
  - koronare Herzerkrankung
  - Myokarditis
  - Herzrhythmusstörungen
  - Medikamentenanamnese (Digitalis, Antiarrhythmika)
- **DD**
  - Myokardinfarkt
  - Myokarditis
  - Intoxikation
- **Sofortdiagnostik**
  - Kontrolle der Vitalparameter
  - Inspektion des Venenstatus
  - Inspektion der Haut

Sofortmaßnahmen

- Lagerung
- Sauerstoffgabe
- Anlage venöser Zugänge
- kontinuierliche Überwachung der Vitalparameter
- ggf. Intubation und Beatmung durchführen
- bei schwerer Bradykardie Atropin 1 mg i.v.
- ggf. transkutane Schrittmacherstimulation
- Verlegung in die Klinik unter Arztbegleitung

S.-P. Sommer/H. Jakob/H. Wieneke

Addison-Krise

Definition

Lebensbedrohliche akute Nebennierenrinden-(NNR-) Insuffizienz mit Dehydration, Hypotonie und Schock

- *Anm:* Der Begriff „Addison-Krise" bezieht sich auf primäre NNR-Insuffizienz, NNR-Infarkt bei Sepsis (Waterhouse-Friderichsen-Syndrom), unerkannt chronische Insuffizienz bei Hinzukommen akuter Belastung und die sekundäre NNR-Insuffizienz (hypothalamisch/hypophysär bedingter ACTH-Ausfall, akutes Absetzen einer Glukokortikoidtherapie).

Symptomatik

- Erbrechen, Durchfälle bis zum Bild des akuten Abdomens
- Muskelschwäche, Adynamie
- Hypotonie, Dehydratation
- Hypoglykämie
- Bewusstseinstrübung
- beim Waterhouse-Friderichsen-Syndrom: Meningismus, petechiale Haut- und Schleimhautblutungen

Anamnese

Meist ist eine chronische NNR-Insuffizienz bekannt. Nur in diesem Fall typische Zeichen einer Addison-Krankheit wie Hyperpigmentierung von Haut und Schleimhaut. Frage nach vorangegangener Glukokortikoidtherapie

DD

- Malabsorptionssyndrom
- Hämochromatose
- Hypophysenvorderlappeninsuffizienz
- Ursachen der Nüchternhypoglykämien

Sofortdiagnostik

- Anamnese und Fremdanamnese

- klinische Untersuchung mit Inspektion (v.a. Hautturgor), Auskultation und Perkussion; die Diagnose „Addison-Krankheit“ fällt bei entsprechender Pigmentierung nicht schwer
- Blut zur Bestimmung von Elektrolyten und Kortisol asservieren
- Blutzuckerschnelltest
- Labor: Na^+ ↓, K^+ ↑, evt. Ca^{2+} ↑, Blutzucker ↓, Serumkortisol ↓, ACTH ↑ (Eiswasserplasma erforderlich)

Sofortmaßnahmen

- venöser Zugang: 4 bis 6 l NaCl 0,9 % (ca. 1 l/Stunde nach ZVD), bei Hypoglykämie Glukose 5 bis 10 %
- 100 mg Hydrokortison als Kurzinfusion, danach 200 mg Hydrokortison/24 Stunden
- im Notfall jedes andere Glukokortikoid in äquivalenter Dosis verwendbar, also auch z. B. Prednisolon (z. B. Solu-Decortin H®)
- Mineralkortikoidgabe akut nicht nötig
- hypotone Dehydratation wird mit Glukose 5 % und physiologischen NaCl-Lösungen behandelt
- stationäre Einweisung in jedem Fall, Transport mit NAW

Kinder

- bei Neugeborenen (2. bis 4. Lebenswoche) an einen Enzymdefekt der NNR denken! Hinweis: virilisiertes Genitale beim weiblichen NG mit adrenogenitalem Syndrom
- bei älteren Kindern unter Langzeittherapie mit Kortikoiden kann eine interkurrente virale Gastroenteritis eine Addison-Krise auslösen (Infektstress, unfreiwillige Unterbrechung der oralen Zufuhr)
- Sofortmaßnahmen bei Kindern aller Altersgruppen: rasche Volumenexpansion: 20 ml/kg KG NaCl 0,9 %

mit Glukose (Mischung: 450 ml 0,9% NaCl mit 50 ml 40% Glukose über 30 Minuten i.v.; bei längerem Transport Weiterführung der Volumenerhaltungs- und -ersatztherapie mit einer Rate von 100 ml/m² KOF/Stunde)
- Hydrokortisonhemisukzinat i.v. als Bolus altersabhängig: < 6 Monate: 25 mg; 6 Monate bis 6 Jahre: 50 mg; > 6 Jahre: 100 mg
  Bei längerem Transport Dauerinfusion im Bypass 150 mg/m²/24 Stunden (falls kein Hydrokortison verfügbar, andere Glukokortikoide in äquivalenter Dosis einsetzen)
- *cave:* exzessive Hyperkaliämie möglich; bei Hyperkaliämie-EKG zusätzlich kaliumsenkende Maßnahmen erforderlich
- immer sofortige stationäre Einweisung, Transport mit Arztbegleitung

Gefahren
- Vorsicht mit hypertonen NaCl-Lösungen wegen Gefahr der Herzinsuffizienz!
- ACTH-Injektionen aus vitaler Indikation sind bei iatrogener NNR-Insuffizienz (längerdauernde Glukokortikoidmedikation) ungeeignet

K. Mann (Päd.: B. P. Hauffa)

AIDS

➤ *s. *HIV-Infektion*

Akinetische Krise

Definition

Krisenhafte Verschlechterung der Parkinson-Symptomatik (Akinese und Rigor) trotz Medikation (z. B. bei Infekt, unzureichender Dosierung) oder häufig nach Reduktion/Absetzen der Medikation (Selbstbehandlung, Schluckstörung, ungenügender Informationsfluss bei stationärer Aufnahme)

- **Symptomatik**
  - Patient ist wach, Kommunikation jedoch weitgehend unmöglich, Schluckstörung
  - Bewegungsunfähigkeit bei erhaltener Augenmotilität
  - Rigor der Extremitäten
  - Störung des Wasser-, Elektrolyt- und Säure-Basen-Haushalts wegen der Schluckstörung
- **Anamnese**
  Bekannte Parkinson-Erkrankung und auslösender Faktor (s. o.)
- **DD**
  - Hirnstamminfarkt
  - bei bekanntem Parkinson-Syndrom und bekanntem Auslöser (s. o.) Diagnose nicht schwierig
  - Kinder: Stoffwechselerkrankungen mit Schädigung des ZNS, prä- und perinataler Zerebralschaden
- **Sofortdiagnostik**
  - Fremdanamnese (s. o.)
  - grobe neurologische Untersuchung: Akinese, Rigor
  - klinische Untersuchung mit Auskultation und Perkussion (Dehydratation? Pneumonie?)

Sofortmaßnahmen
- venöser Zugang
- Ausgleich Dehydratation/Elektrolytentgleisung
- Transport unter Arztbegleitung zur gezielten Therapie in eine neurologische Klinik (*cave:* Aspirationsgefahr!)
- im Krankenhaus Gabe von Amantadin i.v. (z. B. PK-Merz®)

- **Gefahren**
  Aspirationsgefahr wegen Schluckstörung (gilt auch für Tabletten)

M. Maschke/H.-C. Diener

Akute Harnverhaltung

➤ *s. * Harnverhaltung, akute*
➤ *s.u. *Anurie*
➤ *s.a. *Nierenversagen, akutes (ANV)*
➤ *s.a. *Nierenversagen, akutes, postrenales*

Akutes Abdomen

- **Definition**
  Charakteristischer Symptomenkomplex als Folge von Erkrankungen oder Verletzungen der Bauchhöhle. Richtungweisend sind:
  - Schmerz
  - Abwehrspannung
  - Stuhl- und Windverhaltung
  - evtl. Schocksymptomatik als Ausdruck eines zunehmenden Volumen-/Blutverlustes

  Der Begriff „akut" ist eher im Hinblick auf die Dringlichkeit des Handelns zu verstehen als auf den Beginn der Symptomatik. Häufig entwickelt sich ein „akutes Abdomen" schleichend.
  ✓ Ätiologie/Pathogenese; Vielfältig; peritoneale Reizerscheinung, evtl. Kreislaufreaktion auf Infektion, Organperforation, Darmverschluss, Blutung.

- **Symptomatik**
  - lokalisierter bis diffuser Schmerz im Abdominalbereich
  - Abwehrspannung (Vollbild: „bretttharte Bauchdecke"), Schonhaltung = angezogene Beine
  - Stuhl- und Windverhaltung, z.T. massiv geblähter Bauch

- häufig Übelkeit und Erbrechen
- evtl. Kreislaufreaktion

Anamnese
- vielfältig
- Die Frage nach dem Vorliegen einer Schwangerschaft (Tubargravidität) muss geklärt werden.

DD

Eine Differentialdiagnose des akuten Abdomens gibt es nicht, da es sich nicht um eine definierte Krankheit, sondern um einen Symptomenkomplex verschiedener Ursachen handelt.

Verursachend kommen in absteigender Häufigkeit in Frage (Alter berücksichtigen):
- Appendizitis (Kinder)
- Ileus (inkarzerierte Hernie, Briden)
- Mesenterialinfarkt (anfänglich starke Schmerzen, dann stummes Zeitintervall von ca. 6 Stunden)
- Erkrankungen der Gallenblase
- Magenperforation
- Pankreatitis
- Darmperforation (Divertikulitis)
- intraabdominale Blutungen
- internistische Erkrankungen (z.B. Myokardinfarkt, Pleuritis, Pneumonie, Pseudoperitonitis diabetica)
- Aneurysma der A. abdominalis
- Porphyrie

Sofortdiagnostik
- klinische Untersuchung mit Inspektion, Auskultation, Perkussion und Palpation (Allgemeinzustand reduziert bis schwerkrank; fehlende Darmgeräusche, evtl. Stenose-Peristaltik; lokalisierter Druckschmerz bis diffuser Schmerz im gesamten Abdominalbereich)
- Überprüfung der Herz-Kreislauf-Parameter einschließlich tastbarer peripherer Pulse unter der Fra-

gestellung: Volumenmangelschock – bedrohliche Rhythmusstörung?
- Messung der Körpertemperatur
- Blutzucker-Schnelltest

Sofortmaßnahmen

- venöser Zugang, Vollelektrolytlösung; bei Schocksymptomatik kolloidale Volumenersatzmittel evtl. unter Druck infundieren
- *cave:* Spasmolytika: können Diagnostik verschleiern; bei Ileus kontraindiziert
- bei Erbrechen Metoclopramid (Paspertin®) 2 ml i.v., Seitenlagerung, ggf. Magensonde als Aspirationsschutz (bei Ileus immer indiziert), ggf. Intubation

Cave: Bei alten Menschen, Patienten mit Abwehrschwäche und Diabetikern kann das Bild des „akuten Abdomens" wegen des schleichenden, weniger dramatischen Erscheinungsbildes leicht übersehen werden (Abwehrspannung bei adipösen Patienten häufig nicht bemerkbar). Bei Volumenmangel immer an die Möglichkeit einer intraabdominalen Blutung denken (z. B. bei Frauen im gebärfähigen Alter Tubargravidität), im Zweifelsfall erfolgt immer die stationäre Einweisung.

Kinder

✓ Ätiologisch und differentialdiagnostisch sind vor allem die unter *Ileus aufgeführten Erkrankungen zu berücksichtigen. Bei Kindern schwieriger einzuschätzen wegen der oft unspezifischen Symptomatik. Freies Intervall möglich, mit wenigen, unspezifischen Symptomen nach heftigem Beginn

- Akutes Abdomen kann vorgetäuscht werden bei: basaler Pneumonie, Erstmanifestation eines Diabetes mellitus. Sehr selten bei einer intermittierenden Por-

phyrie. Bei türkischen Patienten mit hohen Entzündungszeichen und einer Periodizität ist an das familiäre Mittelmeerfieber zu denken.
- Die Behandlungsrichtlinien sind denen der Erwachsenen ähnlich.

S. Farkas/U. Hoffmann (Päd.: U. Neudorf)

Akutes Ischämiesyndrom

➤ *s. *Ischämiesyndrom, akutes*

Akutes Nierenversagen (ANV)

➤ *s. *Nierenversagen, akutes (ANV)*
➤ *s.a. *Nierenversagen, akutes postrenales*
➤ *s.a. *Anurie*

Akutes postrenales Nierenversagen

➤ *s. *Nierenversagen, akutes postrenales*

Alkoholrausch, komplizierter/ pathologischer

▪ Definition

Alkoholvergiftung, die sich vom gewöhnlichen Rausch durch das Vorhandensein bzw. die Schwere psychopathologischer Symptome unterscheidet (komplizierter Rausch) oder die bei Patienten mit Alkoholunverträglichkeit auftritt (pathologischer Rausch)

✓ Ätiologie: Alkoholkonsum bei Belastungsreaktionen, abnormen Persönlichkeitsentwicklungen, organischen Erkrankungen des ZNS

▪ Symptomatik

- stärkere Ausprägung von Gereiztheit, Euphorie, Denkstörung, Unruhe oder Kritiklosigkeit
- Auftreten qualitativ anderer Symptome: Suizidalität, Depressivität, Erregung, Wahn, Halluzinationen, Desorientiertheit, Fremdaggressivität

- Der Übergang vom gewöhnlichen zum komplizierten Rausch ist fließend. Der pathologische Rausch tritt bereits nach Konsum nur geringer Alkoholmengen auf.

- **Anamnese**
  - Auftreten der Symptome in zeitlichem Zusammenhang mit dem Alkoholkonsum
  - psychiatrische Anamnese
  - Hinweise auf Alkoholunverträglichkeit
  - Medikamente

- **Sofortdiagnostik**
  - Klärung der Trinkmenge
  - psychiatrische Anamnese
  - falls möglich, körperliche Untersuchung

Sofortmaßnahmen

- Versuch eines beruhigenden Gesprächs
- Haloperidol (Haldol®) 10 mg möglichst i.v.
- bei schwerer Symptomatik und falls kontinuierliche Betreuung nicht gewährleistet ist: Klinikeinweisung

M. Gastpar/M. Schieder

Alkoholverdacht, Blutentnahme

➤ *s. *Blutentnahme bei Alkoholverdacht*

Amputationsverletzungen

- **Definition**

  Totale Amputation mit völliger Durchtrennung des Gesamtquerschnitts einer Extremität,
  subtotale Amputation mit Durchtrennung oder Verletzung der wichtigen Versorgungsgefäße

- **Symptomatik**
  - evtl. heftige Blutung aus partiell abgerissenen Gefäßstümpfen
  - Schmerzen
- **Anamnese**
  - Unfallhergang: Verkehrsunfall, v. a. Zweiradfahrer, Schienenfahrzeuge, Maschinenunfall, Explosionsverletzung
  - exakte Dokumentation des Unfallgeschehens und -zeitpunkts – wichtig für eventuelle Replantation
- **Sofortdiagnostik**
  - Überprüfen der Vitalparameter
  - Kontrolle von Durchblutung, Motorik und Sensibilität bei subtotaler Amputation

Sofortmaßnahmen

- unverzügliche Blutstillung durch direkte Kompression der Wunde mittels Druckverband (Methode der 1. Wahl); zusätzlich Hochlagern der Extremität
- Arterienkompression proximal der Blutungsquelle (Methode der 2. Wahl), keine Klemmen auf Arterienstümpfe setzen
- umstritten: Abbinden mit Tourniquet; wird er dennoch angewandt, muss er intervallweise geöffnet werden; Zeitspanne dokumentieren
- Anlage großlumiger periphervenöser Zugänge zur Schockbekämpfung mit Kristalloiden und Kolloiden
- Sauerstoffinsufflation 4 bis 8 l/Minute
- Analgesie, z. B. mit Ketamin 0,2 bis 0,5 mg/kg KG i.v. oder Morphin 0,1 mg/kg KG i.v.
- Amputat suchen und asservieren (s. u.)
- Amputationsverletzungen außerhalb des Stadtgebiets sind i.d.R. eine Indikation für den Hubschraubertransport in das nächste Replantationszentrum

- Beim Schwerstverletzten gilt: „life before limb“. Der rasche Transport in die nächstgelegene Klinik mit größerer chirurgischer Abteilung hat Vorrang
- Amputatsicherung (s. Abb. 1)
  - Amputat in sterile Kompressen locker einwickeln und in sterile Plastikbeutel geben
  - diesen in einen weiteren, mit Eiswasser gefüllten Beutel geben (Wasser zu Eis 1:1)
  - Kontakt des Amputats mit Eis oder Wasser vermeiden

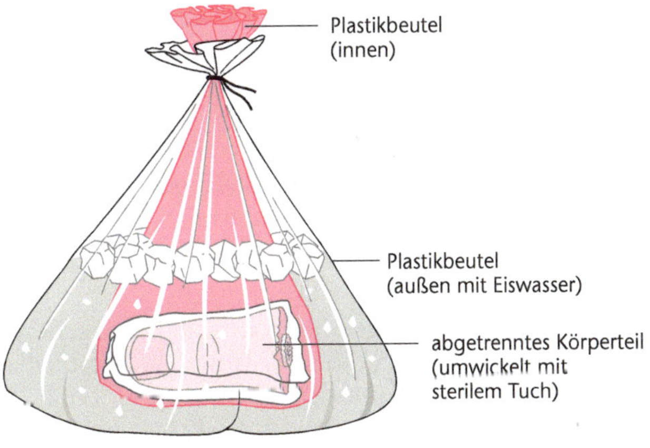

Abb. 1 Amputatkonservierung für den Transport.

- **Gefahren**
  - Übersehen von Begleitverletzungen
  - langwieriges Suchen nach dem Amputat darf Versorgung und Transport des Patienten nicht verzögern, Amputat kann durch Hilfspersonen „nachgeliefert“ werden

S. Farkas/I. Möller

Amputatsicherung

➤ *s.u. *Amputationsverletzung*

Angina-pectoris-Anfall

- **Definition**

  Klinisches Syndrom, das sich durch ein Engegefühl oder Schmerzen im Thorax mit möglicher Ausstrahlung in die Schultern, in die Arme und in den Unterkiefer auszeichnet. Instabile AP:
  - lang anhaltende Angina (> 20 Minuten) in Ruhe
  - neu aufgetretene Angina CCS III (Klassifizierung nach der Canadian Cardiac Society, CCS)
  - deutliche Intensivierung einer vorbestehenden AP (> 1 CCS-Klasse, mindestens CCS III)

  ✓ Ätiologie/Pathogenese; Missverhältnis zwischen Sauerstoffangebot und -verbrauch des Herzens. Häufigste Ursache ist die koronare Herzerkrankung, seltenere Ursachen sind arterielle Hypertonie, Klappenvitien, hypertrophe obstruktive Kardiomyopathie und Koronarspasmen.

- **Symptomatik**
  - Engegefühl, Druckgefühl, Brennen mit möglicher Ausstrahlung in die Schulter, die Arme, den Unterkiefer
  - Assoziation mit Luftnot und Übelkeit
  - Besserung durch die Gabe von Nitroglyzerin
  - bei nitrorefraktären Beschwerden Infarktverdacht

- **Anamnese**
  - neu aufgetretene Symptomatik (instabil vs. stabil)
  - belastungsabhängig
  - bekannte koronare Herzerkrankung: Bypass-OP/Angioplastie/Infarkt
  - Risikofaktoren für koronare Herzerkrankung: Nikotinabusus, familiäre Belastung, arterielle Hypertonie, Hyperlipoproteinämie, Diabetes mellitus, Medikamente

- **DD**

  myokardial
  - stabile AP
  - instabile AP
  - Nicht-ST-Hebungsinfarkt
  - ST-Hebungsinfarkt

  nichtischämisch kardiovaskulär
  - Aortendissektion

  pulmonal
  - Lungenembolie
  - Pneumonie
  - Pneumothorax

  gastrointestinal
  - Ösophagitis
  - Magenulcus
  - Roemheld-Syndrom

  Thoraxwand
  - Interkostalneuralgie
  - Rippenfraktur
  - Kostochondrodynie (Tietze-Syndrom)

  psychiatrisch
  - Herzneurose

- **Sofortdiagnostik**
  - Anamnese
  - EKG

Sofortmaßnahmen
- Hochlagerung des Oberkörpers
- venöser Zugang
- O_2-Gabe
- 2 Hübe Nitroglyzerin-Spray, wenn syst. RR > 100 mmHg
- ggf. β-Blocker
- evtl. 5 bis 10 mg Morphin i.v.
- stationäre Einweisung zum Infarktausschluss

■ **Gefahren**
Da ein Angina-pectoris-Anfall das Erstsymptom eines Myokardinfarktes sein kann, können potentiell alle Komplikationen des Infarktes auftreten.

H. Wieneke

Angioödem, hereditäres

■ **Definition**
Autosomal dominant vererbter C1-Esterase-Inhibitor-(C1-INH-)Defekt: Typ I – verminderte C1-INH-Synthese (ca. 80% aller Patienten), Typ II – inaktiver C1-INH, Typ III – proteingebundener C1-INH

■ **Symptomatik**
- akute subkutane ödematöse Schwellung
- oft massive Lid- und Lippenschwellung mit Dyspnoe
- Schmerzen im Gastrointestinaltrakt
- kein Juckreiz

■ **Anamnese**
- oft positive Familienanamnese
- rezidivierendes Auftreten seit dem Kindesalter
- Auslöser können Traumata sein

■ **DD**
- akute Urtikaria mit Quincke-Ödem
- Insektenstichreaktion
- Melkersson-Rosenthal-Syndrom

■ **Sofortdiagnostik**
- Anamnese
- klinische Inspektion, keine Urticae am Körper
- C1-INH quantitativ und funktionell

Sofortmaßnahmen
- 500 bis 1000 I.E. C1-INH (Berinert® P) i.v. (Glukokortikoide und Antihistaminika sind wirkungslos)
- Ultima Ratio: Trachealpunktion bzw. Koniotomie, s. *lebensrettende Maßnahmen, S. 26–29

- **Gefahren**
  Glottis- oder Larynxschwellung

J. Dissemond

Angstanfall/Panikattacke

- **Definition**
  Plötzlich und ohne sichtbaren Grund entstehender Anfall mit heftiger Angst und starken körperlichen Angstsymptomen.
  ✓ Ätiologie: unbekannt

- **Symptomatik**
  - plötzlich einsetzende Todesangst
  - Schmerzen im Thorax
  - Hitzewallungen/Kälteschauer
  - Parästhesien
  - abdominale Beschwerden
  - Erstickungsangst
  - Zittern
  - Tachykardie
  - Ohnmachtsgefühl

- **Anamnese**
  - Fehlen kardialer Erkrankungen
  - schlagartiger Beginn

- **DD**
  Bei rezidivierenden Panikattacken und typischer Symptomatik (nicht alle oben aufgeführten Symptome sind obligat) bereitet die Differentialdiagnose keine Schwie-

rigkeiten. Bei Erstmanifestation muss eine organische Erkrankung ausgeschlossen werden. Es müssen Angstsymptome bei endogenen und exogenen Psychosen abgegrenzt werden.

- **Sofortdiagnostik**
  - internistische Untersuchung zum Ausschluss einer organischen Erkrankung
  - psychiatrische Anamnese

Sofortmaßnahmen

- Lorazepam (Tavor®) 1 bis 2,5 mg (nur zur Akutbehandlung, später Antidepressivatherapie)
- beruhigendes Gespräch
- psychiatrische Weiterbehandlung einleiten

- **Kinder**
  - Lorazepam (Tavor®) i.v. ist bei Kindern und Jugendlichen unter 18 Jahren kontraindiziert.
  - falls eine medikamentöse Akutbehandlung erforderlich: Diazepam (z.B. Diazepam Desitin rectal tube®) bei 10 bis 15 kg KG: 5 mg; > 15 kg KG: 10 mg

M. Gastpar/M. Schieder (Päd.: H.-T. Jansen)

Anorexia nervosa

- **Definition**

Primär psychogene Essstörung mit selbstverursachter bedeutsamer (teilweise lebensbedrohlicher) Gewichtsabnahme (BMI kleiner 10. Perzentile). Betrifft überwiegend Mädchen und junge Frauen (ca. 90 %).

✓ Ätiologie/Pathogenese; Vermutlich plurikausal; sexueller Reifungskonflikt und Ablösungsproblematik von wesentlicher Bedeutung; häufig auffällige intrafamiliäre Interaktion

- **Symptomatik**
  - erhebliches Untergewicht
  - fehlende Krankheitseinsicht
  - Störung der Körperwahrnehmung (d.h., die Patienten nehmen sich nicht als abgemagert oder untergewichtig wahr)
  - starke Angst, dick zu werden, sogar bei fortschreitendem Gewichtsverlust
  - Verneinung eines Hungergefühls
  - stark vermindertes oder fehlendes subkutanes Fettgewebe
  - trockene gespannte Haut, verminderte Hautdurchblutung, Akrozyanose
  - Amenorrhoe
  - Haarausfall (Kopfhaare)
  - Lanugobehaarung (Gesicht, Stamm)
  - Untertemperatur
  - Bradykardie, Bradypnoe

- **Anamnese**
  - Familienanamnese und -interaktion erfragen
  - Beginn der Symptomatik meist während der Pubertätsentwicklung
  - suchtartiges Verlangen nach Gewichtsabnahme
  - meist ausgeprägter Gewichtsverlust
  - meist sekundäre (selten primäre) Amenorrhoe (falls keine Antikonzeptivaeinnahme)
  - heimliches, selbstinduziertes Erbrechen
  - mehrfach tägliches Wiegen
  - Obstipation oder Diarrhoe infolge Laxanzienabusus
  - Diuretikaabusus
  - Einnahme von Appetitzüglern
  - ausgeprägter Drang nach körperlicher Bewegung und sportlicher Betätigung
  - Heißhungerattacken, auffälliges Essverhalten
  - intensive Beschäftigung mit Nahrungsmitteln, Kochbüchern, Kalorientabellen

- Horten von Nahrungsmitteln
- Ekel vor Nahrungsaufnahme und bestimmten Nahrungsmitteln (Fleisch!)

DD

- Bulimie
- anorektische Episode
- habituelles Erbrechen
- Nahrungsmittelunverträglichkeiten
- Malabsorptionssyndrome (Zöliakie/Sprue)
- Morbus Crohn
- onkologische Erkrankungen
- Passagehindernisse im Magen-Darm-Trakt
- Zwangsneurosen
- reaktive und endogene Depressionen
- schizophrene Psychosen
- endokrinologische Erkrankungen
- Tuberkulose

Sofortdiagnostik

- klinische Untersuchung
- Messen/Wiegen (BMI bestimmen, falls < 13, ist die Prognose ungünstig)
- Überprüfung der Herz-Kreislauf-Parameter
- Körpertemperatur

Die Diagnose Anorexia nervosa ist angesichts der typischen Vorgeschichte und psychischen Symptomatik im Allgemeinen nicht schwierig.

Sofortmaßnahmen

- In leichteren Fällen kann die Einleitung einer ambulanten kinder- und jugendpsychiatrischen Behandlung unter Einbeziehung der gesamten Familie ausreichend sein.
- stationäre Einweisung bei erheblichem Untergewicht und/oder Laxanzien-/Diuretikaabusus mit entsprechenden Elektrolytentgleisungen oder Zeichen der Kreislaufdekompensation

J. Klepper/H.-T. Jansen

Antikoagulanzienblutung

➤ *s.u. *Blutungen bei oraler Antikoagulation*

Anurie bei Kindern

Definition

Urinproduktion weniger als 300 ml/m² KOF/24 Stunden bzw. weniger als 10 ml/kg KG/24 Stunden (Oligo-/Anurie). Richtungweisend: keine Blasenentleerung seit über 12 Stunden (trockene Windel); s.a. *Nierenversagen, akutes; *Nierenversagen, akutes postrenales; *Harnstauungsniere; *Harnverhalt, akuter

✓ Ätiologie/Pathogenese;

- *prärenal:* verminderte Blutversorgung der Niere (Schock, z.B. Dehydratation, Blutung, Sepsis, Herzinsuffizienz)
- *renal:* toxisch-allergischer, entzündlicher, thrombotischer oder degenerativer Prozess im Nierengewebe (Glomerulonephritis, nephrotisches Syndrom, interstitielle Nephritis, Sepsis, Rhabdomyolyse, am häufigsten im Kindesalter: hämolytisch-urämisches Syndrom, meistens bei Enteritis)
- *postrenal:* Behinderung des Harnflusses (angeborene Obstruktionsmissbildung, Harnwegsinfektion, Stein, Trauma)

- **Symptomatik**

  obligat
  - unzureichende (Oligurie) oder fehlende (Anurie) Urinausscheidung. *Anm.:* Ein akutes Nierenversagen kann auch bei regelrechter Urinproduktion vorliegen (heller Urin, Urin $Na^+ > 40$ mmol/l, Urin-Osmolarität < 350 mosmol/kg, Urin FE $Na^+ > 2$ %, Anionen-Lücke im Serum ($Na^+ - [HCO_3 + Cl]$) > 15 mmol/l

  fakultativ
  - Abgeschlagenheit, Blässe (Anämie, Schock)
  - Hydratationsstörung, entweder *Hyperhydratation* und vermehrter Turgor (Ödeme) oder *Dehydratation* mit vermindertem Gewebeturgor (stehende Hautfalten, welche nicht verstreichen; tief liegende Augen; trockene Schleimhäute; kühle Akren, Hände und Füße mit fahl marmorierter Haut; eingefallene Fontanelle bei Säuglingen)
  - Bauchweh (evtl. Unterbauch-„Tumor" bei voller Blase), Rückenweh (Klopfschmerzhaftigkeit, Nierenlager), Seitenstiche, Koliken (Obstruktion, Entzündung, Steine), Übelkeit, Kopfweh (hoher Blutdruck)
  - Schmerzen beim Wasserlassen (Dysurie, Pollakisurie), evtl. schmerzhafte Harnverhaltung
  - blaue Flecken, flohstichartige Blutungen (Gerinnungsstörung, Thrombozytenfunktionsstörung)
  - beschleunigte Atmung, Dyspnoe (Azidose, Pleuritis, Lungenödem „fluid lung")
  - arterielle Hypertonie/evtl. Hypotonie
  - Herzrhythmusstörungen (Hyperkaliämie)
  - periphere Muskelkrämpfe (Hypokalzämie)
  - Somnolenz, Koma, evtl. zerebraler Krampfanfall
  - Foetor uraemicus (spätes Zeichen)

- **Anamnese**
  - Flüssigkeitskarenz > 24 Stunden
  - Erbrechen oder Durchfall > 12 Stunden
  - Gewichtsabnahme, Gewichtszunahme

- Medikamenteneinnahme
- Exposition gegen toxische oder fakultativ toxische Substanzen sowie Allergene
- Infektionen im Verlauf der letzten 14 Tage
- Trauma (Verbrennung)
- Nierenkrankheiten der Eltern, bei Säuglingen Oligohydramnion, schwere Geburt

- **Sofortdiagnostik**
  - Anamnese
  - klinische Untersuchung
  - Beurteilung der Bewusstseinslage, Foetor
  - Suche nach entzündlichen Herden
  - Blutdruckmessung, Extremitätenpulse
  - periphere Durchblutung, Hautfarbe (Blässe), Gewebsturgor (Exsikkose, Ödeme)
  - rektale Temperaturmessung
  - Palpation und Perkussion der Nierenlager, der Blasengegend, des Abdomens, der Lungen und des Herzens (Auskultation), Inspektion des Genitales
  - Urinfarbe, Stix, z.B. Combur 9®
  - wenn möglich Bed-side-Blutgasanalyse, Serum-Elektrolyte
  - EKG-Monitor

Sofortmaßnahmen

Faustregel zur Berechnung der Körperoberfläche (KOF) bei Kindern:
Erwachsener (70 kg) entsprechend 1,73 m^2 KOF
Schulkind (28 bis 30 kg) entsprechend 1,00 m^2 KOF
Neugeborenes (3,5 kg) entsprechend 0,25 m^2 KOF

- venöser Zugang, isoosmolare NaCl-Lösung (0,9 %)
- *Überwässerung:* bei Anurie maximal Perspiratio ersetzen (400 ml/m^2 KOF)
- *Volumenmangel (5 bis 10 % Gewichtsverlust):* i.v. Infusion von NaCl-Lösung (0,9 %), 500 ml/m^2 KOF bzw. 15 bis 20 ml/kg KG innerhalb von 30 Minuten

- *schwerer Volumenmangel (> 10% Gewichtsverlust, Schock):* NaCl-Lösung s.o., aber schneller; zusätzlich rasche i.v. Infusion von Plasmalösung (z.B. Biseko®, Humanalbumin 5%, auch frisch gefrorenes Plasma nach Auftauen), 300 bis 500 ml/m^2 KOF, bzw. 10 bis 15 ml/kg KG
- *starke Schmerzen, heftige Koliken:* Novalgin® i.v. 0,5 bis 1 g/m^2 KOF, Dipidolor® 3 mg/m^2 KOF, Temgesic® sublingual Tabl. 0,2 mg/m^2 KOF
- *arterielle Hypertonie:* Nifedipin Kps., z.B. Adalat® oder Nifedipin-Tropfen oral nach Alter: 1 bis 4 Jahre (RR syst. > 140 mm Hg) 2 (bis 5) mg, 5 bis 10 Jahre (RR > 150 mm Hg) 4 (bis 10) mg, Alter über 10 Jahre (RR > 160 mm Hg) 5 (bis 10) mg
- *Anurie:* Furosemid (Lasix®) nach evtl. Volumensubstitution 2 mg/kg KG i.v. (einmalige Testdosis); bei Harnverhalten Blasenkatheter (6 bis) 8 (bis 10) Charrière
- *Oligurie:* Lasix®-Einzeldosen wie oben oder Lasix®-Dauerinfusion 5 bis max. 10 mg/kg KG/Tag
- *Unruhe:* Diazepam (Desitin® rectal tube) 5 bzw. 10 mg für Säuglinge bzw. größere Kinder (auch bei zerebralem Krampfanfall); Dormicum® 0,5 mg/kg; evtl. Dipidolor® wie oben
- *Hpyerkaliämie:* bei Azidose $NaHCO_3$ 8,4%ig 1:1 mit Aqua inj. i.v. 2 mmol/kg, entsprechend 40 bis 60 mmol/m^2 KOF in ca. 30 Minuten. Wegen der Gefahr der plötzlichen Erniedrigung des ionisierten Calciums bei Pufferung auch/oder Ca-Gluconat 10%ig (10 ml = 2,25 mmol Ca^{2+}) 0,25 bis 0,5 ml/kg in 10 (bis 30) Minuten. Salbutamol Inhalationslösung (z.B. Sultanol®): 2 bis 10 Jahre 0,5 bis 2 mg, > 10 Jahre 2,5 mg auf NaCl 0,9% 3 ml; Resonium® (natriumhaltiger) oder besser Sorbisterit® (calciumhaltiger oraler Ionenaustauscher) rektal 15 g/m^2 KG bzw. 0,5 bis 1 g/kg KG in 100 ml

Glukose 5%; Altinsulin/Glukose 1 IE/5 g i.v., z. B. 10 E Insulin/500 ml Glukose 10% (5 bis 15 ml/kg KG/Stunde) oder 10 IE Insulin/250 ml Glukose 20% (3 bis 8 ml/kg KG/Stunde) oder 10 IE Insulin/100 ml Glukose 50% (1 bis 3 ml/kg KG/Stunde)

- in jedem Fall Transport in die Fachklinik (Kindernephrologie) oder vorübergehend, bei Zeitmangel, für weitere vorläufige Zwischenmaßnahmen in Kinderkrankenhaus/Schwerpunktkrankenhaus

K.-E. Bonzel

Aortenaneurysma (abdominal)

Definition

Krankhafte Ausweitung und Aussackung der Aorta, zunächst ohne Gefäßwandzerstörung; Hauptlokalisation infrarenal, gelegentlich auch unter Einbeziehung der viszeralen Arterien oder als kombiniertes thorakoabdominales Aneurysma

Symptomatik

- bei offener Perforation Blutungsschock, evtl. verbunden mit diffuser abdominaler Symptomatik
- bei gedeckter Perforation Symptome als Folge des Drucks auf abdominale Organe
- evtl. Ischialgie (Druck auf den N. ischiadicus)
- bei Perforation in den Darm imponierend als gastrointestinale Blutung
- bei Perforation in die V. cava akute Herzinsuffizienz durch a.-v. Fistel
- bei Perforation in eine Beckenvene venöser Rückstau in der betroffenen Extremität, ähnlich einer tiefen Beckenvenenthrombose

Anamnese

- Hochdruck, Fettstoffwechselstörung, Nikotin, Adipositas
- evtl. luetische Infektion
- arterielle Verschlusskrankheit
- Episoden von peripheren Embolien oder Mikroembolien („blue toe“)

DD

- Volumenmangelschock anderer Genese
- akute gastroenterologische Erkrankungen
- akute Ischialgie
- akute Verschlüsse viszeraler Arterien

Sofortdiagnostik

- sorgfältige und vorsichtige abdominale Palpation und Auskultation
- Puls- und Blutdruckmessung an beiden Armen, Pulsstatus, periphere kapilläre Füllung
- Ultraschalluntersuchung

Sofortmaßnahmen

- großlumige venöse Zugänge zur Volumensubstitution bei Schocksymptomatik (s. *Schock, hypovolämischer)
- bei hypertensiven Blutdruckwerten Drucksenkung mit Antihypertensiva sehr kurzer Halbwertszeit, z. B. Ebrantil® oder Nitroglycerin, mit 0,9 %iger NaCl-Lösung verdünnt, vorsichtig titrieren
- schnellstmöglicher Transport mit NAW oder Hubschrauber in ein gefäßchirurgisches Zentrum

H. Jakob/G. Rudofsky

Aortenaneurysma (thorakal)

- **Definition**

  Umschriebene Erweiterung und Aussackung der Aortenwand im Thoraxbereich, zunächst ohne Einriss

- **Symptomatik**
  - retrosternaler Schmerz, teilweise auch in die Kieferwinkel ausstrahlend (infarktartig!)
  - Schmerzen im BWS-Bereich oder paravertebral
  - Heiserkeit, Schluckbeschwerden möglich
  - selten Atemnot durch anhaltenden Druck des Aneurysmas auf das Atemwegssystem
  - gelegentlich Verschlusssymptomatik der Koronarien, Karotiden, Vertebral- oder Schultergürtelarterien (v. a. bei dissezierenden Aneurysmata oder bei Embolien aus teilthrombosierten Arterien)
  - bei Ruptur hämorrhagischer Schock

- **Anamnese**
  - Hypertonie (bei gleichzeitigem Schultergürtelarterienverschluss nur an einem Arm messbar)
  - luetische Infektion
  - Marfan-Syndrom
  - kardiovaskuläre Risikofaktoren (Hypertonie, Diabetes mellitus, Fettstoffwechselstörung, Nikotin, Adipositas)

- **DD**
  - akutes koronares Syndrom
  - Mediastinitis
  - BWS-Syndrom
  - retrosternale Struma
  - Pleuritis

- **Sofortdiagnostik**
  - Schmerzanamnese: typischer retrosternaler, in beide Kieferwinkel ausstrahlender Schmerz
  - Abgrenzung vom akuten koronaren Syndrom durch EKG nur bedingt möglich, da bei Aneurysmen der

A. ascendens die Koronarostien involviert sein können
- Puls- und Blutdruckmessung an allen Extremitäten
- Prüfung der peripheren kapillären Füllung

Sofortmaßnahmen
- bei Schocksymptomatik Volumengabe über mehrere großlumige venöse Zugänge (s. *Schock, hypovolämischer)
- Analgosedierung
- bei hämodynamischer Instabilität: Intubationsnarkose
- bei Verdacht schnellstmöglicher Transport mit NAW oder Hubschrauber in ein gefäßchirurgisch-kardiochirurgisches Zentrum

Kinder
Tritt bei Marfan-Syndrom auf und kann zur Dissektion führen. Wesentlich seltener sind angeborene Aneurysmen im Rahmen von Herzfehlern (Aortenisthmusstenose) oder bei juveniler Arteriosklerose.

H. Jakob/G. Rudofsky (Päd.: A. A. Schmaltz)

Aortendissektion

Definition
Intimaeinriss mit Wühlblutung zwischen Intima und Media unter Bildung eines falschen Gefäßlumens. Als Folge resultieren Malperfusionen in Form eines neurologischen Ereignisses (Schlaganfall, Paraplegie u.Ä.) sowie Myokardinfarkt bei Untergrabung der Koronararterien. Des Weiteren können auftreten: akute Aortenklappeninsuffizienz bei Dissektion durch die Aortenwurzel und abdominale Malperfusion, Extremitätenmalperfusion.

✓ Ätiologie/Pathogenese; Arteriosklerose der Aorta, arterielle Hypertonie (80%), zystische Mediadegeneration bei Marfan- und Ehlers-Danlos-Syndrom, bikuspide Aortenklappe

- **Symptomatik**
  - akutes thorakales Schmerzereignis
  - Perikardtamponade
  - akute Aortenklappeninsuffizienz
  - akutes Koronarsyndrom
  - akutes neurologisches Ereignis
  - Malperfusionssyndrom von Abdomen bzw. Extremitäten
- **Anamnese**
  - CVRF-Anamnese (Hypertonie, Fettstoffwechselstörung, Nikotin, Adipositas, Diabetes mellitus)
  - Bindegewebserkrankung (z.B. Marfan-Syndrom, Familienanamnese)
  - Aneurysmaanamnese
  - thorakales Trauma in der Vergangenheit
- **DD**
  - akuter Myokardinfarkt
  - apoplektischer Insult
  - akute Thrombembolie
  - akute Verschlüsse viszeraler Arterien
  - Endokarditis
  - Lumbago
- **Sofortdiagnostik**
  - Puls- und Blutdruckmessung an allen Extremitäten
  - kardiale Auskultation (Aorteninsuffizienz)
  - Halsvenenstatus (Perikardtamponade)
  - periphere kapilläre Füllung

Sofortmaßnahmen
- Lagerung
- Sauerstoffgabe
- Anlegen venöser Zugänge
- Blutdruckkontrolle mit Normalisierung hypertensiver Blutdruckwerte
- Analgosedierung
- bei hämodynamischer Instabilität Intubationsnarkose
- Verlegung in kardiochirurgisches Zentrum mittels NAW oder Helikopter nach Anmeldung

S.-P. Sommer/H. Jakob/H. Wieneke

Aortenruptur, traumatische

Definition

Aortenruptur bzw. Dissektion loco typico durch thorakales Dezelerationstrauma

Symptomatik
- thorakaler Vernichtungsschmerz, in Rücken und Extremitäten ausstrahlend
- Hypotonie/Schock
- akute neurologische Störungen (Apoplex, Paresen, Plegien)

Anamnese

Z.n. stumpfem thorakalen Trauma (auch in der Vergangenheit)

DD
- akute Aortendissektion (nichttraumatisch)
- Myokardinfarkt
- Myokarditis
- Lungenembolie
- Lumboischialgie
- Pneumothorax

- **Sofortdiagnostik**
  - Blutdruckmessung
  - Inspektion des Venenstatus
  - Identifikation der Blutungsquelle

Sofortmaßnahmen
- mechanische Blutungsstillung
- Lagerung
- Sauerstoffgabe
- Anlage großlumiger venöser Zugänge
- Volumenersatz
- kontinuierliche Überwachung der Vitalparameter
- Verlegung in die Klinik unter Arztbegleitung

S.-P. Sommer/H. Jakob/H. Wieneke

Apoplex

➤ *s. *Schlaganfall*

Appendizitis

- **Definition**

  Eine meist durch Darmkeime ausgelöste Entzündung des Wurmfortsatzes

  ✓ Ätiologie/Pathogenese; primär enterogene Infektion nach Sekretstauung verschiedener Ursachen, aber auch hämatogene Infektion möglich

- **Symptomatik**
  - vom Epigastrium in den rechten Unterbauch wandernder Schmerz
  - Druckschmerz und Abwehrspannung am McBurney-Punkt (selten Schmerz im rechten Mittelbauch bei hochgeschlagener Appendix)
  - Loslassschmerz der kontralateralen Seite
  - bei rektaler bzw. vaginaler Untersuchung Schmerzen im Douglas-Raum

- evtl. nach kurzfristigem Abklingen des lokalen Schmerzes Übergreifen der Schmerzen auf das gesamte Abdomen (Perforation mit Peritonitis) im Sinne eines *akuten Abdomens
- Übelkeit und Erbrechen
- Stuhl- und Windverhaltung, manchmal auch Durchfall
- Fieber (evtl. axillorektale Temperaturdifferenz)
- bei alten Patienten können die Symptome abgeschwächt sein (adipöse, schlaffe Bauchdecken)
- Leukozytose (v.a. bei alten Patienten manchmal fehlend)

■ **Anamnese**
- kurze Schmerzanamnese
- typisch ist ein vom Epigastrium in den rechten Unterbauch wandernder Schmerz

■ **DD**
- andere (Darm-)Erkrankungen, die mit Schmerzen im Bereich des rechten Unterbauchs einhergehen
- gynäkologische (Tubargravidität) und urologische Erkrankungen, selten basale Pneumonie rechts oder Pseudoappendizitis diabetica
- *Wichtig:* Häufigste Ursache eines akuten Abdomens ist die Appendizitis (50% der Fälle)!

■ **Sofortdiagnostik**
- Anamnese (s.o.)
- klinische Untersuchung mit Inspektion, Palpation ist entscheidend
- rektale, evtl. vaginale Untersuchung
- Leukozytenbestimmung (nicht immer verlässlich bei alten Patienten)
- axilläre und rektale Temperaturmessung

Sofortmaßnahmen
- Befunddokumentation
- Einweisung zur chirurgischen Abklärung bei akutem Abdomen s. *akutes Abdomen

Cave: Wegen der noch immer hohen Letalität nach Perforation bleibt in Zweifelsfällen die Diagnose dem Chirurgen vorbehalten.

Kinder

Die Appendizitis ist oft unspezifisch, bei Unklarheit gute Beobachtung, am besten stationär. Differentialdiagnostisch kommt die beginnende Gastroenteritis, Invagination oder Lymphadenitis mesenterica bei Virusinfekten vor.

S. Farkas/U. Hoffmann

Arterielle Verschlusskrankheit

(Stadium III und IV nach Fontaine)

Definition

Versorgungsstörung von Gliedmaßen, bedingt durch organische arterielle Verschlüsse unterschiedlicher Genese und Lokalisation. Notfallsituationen sind nur bei akuter Ruheschmerzsymptomatik und/oder infizierter Gangrän gegeben.

Symptomatik

- Pulsausfall von der Verschlusslokalisation nach distal
- Schmerzen in Zehen, Fingern oder Fuß
- Schmerzen durch Herabhängen der Gliedmaße gelindert
- Gangrän in akralen Gliedmaßenabschnitten mit Infektion; aufsteigende Rötung und Ödembildung, ggf. Schwellung der Leistenlymphknoten

Cave: Neuropathie kann Ruheschmerzen vortäuschen oder dämpfen!

- **Anamnese**
  - meist länger bestehende Beschwerden i.S. einer Claudicatio intermittens
  - andere Verschlusszeichen bei Arteriosklerose, z.B. KHK
  - bekannte Risikofaktoren der Arteriosklerose
  - bei Ruheschmerzen oft über Tage und Wochen nächtliche Schmerzepisoden, oftmals von zunehmender Intensität
  - bei Gangrän oft vorbestehende Läsionen oder Bagatellverletzungen
- **DD**

  Ruheschmerzen
  - Gichtanfall (Überwärmung, Lokalisation am Gelenk)
  - Neuropathie
  - Arthrose

  Gangrän
  - Erysipel
  - Phlegmone
  - Phlegmasia coerulea dolens
  - Melanom
- **Sofortdiagnostik**
  - Pulsstatus
  - Beurteilung der Kreislaufverhältnisse (kardiale Dekompensation)

Sofortmaßnahmen
- Tieflagerung der Extremität in Watteverband
- ggf. Schmerzbehandlung (keine i.m. oder i.a. Injektionen)
- ggf. Behandlung einer Exsikkose mit Elektrolytinfusion

- umgehende Einweisung in ein Gefäßzentrum
- keine lokale Kälte- oder Wärmeapplikation
- keine strangulierenden Verbände
- keine lokalen Manipulationen (z. B. Inzision) ohne genaue Diagnose

Kinder
- sehr selten im Neugeborenenalter (Pulsstatus)
- i.d.R. unbekannte Ursache

K. Kröger/H. Jakob/S.-P. Sommer

Asthma-Anfall

Definition

Anfallsweise Luftnot durch Bronchialobstruktion auf dem Boden einer entzündlichen Erkrankung der Atemwege mit Schleimhautschwellung, Schleimverlegung und Spasmus der Bronchien

✓ Ätiologie: allergisch (extrinsic), nichtallergisch (intrinsic); Auslöser: Infekt, Kälte, Anstrengung, Allergenexposition, Medikamente (z. B. β-Blocker, Azetylsalizylsäure)

Symptomatik
- Dyspnoe mit erschwerter Exspiration (und evtl. Zyanose)
- frustrane Atemarbeit/flache Atmung
- Auskultation: Giemen, Pfeifen, Brummen (exspiratorisch), im Extremfall: „stille Lunge"
- Agitation bis Todesangst (Status asthmaticus)
- Bewusstseinstrübung, in schweren Fällen akuter Atemstillstand
- gestaute Halsvenen als Hinweis auf Rechtsherzbelastung, Pulsus paradoxus
- Bradykardie, Arrhythmie, Hypotonie

- **Anamnese**
  - bekanntes Asthma-Leiden
  - Infekt
  - Allergie
  - Medikament

- **DD**
  - Fremdkörperaspiration (mit Verlegung von Larynx oder Trachea)
  - Asthma cardiale (Lungenödem)
  - Lungenembolie (umschriebenes Giemen)
  - akutes koronares Syndrom
  - Pneumothorax
  - Reizgasvergiftung
  - Pseudokrupp (inspiratorischer Stridor)
  - Trachealstenose (inspiratorischer Stridor)
  - Trachealtumor (inspiratorischer Stridor)
  - Vocal cord dysfunction

- **Sofortdiagnostik**
  - Eigenanamnese, Fremdanamnese
  - klinische Untersuchung mit Inspektion, Perkussion und Auskultation. Die Diagnose fällt bei Beachtung der Differentialdiagnosen i.d.R. nicht schwer. Richtungweisend sind: verlängertes Exspirium und Auskultationsbefund (Giemen, Pfeifen, Brummen, exspiratorisch betont)

Sofortmaßnahmen

- beruhigende Zusprache
- O_2-Insufflation 2 bis 4 l/Minute über Nasensonde (Atmung beobachten)
- rasch wirksames β-2-Sympathomimetikum (z. B. Sultanol® oder Berotec® Dosier-Aerosol, MDI plus großvolumiger Spacer); Dosierung: 2 bis 4 Hübe alle 10 bis 15 Minuten

- Prednisolon (z. B. Solu-Decortin H® 50 bis 100 mg i.v. in 4- bis 6-stündigem Abstand)
- venöser Zugang
- Theophyllin (Initialdosis 5 mg/kg KG, z. B. Euphyllin® 0,24 bis 0,48 g Kurzinfusion in Abhängigkeit vom Körpergewicht, 400 mg/Minute Infusionsrate. *Cave:* Intoxikation bei vorausgegangenem Abusus durch den Patienten)
- β-2-Sympathomimetikum parenteral (z. B. Terbutalin 0,25 bis 0,5 mg s.c. oder Reproterol 0,09 mg (= 1 Amp.) langsam i.v. oder Salbutamol 0,25 bis 0,5 mg langsam i.v.
- Alleinige Therapie mit einem Anticholinergikum ist unzureichend, die Kombination aber sinnvoll.
- ausreichende Flüssigkeitszufuhr, aber keine Hyperhydratation
- bei schwerer Zyanose und Bewusstseinstrübung Intubation und Beatmung, evtl. nach Einleitung mit Ketamin (Ketanest® 1,5 bis 2 mg/kg KG i.v.)
- Von der nichtinvasiven Beatmung ist beim schweren Asthma-Anfall grundsätzlich abzuraten.
- medikamentöse Sedierung nur bei intubierten Patienten
- stationäre Einweisung bei Status asthmaticus und therapieresistentem Anfall

Kinder

Folgende Differentialdiagnosen sind im Kindesalter zu beachten:

- Pseudokrupp (Alter unter 2 Jahren, Heiserkeit; inspiratorischer Stridor)
- obstruktive Bronchitis (Alter i.d.R. unter 3 Jahren; laute obstruktive Nebengeräusche bei relativ gutem Allgemeinbefinden; Abgrenzung gegen Asthma durch den Verlauf)
- Fremdkörperaspiration (kann ebenfalls eine allgemeine Obstruktion hervorrufen, seitendifferente

Thoraxexkursionen, unbedingt radiologische Abklärung veranlassen). *Cave:* Bei extremer Obstruktion (v.a. der kleinen Bronchien) können Atemnebengeräusche (Giemen und Brummen) fehlen, einzige Auffälligkeit ist ein extrem leises Atemgeräusch. Die Behandlungsrichtlinien sind dieselben wie beim Erwachsenen.
Dosierungen: Theophyllin i.v. nur in einer Kinderklinik, Dosierung altersabhängig. Theophyllin p.o.: Kinder > 6 Mon. 3 mg/kg alle 4 Stunden, danach alle 8 Stunden Prednison i.v. oder p.o. 2 mg/kg initial, dann 2 bis 4 mg/kg in 2 bis 4 Dosen

- **Gefahren**
  - Sedativa sollten wegen der Möglichkeit einer zusätzlichen Atemdepression nicht verabreicht werden.
  - Bei schwerer Zyanose und Bewusstseinstrübung darf mit der Intubation und Beatmung nicht gezögert werden, um einem asphyktischen Herz-Kreislauf-Stillstand vorzubeugen. Bei erschwerter Intubation (Kieferrigidität) sollte auch durch den Ungeübten eine Narkoseeinleitung mit Ketamin (s.o.) vorgenommen werden.

H. Teschler (Päd.: U. Mellies)

Asystolie

➤ *s. Lebensrettende Maßnahmen, Vorspann, Seiten 9, 40*

Atemnot, akute

- **Definition**

  Meist subjektiv empfundenes Lufthungergefühl als Folge einer mangelhaften oder aufgehobenen Sauerstoffzufuhr

- **Symptomatik**
  - mehr oder weniger ausgeprägte Zyanose
  - evtl. auffallende Atemgeräusche: z.B. ziehend, stridorös, Giemen und Pfeifen
  - hochgradige Erregung, evtl. Bewusstseinstrübung

Sofortmaßnahmen

allgemein

- Oberkörper hoch lagern
- O_2-Maske (*cave:* Patienten mit COPD)
- venöser Zugang
- bei komplettem Atemwegsverschluss und drohender Erstickung Intubation, Trachealpunktion bzw. Koniotomie, s. Lebensrettende Maßnahmen, Vorspann, S. 20–29

speziell s.u.

- *Asthma-Anfall
- *Herzinsuffizienz
- *Lungenödem
- *koronares Syndrom, akutes
- *Lungenembolie
- *Fremdkörperaspiration
- *Thoraxtrauma
- *Pneumothorax/Spannungspneumothorax
- *Reizgase (s. *Vergiftungen – Spezielle Maßnahmen, im Anhang)
- *Pseudokrupp
- *Epiglottitis bei Kindern
- *Hyperventilation

- **Kinder**
  - bei Kleinkindern häufig als Zeichen der Atemnot Nasenflügeln, Einziehungen (jugulär, interkostal, epigastrisch und thorakal)
  - differentialdiagnostisch bei kleinen Kindern immer auch an Fremdkörperaspiration denken

– Behandlungsrichtlinien ähnlich denen bei Erwachsenen

S. Farkas/R. Ehrenberg (Päd.: U. Neudorf)

Atemstillstand

Definition

Tritt meist in Verbindung mit anderen schwerwiegenden Störungen auf, selten isoliert

✓ Ätiologie/Pathogenese; Herz-Kreislauf-Stillstand, Fremdkörperaspiration mit kompletter Atemwegsverlegung, Bolustod, Drogenabusus, Vergiftungen, neurologische Erkrankungen u. a.

Symptomatik

- meist Bewusstlosigkeit
- fehlende Thoraxexkursion, fehlende abdominale Atembewegungen, evtl. Schnappatmung
- schwere Zyanose möglich
- erst Tachykardie, dann Bradykardie als Zeichen des drohenden hypoxischen Herz-Kreislauf-Stillstands
- evtl. Krämpfe

Anamnese

- Die Ursachen eines Atemstillstands können vielfältig sein.
- bei jüngeren Patienten mit unklarer Bewusstlosigkeit und Atemstillstand immer an eine Drogenintoxikation denken (Spritzen etc. in der Umgebung des Patienten, Einstiche)
- auf Zeichen eines erstmaligen Krampfereignisses achten (Zungenbiss, Einnässen)

Sofortdiagnostik

- Symptomatik
- Anamnese
- Aspekt
- Auskultation

Sofortmaßnahmen

- Flachlagerung
- bei Fremdkörperaspiration Versuch der Entfernung des Fremdkörpers mit Magill-Zange, evtl. Heimlich-Handgriff; *cave:* thorakale oder abdominale Verletzungen
- Mund-zu-Mund-Beatmung, Maskenbeatmung oder Intubation, O_2-Gabe
  - bei Herz-Kreislauf-Stillstand kardiopulmonale Reanimation, s. u. *lebensrettende Maßnahmen, S. 29
- bei Opioidvergiftung (Überdosierung): Antidot Naloxon (Narcanti®), Bolus 0,2 mg i.v., dann weiter titrieren (max. Dosis 4 bis 10 mg); *cave:* Entzugssymptomatik und Kontraindikation bei KHK, ggf. Intubation und Beatmung

Anm.: *Ein alleiniger Atemstillstand hat für das Outcome eine recht gute Prognose. Diese verschlechtert sich dramatisch bei hinzukommendem Herzstillstand.*

Kinder

- Bei Säuglingen kommt der plötzliche Kindstod (SIDS) infrage, zentrale Ursachen auch im Verlauf eines Krampfanfalls. Ansonsten können im Rahmen von Infektionen Erschöpfungszustände mit Ateminsuffizienz und -stillstand entstehen.
- Die Behandlungsrichtlinien entsprechen denen bei Erwachsenen, jedoch ist die Tubusgröße der Größe der Kinder anzupassen.

Gefahren

Verspätet einsetzende Reanimation wegen diagnostischer Bemühungen

S. Farkas/R. Ehrenberg (Päd.: U. Neudorf)

Atemstörung, nervöse

➤ *s. *Hyperventilation*

Augapfelprellung, Bulbuskontusion

➤ *s.u. * Augenverletzung*

Augenhöhlenabszess, Orbitaabszess

➤ *s.u. * Lidschwellung, akute*

Augenschmerzen, akute

- **Definition**
  Auf den Augenbereich lokalisierte Schmerzen, die mit einer Entzündung oder Verletzung sensibler Nerven einhergehen
- **Symptomatik**
  - plötzlich auftretende Schmerzen im Auge, hinter dem Auge oder bei Augenbewegungen
  - meist kombiniert mit Rötung und Schwellung im Augenbereich
- **Anamnese**
  Augenschmerzen können Folge eines Unfallereignisses sein, aber auch ohne erkennbares äußeres Zutun plötzlich auftreten.
- **DD**
  Augenschmerzen in Kombination mit einer Rötung des Auges sind relativ unspezifisch. Ursächlich kommen infrage:
  - Augenverletzungen
  - akutes Winkelblockglaukom
  - Hornhauterosion
  - Iritis
  - Episkleritis und Skleritis
  - Myositis

Cave: Wichtig ist die frühzeitige Diagnose eines Winkelblockglaukoms. Schmerzen mit Augenrötung sind hier mit einer akuten Sehverminderung begleitet.

- **Sofortdiagnostik**
  - Inspektion der äußeren Augenhüllen
  - Augenmotilitätsprüfung
  - Palpation des Augeninnendruckes
  - Prüfung der Pupillenreaktion

Sofortmaßnahmen

- s. *Augenverletzungen
- V.a. akutes Winkelblockglaukom: Carboanhydrasehemmer, z.B. Diamox® i.v., Pilocarpin-1%-Augentropfen alle 10 Minuten, sofortige Überweisung in eine Augenklinik zur Augendrucksenkung
- bei allen anderen Verdachtsdiagnosen: Überweisung zum Augenarzt oder Transport in eine entsprechende Fachabteilung zur weiteren Diagnostik und Therapie

- **Kinder**
  - Akute Augenschmerzen werden im Kindesalter sehr häufig als Erstsymptom nach einer Verletzung genannt.
  - Entzündliche Erkrankungen wie eine akute Iritis oder Myositis äußern sich in der Kindheit weit eher durch eine Beeinträchtigung des Sehvermögens als durch eine Schmerzsymptomatik.
  - Ein Augeninnendruckanstieg, der mit Schmerzen einhergeht wie bei einem akuten Winkelblockglaukom, entfällt praktisch in der Kindheit.

- **Geriatrische Aspekte**
  - bei akuter Schmerzsymptomatik mit Sehverminderung immer an ein akutes Winkelblockglaukom denken

- Altersveränderungen der Hornhaut können mit einer verminderten Hornhautentquellung einhergehen. Im Gefolge hiervon bilden sich Hornhautepitheldefekte – sog. Hornhauterosionen –, die zu erheblichen, lang anhaltenden Schmerzen führen. Die Therapie besteht in lokaler Antibiotikasalbe (z. B. Gentamycin-Augensalbe) in Kombination mit einer Oberflächenpflege (z. B. Panthenol-Augensalbe).

- **Gefahren**
  - Augenschmerzen können nicht immer von Kopfschmerzen unterschieden werden.
  - In Zweifelsfällen erfolgt immer die Abklärung durch einen Spezialisten.

K.-B. Mellin

Augenverätzung

➤ *s.u. * Augenverletzung*

Augenverletzungen

- **Definition**
  Zerstörung von Augenstrukturen durch äußere Gewalteinwirkung

- **Symptomatik**
  - akut einsetzender Schmerz
  - unterschiedlich starke, akute Sehverminderung
  - massiver Tränenfluss
  - Blutung, Schwellung, Fremdkörpergefühl

- **Anamnese**
  - Der Unfallhergang ist richtungweisend für die Diagnose. Stets sind kombinierte Verletzungen zu beobachten.
  - *Beachte:* Ein Unfallhergang kann auch ganz verschwiegen werden.

DD

Verschiedene Ursachen müssen unterschieden werden:
- perforierende Augenverletzung
- Augenverätzung mit Säuren, Laugen (ätzende Substanzen)
- Augenverbrennung (z. B. heißes Metall)
- Bulbuskontusion (einschließlich gedeckter Bulbusperforation)

Sofortdiagnostik

- Inspektion (bei Verätzung wird ein Blepharospasmus mit lokalanästhetikahaltigen Augentropfen überwunden)
- Beurteilung evtl. vorhandener extraokulärer Verletzungen

Sofortmaßnahmen

- Kreislaufüberwachung, ggf. Schocktherapie
- Patient muss nüchtern gelassen werden, immer Vorstellung beim Ophthalmologen

perforierende Augenverletzung:

- antibiotikahaltige Augentropfen (z. B. Gentamycin-Augentropfen)
- steriler, weicher Augenverband
- Analgetika, z. B. Tramal® i.v.
- sofortiger Transport in eine Augenklinik

Augenverätzung:

- Oberflächenanästhesie mit anästhetikahaltigen Augentropfen
- mechanische Entfernung von verursachender Noxe
- sofortige Spülung mit Leitungswasser bzw. Spülung mit 0,9 %iger NaCl-Lösung
- steriler Verband
- Analgetika, z. B. Tramal® i.v.
- sofortiger Transport in eine Fachklinik

Augenverbrennung:
- sofortige Spülung mit Leitungswasser bzw. Spülung mit 0,9 %iger NaCl-Lösung
- steriler Verband mit antibiotikahaltigen Augentropfen (z. B. Gentamycin-Augentropfen)
- Analgetika, z. B. Tramal® i.v.
- sofortige Überweisung zum Augenarzt bzw. Transport in eine Fachklinik

Bulbuskontusion:
- antibiotikahaltige Augentropfen (z. B. Gentamycin-Augentropfen) mit sterilem Verband, da häufig kombiniert mit Oberflächendefekt
- Analgetika, z. B. Tramal® i.v.
- sofortiger Transport in eine Fachklinik

Kinder
- Der Unfallhergang bleibt evtl. unbemerkt oder nicht erinnerlich.
- Der Unfallzeitpunkt kann ungewiss bleiben.
- Untersuchung durch Schmerzsymptomatik und Angstzustände erschwert, so dass Inspektion in Narkose in allen Zweifelsfällen notwendig ist.

Geriatrische Aspekte
- Das Unfallereignis kann durch pathologische Allgemeinsymptomatik wie kardiale Störung oder zerebrale Durchblutungsstörung hervorgerufen werden.
- Die Symptomatik kann wegen eines bestehenden Vorschadens nicht eindeutig geschildert werden.
- Eine Untersuchung nach einem Bagatellunfall kann einen chronischen internistischen Krankheitsprozess aufdecken.

Gefahren
Dissimulation, retrograde Amnesie oder eine unbemerkt eingetretene Verletzung können leicht übersehen werden.

K.-B. Mohn

Bandscheibenvorfall, akuter

Definition

Vorfall eines degenerierten Nucleus pulposus in den Spinalkanal bzw. in das Foramen intervertebrale; am häufigsten im Bereich der Lenden- und Halswirbelsäule auftretend

Symptomatik

- heftigster Lokalschmerz im unteren Rücken- (Lumbalgie, „Hexenschuss“) oder Nackenbereich (Nuchalgie, „steifer Hals“)
- radikuläre Ausstrahlung der Schmerzen in die Extremitäten (Ischialgie, Brachialgie)
- segmentale, radikuläre sensible (Dermatom) und/oder motorische Ausfälle (Myotom, Kennmuskel), z.B. L5 (Kribbeln und Taubheit bis zur Großzehe, Parese der Fuß- und Zehenheber), C6 (Kribbeln und Taubheit bis zum Daumen, Parese der Unterarmbeugung)
- Bei medianen Massenvorfällen resultiert eine direkte Kompression des Halsmarkes oder der Cauda equina, eine Tetraparese oder eine Paraparese der Beine verbunden mit Blasen- Mastdarmstörungen können die Folgen sein (Notfallindikation zur Operation).

Anamnese

- leer
- Trauma, Neoplasma bekannt
- häufiger „Hexenschuss“ gehabt
- musste schon des öfteren eine Halskrause tragen
- längerfristige Fehlbelastungen der Wirbelsäule
- Auftreten der akuten Beschwerden nach einer „unglücklichen“ Bewegung

Sofortdiagnostik

- ausführliche und gründliche neurologische Untersuchung sowie Erhebung des Lokalbefundes – paraver-

tebrale Myogelosen, schmerzhafte Bewegungseinschränkung der HWS bzw. der LWS, Nervendehnungszeichen positiv
- Liegen sichere neurologische Ausfälle vor, ist die Durchführung einer radiologischen Bildgebung indiziert (Nativ-Röntgen in 2 Ebenen sowie CT oder MRT).

DD

➤ *s.a. *spinaler Notfall*
- *entzündlich*
- *traumatisch*
- *neoplastisch*
- *vaskulär (Aortenaneurysma, arterielle Verschlusskrankheit)*

Sofortmaßnahmen

- Ruhe und Wärme (LWS: Stufenbett, HWS: Halsorthese)
- Analgetika
- Myotonolytika
- weitere Abklärung durch Facharzt; akutes Auftreten vegetativer Störungen oder Zeichen einer Kompression des Rückenmarkes (HWS), schnellstmöglicher Transport in neurochirurgische Klinik
- Alarmzeichen „Reithosensymptomatik" (Sensibilitätsstörungen an der Innenseite der Oberschenkel sowie im Genital- und Analbereich verbunden mit Blasen-Mastdarm-Störungen)

Gefahren

- verzögerte Bildgebung bei Vorliegen von akuten hochgradigen neurologischen Ausfällen und damit zu späte Klinikeinweisung
- Bei Massenvorfällen und vegetativen Störungen besteht eine Notfallindikation zur operativen Entlastung.

- **Kinder**
  Lendenstrecksteife und Wadenschmerz

J. Pospiech

Bauchspeicheldrüsenentzündung, akute

➤ *s. *Pankreatitis, akute*

Bauchtrauma, offenes

- **Definition**
  - Verletzungen im Abdominalbereich (hinten und/ oder vorne) mit Perforation der Bauchwand
  - sichtbare, perforierende Verletzungen der vorderen bzw. hinteren Bauchwand
  - evtl. nach Ablauf eines zeitlichen Intervalls von etwa einer Stunde nach dem initialen Trauma: Symptomatik im Sinne eines akuten Abdomens (s. *akutes Abdomen)
  - ggf. Schocksymptomatik aufgrund intraabdominaler Blutung
- **Anamnese**
  Unfallgeschehen, Messerstecherei etc.
- **DD**
  - Verletzung von parenchymatösen Organen (Leber, Milz, Niere) mit der Gefahr eines massiven Blutverlustes
  - Perforation von Hohlorganen (Darm, Magen, Ureter) ggf. mit primärer Symptomfreiheit und sekundärem Auftreten einer Peritonitis
  - selten: direkte Verletzung größerer Gefäße mit freier intraabdominaler Blutung
- **Sofortdiagnostik**
  - Beurteilung der Kreislaufverhältnisse und der Atmung (Schocksymptomatik)
  - Zeichen einer thorakalen Begleitverletzung (Auskultation)

- Palpation der Bauchdecken
- Fremdkörper in situ (Palpation der Pulse der A. femoralis bds.)

Sofortmaßnahmen

- sterile Abdeckung von Wunden, Fremdkörper in situ belassen
- keine Reposition von vorgefallenen Abdominalorganen
- 1 bis 2 großlumige Zugänge (mind. 1000 bis 2000 ml Volumenersatz)
- Schmerzbehandlung: als Bolus, ggf. titrieren
- Piritramid (Dipidolor®) 5 bis 10 mg i.v.
- oder Ketamin (Ketanest®) 20 bis 40 mg i.v.
- oder S(+)Ketamin 10 bis 20 mg i.v.
- Schocklagerung
- schnellstmöglicher Kliniktransport unter Arztbegleitung

Kinder

Es gelten dieselben Behandlungsrichtlinien wie bei Erwachsenen. Dosierung: Infusionsmenge 0,9 % NaCl: 20 bis 25 ml/kg KG. Schmerzmedikation: Tramadol (z. B. Tramal®) 1 mg/kg alle 4 bis 6 Stunden p.o., i.v. Piritramid (z. B. Dipidolor®) 0,05 bis 0,1 mg/kg KG alle 6 Stunden bei starken Schmerzen

Gefahren

Auch äußerlich wenig imponierende Verletzungen, v. a. Schussverletzungen, können gravierende Verletzungen der parenchymatösen Organe bzw. Perforationen von Hohlorganen zur Folge haben.
Cave: Unterschätzung der Verletzungsschwere aufgrund fehlender Symptomatik. Jede perforierende Bauchverletzung bedingt in der Klinik eine explorative Laparotomie.

S. Farkas/R. Ehrenberg (Päd.: U. Neudorf)

Bauchtrauma, stumpfes

Definition

Verletzung von abdominalen Organen durch stumpfe Gewalteinwirkung ohne Perforation der Bauchdecken

Symptomatik

- klinische Symptomatik ist oftmals uncharakteristisch und kann von harmlos bis hochakut reichen
- lokalisierter Spontan- bzw. Druckschmerz
- Symptomatik des akuten Abdomens (s. *akutes Abdomen)
- ggf. Schocksymptomatik

Anamnese

Unfallmechanismus: stumpfer Schlag, Auffahrunfall, Sturz aus großer Höhe, Überrollverletzung, Einquetschung

DD

- Verletzung von parenchymatösen Organen (Leber, Milz, Niere) mit der Gefahr eines massiven Blutverlustes
- Perforation von Hohlorganen (Darm, Magen, Ureter) mit primär symptomfreiem Intervall
- Beckenfraktur und Urogenitalverletzungen
- selten: direkte Verletzung größerer Gefäße mit freier intraabdominaler Blutung oder Intimatrauma mit Gefäßverschluss

Sofortdiagnostik

- Beurteilung der Kreislaufverhältnisse und der Atmung (Schocksymptomatik)
- Suche nach äußeren Verletzungen, Prellmarken, Hämatomen etc.
- Palpation, Auskultation des Abdomens
- Palpation der Pulse der A. femoralis bds.

Sofortmaßnahmen

- 1 bis 2 großlumige Zugänge (mind. 1000 bis 2000 ml Volumenersatz)
- Schmerzbehandlung: als Bolus, ggf. titrieren
- Piritramid (Dipidolor®) 5 bis 10 mg i.v.
- Ketamin (Ketanest®) 20 bis 40 mg i.v.
- S(+)Ketamin 10 bis 20 mg i.v.
- Schocklagerung, ggf. präklinische Intubation
- schnellstmöglicher Kliniktransport unter Arztbegleitung

- **Kinder**

  Es gelten dieselben Behandlungsrichtlinien wie bei Erwachsenen. Dosierung: Infusionsmenge 0,9 % NaCl: 20 bis 25 ml/kg KG. Schmerzmedikation: Tramadol (z. B. Tramal®) 1 mg/kg alle 4 bis 6 Stunden p.o., i.v. Piritramid (z. B. Dipidolor®) 0,05 bis 0,1 mg/kg KG alle 6 Stunden bei starken Schmerzen

- **Gefahren**

  Unterschätzung der Verletzungsschwere und des intraabdominalen Verletzungsausmaßes durch minimale äußere Verletzungszeichen und ggf. stummes Intervall bis zum Beginn der massiven intraabdominalen Blutung bzw. bis zum Beginn der peritonitischen Symptomatik

S. Farkas/R. Ehrenberg (Päd.: U. Neudorf)

Beatmung

➤ *s. Lebensrettende Maßnahmen, Vorspann, Seite 17*

Becken- und Urogenitalverletzungen

- **Definition**

Frakturen des knöchernen Beckenrings in einem oder mehreren Anteilen, alleine oder in Kombination mit Verletzungen der Organe des kleinen Beckens (Blase, Urethra, Prostata, Gebärmutter), evtl. Pfählungsverletzungen

✓ Ätiologie/Pathogenese; Die Bedeutung dieser Verletzung/Verletzungsmuster ist bedingt durch den Blutverlust infolge massiver retroperitonealer Hämatome nach Blutung aus großen spongiösen Flächen des knöchernen Beckenrings bzw. Blutungen der A. iliaca interna bei Verletzungen der retroperitonealen Organe des kleinen Beckens.

- **Symptomatik**
  - mögliche Schocksymptomatik
  - mögliche Instabilität des Beckenrings
  - massives Hämatom an den Leisten, skrotal, an den Labien, an den Flanken
  - evtl. äußere Verletzungen, Pfählungsverletzungen etc. (s. u.)

- **Anamnese**

Unfall mit direktem Trauma, meist Seitanprall, Sturz aus größerer Höhe, Quetschung, Einklemmung

- **DD**

Abdominaltrauma

- **Sofortdiagnostik**
  - Beurteilung der Kreislaufverhältnisse, Atmung
  - klinische Untersuchung: Kompression des Beckenrings beim liegenden Patienten von seitlich und von oben zur Prüfung der Instabilität
  - Palpation und Auskultation des Abdomens
  - rektale Untersuchung (Abriss des Rektums)

- immer Versuch der transurethralen Blasenkatheterisierung (Hämaturie). *Cave:* bei Schwierigkeiten nicht forcieren, da Gefahr der Via falsa durch Urethraruptur
- Palpation der A. femoralis bds.

Sofortmaßnahmen

- bei Schocksymptomatik: Versuch der Schienung bzw. Kompression des Beckenrings
- mehrere großlumige venöse Zugänge (mind. 2 × 13 G)
- Volumenersatz: mind. 1000 bis 2000 ml, evtl. unter Druck; der Erfolg einer Volumentherapie kann durch ein Anheben des peripheren Blutdrucks kontrolliert werden (syst. > 100 mmHg)
- Schocklagerung
- Schmerzbehandlung: als Bolus, ggf. titrieren (Schockbekämpfung)
  - Piritramid (Dipidolor®) 5 bis 10 mg i.v.
  - oder Ketamin (Ketanest®) 20 bis 40 mg i.v.
  - oder S(+)Ketamin 10 bis 20 mg i.v.
- bei Pfählungsverletzungen: Fremdkörper belassen
- schnellstmöglicher Kliniktransport in Arztbegleitung

Kinder

Es gelten dieselben Behandlungsrichtlinien wie bei Erwachsenen. Dosierung: Infusionsmenge 0,9 % NaCl: 20 bis 25 ml/kg KG. Schmerzmedikation: Tramadol (z. B. Tramal®) 1 mg/kg KG alle 4 bis 6 Stunden p.o., Piritramid (z. B. Dipidolor®) 0,05 bis 0,1 mg/kg KG i.v. alle 6 Stunden bei starken Schmerzen

Gefahren

Unterschätzen der nicht sichtbaren, lebensbedrohlichen, massiven retroperitonealen Blutung

S. Farkas/R. Ehrenberg (Päd.: U. Neudorf)

Bein-Beckenvenen-Thrombose, tiefe

Definition

Thrombotische Verlegung der Bein-Beckenvenen bis hin zur V. cava

Symptomatik

- schmerzhafte Schwellung und Bewegungseinschränkung des Beins (nur in perakuten Fällen)
- vermehrte Hautvenenzeichnung
- Druckschmerzen im Verlauf der tiefen Beinvenen
- *Cave:* Es gibt kein sicheres klinisches Zeichen.
- Differentialdiagnostisch ist auch bei folgenden Symptomen an eine Thrombose zu denken:
- ischialgiforme Schmerzen
- belastungsabhängige Schmerzen
- Schweregefühl
- Muskelkater

Anamnese

- vorhergehende Beinschwellung
- frühere Thrombosen oder Thrombosen in der Familie
- Z.n. Immobilisation, Krankenhausaufenthalt, Reise
- Trauma
- aktive Tumorerkrankung
- thrombophile Risikofaktoren (APC-Resistenz, Protein-C- oder -S-Mangel, AT-III-Mangel, Lupusantikoagulanz)

DD

- Lymphödem
- Einblutung
- Thrombophlebitis
- Muskelfaserriss

Sofortdiagnostik

- Anamnese
- Palpation

- Herz-Kreislauf-Parameter überprüfen (Dyspnoe oder Tachykardie als Zeichen der Lungenembolie)

Sofortmaßnahmen
- Kompressionsverband
- niedermolekulares Heparin
- zur weiteren Diagnostik und Therapieplanung Vorstellung beim Facharzt für Gefäßmedizin

K. Kröger/H. Jakob/S.-P. Sommer

Beine, vollständige Lähmung

➤ *s. *Paraplegie*
➤ *s.a. *spinaler Notfall*

Bergung

➤ *s. Lebensrettende Maßnahmen, Vorspann, Seite 9*

Bewegungsstörungen bei Neuroleptikatherapie

➤ *s.u. *Frühdyskinesie*

Bewusstlosigkeit, unklare

- **Definition**
  Patient nicht erweckbar (reagiert nicht auf Ansprache oder Schmerzreize auch im Trigeminusgebiet)
- **Symptomatik**
  - s. Definition
  - gleichzeitig fehlende neurologische Fokalzeichen, z.B. bei metabolischer Enzephalopathie (Urämie, Hypoglykämie, Leberversagen etc.)
  - Meningismus: Meningitis, Subarachnoidalblutung (SAB), Raumforderung der hinteren Schädelgrube

- extreme Miosis: Ponsläsion, Intoxikation mit Opioiden oder Cholinesteraseinhibitoren (z.B. E 605)
- extreme Mydriasis: Intoxikation mit Kokain oder Amphetaminderivaten (Ecstasy)
- Seitendifferenz von Pupillen, Muskeltonus oder Reflexen: intrakranielle Raumforderung (z.B. Blutung, Ödem nach Hirninfarkt)
- rhythmische motorische Aktivität, Zungenbiss: Status epilepticus
- vorausgegangener Krampfanfall und spontane Remission: postiktale Bewusstlosigkeit
- gestörte Okulomotorik (Prüfung „Puppenkopfphänomen"), z.B. Wernicke-Enzephalopathie

- **Anamnese**
  - Schädelhirntrauma (auch trivial) vorausgegangen: Ausschluss subdurales Hämatom
  - apoplektiformer Beginn des Komas: pontine Blutung, Basilaristhrombose
  - vorausgegangener akuter Kopfschmerz: Subarachnoidalblutung
  - vorausgegangener Kopfschmerz, Krampfanfälle, Verhaltensänderung: Meningoenzephalitis
  - Alkoholismus, Malnutrition, parenterale Ernährung: Wernicke-Enzephalopathie
  - 24 bis 72 Stunden zuvor Beginn mit Hemisymptomatik: Ödem nach ischämischem Hirninfarkt
  - mehrere TIAs mit Diplopie, Schwindel, Ataxie, Dysarthrie vorausgegangen: Basilaristhrombose
  - Hinweise auf pharmakogene Ursache (Intoxikation?)
  - Insulin (Hypo- bzw. Hyperglykämie?)

- **DD**
  - Locked-in-Syndrom: Tetraplegie, aber Willkürbewegungen von Augen oder Lidern erhalten, Patient wach!
  - wacher, komplett plegischer Patient bei Polyneuroradikulitis oder nach Applikation von Muskelrelaxanzien

  - psychogener Stupor: aktiver Lidschluss, erhaltener kalorischer Nystagmus, intakte Okulomotorik

- **Sofortdiagnostik**
  - Fremdanamnese (s. o.)
  - Überprüfung von Atmung und Kreislauf
  - grobe neurologische Untersuchung (Fokalzeichen?)
  - Prüfung auf Meningismus
  - körperliche Untersuchung (Schädelverletzung?)
  - Blutzuckerschnelltest (hypo- bzw. hyperglykämisches Koma?)
  - Temperaturmessung (Hypothermie = < 32 °C oder Hyperthermie = > 42 °C?)

Sofortmaßnahmen
- Atemwege sichern, evtl. Intubation und Beatmung
- intravenöser Zugang und 20 g Glukose (z. B. 50 ml 40 %) i.v. zum Ausschluss einer evtl. Hypoglykämie (*cave:* nicht bei V.a. Hirninfarkt!)
  Kinder: 10 ml 20 % Glukose i.v. als Sofortinjektion, weiter 5- bis 10 %ige Glukoseinfusion
- bei extremer Miosis (V.a. Opioidintoxikation) Narcanti® in titrierender Dosis bis 2 mg i.v.
- Kliniktransport unter Arztbegleitung (Intensivstation, CT, neurologische Abteilung erforderlich)

- **Gefahren**
  - Meningismus kann im Koma trotz Subarachnoidalblutung oder Meningitis fehlen.
  - Aspiration

M. Maschke

Bewusstseinsstörung, leichtgradige

➤ s. *Somnolenz

Bewusstseinsstörung, unklare

Definition

Alle Grade ungeklärter Bewusstseinsveränderungen als Folge struktureller oder funktioneller Läsionen des aufsteigenden retikulären aktivierenden Systems (ARAS)

Symptomatik

- Bewusstseinstrübung: Augenöffnen spontan/auf Ansprache/auf Schmerzreize
- Bewusstlosigkeit: kein Augenöffnen mehr, auch nicht auf Schmerzreize im Trigeminusgebiet

Anamnese

- Fremdanamnese: Dauer der Bewusstseinsstörung, zeitlicher Verlauf (plötzlicher Beginn? Progredienz?), Prodromi (Kopfschmerz, Erbrechen, Paresen, Aphasie)
- Trauma
- Alkoholismus, Malnutrition, parenterale Ernährung (Wernicke-Enzephalopathie)
- evtl. vorausgehende Hirnstammsymptomatik (Diplopie, Schwindel, Ataxie, Dysarthrie) als TIA oder als progrediente Symptome eines Hirnstamminsultes/Basilaristhrombose

DD

häufige Ursachen (Memo: A-E-I-O-U-T-I-P-S)

- **A** Alkohol (Intoxikation, Wernicke-Enzephalopathie)
- **E** Enzephalopathie (hypoxisch, hypertensiv, Hyper-/Hypothermie, toxisch)
- **I** Insulin (Hypoglykämie)
- **O** Opioide
- **U** Urämie
- **T** Trauma
- **I** Infektion
- **P** psychogene Ursache
- **S** Synkope, Krampfanfall (Seizure)

- **Sofortdiagnostik**
  - Fremdanamnese (s. o.)
  - Beurteilung von Atmung und Kreislauf
  - körperliche Untersuchung (Verletzungszeichen?)
  - neurologische Untersuchung (Reflexsteigerung? Babinski-Zeichen? Pupillendifferenz? Meningismus?)
  - Blutzuckerschnelltest
  - Körpertemperatur

Sofortmaßnahmen
- venöser Zugang, am besten als zentralvenöser Zugang (ZVK)
- Sicherung der Atemwege, ggf. Intubation
- bei Schockzeichen Schocktherapie (s. *Schock)
- bei V.a. hypoglykämisches Koma (nach Ausschluss eines Hirninfarkts) 20 g Glukose i.v. (z.B. 50 ml 40 % Glukose)
- bei V.a. Opioidintoxikation Narcanti® in titrierender Dosis bis 2 mg i.v.
- bei V.a. Schädel-Hirn-Verletzung ist an die Möglichkeit einer HWS-Fraktur zu denken: keine Drehbewegungen gegen die Körperachse! (s. a. *Schädel-Hirn-Verletzung)
- sofortiger Kliniktransport unter Arztbegleitung (Klinik mit CT, Intensivüberwachungsmöglichkeit, möglichst mit neurologischer Abteilung)

- **Kinder**

  Es gelten dieselben Behandlungsrichtlinien wie beim Erwachsenen, Ausnahme Glukosegabe (s. *Bewusstlosigkeit, unklare): 50 mg/kg Glukose i.v. (Hirninfarkt eher selten).

- **Gefahren**
  - verspätetes Erkennen/Behandeln unmittelbar bedrohlicher behandelbarer Störungen, z.B. Hypoglykämie, subdurales Hämatom, Kleinhirnblutung, Meningitis

- bei Trauma Lagerungsvorschriften beachten! Keine Drehbewegungen gegen die Körperachse (HWS-Fraktur möglich)

M. Maschke

Blitzschlag

➤ *s.u. *Verbrennung/Stromunfall*

Blutdruck, erniedrigter

➤ *s. *Hypotonie/Orthostase/vasovagale Synkope*

Blutentnahme bei Alkoholverdacht/ Drogenverdacht

- **bei Lebenden**
  - für die Blutentnahme (Vv. cubitalis, jugularis oder subclavia) möglichst Vakuumvenülen (8 ml) benutzen (werden bei angeordneter Blutentnahme von der Polizei gestellt), ansonsten Einwegspritzen und -kanülen. Keine Alkoholdesinfektion vornehmen! Wenn keine Venüle: Blutprobe luftdicht verschließen. Immer eindeutig beschriften, Entnahmezeit vermerken!
  - bei Schockpatienten Angaben über vorangegangene Infusionen und Transfusion
  - Blutentnahme auch noch nach 10 bis 16 Stunden sinnvoll, wenn hoher Ausgangswert (BAK über 2‰) vorlag
- **bei Toten**
  - Blutentnahme aus der freigelegten V. femoralis (wenn keine Fäulnis vorliegt und der Tod erst vor Stunden eingetreten ist, auch V. subclavia möglich). Bei Lagerung im Kühlraum ändert sich die Blutalkoholkonzentration nicht nennenswert, Blutentnahme auch noch bei Obduktion ausreichend

   - *cave:* niemals Herzblut punktieren (Alkoholdiffusion vom Magen möglich), keinesfalls ausgetretenes Blut (etwa Blutlachen) asservieren

- **bei Drogenverdacht**
   - Vorgehensweise wie bei Alkoholverdacht
   - Blutprobe auch nach 24 bis 48 Stunden sinnvoll
   - möglichst auch Urinprobe sichern, bis 3 bis 4 Tage sinnvoll (Cannabis bis 2 Wochen)

G. Weiler

Bluterkomplikationen

- **Definition**

  Behandlungsbedürftige Blutungsereignisse bei Patienten mit angeborenem Mangel an Gerinnungsfaktor VIII:C (Hämophilie A) oder IX:C (Hämophilie B)

  ✓ *Anm.:* Andere angeborene Mangelzustände an Gerinnungsfaktoren, insbesondere das Von-Willebrand-Jürgens-Syndrom, können zu den gleichen behandlungsbedürftigen Blutungsereignissen führen.

- **Symptomatik**
   - Spontanblutungen
   - ungewöhnlich lang anhaltende Verletzungsblutungen
   - Haut-Muskel-Blutungen: Suffusionen, Hämatome, Kompartmentsyndrom, Gelenkblutungen
   - Nasenbluten, Zahnfleisch- und Zahnwechselblutungen
   - Blutungen nach Bissverletzungen der Mundhöhle, Mundbodenblutungen (Erstickungsgefahr)
   - intraabdominale Blutungen: gastrointestinale Blutungen, bereits nach leichten, stumpfen Bauchverletzungen Milz- und Leberblutungen
   - Hämaturie

- bei unklaren zerebrospinalen Zeichen wie Kopfschmerz, Meningismus, Hirndrucksymptomen, motorischen und sensiblen Ausfällen bei Patienten unter Heparingabe an Hirn- bzw. rückenmarksnahe Blutungen denken

Anamnese

Bekannte angeborene Störung (Bluterausweis)

DD

- Hämostasestörung durch orale Antikoagulation, Heparine, Antiaggreganzien
- lokalisierte Blutungsursachen, z.B. Ösophagusvarizen, Magen-Darm-Ulzera, Bronchiektasien

Sofortdiagnostik

- Überprüfung der Herz-Kreislauf-Parameter einschließlich tastbarer peripherer Pulse unter der Fragestellung: beginnender oder manifester hämorrhagischer Schock
- klinische Untersuchung (Blutungsquelle, Blutungstyp)

Sofortmaßnahmen

- venöser Zugang und Volumengabe mit Vollelektrolytlösung; bei Schocksymptomatik Plasmaexpander, evtl. unter Druck (s. * Schock, hypovolämischer)
- wenn möglich Kompressionsverband oder lokale Tamponade mit nicht haftenden Verbandsstoffen
- keine i.m. Injektionen
- bei nicht beherrschbarem Verlauf stationäre Einweisung evtl. nach telefonischer Anmeldung bei bedrohlichem Zustand (z.B. schwere Schocksymptomatik), Transport unter Arztbegleitung
- bei stillbarer Blutung an Überwachung denken, da die Gefahr der erneuten Blutung besteht

Merke: Als Analgetikum nur Paracetamol (keine Azetylsalizylsäure), falls Faktorenkonzentrat vorhanden (heimselbstbehandelnder Patient), sofortige i.v. Gabe von ca. 1000 I.E. des fehlenden Gerinnungsfaktors (Ausnahmen: Hämaturie, hemmkörperbedingte Blutungen)

K. Kröger/H. Jakob/S.-P. Sommer

Bluthochdruck, akuter

➤ *s. *Hypertensiver Notfall*

Blutung aus dem Ohr

- **Definition**
  Blutung aus dem Gehörgang bei Gehörgangs- oder Trommelfellverletzungen, Felsenbeinfrakturen, Blutblasen bei Virus-Otitis, nach Barotrauma, selten aus Tumoren
- **Symptomatik**
  - Blutaustritt, ggf. mit Liquor- oder Eiterbeimengung aus dem Gehörgang
  - Hörminderung
  - Schmerz
  - ggf. Schwindel
- **Anamnese**
  - Schlag auf das äußere Ohr: Trommelfellperforation
  - unachtsame Manipulationen mit Wattestäbchen
  - Sturz auf den Kopf mit Zeichen der Commotio cerebri oder eines schweren Schädelhirntraumas (Felsenbeinfraktur)
  - bei Grippe-Otitis mit Ohrschmerz, Fieber und Hörminderung: Platzen von Blutblasen oder Trommelfellperforation
  - Tumor des Ohres
    Cave: Bei Kopfschwartenverletzungen kann von außen in den Gehörgang eingelaufenes Blut eine blutige Otorrhoe vortäuschen; immer nach Kopfverletzung suchen.

- **Sofortdiagnostik**
  - bei Verletzungen mit V.a. Schädelhirntrauma grobneurologische Untersuchung und Befunddokumentation
  - Otoskopie: Hautverletzungen; Trommelfellzerreißungen oder Einblutung bei Barotraumen; Trommelfelldefekt bei Verletzung von außen und spontaner Paukenhöhleneröffnung. Bei verdünntem Blut immer an Liquorrhoe denken!
  - Weber-Versuch (schwingende Stimmgabel auf den Scheitel gehalten: Lateralisation zur schlechter hörenden Seite bei Mittelohraffektionen und zur besser hörenden Seite bei Innenohrschäden)
  - Rinne-Versuch (schwingende Stimmgabel auf dem Mastoid lauter als vor dem Ohr gehört: Mittelohrschaden)
  - Schädel-CT

Sofortmaßnahmen

- steriler Verband, ggf. Kompressionsverband, keine Ohrentropfen, keine Gehörgangstamponade
- Ohrmuschelamputate in sterile, feuchte Kompressen in Plastiktüte legen, diese in einer zweiten, mit Eis gefüllten Plastiktüte lagern, s. a. *Amputationsverletzungen, dort Abb.
- Einweisung in HNO-Klinik

- **Gefahren**
  Übersehen einer Schädelhirnverletzung

Ph. Dost/K. Jahnke

Blutungen, abnormale gynäkologische aus dem Genitalbereich

- **Definition**
  Funktionell bedingte Störung der Blutungsstärke, Blutungslänge und des Blutungsintervalls, Blutungen nach dem Geschlechtsverkehr (= Kontaktblutung), tumorbedingte Blutungen, verletzungsbedingte Blutungen

- **Symptomatik**
  - s. Definition
  - Es ist zu klären, ob schmerzlose oder schmerzhafte Blutungen vorliegen.
  - Starke Blutungen können mit Koagelbildung einhergehen.

- **Anamnese**
  Es sind zyklische Blutungen von azyklischen Blutungen zu unterscheiden. Bei unerwartet eintretenden Blutungen sind Verletzungsmöglichkeiten und Begleitumstände (z.B. postkoital) abzuklären, ebenso die Beziehung zur letzten normalen Blutung. Bei Schmerzen ist die Lokalisation zu erfragen, Medikamenteneinnahmen sind abzuklären (z.B. Antikoagulanzien, Hormone).

- **DD**
  Dysfunktionelle uterine Blutungen (z.B. Anovulation) sind von organisch bedingten Blutungen (z.B. Adenomyosis uteri, submuköse Myome, Verletzung) zu unterscheiden. Dabei ist zu beachten, ob es sich um Blutungen in der Pubertät bzw. Abdoleszenz, in der Geschlechtsreife, im Klimakterium oder in der Postmenopause handelt. Bei starker Blutung ist eine Schwangerschaft ist auszuschließen, ebenso eine Extrauteringravidität.

- **Sofortdiagnostik**
  - Inspektion des äußeren Genitales

- Spekulumeinstellung der Scheide und Inspektion der Portio
- Bei Blutungen aus dem Uterus ist durch vaginale oder rektovaginale Untersuchung der Zustand des inneren Genitales (z.B. Uterusgröße, Adnexveränderungen) festzustellen.
- Ultraschallkontrolle des inneren Genitales, besonders Endometriumdicke

Sofortmaßnahmen

- bei stärkeren Blutungen venöser Zugang, Vollelektrolytlösung; bei Schocksymptomatik kolloidale Volumenersatzmittel (z.B. HAES), Lagerung etc. (s. *Schock, hypovolämischer)
- bei Verletzungen ggf. Tamponade, stationäre Einweisung in eine Fachklinik
- bei Schwangerschaft, s. *Blutungen während der Schwangerschaft
- Mädchen nach der Menarche und in der Adoleszenz ohne Tumorverdacht erhalten bei starker Blutung zunächst Uterotonika (z.B. Methergin®) oder hormonell höher dosiert am besten in Kombination mit Gestagen (z.B. 2 × 5 mg Medroxyprogesteronacetat für 10 Tage – Clinofen®) oder ein höher dosiertes Östrogen (z.B. Cyclosa®)
- Frauen mit extrem starken Blutungen sind zur Abklärung stationär einzuweisen.

Kinder

Im Vordergrund stehen intravaginale Fremdkörper und Verletzungen, seltener kann die Blutung durch Pubertas praecox, Pseudopubertas praecox, Östrogene produzierende Ovarialtumoren, maligne Neubildungen, Entzündungen oder unbeabsichtigte Einnahme von Hormonpräparaten verursacht werden. An eine mögliche Missbrauchsituation muss gedacht werden (familiärer Hintergrund ist zu beachten).

- **Gefahren**
  - Kreislaufdysregulation, ggf. Kreislaufkollaps und ausgeprägte Anämie
  - Übersehen einer *Extrauterinschwangerschaft (s. dort)
  - Übersehen eines extrauterin gelegenen Tumors

A. E. Schindler

Blutungen aus dem Mund-Kiefer-Bereich

- **Symptomatik**
  - kontinuierliche Blutung
  - Sickerblutung
  - blutig tingierter Speichel
  - Hämatemesis
  - evtl. Atemnot
- **Anamnese**
  - Unfallereignis (Mittelgesichtsfrakturen)
  - erhöhte Blutungsneigung (hämorrhagische Diathesen, z. B. Hämophilie; Antikoagulanzienbehandlung, z. B. Marcumar®)
  - zahnärztliche Behandlung
  - Z.n. Tonsillektomie (Blutungen aus dem Wundbett noch 14 Tage nach Operation möglich)
  - gefäßarrodierende Tumoren im Kopf-Hals-Bereich
- **DD**

  Auszuschließen sind Blutungen, die ihren Ursprung nicht im Mund-Kiefer-Bereich selbst haben:
  - Erkrankung des Gastrointestinaltraktes, z. B. Ösophagusvarizen
  - Erkrankungen der Lungen und des Bronchialsystems
  - M. Osler
- **Sofortdiagnostik**
  - Anamnese (s. o.)

- extra- und intraorale Inspektion zur Lokalisation einer evtl. sichtbaren Blutungsquelle
- Beurteilung der Kreislaufverhältnisse (Schock)

Sofortmaßnahmen

- venöser Zugang
- Säuberung des oropharyngealen Raums
- Absaugen (Verhinderung einer Aspiration)
- bei sichtbarer Blutungsquelle: Blutstillung durch Kompression (manuell; Aufbisstupfer; Tamponade), ggf. Ligatur, ggf. Anwendung lokaler Hämostyptika
- bei stabilen Kreislaufverhältnissen: Oberkörper hoch lagern
- bei Blutung aus Pharynx oder Nase: Eiskrawatte
- bei schweren Blutungen im Halsbereich: Intubation und vollständige Tamponade des Pharynx
- bei tracheotomierten Patienten die Kanüle durch einen zu blockenden Tubus ersetzen (Vermeidung einer Aspiration)
- sofortiger Kliniktransport mit NAW
- bei Schocksymptomatik: venöser Zugang, Volumensubstitution, Schocklagerung (s.a. *Schock, hypovolämischer)
- s.a. *Gesichtsschädelverletzungen

Kinder

Bei Kindern ist auf intraorale Schleimhautläsionen nach Fremdkörpermanipulation (Farbstift etc.) sowie auf Pfählungsverletzungen zu achten.

Gefahren

- s. *Gesichtsschädelverletzungen
- Mundbodenhämatom (s. *Mundbodenverletzungen)
- starke arterielle Blutungen, Schock (s. *Unterkieferfrakturen, *Mittelgesichtsfrakturen)

Ph. Dost/K. Jahnke

Blutungen aus der Mamma

- **Definition**
  Spontane oder auf Druck austretende blutige Sekretion aus der Mamille oder insgesamt veränderte Mamille mit Blutungen
- **Symptomatik**
  s. Definition
- **Anamnese**
  Seit längerem bestehendes oder plötzlich auftretendes blutiges Mamillensekret, meist ohne Schmerzen, bei oberflächlich veränderter oder insgesamt veränderter Mamille
- **DD**
  - gutartige intrakanikuläre, proliferative oder papillomatöse Veränderungen
  - Morbus Paget
  - Adenom der Mamille
  - Karzinom
- **Sofortdiagnostik**
  - Anamnese
  - Lokalbefund

Sofortmaßnahmen
sterile Kompresse, Überweisung zum Spezialisten zur weiteren Diagnostik

- **Gefahren**
  Verkennen einer malignen Entartung

A. E. Schindler

Blutungen bei Antiaggregation

- **Definition**
  Blutungsneigung infolge iatrogen induzierter Hemmung der Thrombozytenaggregation (z.B. Azetylsalizylsäure, Clopidogrel, Ticlopidin)

- **Symptomatik**
  - Spontanblutungen wie punktuelle Hautblutungen, Hämatome, Hämatemesis, Hämoptoe, gastrointestinale Blutungen, Hämaturie, Hämarthros
  - ungewöhnlich lang anhaltende Verletzungsblutungen
  - unstillbare Blutung
  - bei unklaren zerebrospinalen Zeichen wie Kopfschmerz, Meningismus, Hirndrucksymptomen, motorischen und sensiblen Ausfällen bei Patienten unter Heparingabe an Hirn- bzw. rückenmarksnahe Blutungen denken

- **Anamnese**
  - gerinnungshemmende Therapie mit Antiaggreganzien
  - interferierende Medikamente (z.B. Antiphlogistika)

- **DD**
  - Hämostasestörung durch orale Antikoagulation oder Heparine
  - bekannte Hämophilie (Anamnese)
  - lokalisierte Blutungsursachen, z.B. Ösophagusvarizen, Magen-Darm-Ulzera, Bronchiektasen

- **Sofortdiagnostik**
  - Überprüfung der Herz-Kreislauf-Parameter einschließlich tastbarer peripherer Pulse unter der Fragestellung: beginnender oder manifester hämorrhagischer Schock
  - klinische Untersuchung (Blutungsquelle, Blutungstyp)

Sofortmaßnahmen
- venöser Zugang und Volumengabe mit Vollelektrolytlösung; bei Schocksymptomatik Plasmaexpander, evtl. unter Druck (s.a. * Schock, hypovolämischer)
- wenn möglich Kompressionsverband oder lokale Tamponade mit nicht haftenden Verbandsstoffen
- keine i.m. Injektionen
- bei nicht beherrschbarem Verlauf stationäre Einweisung, evtl. nach telefonischer Anmeldung bei bedrohlichem Zustand (z.B. schwere Schocksymptomatik) Transport unter Arztbegleitung
- bei stillbarer Blutung an Überwachung denken, da die Gefahr der erneuten Blutung besteht

Merke: Wenn vorhanden, Gabe von Desmopressin; in schweren Fällen Gabe von Thrombozytenkonzentraten

K. Kröger/H. Jakob/S.-P. Sommer

Blutungen bei Heparingabe

Definition

Blutungsneigung infolge iatrogen induzierter Hemmung der Blutgerinnung durch Heparin (unfraktionierte oder niedermolekulare Heparine, Pentasaccharide)

Symptomatik

- Spontanblutungen wie flächenhafte Hautblutungen, Hämatome, Hämatemesis, Hämoptoe, gastrointestinale Blutungen, Hämaturie, Hämarthros
- ungewöhnlich lang anhaltende Verletzungsblutungen
- unstillbare Blutung
- bei unklaren zerebrospinalen Zeichen wie Kopfschmerz, Meningismus, Hirndrucksymptomen, mo-

torischen und sensiblen Ausfällen bei Patienten unter Heparingabe an Hirn- bzw. rückenmarksnahe Blutungen denken

- **Anamnese**
  - gerinnungshemmende Therapie mit Heparinen oder Pentasachariden
  - interferierende Medikamente (z. B. Antiphlogistika)
- **DD**
  - Hämostasestörung durch Hemmung der Thrombozytenaggregation oder orale Antikoagulation
  - bekannte Hämophilie (Anamnese)
  - lokalisierte Blutungsursachen, z. B. Ösophagusvarizen, Magen-Darm-Ulzera, Bronchiektasen
  - hepatische Koagulopathie
- **Sofortdiagnostik**
  - Überprüfung der Herz-Kreislauf-Parameter einschließlich tastbarer peripherer Pulse unter der Fragestellung: beginnender oder manifester hämorrhagischer Schock
  - klinische Untersuchung (Blutungsquelle, Blutungstyp)

Sofortmaßnahmen

- venöser Zugang und Volumengabe mit Vollelektrolytlösung; bei Schocksymptomatik Plasmaexpander, evtl. unter Druck (s. a. * Schock, hypovolämischer)
- wenn möglich Kompressionsverband oder lokale Tamponade mit nicht haftenden Verbandsstoffen
- keine i.m. Injektionen
- bei nicht beherrschbarem Verlauf stationäre Einweisung, evtl. nach telefonischer Anmeldung bei bedrohlichem Zustand (z. B. schwere Schocksymptomatik) Transport unter Arztbegleitung
- bei stillbarer Blutung an Überwachung denken, da die Gefahr der erneuten Blutung besteht

Merke: wenn vorhanden, Gabe des Antidots Protamin; wirkt auch bei niedermolekularem Heparin, wirkt nicht bei Pentasacchariden (schrittweise Gabe, Halbwertszeit und Nebenwirkung wie z.B. Hypotonie beachten)

K. Kröger/H. Jakob/S.-P. Sommer

Blutungen bei oraler Antikoagulation

- **Definition**
  Blutungsneigung infolge iatrogen induzierter Hemmung der Blutgerinnung durch Vitamin-K-Antagonisten (z.B. Marcumar®, Coumadin®, Falithrom®)
- **Symptomatik**
  - Spontanblutungen wie flächenhafte Hautblutungen, Hämatome, Hämatemesis, Hämoptoe, gastrointestinale Blutungen, Hämaturie, Hämarthros
  - ungewöhnlich lang anhaltende Verletzungsblutungen
  - unstillbare Blutung
  - bei unklaren zerebrospinalen Zeichen wie Kopfschmerz, Meningismus, Hirndrucksymptomen: motorische und sensible Ausfälle; bei Patienten mit oraler Antiokoagulation an hirn- bzw. rückenmarksnahe Blutungen denken
- **Anamnese**
  - gerinnungshemmende Therapie (Antikoagulanzienausweis)
  - interferierende Medikamente (z.B. Antiphlogistika)
- **DD**
  - Hämostasestörung durch Hemmung der Thrombozytenaggregation oder Heparingabe
  - bekannte Hämophilie (Anamnese)
  - lokalisierte Blutungsursachen, z.B. Ösophagusvarizen, Magen-Darm-Ulzera, Bronchiektasen
  - hepatische Koagulopathie
  - Vergiftung

- **Sofortdiagnostik**
  - Überprüfung der Herz-Kreislauf-Parameter einschließlich tastbarer peripherer Pulse unter der Fragestellung: beginnender oder manifester hämorrhagischer Schock
  - klinische Untersuchung (Blutungsquelle, Blutungstyp)

Sofortmaßnahmen

- venöser Zugang und Volumengabe mit Vollelektrolytlösung; bei Schocksymptomatik Plasmaexpander, evtl. unter Druck (s. a. * Schock, hypovolämischer), Überwachung der Vitalfunktionen
- wenn möglich Kompressionsverband oder lokale Tamponade mit nicht haftenden Verbandsstoffen
- keine i.m. Injektionen
- bei nicht beherrschbarem Verlauf stationäre Einweisung, evtl. nach telefonischer Anmeldung; bei bedrohlichem Zustand (z. B. schwere Schocksymptomatik) Transport unter Arztbegleitung
- bei stillbarer Blutung an Überwachung denken, da die Gefahr der erneuten Blutung besteht

Merke: Vitamin K ist wegen des späten Wirkungseintritts kein Notfallmedikament bei oraler Antikoagulation und Blutung.

K. Kröger/H. Jakob/S.-P. Sommer

Blutung, intrazerebrale

➤ *s. *zerebraler Notfall*

Blutungen, verletzungsbedingte

➤ *s.a. *Wunden, Quetschungen, Prellungen; *Bauchtrauma, offenes; *Thoraxtrauma*

DD

- nichtverletzungsbedingte Blutungen bei angeborenen oder erworbenen Gerinnungsstörungen (z. B. Hämophilie oder Marcumarbehandlung)
- Blutungen nach Bagatellverletzungen

Sofortdiagnostik

- ist die Blutungsquelle eine Arterie oder Vene?
- ist die Blutung kreislaufwirksam?
- Ursache der Blutung (z. B. Schnittverletzung, Fraktur, Verletzung einer Körperhöhle)

Sofortmaßnahmen

- Unverzügliche Blutstillung: Kleine Wunden werden steril abgedeckt und mit leichtem Druck verbunden.
- Bei stärkerer Blutung Druckverband: Ein wenig komprimierbares Druckpolster (z. B. Bindenrolle, Verbandpäckchen) wird auf der Wunde zirkulär mit elastischen Binden unter Zug angewickelt (*cave:* Puls); zusätzlich Hochlagerung der Extremität.
- Ist der Druckverband schwierig anzulegen (Hals, Axilla, Leiste), muss die Blutung durch ständigen manuellen Druck gestillt werden bis zur definitiven Behandlung.
- bei unstillbarer Blutung Kompression der zuführenden Arterie (s. Abb. 1), niemals zuführende Arterie abklemmen
- Anlage eines großlumigen peripher-venösen Zugangs zur Infusion von kristalloiden/kolloidalen Lösungen entsprechend dem Blutverlust, ggf. Schocktherapie (s. *Schock, hypovolämischer)

- ggf. Schmerztherapie, z. B. 5 bis 7,5 bis 10 mg Piritramid i.v. oder 30 bis 50 mg Ketamin i.v. (*cave:* sympathomimetische Stimulation bei Herzkranken, Halluzinationen)

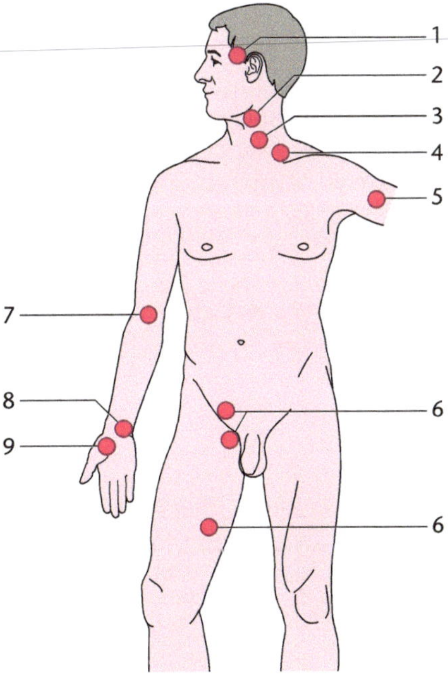

Abb. 1 Abdruckstellen bei schwerer Blutung (nach Checkliste Notfallmedizin, 3. A., Thieme Verlag 2000)
1 = A. temporalis, 2 = A. submandibularis, 3 = A. carotis, 4 = A. subclavia, 5 = A. brachialis, 6 = A. femoralis, 7 = A. cubitalis, 8 = A. ulnaris, 9 = A. radialis

- **Kinder**
  Es gelten dieselben Behandlungsrichtlinien wie bei Erwachsenen. Dosierung: Infusionsmenge 0,9 % NaCl: 20 bis 25 ml/kg KG. Schmerzmedikation: Tramadol (z. B. Tramal®) 1 mg/kg KG alle 4 bis 6 Stunden p.o., Piritramid (z. B. Dipidolor®) 0,05 bis 0,1 mg/kg KG i.v. alle 6 Stunden bei starken Schmerzen

- **Gefahren**
  - Abbinden von Extremitäten ist obsolet.
  - Die arterielle Blutsperre bleibt als Ultima Ratio für die traumatische Amputation größerer Extremitätenabschnitte (s. *Amputationsverletzungen).

S. Farkas/I. Möller (Päd.: U. Neudorf)

Blutungen während der Schwangerschaft

- **Definition**
  Im Rahmen einer Schwangerschaft auftretende vaginale Blutungen
  ✓ Ätiologie: Extrauteringravidität, Abortus completus/incompletus, Abortus imminens/incipiens, Placenta praevia, Plazentalösung, Portioektopie, Zervixpolyp, Tumor, Randsinusblutung

Sofortmaßnahmen

- venöser Zugang, Volumensubstitution
- bei Schocksymptomatik: Schocktherapie (s. *Schock, hypovolämischer)
- sofortiger Transport in eine geburtshilfliche Klinik

speziell s. u.:
*Abort
*Extrauteringravidität

*Placenta praevia
*Plazentalösung

M. Schmidt/R. Kimmig

Blutungsneigung

Definition

Blutungsbereitschaft infolge gestörter Blutstillung (Hämostase).

✓ Ätiologie: Angeborene oder erworbene Störungen des Gefäß- oder Thrombozytenmechanismus, Thrombozytopenie (primäre Hämostase) bzw. des plasmatischen Systems: Gerinnung, Fibrinolyse, Inhibitoren (sekundäre Hämostase)

Symptomatik

- Spontanblutungen oder ungewöhnlich lang anhaltende Verletzungsblutungen
- petechiale oder Purpura-förmige Haut- und Schleimhautblutungen (primäre Hämostase)
- flächenhafte Hautblutungen, Hämatome, Gelenkblutungen (sekundäre Hämostase)

Anamnese

- zur Blutung disponierende Grunderkrankung, z.B. Neoplasie des blutbildenden Systems
- Blutungsanamnese (Blutungen nach Operationen oder Bagatellverletzungen)

DD

Lokalisierte Blutungsursachen, z.B. Ösophagusvarizen, Magen-Darm-Ulzera, Bronchiektasen

Sofortdiagnostik

- klinische Untersuchung mit Inspektion (Blutungstyp), Auskultation, Perkussion und Palpation (Lymphknoten, Leber, Milzvergrößerung)

- Überprüfung der Herz-Kreislauf-Parameter einschließlich tastbarer peripherer Pulse unter der Fragestellung: hämorrhagischer Schock?
- Medikamentenanamnese!

Sofortmaßnahmen
- Lagerung
- Sauerstoffgabe
- fortlaufende Überwachung der Vitalfunktionen (RR, EKG, SpO_2)
- bei hypovolämischem Schock, Bewusstseinseintrübung, unkontrollierbaren Blutungen im HNO-Bereich ggf. Intubation

Kinder

Bei jungen Säuglingen mit massiver Blutung an Vitamin-K-Mangelblutung denken, besonders, wenn sie voll gestillt werden! Sofortmaßnahmen: neben Schocktherapie 2 mg Vitamin K (z. B. Konakion®) langsam i.v.

S.-P. Sommer/H. Jakob (Päd.: B. Kremens)

Botulismus

Definition

Intoxikation (meist Lebensmittelvergiftung) durch Neurotoxine des anaeroben Sporenbildners *Clostridium botulinum*

Symptomatik
- ca. 12–36 h (gelegentlich Tage) nach Giftaufnahme Mydriasis, Mundtrockenheit, dann Augenmuskellähmungen (Doppelbilder), Ptosis, Schluckstörungen (Heiserkeit), schließlich schnell fortschreitende symmetrische, absteigende schlaffe Lähmung bis hin zur Atemlähmung
- außerdem Übelkeit, Erbrechen, Bauchschmerzen
- keine Sensibilitätsstörungen

- **Anamnese**
  - Verzehr von Konserven (Fleisch, Fisch, Hülsenfrüchte) und Wurst, meist aus eigener Herstellung
  - besonderer Verdacht bei aufgetriebenen Konserven (Gasbildung); häufig, aber nicht immer Geruch nach Buttersäure
  - häufig Gruppenerkrankung
- **DD**
  - Atropin- und Solaninvergiftung
  - Myasthenia gravis
  - zerebrovaskulärer Insult
  - Guillain-Barré-Syndrom
  - Lambert-Eaton-Syndrom
  - Schwermetallvergiftung
  - Enzephalitis
- **Sofortdiagnose**
  - Anamnese
  - neurologischer Status
  - Status von Atmung und Kreislauf
  - Asservierung von Erbrochenem und verdächtigen Lebensmitteln

Sofortmaßnahmen
- Überwachung und Sicherung der Atmung, falls nötig Intubation und Beatmung
- venöser Zugang
- sofortige Aufnahme in Klinik mit adäquater Therapiemöglichkeit
- keine Antibiotika

- **Kinder**
  - Erkrankung wie bei Erwachsenen, ebenso Therapie
  - Säuglingsbotulismus: Keimvermehrung und Toxinbildung im Darm nach Aufnahme erregerhaltiger Nahrung (häufig Honig), ausgeprägte Trinkschwäche

- **Gefahren**
  - stärkstes bekanntes Toxin
  - Wundbotulismus: sehr selten, Toxinbildung in infizierter Wunde
  - iatrogen nach BOTOX®-(Botulinumtoxin-A-)Applikation: bei systemischer Intoxikation Symptome wie oben – nicht unmittelbar nach Injektion

Besonderheiten: Verdacht, Erkrankung und Tod durch Botulismus sind meldepflichtig.

K. D. Müller

Brustentzündung (außerhalb der Laktationsphase)

➤ *s. *Mastitis nonpuerperalis*

Brustkorbverletzung

➤ *s. *Thoraxtrauma*

Brustschmerzen, akute (Thoraxschmerz)

- **Definition**
  Akut einsetzender Schmerz im Bereich des Brustkorbes unterschiedlicher Ursache

- **Symptomatik**
  Plötzlich einsetzender, starker thorakaler Schmerz mit:
  - primärer Lokalisation zwischen den Schulterblättern (DD: Aortendissektion)
  - Ausstrahlung in den Arm oder den Unterkiefer (DD: Myokardinfarkt)
  - starker vegetativer Symptomatik mit Schwitzen, Übelkeit und Erbrechen (DD: Hinterwandinfarkt)
  - plötzlich einsetzender Luftnot (DD: Lungenembolie, Pneumothorax)
  - Atemabhängigkeit (akute Pleuritis)

- **Anamnese**
  - erstmaliges Auftreten der Beschwerden
  - bekannte koronare Herzerkrankung
  - arterielle Hypertonie
  - bekannte Thromboseneigung oder stattgehabte Lungenembolien
  - kardiale Risikofaktoren
- **DD**
  - Myokardinfarkt
  - Perikarditis
  - Aortendissektion
  - Lungenembolie
  - Pneumothorax
  - Tietze-Syndrom (Kostochondrodynie)
  - Da-Costa-Syndrom (psychogener Thoraxschmerz)
  - Ösophagitis
- **Sofortdiagnostik**
  - Anamnese
  - klinische Untersuchung
  - EKG

Sofortmaßnahmen
- venöser Zugang
- ggf. Analgesie
- weiteres Vorgehen abhängig von der Ursache
- Klinikeinweisung

- **Kinder**

  Am häufigsten somatoforme, autonome Störung, die ggf. jugendpsychiatrisch angegangen werden muss. Muskuloskeletale (Myalgia epidemica), pulmonale (Pneumonie mit/ohne Pleuritis), gastrointestinale oder kardiale Ursachen sind demgegenüber selten. Kardiale Ursachen: Perikarditis, Bland-White-Garland-Syndrom, hypertroph-obstruktive Kardiomyopathie. In

Zweifelsfällen Klinikeinweisung zur Klärung der Diagnose. Zur Schmerzbehandlung: Metamizol – Novalgin® 15 mg/kg KG alle 4 bis 6 Stunden langsam i.v. oder Tramadol – Tramal® 1 mg/kg KG alle 4 bis 6 Stunden p.o., i.v.

- **Gefahren**
  - Herzrhythmusstörungen bei z. B. Myokardinfarkt
  - Herz-Kreislauf-Versagen bei z. B. Myokardinfarkt
  - Aortendissektion
  - lebensbedrohliche Hypoxie bei Spannungspneumothorax
  - hypovolämischer Schock (Aortenruptur)

H. Wieneke (Päd.: A. A. Schmaltz)

Brustschmerzen (Mastodynie)

- **Definition**
  Auftreten von zyklischen (prämenstruellen) Beschwerden, meistens in beiden Mammae, oder azyklische Beschwerden, meistens unilateral
- **Symptomatik**
  Äußerlich meist unauffällige Mammae, entweder spontan schmerzhaft oder berührungsempfindlich
- **Anamnese**
  Auftreten von Beschwerden vor der Periode, meistens beidseitig, oder zyklusunabhängige Beschwerden, meistens unilateral
- **DD**
  - Für die zyklischen und zyklisch verstärkten Brustschmerzen spielt eine Rolle, ob diese Beschwerden ohne oder mit tastbaren Veränderungen der Brust einhergehen. Ist Letzteres der Fall, so ist ein Malignom auszuschließen (Mammographie, Mamma-Sonographie), Zysten sind ggf. zu punktieren und das Punktat ist zytologisch zu untersuchen.

- Bei nichtzyklischen Schmerzen sind folgende Ursachen möglich: Operationsnarben, Trauma (Hämatom, Rippenfraktur, Fettgewebsnekrose), chronische Entzündung, Mammakarzinom, Mondor-Syndrom, Schmerzen, die von der Thoraxwand ausgehen (Tietze-Syndrom, kardiale Schmerzen, Pleuraschmerzen, Interkostalneuralgie, Lungenembolie).

Sofortdiagnostik

- Inspektion und Tastuntersuchung der Brust zur Beurteilung der strukturellen Gegebenheiten
- Tastbefund der Axilla
- Ultraschall der Mammae und axillär

Sofortmaßnahmen

- nach Ausschluss einer suspekten Mammaveränderung kühlende Umschläge (z.B. Progestogel®), Agnus castus (z.B. Mastodynon®), fester BH, Prolaktinhemmer, je nach Verträglichkeit ½ bis 3 Tabl. Pravidel® oder Dopergin® täglich oder Winobanin® 200 bis 600 mg täglich
- bei Tumorverdacht sofortige Überweisung in eine gynäkologische Fachabteilung

Gefahren

Übersehen eines Mammakarzinoms oder einer kardiovaskulären Erkrankung bei linksseitigem Befund

A. E. Schindler

Cephalgie

➤ s. *Kopfschmerzen

Chemotherapie, Erbrechen

➤ s. *Erbrechen, zytostatikainduziertes

Cholezystitis, akute

Definition

Entzündung der Gallenblase, meist als Folge eines Steinleidens

✓ Ätiologie/Pathogenese; Meist Einklemmung eines Steins im Gallenblasenhals oder Ductus cysticus mit Stau, Hydrops und nachfolgender bakterieller Infektion (Empyem), selten als Folge dyskinetischer Störungen des Gallengangsystems

Symptomatik

Charcot-Trias

1. Druckgefühl im Bereich des rechten Oberbauchs, evtl. heftige Schmerzen, die in die rechte Schulter ausstrahlen können
2. Fieber
3. Ikterus

- Übelkeit und Erbrechen
- evtl. tastbarer Tumor am rechten Rippenrand (Hydrops oder Empyem)
- evtl. klinisches Bild eines *akuten Abdomens mit Abwehrspannung, Stuhl- und Windverhaltung und evtl. Schocksymptomatik (bei Perforation der Gallenblase)
- bekanntes Gallensteinleiden

DD

- Möglich sind alle Akuterkrankungen im Abdominalbereich, v.a. Perforationen des Magen-Darm-Trakts, akute Appendizitis, akute Pankreatitis.

- Auszuschließen ist immer ein Myokardinfarkt sowie eine akute Rechtsherzinsuffizienz (Halsvenenstauung).

- **Sofortdiagnostik**
  - anamnestische Angaben (Fieber, Schmerzen im rechten Oberbauch, evtl. Ikterus)
  - klinische Untersuchung mit Palpation etc.
  - evtl. Blutbild (meist starke BSG-Erhöhung, Leukozytose)
  - Blutzuckertest

Sofortmaßnahmen
- venöser Zugang, Vollelektrolytlösung
- Schmerzbehandlung mit Spasmolytica (Buscopan®) i.v. und Metamizol (1 Amp. Novalgin®) i.v.
- bei *akutem Abdomen s.d.
- stationäre Einweisung

Cave: Wegen der hohen Perforationsgefahr erfolgt auch bei nur gering ausgeprägter Symptomatik oder bei Fieber immer die stationäre Einweisung.

- **Kinder**
  Bei Kindern insgesamt sehr selten, als Folge von aszendierender oder hämatogener Infektion.
  Es gelten dieselben Behandlungsrichtlinien wie bei Erwachsenen. Dosierung: Metamizol (z.B. Novalgin®) 15 mg/kg KG alle 4 bis 6 Stunden langsam i.v.

S. Farkas/U. Hoffmann (Päd.: U. Neudorf)

Cluster-Kopfschmerz

- **Definition**
  In größeren Zeiträumen gehäuft (Cluster) auftretende, streng unilaterale Gesichts- und Kopfschmerzen

- **Symptomatik**
  - heftigster Schmerz retro- und periorbital
  - Schmerz auch frontal und temporal
  - Rhinorrhoe
  - Lakrimation
  - Ptose, gerötetes Auge
  - keine Übelkeit, kein Erbrechen
  - motorische Unruhe
- **Anamnese**
  - frühere Cluster-Attacken
  - Schmerzattacken meist bei Nacht
  - Alkohol als Triggerfaktor (auch in geringen Mengen)
- **DD**
  - Migräne (seitenwechselnder Kopfschmerz)
  - Trigeminus-Neuralgie (auf anatomisches Versorgungsgebiet des N. trigeminus beschränkt)
  - Sinusitis frontalis (Dauerschmerz)
  - Orbitalphlegmone (hohe BSG, Leukozytose)
- **Sofortdiagnostik**

  Keine

Sofortmaßnahmen

- wenn vorhanden, O_2 inhalieren lassen, 7 bis 8 l/Minute
- Triptane nasal (z.B. Zolmitriptan, AscoTop® Nasenspray) oder Sumatriptan, z.B. Imigran®, 6 mg s.c.

  Merke: Die meisten gängigen Migränemittel und Analgetika sind beim Cluster-Kopfschmerz ohne Wirkung. Bei gehäuften Attacken Prophylaxe mit Kortison (1 bis 2 Wochen), Lithium, Calciumantagonisten (Verapamil®), Topiramat

- **Gefahren**
  Missbrauch von Prednison

H.-C. Diener

Coma diabeticum

- **Definition**
  Schwere diabetische Stoffwechselentgleisung mit oder ohne neurologische Symptome.
  ✓ Ätiologie/Pathogenese; Absoluter oder relativer Insulinmangel. Meistens ketoazidotische Hyperglykämie bei Typ-I-Diabetes. Bei insulinpflichtigen Diabetikern: zu niedrige Insulindosis, Begleitkrankheiten, Traumen. Hyperosmolares Koma ohne Azidose bei Typ-2-Diabetes nach meist längerfristiger, inadäquater antiglykämischer Therapie

- **Symptomatik**

	Diabetische Ketoazidose	Hyperosmolares Koma
tiefe und schnelle Atmung (Kussmaul)	+	–
Bewusstseinseinschränkung	+	–
Azetongeruch	+	+
Hypotonie	+	+
Tachykardie	+	+
Dehydratation; rote, trockene Haut, weiche Bulbi	+	+
abgeschwächte Reflexe	+	–
herabgesetzter Muskeltonus	–	+
Muskelkrämpfe	–	+

■ **Anamnese**

Meist ist eine Diabetes-Anamnese bekannt. Ein bis mehrere Tage zuvor:

- Polyurie
- Durst
- Inappetenz
- Übelkeit, Erbrechen
- Leibschmerzen

■ **DD**

- diabetische Ketoazidose
- hyperosmolares Koma (normale Atmung)
- laktatazidotisches Koma (nicht Diabetes-spezifisch); auslösende Faktoren: Pankreatitis, Sepsis, Nieren- und Leberinsuffizienz
- hypoglykämisches Koma
- akutes Abdomen (z. B. Pseudoperitonitis diabetica)
- Coma uraemicum

Daneben ist an internistische Erkrankungen mit Bewusstseinsverlust (z.B. apoplektischer Insult [s. *Schlaganfall], *Coma hepaticum) sowie an Intoxikationen zu denken.

■ **Sofortdiagnostik**

- Anamnese und Fremdanamnese
- klinische Untersuchung mit Inspektion, Auskultation, Perkussion und Palpation. Diagnose Coma diabeticum bei Diabetes (Vorgeschichte) im Allgemeinen nicht schwer. Richtungweisend sind: Kussmaul-Atmung mit Azetongeruch, weiche Bulbi und flacher, schneller Puls
- Überprüfung der Herz-Kreislauf-Parameter
- Messung der Körpertemperatur
- Blutzucker-Schnelltest (Glukometer)

Sofortmaßnahmen

- venöser Zugang
- 500 ml 0,9 %ige NaCl-Lösung und Kaliumsubstitution (Richtwert 10 mval/Stunde)
- 0,2 IE/kg Normalinsulin Human i.v. oder i.m. Parallel: Insulin 10 IE als Bolus i.v.
- bei Verzögerung der stationären Behandlung über 2 Stunden: 4 bis 6 IE/Stunde über Perfusor
- Blutzucker nicht unter 250 mg/dl absenken, Kontrolle mit Glukometer
- stationäre Einweisung nach telefonischer Anmeldung, Transport mit NAW

- **Kinder**
  - bei schwerer Dehydratation: Infusion mit 0,9 %iger NaCl-Lösung 10 bis 20 ml/kg KG/Stunde in der 1. Stunde; bei Verzögerung des Transports oder bei leichter Dehydratation weiter mit 6 ml/kg KG/Stunde (3 bis 9 kg), 5 ml/kg KG/Stunde (10 bis 20 kg), 4 ml/kg KG/Stunde (> 20 kg, max. 250 ml/Stunde)
  - Insulinsubstitution: Normalinsulin Human 0,1 IE/kg KG/Stunde i.v. (Perfusor)
  - Kalium nach Wiedereinsetzen der Diurese: 1 mmol K^+/kg KG/Stunde (der Infusion zusetzen)
  - sofortige stationäre Einweisung, Transport mit Arztbegleitung

- **Gefahren**
  - bei älteren Menschen an Komplikationen durch Pneumonie, Myokardinfarkt, zerebrovaskuläre Insulte denken! Koma-Auslöser (Infekt, Diarrhoe, Diuretika)?
  - nicht auf renale Glukose-Ausscheidung (Teststreifen) verlassen! (Bei Oligurie und Polyurie < 1 % Glukose im Harn)

- Über die Schwere der Ketoazidose sagt die Ketonurie nichts aus.
- Bikarbonat-Gabe nur bei pH < 7,0

K. Mann (Päd.: B. P. Hauffa)

Coma hepaticum

Definition

Bewusstseinsstörung als Folge einer Enzephalopathie bei Leberfunktionsstörung. Unterschieden werden ein *akutes Koma* bei fulminantem Leberversagen und ein *chronisch-rezidivierendes/persistierendes Koma* bei chronischen Lebererkrankungen (meist Zirrhose).

✓ Ätiologie/Pathogenese; akutes Leberkoma: z. B. bei fulminanter Virushepatitis, toxischer Leberschädigung. Rezidivierende Episoden des chronischen Komas auf dem Boden einer Leberzirrhose werden meist ausgelöst durch Infekte, gastrointestinale Blutungen, Diuretika. Die zentralnervösen Pathomechanismen sind nicht genau bekannt.

Symptomatik

- *neurologische Symptome* (obligat):
  4 Komastadien:
  Stadium 1: Verlangsamung, verwaschene Sprache, aber noch orientiert, Übelkeit. Flapping (grobschlägiger Tremor, v. a. bei Dorsalflexion in Handgelenk) kann noch fehlen
  Stadium 2: Somnolenz, Verwirrtheit, inadäquate und desorientierte Reaktionen. Flapping fast immer nachweisbar
  Stadium 3: Patient schläft, ist aber noch weckbar und reagiert noch auf Reize. Flapping kann noch nachweisbar sein
  Stadium 4: Stadium des eigentlichen Komas, d. h. nicht erweckbar, keine Reaktion auf Schmerzreize. Kein Flapping mehr

- *weitere Symptome* (fakultativ):
  Foetor hepaticus, Ikterus, Leberhautzeichen, Aszites

- **Anamnese**
  - Hepatitis
  - Schwangerschaft
  - chronische Lebererkrankung/Zirrhose
  - Alkoholanamnese
  - Medikamente
  - Toxine
  - Halothannarkose

  Bei bekanntem chronischem Koma: gastrointestinale Blutung? Infekte? Diuretika?

- **DD**
  - renale, kardiopulmonale, metabolische Insuffizienz
  - diabetisches und hypoglykämisches Koma
  - Sepsis
  - Alkoholentzugsdelir
  - Medikamentenwirkungen
  - Wernicke-Korsakow-Syndrom
  - subdurales Hämatom etc.

- **Sofortdiagnostik**
  - Abschätzung der Komatiefe (s. Stadieneinteilung)
  - Blutzuckerschnelltest (Hypoglykämie typisch bei Leberkoma, aber DD hypoglykämisches Koma!)
  - rektal-digitale Untersuchung (Teerstuhl am palpierenden Fingerling?)
  - körperliche Untersuchung: Hinweise auf Schädelhirnverletzung?

Sofortmaßnahmen
- Sicherung der Atemwege (evtl. Intubation)
- venöser Zugang
- sofortige Klinikeinweisung mit Arztbegleitung bei jedem neu aufgetretenen Koma (unabhängig vom Stadium) und bei jeder Befundverschlechterung einer bekannten chronischen Enzephalopathie

- **Gefahren**
  - Jedes akute hepatische Koma ist ein Notfall, der ein fulminantes Leberversagen anzeigt und umgehender intensivmedizinischer Behandlung bedarf.
  - bei chronischem Koma: Fahrtauglichkeit auch im Stadium 1 nicht mehr gegeben!
  - Gummihandschuhe (Hepatitisgefahr!)

P. Layer/G. Gerken

Coma hypoglycaemicum

➤ *s. *Hypoglykämie*

CPR (kardiopulmonale Reanimation)

➤ *s. Lebensrettende Maßnahmen, Vorspann, Seite 29*

Crampi

➤ *s. *Waden-/Muskelkrämpfe*

Darmverschluss

➤ *s. *Ileus*

Dehydratation

➤ *s. *Exsikkose*

Delir

Definition

Symptomatische, reversible Psychose typischer Symptomatologie

✓ Ätiologie/Pathogenese; Alkoholabhängigkeit (Auftreten typischerweise im Entzug), Medikamenten- und Drogenmissbrauch (typischerweise Auftreten in der Intoxikation), zerebrale Minderdurchblutung (Auftreten typischerweise in der Nacht), im Rahmen von Infektions- und Stoffwechselerkrankungen

Symptomatik

- Desorientiertheit
- Halluzinationen
- Suggestibilität
- Verkennung der Umgebung
- Auffassungsstörungen
- Unruhe
- evtl. vegetative Auffälligkeiten (Tachykardie, Schwitzen, Tremor etc.)

Anamnese

- Alkohol-, Drogen- und Medikamentenanamnese (z.B. Antidepressiva, Stimulanzien, Rauschdrogen)
- Hinweise auf Stoffwechsel- oder Infektionskrankheiten (insbesondere bei Fieber)
- Hinweise auf vaskuläre oder degenerative zentralnervöse Erkrankung

DD

Das voll ausgebildete delirante Syndrom bietet keine differentialdiagnostischen Schwierigkeiten, bei inkompletten Zustandsbildern Abgrenzung zu endogenen Psychosen (psychiatrische Anamnese).

- **Sofortdiagnostik**

Körperliche Untersuchung (vegetative Begleiterscheinungen, Hinweise auf Infektions- und Stoffwechselerkrankungen)

Sofortmaßnahmen

- Haloperidol (Haldol®) 5 mg oral, i.m. oder i.v., ggf. zur Dämpfung/Sedierung zusätzlich Pipamperon (Dipiperon®) 20 mg
- Clomethiazol (Distraneurin®) 0,2 bis 0,4 g (1 bis 2 Kps.)
  oder
  Diazepam (Valium®) 10 bis 15 mg i.v. (Gefahr der zentralen Atemdepression)
- *cave:* Medikamente, die selbst ein Delir verursachen können (Substanzen mit anticholinerger Wirkkomponente)
- Kliniktransport mit Arztbegleitung

- **Kinder**

Flüchtige delirante Zustände sind bei hochfieberhaften Infekten im Kindesalter häufig. Eine spezifische Therapie ist außer der Behandlung der Grundkrankheit/Antipyrese in diesen Fällen meist nicht erforderlich.

M. Gastpar/M. Schieder (Päd.: H.-T. Jansen)

Depression

- **Definition**

Störung der Affektivität mit trauriger, gedrückter oder niedergeschlagener Stimmung, Freudlosigkeit und rascher Erschöpfbarkeit

✓ Ätiologie/Pathogenese; Als normale oder abnorme Reaktion auf psychische Belastungen, im Rahmen neurotischer und psychosomatischer Erkrankungen, bei Suchtkrankheiten, bei schizophrenen Psychosen, bei affektiven Psychosen, bei akuten oder chronischen Erkrankungen des ZNS, als Reaktion auf körperliche Erkrankungen, medikamentös induziert (z.B. zentral angreifende Antihypertensiva), bei internistischen Erkrankungen

- **Symptomatik**
  - depressive Verstimmung
  - Unfähigkeit, sich zu freuen
  - vermindertes Interesse an Aktivitäten
  - Angst und innere Unruhe
  - Müdigkeit, Energieverlust, teilweise aber auch psychomotorische Unruhe
  - Konzentrationsstörungen
  - gehemmtes Denken
  - evtl. Appetitabnahme, Gewichtsverlust
  - Schlafstörungen
  - Libidoverlust
  - evtl. Verarmungs-, Versündigungs-, Schuldideen (können wahnhaftes Ausmaß erreichen)
  - wiederkehrende Gedanken an den Tod, Suizidgedanken

- **DD**

  Da es sich bei der Depression um einen Symptomenkomplex handelt, der im Rahmen vieler psychiatrischer und somatischer Erkrankungen auftreten kann, gibt es keine Differentialdiagnose.

- **Sofortdiagnostik**
  - psychiatrische Anamnese
  - Medikamenten-, Alkohol-, Drogenanamnese
  - körperliche und neurologische Untersuchung
  - Abklärung der Suizidalität

Sofortmaßnahmen
- Bei Angst, Unruhe oder Schlafstörungen können vorübergehend Tranquilizer (z.B. Praxiten®) verordnet werden.
- bei akuter Suizidalität und schwerer Symptomatik (depressiver Stupor, depressive Wahninhalte, hochgradige Unruhe): Klinikeinweisung
- sonst psychiatrische Weiterbehandlung einleiten

- **Kinder**

Bei Kindern mit unklaren körperlichen Beschwerden und (aggressiven) Verhaltensauffälligkeiten sollte auch an das Vorliegen eines depressiven Syndroms gedacht werden.

M. Gastpar/M. Schieder (Päd.: H.-T. Jansen)

Dermatitis exfoliativa Ritter v. Rittershain

➤ *s. *Lyell-Syndrom, staphylogenes*

Dermatitis solaris

- **Definition**

Akute Verbrennung nach UV-Exposition, Synonym: „Sonnenbrand"

- **Symptomatik**
  - schmerzhafte Erytheme an lichtexponierten Arealen
  - reduziertes Allgemeinbefinden
  - Fieber, Schüttelfrost

- **Anamnese**

UV-Exposition 6 bis 8 Stunden vor ersten Symptomen.

- **DD**
  - (photo-)toxische Dermatitis
  - allergische Kontaktdermatitis

- **Sofortdiagnostik**
  - Anamnese
  - klinische Inspektion
  - Messung der Körpertemperatur

Sofortmaßnahmen
- topisch: Glukokortikoide, z. B. Advantan® Milch
- nichtsteroidale Antiphlogistika, z. B. 100 mg Indometacin
- schwere Fälle:
  - venöser Zugang
  - Glukokortikoide, z. B. 100 mg Prednisolonäquivalent i.v.
  - Flüssigkeitssubstitution

- **Kinder**
  Klinikeinweisung bei ausgeprägtem Befund
- **Gefahren**
  - Superinfektion bis zur Sepsis
  - narbige Abheilung

J. Dissemond

Desorientiertheit

- **Definition**
  Fehlen der Fähigkeit, sich in Raum, Zeit oder in Bezug auf die eigene Person zu orientieren
  ✓ Ätiologie/Pathogenese; chronische organische Psychosen (Demenzen), akute organische Psychosen (zerebrale Minderdurchblutung, Stoffwechselstörungen, postiktaler Dämmerzustand etc.), bei endogenen Psychosen (bedingt durch Einengung auf innerpsychisches Erleben).
- **Symptomatik**
  - Unfähigkeit, Angaben zur eigenen Person zu machen (autopsychische Orientierung)

- Unfähigkeit zur Bestimmung des gegenwärtigen Aufenthaltsortes (örtliche Orientierung)
- Unfähigkeit, eine gegebene Situation zu verstehen (situative Orientierung)
- Unfähigkeit zur Bestimmung der Zeit: Tag, Monat, Jahr, Jahreszeit (zeitliche Orientierung)

■ **Anamnese**
- psychiatrische Anamnese
- Beginn der Symptomatik (schleichend/akut)
- Dauer der Symptomatik (lange bestehend/neu aufgetreten)
- Alkohol-, Drogen-, Medikamentenanamnese

■ **DD**
- Sprachstörungen (auf Wortverwechslungen etc. achten)
- grob-hysterisches Verhalten

■ **Sofortdiagnostik**
- Bei Verdacht auf Desorientiertheit muss der Patient genau zu den verschiedenen Orientierungsqualitäten befragt werden.
- psychiatrische Anamnese
- Alkohol-, Drogen-, Medikamentenanamnese
- Hinweise auf zerebrovaskuläre Störungen
- neurologische Untersuchung

Sofortmaßnahmen
- Bei lange bestehender Desorientiertheit ist keine Akutbehandlung erforderlich, außer bei Auftreten weiterer Symptome wie Erregtheit, Angst, Halluzinationen etc.
- bei akut aufgetretener Desorientiertheit: Klinikeinweisung zur Diagnostik und Therapie

M. Gastpar/M. Schieder

Diabetisches Koma

➤ *s. *Coma diabeticum*

Dialysekomplikationen

- **Definition**
  Komplikationen (akute Krankheitsbilder), die bei Patienten unter chronischer Hämo- oder Peritonealdialyse auftreten

- **Symptomatik**
  - Atemnot, „fluid lung" etc. als Zeichen der Überwässerung
  - Herzrhythmusstörungen (Bradykardie mit Blockbildung, z.B. bei Hyperkaliämie)
  - Hypotonie bei zu starkem Volumenentzug
  - hypertensive Notfälle bei Hypervolämie
  - Shuntprobleme (Verschlüsse, Entzündungen)
  - Peritonitis bei Patienten mit kontinuierlicher Peritonealdialyse

Sofortmaßnahmen

- Dialysepatienten mit Komplikationen sollten nach notwendiger Erstversorgung bei bedrohlichen Krankheitsbildern (z.B. *Atemnot, akute, *hypertensiver Notfall) umgehend in ein Dialysezentrum transportiert werden.
- Bei Unsicherheit ist mit dem Dialysezentrum Verbindung aufzunehmen und die Entscheidung über das weitere Vorgehen nach Rücksprache mit dem Spezialistenteam zu treffen.
- Maßnahmen bei Hyperkaliämie und Überwässerung s. *Nierenversagen, akutes (ANV)

A. Kribben/Th. Philipp

Diphtherie

- **Definition**
  Bakterielle Infektion durch Corynebacterium diphtheriae

- **Symptomatik**
  – Rachendiphtherie: grau-weiße Beläge der Tonsillen, die auf Gaumenbögen übergreifen, teilweise blutige Auflagerungen
  – regionale Lymphknotenschwellungen
  – süßlicher Foetor
  – bei Lokalisation der Pseudomembran am Kehlkopf (diphtherischer Krupp): bellender Husten, Heiserkeit, Aphonie, inspiratorischer Stridor, Fieber

Anamnese

  – allgemeines Krankheitsgefühl
  – Fieber
  – Kontakt zu Diphtheriepatienten
  – fehlende Schutzimpfung

- **DD**
  – Angina lacunaris
  – Angina Plaut Vincenti
  – infektiöse Mononukleose

- **Sofortdiagnostik**
  – klinische Diagnose (Problem ist die Seltenheit)
  – Rachenabstrich

Sofortmaßnahmen

- Sicherung der Atemwege
- *Diphtherie-Antitoxingabe* (20 000 bis 40 000 IE für pharyngeale oder laryngeale Manifestation, 40 000 bis 60 000 IE bei nasopharyngealer Erkrankung und 80 000 bis 120 000 IE bei diffuser Nackenschwellung, intravenöse Gabe des Antitoxins über 60 Minuten; *cave:* allergische Reaktion auf das Pferde-Fremdeiweiß)
- *antibiotische Therapie* (Penicillin G 25 000 bis 50 000 IE/kg/Tag oder Erythromycin 40 mg/kg/Tag)
- Antitoxin und Antibiotika werden in Kombination gegeben

Gefahren
- Diphtherietoxin-induzierte Myokarditis
- Lähmungen
- Nephritis

U. Neudorf

Diskusprolaps

➤ *s. *Bandscheibenvorfall*

Doppelbildwahrnehmung, akute

Definition

Plötzlich auftretendes Doppelbildsehen; eine Augenmuskellähmung liegt vor, wenn das Doppelbildsehen bei Okklusion eines Auges verschwindet. Doppelbilder, die bei Okklusion eines Auges bestehen bleiben, sind monokulare Doppelbilder.

Symptomatik
- Bei einer Augenmuskellähmung kann die Lage der Doppelbilder zueinander unterschiedlich sein; in

ausgeprägten Fällen kann Schwindel auftreten, der bei Abdecken eines Auges verschwindet.
- Bei monokularer Doppelbildwahrnehmung wird das Doppeltsehen bei Abdecken eines Auges nicht verschwinden.

Anamnese

- Eine Augenmuskellähmung kann infolge eines Traumas, einer Infektionskrankheit, eines Hirntumors, einer immunologischen oder vaskulären Erkrankung auftreten.
- Monokulare Doppelbilder können durch Linsentrübung oder Linsensubluxation hervorgerufen werden.

DD

Es handelt sich um ein Leitsymptom unterschiedlicher Genese. Ursächlich kommen infrage:
- Trauma
- Infektionskrankheit (Meningitis)
- zerebraler Insult
- *Hirntumor
- immunologische oder vaskuläre Grunderkrankung
- Linsentrübung bzw. Linsensubluxation

Sofortdiagnostik

- Inspektion mit Abdecken eines Auges und Prüfung der äußeren Augenmuskeln
- neurologische Untersuchung
- bei Trauma Beurteilung von Bewusstseinslage und Kreislaufsituation

Sofortmaßnahmen

- bei Trauma (z.B. v.a. Orbitafraktur) zunächst Einweisung in eine Augenklinik zum Orbita-Computertomogramm
- bei allen anderen Verdachtsdiagnosen (z.B. onkologischer bzw. internistischer Art) Einweisung in eine entsprechende Fachabteilung zur neurologischen Untersuchung und MRT

Kinder

Eine Störung der Augensensorik tritt als Strabismus acutus Franceschetti vorwiegend im Kleinkindesalter, etwa nach dem 2. Lebensjahr, auf.

Geriatrische Aspekte

- Untersuchung zum Ausschluss eines Tumors, einer Gefäßerkrankung, einer immunologischen Erkrankung oder einer Infektion ist erforderlich
- Eine spaltlampenmikroskopische Untersuchung zur Diagnostik einer Linsentrübung oder Linsensubluxation ist zur Klärung von monokularen Doppelbildern notwendig.

Gefahren

Die Ursachenermittlung muss in allen unklaren Fällen wiederholt werden, um einen fortschreitenden zerebralen Prozess auszuschließen.

K.-B. Mellin

Dreitagefieber

Definition

Akute Viruskrankheit durch das humane Herpesvirus Typ 6 (HHV-6).

Symptomatik

- HHV-6-Infektionen manifestieren sich unterschiedlich je nach Alter und Immunkompetenz.

- Die klassische Erkrankung ist das Dreitagefieber: plötzlicher Krankheitsbeginn mit hohen Temperaturen ohne spezifische klinische Zeichen. Kritische Entfieberung nach 3 Tagen mit Auftreten eines rosaroten, feinfleckigen, rubeoliformen Exanthems

- **Anamnese**
  Hohes Fieber beim Kleinkind ohne klinisch fassbaren Befund

- **DD**
  - in der Fieberperiode andere Infektion wie Harnwegsinfekte, Pneumonie, Meningitis
  - nach Exanthembeginn: Röteln, Masern, unspezifisches Virusexanthem

- **Sofortdiagnostik**
  - Anamnese
  - klinisches Bild

Sofortmaßnahmen
Fiebersenkung mit Paracetamol oder Ibuprofen (s. *Fieber im Kindesalter)

- **Gefahren**
  Fieberkrampf

U. Neudorf

Duodenalperforation

➤ *s. *Magen-/Duodenalperforation*

Durchfälle, akute

- **Definition**
  Absetzen von mehr als drei konsistenzverminderten Stühlen pro Tag.

✓ Ätiologie/Pathogenese; Vielfältig: alimentär, toxisch, infektiös, allergisch, aber auch hormonell oder medikamentös

- **Symptomatik**
  - s. Definition
  - abdominale Krämpfe
  - ggf. Fieber
  - ggf. Erbrechen
  - ggf. Exsikkose
- **Anamnese**
  - meist plötzlicher Beginn, die Symptome bestehen meist nur wenige Tage und sind selbstlimitierend
  - Nahrungsmittelanamnese? Intoxikation (Pilze etc.)
  - Medikamentenanamnese? Speziell bei oder nach Antibiotikatherapie (vor allem Lincomycin, Clindamycin, Ampicillin) an pseudomembranöse Kolitis denken!
  - Auslandsaufenthalt? Umgebungserkrankung?
- **DD**

  Es handelt sich um ein Leitsymptom, für das eine Vielzahl an Ursachen in Betracht kommt (s. a. Ätiologie und Pathogenese). Nach Pilzmahlzeiten ist immer eine Vergiftung in Erwägung zu ziehen.

  Hinweis:
  - Osmotische, alimentäre Durchfälle sistieren nach Nahrungskarenz.
  - Infektiös-sekretorische Durchfälle persistieren auch nach Nahrungskarenz.
  - evtl. Laxanzienabusus eruieren!
- **Sofortdiagnostik**
  - Anamnese (vor allem genaue Medikamentenanamnese)
  - körperliche Untersuchung (einschließlich rektal/digital)
  - Beurteilung des Kreislaufs (Schocksymptomatik?)

- Inspektion des frischen Stuhls
- bei profusen, anhaltenden oder blutigen Durchfällen vor Ort bakteriologische Stuhlproben entnehmen

Sofortmaßnahmen

- reichliche Substitution von Wasser, Elektrolyten und Glukose, z. B. 3 EL Glukose, 1 TL NaCl, 1 TL Natriumbikarbonat (Backpulver), ½ TL Kaliumchlorid in einem Liter Wasser; alternativ zucker- und kohlensäurehaltige Getränke (z. B. Cola) plus Salzstangen und/oder kräftig gesalzene Bouillon. (Zucker in Kombination mit Elektrolyten steigert die Flüssigkeitsresorption im Darm und vermindert die Diarrhoe.)
- infektiöse/toxische Durchfälle:
  Grundsätzlich keine Antidiarrhoika! Ggf. Aktivkohle. Gezielte antibiotische Therapie in den meisten Fällen nicht erforderlich
- Bei osmotischen Durchfällen (z. B. Laktoseintoleranz): Weglassen des verantwortlichen Nahrungsmittels ausreichend
- Funktionelle (z. B. nervöse) Durchfälle: symptomatische Antidiarrhoika, z. B. Imodium®, Reasec®, Codeinphosphat
- Reisediarrhoe: Infektionsprophylaxe entscheidend. Wichtig: keine rohen Früchte oder Gemüse ohne Schälen. Bei manifester Diarrhoe: z. B. 2 × 400 mg Metronidazol für 1 Tag oder Co-trimoxazol 2 × 960 mg für 3 Tage

Kinder

➤ *s. *Gastroenteritis bei Kindern*

Gefahren

Stationäre Einweisung bzw. eingehendere Abklärung bei:

- profusen und/oder anhaltenden Durchfällen mit systemischen Symptomen (Exsikkose, Kreislaufreaktion), v. a. bei älteren Patienten
- starken Leibschmerzen
- hohem Fieber für mehr als 2 bis 3 Tage
- blutigen Durchfällen
- länger als 3 Wochen andauernden Durchfällen

P. Layer/G. Gerken

Dysphagie, Schluckbeschwerden, Schluckschmerzen

Definition

Neurologische Störung, infektiöse und neoplastische Schwellung, Fremdkörper und Verletzung, die zur Be- oder Verhinderung des Schluckaktes führt

Symptomatik

- Regurgitation aus der Nase bei offener Verbindung zwischen Mund und Nase (mit offenem Näseln bei Gaumenspalte) oder Innervationsstörung des weichen Gaumens
- schmerzhafter Schluckakt bei Mundhöhlen- und Pharynxinfektionen sowie Abszessen
- Kieferklemme bei Kieferwinkelprozessen (Tumor, Abszess)
- Unmöglichkeit des Schluckens bei Stenosen oder Verschlüssen des Hypopharynx oder der Speiseröhre, Aspiration von Speichel, Flüssigkeiten oder Speisen
- Globusgefühl bei Fremdkörpern und Stenosen in Pharynx und Ösophagus
- kloßige Sprache
- deutlich reduzierter Allgemeinzustand bei Mononukleose

Anamnese

- Flüssigkeitsaustritt aus der Nase des Neugeborenen beim Trinken weist auf Gaumenspalte hin
- langsam stenosierende Prozesse (Tumoren, entzündliche Stenosen) mit sich verschlimmernder Symptomatik, unter der zunächst die Aufnahme von festen, später auch die von flüssigen Speisen unmöglich wird
- entzündliche Stenosen nach Ösophagusverletzungen (Säure- und Laugeverletzungen)
- Alkohol- und Nikotinkonsum fördern die Entstehung von Pharynx- und Ösophaguskarzinomen.
- Peritonsillarabszesse bei Erwachsenen nach kurzer Vorgeschichte von Halsschmerzen
- Struma
- Innervationsstörungen, Achalasie
- Hypopharynx- und Ösophagusdivertikel

Sofortdiagnostik

- Racheninspektion:
- mangelnde Gaumenbogenbeweglichkeit bei fehlender Innervation
- Rötung und Tonsillenbelag bei Pharyngitis und Tonsillitis
- einseitige, schmutzige Ulzerationen bei Angina Plaut-Vincenti
- einseitige Schwellung der Tonsillenloge, Kieferklemme, Fieber beim Peritonsillarabszess

Sofortmaßnahmen

- notärztliche Maßnahmen nur bei Erbrechen notwendig: Freihalten der Atemwege durch Lagerung und mit Sauger
- sofortige Klinikeinweisung bei Peritonsillarabszess, Aspiration oder Atemnot; s. a. *Fremdkörperaspiration, *Atemnot, akute

- **Kinder**
  Der kindliche Kehlkopf ist durch seinen Hochstand anfälliger für Aspiration. In der Neugeborenenperiode kommen als Ursache Ösophagusatresien in Frage.

- **Geriatrische Aspekte**
  Bei zerebrovaskulärer Insuffizienz oft herabgesetzter Hustenreiz oder fehlgesteuerte Schluckmotorik, hierdurch erhöhte Aspirationsgefahr

- **Gefahren**
  - Aspiration
  - Atemnot

Ph. Dost/K. Jahnke

Eczema herpeticatum

Definition

Sekundäre Herpes-simplex-Infektion einer vorbestehenden Hautläsion, z. B. bei atopischer Dermatitis („Neurodermitis"). Oft durch Autoinokulation eines Herpes labialis

Symptomatik

- eruptives Auftreten von klaren Bläschen
- Juckreiz
- reduziertes Allgemeinbefinden
- Fieber
- Lymphknotenschwellung (Lymphadenopathie)

Anamnese

- rezidivierendes Auftreten einer atopischen Dermatitis seit der Kindheit
- positive Familienanamnese bezüglich atopischer Dermatitis
- rezidivierendes Auftreten eines Herpes labialis

DD

Impetigo contagiosa

Sofortdiagnostik

- Anamnese
- klinische Inspektion
- Messung der Körpertemperatur

Sofortmaßnahmen

- venöser Zugang
- Aciclovir 3 × 5 mg/kg KG/Tag i.v.
- topische Antiseptika, z. B. Polyhexanid, Octenidin
- stationäre Einweisung

Kinder

Unbehandelt potentiell letaler Verlauf

- **Gefahren**
  - Pneumonie
  - Enzephalitis
  - Keratokonjunktivitis

J. Dissemond

Eileiterschwangerschaft

➤ *s.u. *Extrauteringravidität*

Einflussstauung, obere

➤ *s. *Obere Einflussstauung/Vena-cava-superior-Syndrom*

Ekzem, endogenes

➤ *s. *Ekzema herpeticatum*

Elektrounfall

➤ *s. *Verbrennung/Stromunfall*

Emesis

➤ *s. *Erbrechen*

Empfängnisverhütung, postkoitale

➤ *s. *Notfallkontrazeption, postkoitale*

Endokarditis, infektiöse

- **Definition**
  Bakterielle oder Pilz-Infektion einer oder mehrerer Herzklappen oder anderer Endokardstrukturen, charakterisiert durch Vegetationen und Destruktion der betroffenen Klappe. Folge sind Klappendysfunktion und generalisierte Sepsis.
- **Symptomatik**
  - Fieber
  - Hypotonie

- Endorganversagen (Niereninsuffizienz, Leberversagen)
- septische Embolien (Akren, Milz, Leber, Niere, ZNS)
- Klappenvitien (Aorten- und Mitralinsuffizienz führend, bei i.v. Drogenabusus auch Befall der Trikuspidal- und Pulmonalklappe)
- reduzierter Allgemeinzustand

Anamnese

- Fokussuche (Abszesse, Infektion im HNO-, Urogenitaltrakt, Mund u. Ä.)
- Z.n. rheumatischem Fieber oder Klappenvitien als Prädispositionsfaktor
- unklares Fieber in der Vergangenheit
- angeborener, evtl. operierter Herzfehler

DD

- Sepsis
- Anaphylaxie
- Klappenvitium

Sofortdiagnostik

- Puls- und Blutdruckmessung an allen Extremitäten
- kardiale Auskultation (neu aufgetretenes Herzgeräusch)
- Suche nach septischen Embolien
- Temperaturmessung
- Beurteilung der Haut (Kolorit als Anhalt für Anämie)

Sofortmaßnahmen

- Lagerung
- Sauerstoffgabe
- Anlegen venöser Zugänge
- Volumenersatz (*cave:* Klappeninsuffizienz)
- bei hämodynamischer Instabilität Intubationsnarkose
- Verlegung in kardiologisch-kardiochirurgisches Zentrum unter Arztbegleitung

S.-P. Sommer/H. Jakob/H. Wieneke

Enzephalitis

Definition

Entzündliche Reaktion der Hirnsubstanz, z.B. bei viraler Infektion, gelegentlich unter Mitbeteiligung des Myelons (Enzephalomyelitis) bzw. der Meningen (Meningoenzephalitis)

Symptomatik

- psychische Veränderungen (häufig exogene Psychose) und kognitive Störungen (Gedächtnisstörung, Desorientierung) sowie Bewusstseinstrübung bis Koma
- fokale neurologische Ausfälle (Aphasie, Hemiparese)
- fokale oder generalisierte Anfälle
- Kopfschmerz, Fieber, evtl. Nackensteife, positives Dehnungszeichen (Meningoenzephalitis)

Anamnese

Herpes-simplex-Enzephalitis:

- Fremdanamnese
- akut aufgetretene Aphasie
- Verhaltensauffälligkeiten
- Krampfanfall
- progrediente Bewusstseinstrübung

DD

- Hirninfarkt (Nachweis im CT)
- Sinusvenenthrombose
- embolische Herdenzephalitis: kardiologischer Befund
- Psychose: keine Bewusstseinstrübung, fehlende fokale neurologische Ausfälle, Anamnese

Sofortdiagnostik

- Fremdanamnese (s.o.)
- neurologische Untersuchung inklusive Sprachfunktion
- Prüfung einer Nackensteifigkeit

Sofortmaßnahmen
- Vitalfunktionen sichern (Atemwege sichern/O_2-Gabe, evtl. Intubation, Kreislauf stabilisieren)
- Oberkörperhochlagerung (ca. 30°)
- Kliniktransport unter Arztbegleitung (Neurologie mit Intensivstation)

- **Gefahren**
  - Aspiration
  - zu spätes Erkennen der therapierbaren Herpes-Enzephalitis

M. Maschke

EPH-Gestose

➤ *s.u. *Hypertensive Schwangerschaftserkrankungen*

Epiglottisödem

➤ *s.u. *Insektenstich im oberen Pharynx-/Larynxbereich*
➤ *s.u. *Insektenstich, toxischer*
➤ *s.u. *Schock, anaphylaktischer*

Epiglottitis bei Kindern

- **Definition**
  Akut verlaufende bakterielle Infektion des Kehlkopfdeckels und des umliegenden Gewebes mit Luftnot und inspiratorischem Stridor
  ✓ Ätiologie: Hämophilus influenza B (HIB), durch Impfung deutlich rückläufig, auch durch Streptokokken möglich

- **Symptomatik**
  - akuter Beginn mit meist hohem Fieber, Dyspnoe und Schluckbeschwerden
  - Speichelfluss und inspiratorischer Stridor

- **Anamnese**
  - kurz, meist unter 24 Stunden, dann Luftnot und Schluckbeschwerden
  - vorangehend unspezifische Infektzeichen der Luftwege möglich
- **DD**
  - Pseudokrupp
  - eitrige, stenosierende Tracheitis
  - Fremdkörper
  - peritonsillärer oder retropharyngealer Abszess
  - thermische Epiglottitis
- **Sofortdiagnostik**
  - typische Anamnese, vor allem Schluckbeschwerden
  - klinische Untersuchung
  - Beweisend wäre die Einstellung der Epiglottis. *Cave:* Außerhalb der Klinik sollte eine instrumentelle Untersuchung und Manipulation der Epiglottis vermieden werden, da reflektorischer Herz- und Atemstillstand möglich sind.

Sofortmaßnahmen

- aufrechte Position, Beruhigung, unnötige Manipulationen vermeiden
- venöser Zugang
- Sauerstoffgabe, Beatmung über Maske und Beutel ist möglich
- Intubation meist nötig; am besten unter optimalen Bedingungen innerhalb einer Klinik durch erfahrene Ärzte, Anästhesisten mit Inhalationsnarkotika (Halothan oder Sevofluran)
- Intubation sonst nur bei akut lebensbedrohlicher Situation, Tubusgröße 0,5 bis 1 mm kleiner wählen als bei Kindern ohne Epiglottisschwellung
- antibiotische Therapie: Cefotaxim 150 bis 200 mg/kg/Tag

- **Gefahren**
  - akute respiratorische Dekompensation
  - Herz- und Atemstillstand bei Inspektion der Epiglottis mit Spatel

U. Neudorf

Epilepsie, Anfall

➤ s. *Status epilepticus

Epileptischer Anfall

- **Definition**
  Fokale oder generalisierte Übererregbarkeit zerebraler Strukturen
- **Symptomatik**
  - Grand mal: Bewusstseinsverlust, tonischer Krampf, klonische Zuckungen; fakultativ: Aura, Initialschrei, Zungenbiss, Inkontinenz, Zyanose. Dauer meist unter 5 Minuten, danach postiktale Bewusstseinsstörung
  - einfache fokale Anfälle (z. B. Jackson-Anfälle) *ohne* und komplex-fokale (psychomotorische) Anfälle *mit* Bewusstseinsstörung
- **Anamnese**
  - bekanntes (ätiologisch abgeklärtes) Anfallsleiden (Fremdanamnese, ggf. nach Epilepsiekalender oder Antiepileptika in der Tasche suchen) oder erstmaliges Ereignis?
  - bei Erstmanifestation: Hinweise auf symptomatische Genese? (z. B. Schädelhirntrauma, Alkohol)
- **DD**
  Wichtigste DD: Synkope („Schwarzwerden vor den Augen“, fehlende tonisch-klonische Krämpfe, kurze Reorientierungsphase). Beachte: epileptischer Anfall als Symptom/Komplikation (u.U. Erstsymptom) bei:

- Meningoenzephalitis
- Schädelhirnverletzung (Akutstadium, Spätkomplikation)
- zerebraler Raumforderung (z. B. Blutung, Tumor)
- Hirninfarkt (seltener)
- zerebraler Hypoxie (z. B. Herzrhythmusstörungen, protrahierte vasovagale Synkope)
- metabolischen Störungen (Hypoglykämie): Hyponatriämie < 120 mval, Hyperosmolarität > 330 mosmol, Urämie, Leberversagen
- Entzugskrämpfen (Alkohol, Sedativa)
- Pharmaka-induzierten Anfällen (z. B. Lokalanästhetika-Intoxikation, Antidepressiva)
- Hyperthermie (> 41 bis 42 °C)
- Kinder: nichtepileptische Anfälle wie Pavor nocturnus, Jaktation, *Tics und Affektkrämpfe – letztere immer mit Auslöser (Schmerzreiz, Wut) assoziiert

- **Sofortdiagnostik**
  - Überprüfung von Atmung und Kreislauf
  - Anamnese (insulinpflichtiger Diabetes? Bekannte Epilepsie? Alkoholismus? Drogen?)
  - grob-neurologische Untersuchung
  - körperliche Untersuchung. Fragestellung: Verletzung? Dehydratation?
  - Blutzucker-Schnelltest
  - bei Fehlen von Krämpfen bzw. Zuckungen und Wiedererwachen des Patienten: Ausschluss von hämorrhagischem Schock, akutem koronarem Syndrom, Lungenembolie, rupturiertem Aortenaneurysma; bei Frauen im gebärfähigen Alter an ektope Schwangerschaft denken
  - Kinder: Temperaturmessung, Prüfung eines Meningismus

Sofortmaßnahmen

- einzelner epileptischer Anfall bei spontanem Sistieren der Krämpfe erfordert keine medikamentöse Soforttherapie! Sicherung der Atemwege während postiktaler Bewusstlosigkeit (stabile Seitenlagerung; kein Gummikeil), nicht sofort intubieren!
- einzelner epileptischer Anfall bei bekanntem, abgeklärtem Anfallsleiden und wiedererlangtem Bewusstsein (häusliche Überwachung gewährleistet): ambulante Betreuung, ggf. Optimierung der antiepileptischen Therapie. Ziel: Anfallsfreiheit
- erstmaliger epileptischer Anfall: stationäre Einweisung in neurologische Abteilung, wenn Patient wieder wach und grob-neurologisch unauffällig; Arztbegleitung nicht erforderlich. Ausschluss symptomatischer Genese (s. DD)
- Patient erwacht nicht oder weitere Krampfaktivität (länger als 20 Minuten): s. *Bewusstlosigkeit, unklare, *Status epilepticus

- **Kinder**
  - altersgebundene Anfälle, s. DD
  - *Fieberkrämpfe, Therapie s. dort

- **Gefahren**
  - Übertherapie nach spontanem Sistieren der Anfälle, z.B. Diazepam i.v. bei postiktaler Bewusstseinsstörung
  - postiktale Atemwegsobstruktion
  - Unfallgefahr! Keine Arbeit auf Gerüsten und Leitern! Fahrverbot (je nach Symptomatologie und Frequenz der Anfälle, mind. aber 6 Monate)

M. Maschke (Päd.: J. Klepper)

Epistaxis

➤ *s. *Nasenbluten/Epistaxis*

Erbrechen, akutes

Definition

Koordinierter Vorgang, der mit Übelkeit und Würgen einhergeht und so von der einfachen Regurgitation abzugrenzen ist

✓ Ätiologie/Pathogenese; heterogene Reize im Gastrointestinaltrakt, Retroperitoneum, Mediastinum und im zentralen Nervensystem (Hirndruck, Sinnesorgane, insbesondere Gleichgewichtsorgan) sowie metabolische Entgleisungen und systemische Toxine

Symptomatik

- Übelkeit, trockenes Würgen, produktives Erbrechen von saurem oder galligem Vomitus
- bei tiefem Ileus: Miserere (Koterbrechen)
- Exsikkose
- mögliche Begleitsymptome sind: Fieber, Durchfall, Schmerzen, Schwindel (Morbus Ménière), Meningismus, Foetor (alkoholisch? azetonämisch? hepatisch? urämisch?)
- Blutbeimengung

Anamnese

- Nahrungsmittelanamnese (einschließlich Alkohol): infektiös-toxisches Erbrechen
- Bestimmung des Zeitintervalls zwischen Nahrungsaufnahme und Erbrechen: bei > 12 Stunden dringender Verdacht auf organische Obstruktion!
- Umgebungserkrankungen? Bekannte Allergien (selten)?
- Vorerkrankungen, Trauma
- Medikamenteneinnahme (Digitalis, Zytostatika, Antirheumatika, Sulfonamide), Drogen, Toxine
- Schwangerschaft? Bewegungskrankheit? Migräne?
- Diabetes, Leber- oder Nierenkrankheiten?

DD

Es handelt sich um ein Leitsymptom. Häufige Ursachen sind:

- Gastroenteritis mit oder ohne Fieber
- Nahrungsmittelintoxikationen
- alkoholische Gastritis
- Medikamente

seltenere Ursachen:
Obstruktion, Schädelhirnverletzung, Hirndruck

Sofortdiagnostik

- Anamnese
- körperliche Untersuchung (Exsikkose?)
- Temperaturmessung
- Prüfung eines Meningismus

Sofortmaßnahmen

- Nahrungskarenz
- gesüßter Tee (z. B. 10 g Glukose/500 ml) in kleinen Portionen (zunächst esslöffelweise, je nach Verträglichkeit in 20- bis 50-ml-Portionen)
- falls auch unter kleinen Portionen erbrochen wird: Metoclopramid (Paspertin®) 20 mg p.o. bis zu 1 bis 2 mg/kg KG i.v. als 15-minutige Kurzinfusion. Bei schwerem Erbrechen Wiederholung alle 4 Stunden. Ggf. Klinikeinweisung. Die meisten Formen des Erbrechens sind selbstlimitierend und führen zur Symptomlinderung oder -beseitigung; weiterführende diagnostische und therapeutische Maßnahmen sind in der Regel nicht erforderlich
- Bei persistierendem Erbrechen oder bei Vorliegen von systemischen Begleitsymptomen (Fieber, Meningismus, Stoffwechselentgleisungen etc.) ist demgegenüber eine weiterführende Abklärung zwingend erforderlich.

- **Kinder**

  ➤ *s. *Erbrechen bei Kindern*

- **Gefahren**
  - Exsikkose mit Entwicklung eines akuten Nierenversagens
  - Kreislaufkollaps
  - extrapyramidale Symptome durch antiemetische Therapie
  - Erbrechen kann ein Symptom verschiedenster schwerer Erkrankungen sein, daher bei Fehlen sonstiger Symptome besonders an zentralnervöse Ursachen (Meningismus, subdurales Hämatom) denken

P. Layer/G. Gerken

Erbrechen bei Kindern

- **Definition**

  Häufiges Symptom bei Kindern, vor allem bei Säuglingen. Tritt bei einer Vielzahl von Erkrankungen auf, begründet durch die Kopplung des emetischen Zentrums an nahezu alle Organsysteme. Abzugrenzen ist das physiologische Spucken des Säuglings, bei dem die Kinder unbeeinträchtigt sind.

- **Symptomatik**

  Wegen der uneinheitlichen Ätiologie müssen Begleitsymptome beachtet werden:
  - Durchfall
  - Exsikkose
  - Fieber
  - Meningismus
  - Peritonismus
  - Pleuraschmerz
  - Kopfschmerzen
  - Schwindel, Bewusstseinsstörungen

- **Anamnese**
  - Vorerkrankungen
  - Schädelhirntrauma
  - Ingestion von Tabak, Giftpilzen, Ziersträucherbeeren, Medikamenten
  - Erbrechen (Gastroenteritis) bei Personen im näheren Umkreis des Kindes
  - Nüchternerbrechen
- **DD**
  Differentialdiagnostische Überlegungen zielen auf die Ursache des Erbrechens, häufig sind: Gastroenteritis, fieberhafte Infekte (Luftwege, Harnwege, Meningitis), akutes Abdomen (Appendizitis), Nahrungsmittelvergiftung (Salmonellen, Staphylokokken). Bei Säuglingen sind einzubeziehen:
  - Sepsis
  - hypertrophe Pylorusstenose
  - adrenogenitales Syndrom
  - pathologischer gastroösophagealer Reflux
- **Sofortdiagnostik**
  - Anamnese
  - körperliche Untersuchung
  - Abschätzen des Exsikkosegrades (s. *Exsikkose bei Kindern)
  - Urin stixen

Sofortmaßnahmen

- bei banalen Infekten und befriedigendem AZ: ca. 4 bis 6 Stunden Teepause (Tee mit 5 g Glukose oder Haushaltszucker/250 ml) oder ORL (orale Rehydratationslösung), zahlreiche kleine Portionen, tee- bzw. esslöffelweise ca. alle 5 Minuten

- bei Gastroenteritis, s.*Gastroenteritis, akute, bei Kindern
- bei Gastroenteritis jenseits des Säuglingsalters, falls kleine Flüssigkeitsportionen erbrochen werden, Dimenhydrinat (Vomex®) als Suppositorium:
  bis 15 kg KG, 40 mg 1- bis 2-mal/Tag;
  15 bis 25 kg KG, 40 mg 2- bis 3-mal/Tag;
  > 25 kg KG, 70 mg 2- bis 4-mal/Tag;
  ältere Schulkinder 2- bis 4-mal 150 mg/Tag
- bei unklarer Grunderkrankung Vorstellung in Kinderklinik, insbesondere im Säuglingsalter

P. Küster

Erbrechen, zytostatikainduziertes

Definition

Akut innerhalb 24 Stunden oder verzögert auftretende Übelkeit (> 24 Stunden) sowie antizipatorische Übelkeit und Erbrechen nach Zytostatikagabe unter Beteiligung insbesondere des Brechzentrums der Formatio reticularis und der Chemorezeptortriggerzone in der Area postrema am Boden des IV. Ventrikels

Symptomatik

Klinisch werden drei Formen unterschieden:

1. akute Übelkeit und Erbrechen innerhalb der ersten 24 Stunden nach Beginn der Chemotherapie
2. verzögert auftretende Übelkeit und Erbrechen erst nach den ersten 24 Stunden (üblicherweise am zweiten und dritten Tag nach Beginn der Chemotherapie am ausgeprägtesten)
3. antizipatorische Übelkeit und Erbrechen als konditionierte Reaktion nach vorausgegangenen Episoden von Übelkeit und Erbrechen

- **Anamnese**
  - Substanzen mit hoher emetogener Aktivität: Cisplatin, DTIC, Actinomycin D, Carboplatin, Cyclophosphamid, Lomustin, Carmustin, Anthrazykline, Cytarabin, Ifosfamid
  - Substanzen mit intermediärem Risiko: Irinotecan, Mitoxantron, Paclitaxel, Docetaxel, Mitomycin, Topotecan, Gemcitabin, Etoposid, Teniposid
  - Substanzen mit niedriger emetogener Potenz: Vinorelbin, 5-Fluorouracil, Methotrexat, Thioguanin, Mercaptopurin, Bleomycin, Asparaginase, Vindesin, Vincristin, Fludarabin, Busulfan, Chlorambucil, Melphalan, Hydroxyurea, Tamoxifen

- **DD**

  Übelkeit und Erbrechen bei:
  - gastrointestinalem Infekt
  - verlangsamter Darmperistaltik
  - medikamentenassoziiert

Sofortmaßnahmen

- bei hohem emetogenem Risiko
  - bei akutem Erbrechen und Übelkeit sowie zur Protektion: 5-HT3-RA, z.B.: Dolasetron (Anemet®), Granisetron (Kevatril®), Ondansetron (Zofran®), Tropisetron (Navoban®)
  - zusätzlich dazu ein Kortikosteroid, z. B. Dexamethason 2 × 8 mg/Tag
  - bei verzögertem Erbrechen: Kortikosterioid p.o. für 3 bis 4 Tage + MCP oder Alizaprid p.o. für 3 bis 4 Tage
- bei intermediärem Risiko
  - akut: ein Kortikosteroid, z. B. Dexamethason 4 bis 8 mg p.o. oder i.v.

- Selten ist die Kombination mit Benzamiden, z. B. Metoclopramid 2 bis 3 × 0,25 mg/kg KG p.o. oder Alizaprid 3 × 50 bis 100 mg p.o., erforderlich.
- keine routinemäßige Prophylaxe
- bei niedrigem emetogenen Risiko
  - keine Prophylaxe

■ **Gefahren**
- Nebenwirkungen der 5-HT3-RA: > 5 bis 20 % Kopfschmerzen, Obstipation, Müdigkeit, Diarrhoe
- < 5 bis 10 %: passagerer Transaminasenanstieg, Schwindel, Sehstörungen
- selten: Überempfindlichkeitsreaktionen Typ I einschließlich Anaphylaxie, Herzrhythmusstörungen, klinisch bedeutsame Blutdruckschwankungen

H. Richly

Erdrosseln

■ **Definition**

Asphyktische (äußere), gewaltsame Erstickung, wobei die Kompression des Halses mittels eines Drosselwerkzeugs durch fremde, ganz selten auch durch eigene Hand geschieht

■ **Symptomatik**

➤ *s. *Erstickung*

■ **Befunde**
- Drosselmarke gleichmäßig kräftig und horizontal
- bei breitem, weichen Drosselwerkzeug evtl. nur Druckspur
- Zyanose, Stauungsblutungen vor allem in Konjunktiven

G. Weiler

Erhängen

- **Definition**

  Die Kompression des Halses geschieht mittels eines Strangwerkzeugs durch passive Kraft des Körpers. Im Gegensatz zum *Erwürgen und *Erdrosseln (s. dort) steht beim Erhängen nicht die asphyktische (äußere) Erstickung im Vordergrund, sondern die meist sofortige Ischämie des Gehirns. Erhängen auch in sitzender oder liegender Stellung. Häufige Suizidart, jedoch auch postmortales Aufhängen nach vorangegangener Tötung. Unfälle bei autoerotischer Selbststrangulation

- **Symptomatik**

  Durch Kompression der Karotiden und der Aa. vertebrales beim typischen Erhängen sofortige Bewusstlosigkeit und Handlungsunfähigkeit. Akute Ischämie des Gehirns und keine asphyktische Erstickung

- **Befunde**
  - am Hals Strangmarke entsprechend dem Strangwerkzeug, zum Suspensionspunkt ansteigend
  - blutiger Zwischenkamm (Quetschfalten) und Hautblasen
  - keine sicheren vitalen Reaktionen
  - bei atypischem Erhängen (Knoten seitlich) Zyanose und Stauungsblutungen
  - bei typischem Erhängen blasses Gesicht und keine Stauungsblutungen
  - fast nie HWS-Fraktur (Genickbruch)

G. Weiler

Erregtheit

Definition

Durch psychische Vorgänge hervorgerufener Zustand mit Bewegungsdrang. Unbestimmt deskriptiver Begriff für einen Zustand gesteigerter psychischer und/oder motorischer Funktionen

✓ Ätiologie/Pathogenese; reaktiv auf akute Belastungen, bei Neurosen und Persönlichkeitsstörungen, Drogen-, Medikamenten- oder Alkohol-induziert, bei schizophrenen Psychosen, Manien, Depressionen („agitierte Depression"), organischen Psychosen, wie z.B. vaskulärer oder degenerativer zentralnervöser Erkrankung oder Hyperthyreose

Symptomatik

- motorische Unruhe
- meist verbunden mit innerer Erregung und Anspannung
- häufig verbunden mit Angst
- keine Bewusstseinsstörung

Anamnese

- psychiatrische Anamnese
- Alkohol-, Drogen-, Medikamentenanamnese
- falls möglich, Klärung der auslösenden Situation

DD

Hauptsymptom oder Begleiterscheinung vieler psychischer, gelegentlich auch körperlicher Krankheitszustände. Eine Differentialdiagnose gibt es nicht.

Sofortdiagnostik

- psychiatrische Anamnese
- Alkohol-, Drogen-, Medikamentenanamnese
- Hinweise auf Herzinsuffizienz, Stoffwechsel- oder endokrine Erkrankungen
- auslösende Situation erfragen

Sofortmaßnahmen

- Versuch eines klärenden, beruhigenden Gespräches mit dem Patienten
- falls dadurch keine Beruhigung eintritt: bei älteren Patienten initial 20 mg Pipamperon (Dipiperon®), evtl. wiederholen; bei starker Erregung Promazin (z. B. Propaphenen®) 50 bis 100 mg p.o. oder i.m., bei jüngeren Patienten mit vorherrschender Angstsymptomatik Lorazepam (Tavor®) 1 bis 2,5 mg p.o., i.m. oder i.v.
- bei „Horrortrip" nach Halluzinogenen: Diazepam (Valium®) 10 bis 20 mg i.v.

Kinder

Lorazepam (Tavor®) i.v. ist bei Kindern und Jugendlichen unter 18 Jahren kontraindiziert. Falls medikamentöse Akutbehandlung erforderlich: Diazepam (z. B. Diazepam Desitin rectal tube®), bei 10 bis 15 kg KG 5 mg, > 15 kg KG 10 mg, bei älteren Schulkindern und Jugendlichen und schwereren Erregungszuständen ggf. Diazepam i.v.

Gefahren

P.o. oder i.m. Medikation möglichst nur nach Ausschluss schwerer nichtpsychiatrischer Krankheitsbilder!

M. Gastpar/M Schieder (Päd.: H.-T. Jansen)

Erstarrung/Stupor

Definition

Zustand mit fehlender körperlicher und/oder psychischer Aktivität

✓ Ätiologie/Pathogenese: katatone Schizophrenie, Depression, als Reaktion auf akute psychische Belastungen, selten im Rahmen schwerer zerebraler Gefäßsklerosen, durch Cannabis oder Weckamine induziert.

- **Symptomatik**
  - keine Kontaktaufnahme zum Patienten möglich
  - starrer Gesichtsausdruck, emotionslose Mimik
  - keine Spontanbewegungen
  - keine Reaktionen auf Schmerzreize
  - fehlende Nahrungsaufnahme
  - unkontrollierter Stuhl- und Urinabgang
  - evtl. Flexibilitas cerea (zäher Widerstand bei passiven Bewegungen der Extremitäten; selten)
- **Anamnese**
  - psychiatrische Anamnese
  - Medikamenten- und Drogenanamnese
  - vorausgegangene schwere psychische Belastungen
- **DD**
  - Ein Stupor darf nur bei fehlender Bewusstseinsstörung angenommen werden.
  - „Locked-in"-Syndrom (selten), Lidbewegungen und vertikale Blickbewegungen sind erhalten
  - malignes neuroleptisches Syndrom (seltene, lebensbedrohliche Nebenwirkung einer Neuroleptikabehandlung, mit Fieber, Rigor, vegetativen Entgleisungen und Bewusstseinsstörung)
  - Off-Phasen oder ausgeprägte Akinese (z. B. L-Dopa-Entzug) beim Parkinson-Syndrom/Morbus Parkinson
- **Sofortdiagnostik**
  Ausschluss einer Bewusstseinsstörung

Sofortmaßnahmen

- Lorazepam (z.B. Tavor®) 2,5 mg langsam i.v.
- *Cave:* Während der Injektion kommt es häufig zu einer kurzdauernden Lösung des Stupors mit der Möglichkeit, die zugrundeliegende Psychopathologie/Psychodynamik zu explorieren.
- bei Stupor im Rahmen einer endogenen Psychose: Klinikeinweisung
- bei Fieber: evtl. intensivmedizinische Betreuung (febrile Katatonie)
- bei V.a. malignes neuroleptisches Syndrom: intensivmedizinische Betreuung wegen der Gefahr einer kardiopulmonalen Insuffizienz

Gefahren

Bei neuroleptisch behandelten Patienten an ein malignes neuroleptisches Syndrom denken! Auf keinen Fall dann weitere Neuroleptika geben.

M. Gastpar/M. Schieder

Erstickung

Definition

Die asphyktischen Formen entsprechen weitgehend den äußeren Erstickungen (z.B. *Erhängen, *Erdrosseln, *Erwürgen). Sie sind durch eine meist mechanische Behinderung der Atmung verursacht und gehen mit Dyspnoe einher. Beispiele sind: Strangulation, Thoraxkompression, Aspiration. Die reine Hypoxie oder Anoxie (innere Erstickung) verläuft ohne Dyspnoe und Erstickungsangst, oftmals Euphorie. Keine Warnsymptome für Selbstrettung. Beispiel: CO-Vergiftung

Ablauf

1. Lufthunger mit Hyperventilation und Erstickungsangst; bei vollständigem Verschluss der Atemwege nach 1 bis 2 Minuten Bewusstlosigkeit

2. In Bewusstlosigkeit verringerte Atembewegungen, RR-Anstieg, langsamer Puls, obere Einflussstauung, Krämpfe (O_2-Mangel), Dauer ca. 2 Minuten
3. Atemstillstand, RR-Abfall, Pulsanstieg
4. Schnappatmung, weite Pupillen, Reflexlosigkeit, Dauer: 1 bis 4 Minuten. Herzschlag noch bis 10 Minuten nach Atemstillstand möglich

Irreversible Schäden treten meist nach 4 bis 7 Minuten ein.

- **Symptomatik**
  Bei asphyktischen Formen (z. B. Würgen) Zyanose, Stauungsblutungen, v. a. in den Konjunktiven der Lider, häufig Urin- und Kotabgang

- **Sonderformen**
  *Erwürgen, *Fremdkörperaspiration, *Erdrosseln, *Ertrinken, *Erhängen, Kompression, Tamponade, CO-Intoxikation, Atemluftsauerstoffmangel

G. Weiler

Ertrinken/Beinahe-Ertrinken

- **Definition**
  Ertrinken: Eintauchen des Körpers (Immersion) und des Kopfes (Submersion) mit Todesfolge innerhalb 24 Stunden. Beinahe-Ertrinken: Überleben nach Ertrinkungsunfall, aber auch Krankheitsverläufe, die noch nach 24 Stunden zum Tod führen

- **Anamnese**
  Angaben über vorbestehende Erkrankungen können die Ätiologie des Ertrinkungsunfalls (z. B. Synkope oder Hypoglykämie während des Badens) erklären und sind für die klinische Weiterbehandlung wichtig.

Sofortmaßnahmen

- Rettung aus dem Gewässer unter Beachtung des Eigenschutzes
- Die technische Rettung erfolgt mit geeignetem Gerät durch die Feuerwehr oder andere in der Wasserrettung tätige Organisationen.
- Überprüfung und Sicherung der Vitalfunktionen, Hypothermie
- nach Begleitverletzungen fahnden. Wirbelsäulenverletzungen sind nach Sprüngen in flache Gewässer häufig, daher konsequentes Traumamanagement mit z.B. Einsatz einer Schaufeltrage, Vakuummatratze und HWS-Immobilisation
- Atmung
  - wach, ansprechbar: Sauerstoffgabe, Monitoring
  - Glasgow Coma Scale (GCS) < 8, Dyspnoe: Narkoseeinleitung, Intubation, Beatmung mit 100% O_2 und PEEP, Magensonde
  - bei Tauchunfällen an Barotrauma der Lunge, möglicherweise mit arterieller Gasembolie, denken
- Kreislauf
  - Herz-Kreislauf-Stillstand
  - Reanimation nach den geltenden Algorithmen
  - Kreislaufstillstand bei Hypothermie möglicherweise therapierefraktär (z.B. Defibrillation), Möglichkeit der Wiedererwärmung mit Herz-Lungen-Maschine unter CPR abwägen
  - Volumensubstitution
  - venösen Zugang legen, Vollelektrolytlösung
  - ggf. Kolloide, keine hypoosmolaren Lösungen
- Lagerung/Transport
  - Immobilisation
  - Schaufeltrage, Vakuummatratze, Stiffneck
  - Berücksichtigung von Begleitverletzungen
  - für Wärmeerhalt sorgen

- Besonderheiten
  - 11% der zunächst Überlebenden versterben noch nach 24 Stunden.
  - Alle Patienten müssen daher nach Beinahe-Ertrinken rasch in eine Klinik transportiert und mindestens 24 Stunden überwacht werden.

- **Kinder**

  Die Behandlungsrichtlinien entsprechen weitestgehend denen bei Erwachsenen.

  Wichtig: die sorgfältige Überwachung des Bewusstseins nach der modifizierten Glasgow Coma Scale. Bei Bewusstlosigkeit immer beatmen

M. Zimmermann (Päd.: U. Neudorf)

Erwürgen

- **Definition**

  Asphyktische (äußere), gewaltsame Erstickung, wobei die Kompression des Halses durch die Hände des Täters geschieht

- **Symptomatik**

  ➤ *s. *Erstickung*

- **Befunde**

  Erstickungsbefunde am stärksten ausgeprägt: Zyanose, Stauungsblutungen (punktförmig) in Gesichtshaut und Konjunktiven der Lider (ektropionieren!). Häufig Frakturen von Zungenbein und Kehlkopf. Würgemale am Hals in Form von umschriebenen Hämatomen und Schürfungen (bogenförmige Kratzer der Fingernägel).

  Bei Überlebenden: Schluckbeschwerden, Heiserkeit (evtl. HNO-Arzt konsultieren), immer positiven und negativen Befund konjunktivaler Blutungen angeben.

  Cave: Würgemale werden erst durch Vertrocknung nach dem Tod deutlich sichtbar!

G. Weiler

Erysipel

Definition

Synonym: Wundrose; bakterielle Infektion der Lymphgefäße des oberen Koriums, meist durch β-hämolysierende Streptokokken

Symptomatik

- scharf begrenztes Erythem
- lokale ödematöse Schwellung, Überwärmung, Spannungsgefühl und regionäre Lymphknotenschwellung
- Maximalvariante: nekrotisierendes Erysipel

Anamnese

- Fieber
- Schüttelfrost
- reduziertes Allgemeinbefinden

DD

- Phlegmone
- nekrotisierende Fasziitis

Sofortdiagnostik

- Anamnese
- klinische Inspektion
- Leukozyten, CRP, Antistreptolysin-Titer (ASL)
- Messung der Körpertemperatur
- Lymphknotenpalpation

Sofortmaßnahmen

- venöser Zugang
- Klinikeinweisung
- Penicillin G, z. B. 3 × 10 Mio. IE/Tag i.v.
- Sprechverbot bei Gesichtserysipel
- Thromboseprophylaxe

- **Gefahren**
  - Thrombose
  - rezidivierende Verläufe mit Lymphödemen, wenn Eintrittspforte nicht saniert wird
  - bei nekrotisierenden Verläufen: Glomerulonephritis, Endokarditis, Perikarditis

J. Dissemond

Erythrodermie, primäre

- **Definition**
  Generalisierte (mind. 90% der Körperoberfläche) Rötung ohne relevante Grundkrankheit
- **Symptomatik**
  - reduziertes Allgemeinbefinden
  - Juckreiz
  - fakultativ: Schüttelfrost, Fieber
- **Anamnese**
  Medikamente
- **DD**
  - sekundäre Erythrodermie
  - Virus-, Arznei-Exanthem
  - Lyell-Syndrom (Schleimhautbeteiligung)
- **Sofortdiagnostik**
  - Anamnese
  - klinische Untersuchung von Haut und Schleimhaut
  - Lymphknotenpalpation
  - Messung der Körpertemperatur

Sofortmaßnahmen
- venöser Zugang
- Glukokortikoide, z.B. 100 mg Prednisolonäquivalent i.v.
- Vollelektrolytlösung
- vor Wärmeverlust schützen
- Klinikeinweisung

- **Kinder**
  Bei Blasen an *staphylogenes Lyell-Syndrom denken

- **Gefahren**
  - Exsikkose
  - Nierenversagen
  - Übergang in *Lyell-Syndrom

J. Dissemond

Erythrodermie, sekundäre

- **Definition**
  Generalisierte (mind. 90% der Körperoberfläche) Rötung bei relevanter Grundkrankheit (z.B. Psoriasis, atopische Dermatitis)

- **Symptomatik**
  - reduziertes Allgemeinbefinden
  - Juckreiz
  - fakultativ: Schüttelfrost, Fieber

- **Anamnese**
  Grundkrankheit erfragen

- **DD**
  - primäre Erythrodermie
  - (Virus-)Exanthem
  - Lyell-Syndrom (Schleimhautbeteiligung)

- **Sofortdiagnostik**
  - Anamnese
  - klinische Untersuchung von Haut und Schleimhaut
  - Lymphknotenpalpation
  - vor Wärmeverlust schützen
  - Messung der Körpertemperatur
  - bei unklarer Genese Biopsie entnehmen

Sofortmaßnahmen
- venöser Zugang
- Glukokortikoide, z.B. 100 mg Prednisolonäquivalent i.v.
- Flüssigkeitssubstitution
- Klinikeinweisung

- **Kinder**
  - oft Maximalvariante einer atopischen Dermatitis
  - bei Blasen an staphylogenes *Lyell-Syndrom denken
- **Gefahren**
  - Nierenversagen
  - bakterielle Superinfektion

J. Dissemond

Exanthema subitum

➤ *s. * Dreitagefieber*

Exsikkose bei Kindern

- **Definition**
  Symptome, die entstehen, wenn die Flüssigkeitszufuhr geringer ist als der Flüssigkeitsverlust
- **Symptomatik**
  s. Sofortdiagnostik
- **Anamnese**
  - Durchfall, Erbrechen
  - Polyurie, Polydypsie
  - Oligo- oder Anurie
  - starkes Schwitzen ohne Flüssigkeitsaufnahme
- **DD**
  - tritt meist im Verlauf einer Gastroenteritis auf
  - außerdem bei allen Krankheitsbildern, die zu Wasserverlusten führen können (z.B. Diabetes mellitus, Diabetes insipidus, nach Diuretikaingestion)

- **Sofortdiagnostik**
  - Anamnese
  - evtl. Urinzucker und spez. Gewicht des Urins
  - körperliche Untersuchung mit klinischer Abschätzung des Exsikkosegrades:

  leicht (< 5 % KG): kaum Symptome, durstig, unruhig
  mittelschwer (5 bis 10 % KG): deutliche Unruhe oder schwach wirkend, leichte Tachykardie, vertiefte Atmung, eingesunkene Fontanelle, herabgesetzter Hautturgor, eingesunkene Augen, kein Tränenfluss, trockene Schleimhäute, Oligurie
  schwer (> 10 % KG): apathisch, kaltschweißig, zentralisiert, Tachykardie, schwacher Puls, Tachypnoe und vertiefte Atmung, tief eingesunkene Fontanelle, stehende Hautfalten, Augen tief eingesunken, kein Tränenfluss, sehr trockene Schleimhäute, Anurie

Sofortmaßnahmen

- bei leichter Exsikkose des Säuglings und leichter bis mittelschwerer Exsikkose des Kleinkindes orale Rehydratation (s. *Gastroenteritis, akute, bei Kindern)
- bei Schocksymptomatik 15 bis 20 ml/kg KG NaCl 0,9 % sofort i.v.
- Vorstellung in einer Kinderklinik bei:
  - höhergradiger Exsikkose
  - anhaltendem Erbrechen
  - renal bedingtem Flüssigkeitsverlust

P. Küster

Exsikkose im Alter

- **Definition**

  Zunehmende Somnolenz und Verwirrtheit als Folge einer altersbegünstigten Abnahme des Körperwassers

✓ Ätiologie/Pathogenese; vermindertes Durstgefühl, Hypodipsie, Schleifendiuretika, Thiaziddiuretika, Erbrechen, Diarrhoe

- **Symptomatik**
  - Somnolenz
  - Verwirrtheit
  - Trockenheit der Schleimhäute
  - Orthostase
  - Tachykardie
  - Fieber
  - allgemeine Schwäche
  - verminderte Füllung der Halsvenen und der zentralen Venen
- **Anamnese**
  - bekannte Diuretikatherapie, z.B. bei Herzinsuffizienz
  - Erbrechen oder Diarrhoe
  - Demenz mit verminderter oraler Flüssigkeitsaufnahme
  - Depression
  - fieberhafte Infekte
- **DD**

  Alle übrigen Ursachen der Somnolenz
- **Sofortdiagnostik**
  - Anamnese
  - Inspektion von Haut und Schleimhäuten
  - Blutdruckmessung
  - Labor: Erhöhung von Hämatokrit und Hb, konzentrierter Urin (spezifisches Gewicht > 1026), Serum-Natrium > 147 mmol/l (bei hypotoner Dehydratation Serum-Natrium < 137 mmol/l)

Sofortmaßnahmen

- orale Flüssigkeitszufuhr ca. 2 bis 2,5 l pro Tag
- parenteraler elektrolytarmer Flüssigkeitsersatz (max. 50% der Defizitmenge pro Tag), z.B. 5%ige Glukoselösung

$$\text{Flüssigkeitsdefizit} = \frac{(Na^{+}\text{-Ist} - Na^{+}\text{-Soll})}{Na^{+}\text{-Soll}} \times \frac{\text{kg KG}}{5}$$

■ **Gefahren**

Entwicklung eines Hirnödems bei zu schneller Substitution von intravenöser Flüssigkeit

H. G. Nehen

Extrauteringravidität

■ **Definition**

- Implantation der befruchteten Eizelle außerhalb des Cavum uteri
- Über 95% der Fälle sind Eileiterschwangerschaften.

■ **Symptomatik**

- Ausbleiben der Menstruationsblutung
- positiver Schwangerschaftstest
- Auftreten indirekter Schwangerschaftszeichen
- azyklische uterine Blutungen unterschiedlicher Stärke
- plötzlich auftretende krampfartige, oft einseitige Unterbauchschmerzen, ggf. unter dem Bild eines akuten Abdomens
- Zeichen des hämorrhagischen Schocks bei intraabdominaler Blutung infolge Tubarruptur

■ **Anamnese**

- Frau im gebärfähigen Alter
- Amenorrhoe meist von 6 bis 10 Wochen
- unerwartete azyklische Blutung mit häufig einseitigen Unterbauchschmerzen

- **DD**
  - intrauteriner Abort
  - akute Appendizitis
  - Salpingitis
  - rupturierte Ovarialzyste
  - stielgedrehter Ovarialtumor
- **Sofortdiagnostik**
  - klinische Untersuchung, Überprüfung der Herz-Kreislauf-Parameter
  - lokalisierter bis diffuser Druckschmerz im unteren Abdominalbereich
  - vaginale Blutung
  - Portioschiebeschmerz

Sofortmaßnahmen
- venöser Zugang, Volumensubstitution
- stationäre Einweisung
- bei Schocksymptomatik Transport unter Arztbegleitung

M. Schmidt/R. Kimmig

Extremitätenlähmung, vollständige

➤ *s. *Tetraplegie*
➤ *s.a. *spinaler Notfall*

Fazialisparese, periphere

Definition
Oft isolierte, in der Regel streng einseitige Lähmung des N. facialis (VII. Hirnnerv) durch Infekte, Durchblutungsstörungen, Mittelohrprozesse oder Verletzungen

Symptomatik
- einseitige Gesichtslähmung (Unfähigkeit zum Stirnrunzeln, Lidschluss, Naserümpfen, Mundwinkelzug)
- z.T. verminderter Tränenfluss
- Geschmacksstörungen

Anamnese
- bei idiopathischer Parese (Bell-Lähmung) unauffällig
- Mittelohrerkrankung (Ohrschmerz, Schallleitungsstörung, Mastoiddruckschmerz, Fieber)
- Zoster oticus, Borreliose
- Schädelhirntrauma
- maligner Parotistumor
- präaurikuläre Verletzung

DD
- Großhirninfarkt mit Halbseitenlähmung
- Hirnstamminfarkt mit weiteren Hirnnervenläsionen

Sofortdiagnostik
- Prüfung der Gesichtsmotorik: Stirn kann nicht gerunzelt werden
- verminderte Tränensekretion deutet auf Schädigung des Ggl. geniculi oder weiter zentral hin
- Geschmacksprüfung: Eine Störung deutet auf Schädigung des Nervs in der Paukenhöhle oder weiter zentral hin.
- grobe neurologische Untersuchung mit Befunddokumentation bei Bewusstseinsstörungen (Schädelhirntrauma)
- Gehörgangsinspektion: Felsenbeinverletzung (Stufe, Trommelfellriss, Liquorrhoe), Bläschen (Trommel-

fell, Ohrmuschel) mit erheblicher Schmerzhaftigkeit bei Zoster oticus
- Ausschluss weiterer Hirnnervenausfälle

Sofortmaßnahmen
- Uhrglasverband und Panthenolaugensalbe bei Unfähigkeit zum Lidschluss
- bei allen unklaren Krankheitsbildern Klinikeinweisung, bei V.a. offenes Schädelhirntrauma mit Arztbegleitung
- bei Otitis media Antibiotikatherapie (z. B. Ampicillin) und abschwellende Nasentropfen (z. B. Otriven®)

■ **Kinder**

Es gelten dieselben Behandlungsrichtlinien wie beim Erwachsenen. Besonders häufig ist die Otitis media durch Tubenbelüftungsstörung wegen adenoider Schleimhautwucherungen im Nasopharynx.

■ **Geriatrische Aspekte**

Hyperlipidämien und Gefäßwandveränderungen prädisponieren zu Durchblutungsstörungen.

Ph. Dost/K. Jahnke

Fieber im Kindesalter

■ **Definition**

Körpertemperatur über 38,5 °C rektal. Reaktion auf meist exogene Noxen; infektiöse Ursachen, Dehydratation, Systemerkrankungen, z. B. systemische Rheumaform, aber auch erbliche Fiebersyndrome, z. B. familiäres Mittelmeerfieber

■ **Symptomatik**
- Tachykardie
- beschleunigte Atmung

- **Anamnese**
  Fieber ist ein Symptom, deswegen ist die Anamneseerhebung oft entscheidend, die Anamnese je nach Ursache aber unterschiedlich.
- **DD**
  Versuch der Unterscheidung bakterieller oder viraler Infektionen oder anderer Fieberursachen
- **Sofortdiagnostik**
  - klinisches Bild
  - Anamnese

Sofortmaßnahmen

- Antipyretika, z.B. Paracetamol (PCM) 10 bis 15 mg/kg als Einzeldosis, max. ca. 75 mg/kg/Tag, < 10 kg 3 bis 4 × 125 mg PCM, > 10 kg 3 bis 4 × 250 mg PCM, > 6 Jahre 2 bis 3 × 500 mg PCM, Jugendliche 3 bis 4 × 500 mg PCM (Verfügbarkeit auch als i.v. Präparat)
  Cave: Lebertoxizität
- Ibuprofen 3 × 10 mg/kg/Tag
- physikalische Maßnahmen
- ausreichende Flüssigkeitszufuhr
- bei Temperaturen über 40,5 °C und/oder unklarer klinischer Situation Klinkeinweisung

- **Gefahren**
  - Nichterkennen eines schweren infektiösen Krankheitsbildes
  - Fieberkrämpfe besonders bei raschem Temperaturanstieg

U. Neudorf

Fieberkrampf

Definition

„Gelegenheitsanfall" bei Fieber ohne Hinweis auf eine zerebrale Ursache. Prädilektionsalter 6 Monate bis 5 Jahre. Manifestationsgipfel 2. bis 3. Lebensjahr. Unterschieden werden *unkomplizierter Fieberkrampf* und *komplizierter Fieberkrampf* (z.B. Auftreten bei jüngeren/älteren Kindern s.o. und bei familiärer Belastung, Dauer > 15 Minuten, fokal oder wiederholt während einer Fieberperiode). Familiäre Belastung und Rezidivrisiko bis zu 40%, Epilepsierisiko 2 bis 4,5%, Letalität oder bleibende neurologische Schäden jedoch sehr gering

Symptomatik

- Auftreten beim raschen Fieberanstieg
- generalisierter tonisch-klonischer Anfall
- klinisch nicht zu unterscheiden vom Grand-mal-Anfall bei Epilepsie
- Dauer: meist länger als afebrile Anfälle
- evtl. fokale Symptomatik (bis 15% der Fälle): Seitenbetonung oder postkonvulsive Parese
- postiktal Abgeschlagenheit und Nachschlaf

Anamnese

- familiäre Anfallsbelastung
- Anfallssymptomatik
- psychomotorische Entwicklung
- Vorerkrankungen (zerebrale Vorschädigung, Epilepsie)
- Fieberursache

DD

- Meningitis oder Enzephalitis mit initialem Krampfanfall
- epileptischer Anfall: durch Infekt oder Fieber ausgelöst
- Krämpfe bei Stoffwechselstörungen (z.B. Hypoglykämie)

- **Sofortdiagnostik**
  - Anamnese (Infektursache)
  - Temperatur messen
  - Nackensteifigkeit prüfen (Ausschluss Meningitis/ Meningoenzephalitis)
  - Einweisung und Lumbalpunktion: immer bei Meningismus; dringend bei Kindern unter 1 Jahr, bei ungewöhnlich langer postkonvulsiver Schläfrigkeit; empfohlen im Alter von 12 bis 18 Monaten; fakultativ bei komplizierten Fieberkrämpfen, bei antibiotischer Vorbehandlung. Bei Verzicht auf LP kurzfristige klinische Kontrolluntersuchung
  - apparative Diagnostik ist nicht obligat. Entbehrlich: EEG nach dem ersten unkomplizierten Fieberkrampf, kraniales MRT bei unkomplizierten Fieberkrämpfen

Sofortmaßnahmen

Akuter Anfall (= Notfall)

- Akuttherapie zur Verhinderung eines febrilen Status epilepticus: Diazepam flüssig rektal: bis 10 kg KG – 5 mg; über 10 kg KG – 10 mg (bei Schulkindern ist alternativ auch lyophilisiertes Lorazepam buccal, z. B. Tavor expidet® 1,0/2,5 mg, applizierbar)
- ggf. Clonazepam (Rivotril® 0,5 bis 1,0 mg langsam i.v., Wirkstoff und Solvens 1:1 mischen!)
- im prolongierten Anfall, Status oder komplizierten Fieberkrampf: Klinikeinweisung

Z.n. abgelaufenem Anfall

- fiebersenkende Maßnahmen empfohlen; prophylaktische Wirkung nicht nachgewiesen
- Antibiotika bei bakterieller Infektion

J. Klepper

Fournier-Gangrän

- **Definition**

  Akute Gangrän des Skrotums, Perineums und Penis

  ✓ Ätiologie/Pathogenese; akute gangränöse Mischinfektion mit anaeroben und aeroben Erregern

- **Symptomatik**
  - phlegmonöse Entzündung von Kutis, Subkutis, Faszie und Muskulatur
  - massiv schmerzhafte Ausbreitung schrankenlos entlang der Faszie als Fasciitis necroticans
  - evtl. Ausdehnung auf Penis, Perineum und Unterbauch

- **Anamnese**
  - fakultativ: genitales Bagatelltrauma
  - Hämorrhoiden, Marisken
  - Diabetes mellitus
  - chronischer Alkoholabusus
  - allgemeine Abwehrschwäche
  - exulzerierend wachsende anogenitale Tumoren

- **DD**
  - Orchitis
  - Epididymitis
  - Hydrocele testis
  - Pyodermie

- **Sofortdiagnostik**

  körperliche Untersuchung:
  - prallelastisches, fluktuierendes Skrotum mit massivem Druckschmerz
  - nicht tastbarer Hoden
  - Rötung und evtl. gangränöse Verfärbung der Skrotal-/Perinealhaut

Sofortmaßnahmen
- venöser Zugang, 500 ml Ringer-Lösung
- Analgetika (z.B. 100 mg Tramal® i.v., 1 Amp. Dipidolor® i.v.)
- Verband
- sofortige Klinikeinweisung zur ausgedehnten chirurgischen Exzision!

- **Gefahren**
  - vorsichtige Lagerung, um Perforation zu vermeiden
  - lebensbedrohliches Krankheitsbild (Letalität ca. 50 %)

P. J. Goebell

Frakturen und Luxationen

- **Symptomatik**
  - sichere Frakturzeichen: Fehlstellung, Knochenreiben, abnorme Beweglichkeit und sichtbare freie Knochenenden bei offener Fraktur
  - sichere Luxationszeichen: Fehlstellung, federnde Fixation außerhalb des Gelenks, leere Gelenkpfanne, dislozierter Gelenkkopf
  - unsichere Fraktur- und Luxationszeichen: Schmerzen, Schwellung, Hämatom, Functio laesa
- **Anamnese**
  - Unfall
  - pathologische Fraktur bei Knochenmetastasen oder Knochenerkrankungen
- **Sofortdiagnostik**
  - Kreislaufsituation instabil
  - Prüfung von Durchblutung, Motorik und Sensibilität distal der Fraktur

Sofortmaßnahmen

allgemein:

- Stabilisierung der Vitalfunktionen elementar bei größeren Blutverlusten, Mehrfachfrakturen oder Frakturen bei Polytrauma
- Sauerstoffgabe 4 bis 8 l/Minute
- Anlage von 1 bis 2 großlumigen periphervenösen Gefäßzugängen, Infusionstherapie mit Kristalloiden/Kolloiden
- Analgesie, z. B. mit Piritramid 0,1 bis 0,2 mg/kg i.v. oder Tramadol 1 bis 3 mg/kg i.v. oder Ketamin 0,2 bis 0,5 mg/kg i.v.
- Ruhigstellung der Extremität nach Längszug in Vakuumschienen unter Einbezug der angrenzenden Gelenke; ggf. Lagerung auf Vakuummatratze

im Besonderen:

- Schultergelenks- und Fingerluxation möglichst noch am Unfallort reponieren – unter Zug und Gegenzug
- Schultergelenksreposition (Abb. 1 und 2) ggf. unter Kurznarkose mit 0,5 bis 1 mg/kg Ketamin i.v. (*cave:* Aspirationsgefahr)
- keine präklinische Reposition von Hüft-, Kniegelenks-, Patella- und Sprunggelenksluxationen
- bei Verdacht auf Wirbelsäulentrauma Flachlagerung
- Anlage eines Stiffnecks zur Immobilisation der HWS
- Umlagerung „en bloc“ durch mehrere Hilfspersonen, Transport auf Vakuummatratze
- Jede nach Trauma bewusstlose Person gilt in der präklinischen Situation als wirbelsäulenverletzt.

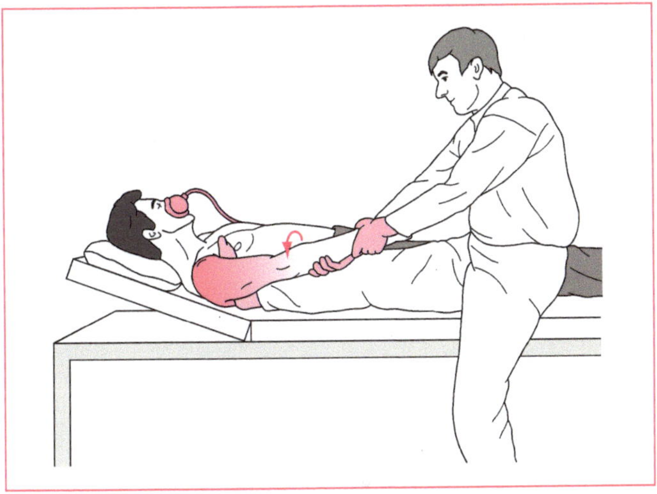

Abb. 1 Schulterreposition nach Hippokrates (aus Checkliste Notfallmedizin, 2. Auflage 2000, Thieme Verlag)

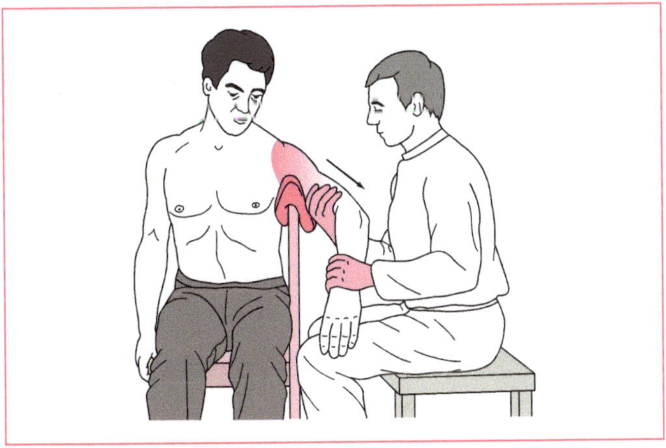

Abb. 2 Schulterreposition nach Arlt (aus Checkliste Notfallmedizin, 2. Auflage 2000, Thieme Verlag)

- **Gefahren**
  - Unterschätzung des Blutverlusts v.a. bei geschlossenen Frakturen großer Röhrenknochen (Oberschenkel bis 2000 ml) oder Beckenfrakturen (Verlust von bis zu 5000 ml Blut unbemerkt ins Retroperitoneum)
  - Entwicklung eines traumatischen Schocks

S. Farkas/I. Möller

Fremdkörper (Ohr, Nase, Mundhöhle, Pharynx)

- **Definition**
  Gegenstände, die über Mund, Nase oder Ohr eingebracht werden und eine Gefahr darstellen

- **Symptomatik**
  Ohr
  - Schallleitungsstörung bei Fremdkörpern im Gehörgang und im Mittelohr
  - Ohrschmerz
  - eitrige Otorrhoe bei länger zurückliegender Verletzung oder Mittelohreröffnung (z.B. Schweißperle bei Schweißarbeiten)

  Nase
  - leichtes Druckgefühl bei Fremdkörpern in der Nase
  - einseitige Nasenatmungsbehinderung und Nasenbluten
  - später Schleimhautschwellung bis zur eitrigen Rhinorrhoe oder Bildung von Rhinolithen

  Oropharynx und Kehlkopf
  - Schluckbeschwerden durch Fremdkörper in Mundhöhle und Pharynx (eingespießte Fischgräten, sperrige Blätter, Wurstpellen oder Reste von Schalenfrüchten, Tabletten)
  - Fremdkörpergefühl im Hals
  - Räusperzwang

- Schmerzen und Engegefühl bei länger liegenden Fremdkörpern mit Entzündung
- Husten bei Fremdkörpern an der Glottis oder im Larynx
- Atemnot bei Epiglottis- oder Glottisschwellung oder durch einen Bolus
- Stridor

Anamnese

- spielende Kinder, die sich kleine Gegenstände in Nase und Ohren stecken (Selbstverletzung)
- Arbeit mit Schweißgeräten
- Fremdkörpergefühl in unmittelbarem Zusammenhang mit dem Essen, vor allem bei Prothesenträgern (eingeschränkte Sensibilität)
- Schreckreaktionen mit Aspiration

DD

- Ösophagusfremdkörper: Schluckbeschwerden retrosternal
- Epistaxis bei Kindern mit Rhinitis. Bei jedem kindlichen Nasenbluten muss jedoch nach möglichen Fremdkörpern gefahndet werden!
- Globusgefühl psychogener Ursache
- Tumoren

Sofortdiagnostik

- Fremdkörper im Gehörgang von Kleinkindern schon ohne Hilfsmittel durch Zurückziehen der Ohrmuschel nach okzipital-rostral zu sehen
- Otoskopie
- Verschluss einer Nasenhöhle durch Mundatmung beim Verschließen der anderen zu erkennen
- Inspektion der obturierten Nasenhaupthöhle mit Otoskop
- Inspektion des Hypopharynx bis zur Epiglottis bei Kleinkindern durch Herausziehen der Zunge

Sofortmaßnahmen

Fremdkörper im Ohr

- Überweisung zum HNO-Arzt (*Anm.:* Es besteht fast nie akute Gefahr – außer bei Schweißperlenverletzungen –, jedoch gibt es viele Möglichkeiten zu weiteren Schäden.)

Nasenfremdkörper

- Abschwellen der Schleimhaut mit abschwellenden Nasentropfen, dann ausschnäuzen, ggf. Oberflächenanästhesie

Hypopharynx

- Hypopharynxfremdkörper mit gebogener Magill-Zange nur bei Lebensgefahr außerhalb der Klinik zu entfernen versuchen; nur unter Sicht hantieren, beim Kleinkind oder bei Asphyxie mit Laryngoskop und unter Intubationsbereitschaft
- Klinikeinweisung zur Fremdkörperentfernung; bei Atemnot Transport mit NAW; s.a. *Atemnot, *Fremdkörperaspiration

Kinder

Aspiration in einen Hauptbronchus; besonders tückisch sind die glatten und nicht röntgendichten Erdnüsse.

Geriatrische Aspekte

Schlecht sitzende Zahnteilprothesen können im Schlaf dislozieren, im Hypopharynx eingeklemmt oder sogar verschluckt werden. Gefährlich sind hierbei die spitzen Kanten und Haltedrähte.

Gefahren

Verschärfung der Situation durch jede Manipulation am Fremdkörper möglich. Wenn keine akute Lebensgefahr besteht, sollte daher auf Manipulationen verzichtet und der Patient sofort in eine Fachklinik transportiert werden.

Ph. Dost/K. Jahnke

Fremdkörperaspiration

- **Definition**
  Durch Fremdkörper (abgebrochene Zähne, Nahrungsmittel wie Knochen und Nüsse, Münzen, Nägel, Nadeln usw.) verursachte teilweise oder vollständige Verlegung der Atemwege
- **Symptomatik**
  Die Symptomatik ist abhängig von der Größe des Fremdkörpers und dem Zeitpunkt nach Aspiration: Die Symptome reichen von starker Luftnot, Zyanose (Asphyxie, Bolustod) und Brustschmerzen bis hin zu nur geringem Husten oder Fehlen von Symptomen in der Frühphase. In der Spätphase werden die Symptome von den Komplikationen bestimmt: Pneumonie, Bronchiektasen, Lungenabszess, Atelektasen.
- **Anamnese**
  Häufig fehlen v.a. bei Kindern oder alkoholisierten Patienten anamnestische Hinweise auf eine Fremdkörperaspiration, die Erkrankung macht sich erst durch die Sekundärkomplikationen bemerkbar. Bei Aspiration eines größeren Fremdkörpers sind die Symptome (s.o.) eindeutig.
- **DD**
  Bei akuter Aspiration mit funktionell wirksamer Stenosierung der Atemwege und typischer Anamnese bestehen keine differentialdiagnostischen Schwierigkeiten. Ansonsten muss gedacht werden an:
  - Asthmaanfall
  - Pseudokrupp
  - Trachealstenose anderer Genese (z.B. Tumoren)
  - Bronchiektasen, Pneumonien, Lungenabszess anderer Genese
- **Sofortdiagnostik**
  Inspektion von Mund und Rachen auf Verlegung der Atemwege

Sofortmaßnahmen

Nur bei vitaler Bedrohung:

- Oberkörperhochlagerung, zum ruhigen Atmen und Abhusten anhalten
- bei vital bedrohlicher Atemnot: unter Intubationsbereitschaft laryngoskopieren mit dem McIntosh-Laryngoskop; ggf. Kehlkopfreinigung; bei Fremdkörper in den tiefen Atemwegen Intubation und Transport in die Fachklinik
- bei Unmöglichkeit der Intubation: Koniotomie
- bei Kleinkindern: Beine hochhalten, Kopf tief lagern und auf den Rücken schlagen

Gefahren

Neben dem Bolustod als Akutkomplikation drohen Spätfolgen, die durch die Verlegung von Bronchialabschnitten bedingt sind:

- Pneumonie
- Lungenabszess
- Bronchiektasen
- Atelektasen

Ph. Dost/K. Jahnke

Frühdyskinesie

Definition

Akute hyperkinetische, dyskinetische oder dystone Bewegungsstörung, die innerhalb weniger Tage nach Einleitung einer Neuroleptikatherapie auftritt

✓ Ätiologie: Neuroleptikamedikation

Symptomatik

- krampfartiges Herausstrecken der Zunge, Hyperkinesen der mimischen Muskulatur
- Blickkrämpfe
- Opisthotonus

- Trismus
- tortikollisartige, choreatische, athetoide und/oder torsionsdystone Bewegungen an Extremitäten und Hals

Anamnese
Neuroleptikamedikation

DD
Das Bild der neuroleptisch bedingten Frühdyskinesie ist so typisch, dass bei bekannter Medikamentenanamnese keine diagnostischen Schwierigkeiten auftreten. *Cave:* Verkennen einer Frühdyskinesie als „grob-hysterisches“ Symptom

Sofortdiagnostik
Medikamentenanamnese

Sofortmaßnahmen
- Biperiden (Akineton®) 1 ml (5 mg) i.v., dann Weiterbehandlung mit 2 × 2 mg (1 Tbl.) Biperiden einleiten (alternativ Clozapin/Leponex®)
- Überprüfung der Neuroleptikamedikation durch einen Psychiater veranlassen, evtl. Umstellung auf neue, atypische Neuroleptika

Kinder
Bei Kindern werden auch nach antiemetischer Therapie, v. a. mit Metoclopramid (z. B. Paspertin®), Frühdyskinesien beobachtet. Empfohlene Therapie: Biperiden (Akineton®) im 1. Lebensjahr 1 mg, bis zum 6. Lebensjahr 2 mg, bis zu 10. Lebensjahren 3 mg i.v.

M. Gastpar/M. Schieder (Päd.: H.-T. Jansen)

Furunkel

Definition

Bakterielle, abszedierende Follikulitis und Perifollikulitis; Furunkulose: generalisiertes Auftreten von Furunkeln; Karbunkel: Mehrere Haarfollikel sind betroffen.

Symptomatik

- erythematöser, schmerzhafter Nodus
- reduziertes Allgemeinbefinden
- regionäre Lymphknotenschwellung
- Fieber

Anamnese

- oft rezidivierende Verläufe
- Patienten sind oft Diabetiker, HIV positiv etc.

DD

- Abszess
- Acne cystica

Sofortdiagnostik

- Anamnese
- klinische Inspektion
- Leukozyten, CRP
- Messung der Körpertemperatur

Sofortmaßnahmen

- venöser Zugang
- Klinikeinweisung
- Ruhigstellung
- Sprechverbot bei Lokalisation im Gesicht
- Antibiose, z. B. Flucloxacillin 3 × 1 bis 2 g/Tag i.v.
- bei Fluktuation: Stichinzision

Gefahren

- Sepsis
- Gesicht: Sinus-cavernosus-Thrombose, Meningitis

J. Dissemond

Gallenblasenentzündung, akute

➤ *s. *Cholezystitis, akute*

Gallenkolik

- **Definition**

  Heftiger, plötzlich eintretender Schmerz durch Überdehnung der Gallenblase oder Krampfzustand im Bereich des Gallengangsystems

  ✓ Ätiologie/Pathogenese: meist durch Gallensteine ausgelöste, akute Abflussbehinderung aus der Gallenblase oder aus den Gallengängen

- **Symptomatik**
  - plötzliche, auf- und abschwellende, krampfartige Schmerzen im Bereich des rechten Oberbauchs, evtl. in den Rücken oder die rechte Schulter ausstrahlend
  - Schmerzen häufig postprandial (nach fettreichem Essen)
  - evtl. Übelkeit und Erbrechen
  - manchmal Ikterus

- **Anamnese**
  - bekanntes Gallensteinleiden
  - Oft wird ein seit längerer Zeit immer wieder auftauchendes Druckgefühl im rechten Oberbauch angegeben.

- **DD**
  - Nierenstein-/Ureterkolik
  - Oberbaucherkrankungen (z.B. akute Pankreatitis, Magenperforation)
  - Wichtig ist der Ausschluss eines *akuten Abdomens, evtl. auch einer Rechtsherzinsuffizienz bzw. eines akuten *koronaren Syndroms.

- **Sofortdiagnostik**
  - Anamnese (s. o.)
  - Inspektion mit Auskultation, Perkussion und Palpation des Abdomens
  - Beurteilung von Atmung und Kreislauf
  - evtl. Urin-Streifentest (Hämaturie)
  - Temperaturmessung (Fieber bei Beginn einer akuten Cholezystitis)

Sofortmaßnahmen
- Spasmolytika: z. B. 1 Amp. Buscopan® i.v., zusätzlich Metamizol (1 Amp. Novalgin®) i.v.
- feuchtwarme Umschläge
- immer stationäre Einweisung zur weiteren Abklärung

Cave: Bei bekannter Gallensteinanamnese kann ein *akutes Abdomen infolge anderer abdominaler Erkrankungen übersehen werden.

- **Kinder**

  Gallensteine bei Kindern sind selten, kommen im Rahmen von anderen Grunderkrankungen wie hämolytischen Anämien (Anamnese, z. B. Kugelzellanämie) oder bei der Mukoviszidose vor. Es gelten die Behandlungsrichtlinien wie bei Erwachsenen. Dosierung: Buscopan® 0,25 bis 0,5 mg/kg KG max. alle 6 Stunden, Metamizol (z. B. Novalgin®) 15 mg/kg KG alle 4 bis 6 Stunden langsam i.v.

S. Farkas/U. Hoffmann (Päd.: U. Neudorf)

Gangrän

- **Definition**

  Abgestorbenes Gewebe an den Gliedmaßen bei Störung der arteriellen Durchblutung

Symptomatik

a) trockene Gangrän (stabile Situation): schwarzblaue Verfärbung, anfangs von weicherer Konsistenz, später mumifiziert; fast knöchern imponierende distale Gliedmaßenpartien

b) infizierte Gangrän (instabile Situation): wie a), jedoch mit phlegmonösen Entzündungen, Eitertaschen, putridem Foetor, aufsteigender Hautrötung, gelegentlicher Schwellung von Lymphknoten und systemischen Entzündungsreaktionen (DD: toxische Extremität)

a) und b) zumeist verbunden mit Pulsausfall, jedoch nicht obligat (z.B. diabetische Mikroangiopathie, Immunoangiopathie). Schmerzen im Bereich der Gangrän und bei Infektion auch aufsteigend. *Cave:* begleitende Neuropathie mit Hypästhesie

Anamnese

- meist schon zuvor andere Symptome einer arteriellen Verschlusskrankheit (Ruheschmerz, Claudicatio intermittens)
- Risikofaktoren für Arteriosklerose
- Diabetes mellitus
- nicht selten vorausgehend Banaltrauma im Bereich der späteren Gangrän

Sofortdiagnostik

- Pulsstatus entlang der Extremität (Nachweis eines Gefäßverschlusses)
- Auskultation des Herzens (Nachweis von Herzfehlern)

Sofortmaßnahmen
- Tieflagerung zur Verbesserung der Restdurchblutung
- keine abschnürende Kleidung oder Verbände
- sterile Abdeckung
- Watteschutzverband zur Vermeidung einer Auskühlung
- ausreichende Analgesie
- keine lokale Wärme- oder Kälteapplikation
- bei infizierter Gangrän: umgehende Vorstellung in Gefäßabteilung, evtl. auch Fachabteilung für diabetische Fußprobleme

- **Kinder**
  - äußerst ungewöhnlich
  - selten bei kardialen Vitien
  - iatrogen nach arteriellen Eingriffen
  - toxisch bedingt durch Ergotamine

K. Kröger/H. Jakob/S.-P. Sommer

Gangstörung

- **Definition**
  Störung der Fortbewegung durch Parese, Sensibilitätsstörung (Lagesinn), Apraxie oder Ataxie oder vestibuläre Läsion

- **Symptomatik**
  - Einknicken bei Parese (Treppensteigen)
  - Stepper-Gang bei Fußheberparese
  - unsicherer Gang bei Lagesinnstörung (Verschlechterung im Dunkeln)
  - breitbeiniger Gang bei zerebellärer Läsion (Alkohol)
  - kleinschrittig bei Gangapraxie und Morbus Parkinson

- **Anamnese**
  - Medikamenteneinnahme
  - Alkohol
- **DD**
  - s. Symptomatik
  - bei vestibulärer Läsion: Schwindel und Nystagmus
- **Sofortdiagnostik**
  - bei akuter motorischer Schwäche s. akute *Parese
  - Ausschluss einer Intoxikation
  - neurologischer Befund

Sofortmaßnahmen

- bei Schwäche beider Beine: umgehende Klinikeinweisung (Zentrum mit Neurologie/Neurochirurgie/Neuroradiologie) zur Differenzierung einer peripheren (Polyradikulitis), spinalen (Querschnitt) oder zentralen (Insult) Gangstörung
- bei Ataxie: nach Medikamenten fragen (Antiepileptika, Schlafmittel, Lithium), Foetor alcoholicus?
- bei Gangapraxie: neurologische Untersuchung

- **Kinder**

  Bei Kindern häufig Intoxikationsfolge → nach leeren Medikamentenschachteln suchen!
- **Geriatrische Aspekte**

  Alte Menschen reagieren empfindlicher auf Medikamente (Psychopharmaka).
- **Gefahren**
  - Sturz und Fraktur (alte Menschen)
  - zu spätes Erkennen einer Querschnittslähmung

H.-C. Diener/O. Kastrup

Gastroenteritis

Definition

Infektiös/toxische Schleimhautentzündung des Magens und/oder Dünndarms.

✓ Ätiologie/Pathogenese; Infizierte Lebensmittel (Fleisch, Fisch, Eier, Milchprodukte, Konserven). Häufige Erreger: Enteritis- oder Paratyphus-Salmonellen, enterotoxische E. coli, Clostridien, Bacillus cereus, Staphylokokken, Shigellen, Helicobacter pylori, Viren

Symptomatik

- plötzlich auftretender, akuter Brechdurchfall, oft mit Exsikkose
- Leibkrämpfe
- fakultativ: Fieber, Kopfschmerzen, Wadenkrämpfe, Kreislaufkollaps

Anamnese

- Nahrungsmittelanamnese, beschwerdefreies Intervall
- Reiseanamnese
- Umgebungserkrankungen
- Medikamente.

DD

Bei infektiöser Gastroenteritis zunächst Vermehrung der Erreger im Darmlumen, Inkubationszeit daher bis 48 Stunden. Bei toxischer Gastroenteritis (Vermehrung der Erreger in schlecht konservierter Nahrung) Inkubationszeit meist <6 Stunden

Sofortdiagnostik

- Anamnese, möglichst Identifikation und Asservierung des infizierten Nahrungsmittels zur bakteriologischen Untersuchung
- körperliche Untersuchung (Exsikkose, Fieber)
- Stuhlkultur

Sofortmaßnahmen

- Karenz fester Nahrung
- wenn starkes Erbrechen im Vordergrund steht: gesüßter Tee (z. B. 10 g Glukose/500 ml) in kleinen Portionen (zunächst esslöffelweise, je nach Verträglichkeit in 20- bis 50-ml-Portionen)
- falls auch unter kleinen Portionen erbrochen wird: Metoclopramid (Paspertin®) 20 mg p.o. bis zu 1 bis 2 mg/kg KG i.v. (als 15-minütige Kurzinfusion)
- bei schwerem Erbrechen kann Kreislaufüberwachung und parenterale Volumen- und Elektrolytsubstitution erforderlich werden, daher ggf. Klinikeinweisung
- wenn Durchfall im Vordergrund steht: reichliche Substitution von Wasser, Elektrolyten und Glukose, z. B. 3 EL Glukose, 1 TL NaCl, 1 TL Natriumbikarbonat (Backpulver), ½ TL Kaliumchlorid auf 1 Liter Wasser. Aktivkohle! Grundsätzlich keine Antidiarrhoika! Gezielte antibiotische Therapie nur selten erforderlich

Kinder

s.*Gastroenteritis bei Kindern

Gefahren

Exsikkose mit Kreislaufkollaps, Nierenversagen. Stationäre Einweisung (v. a. Kinder, ältere Patienten) deshalb bei Persistenz/Progredienz von Erbrechen/Diarrhoe und/oder starken Leibschmerzen sowie hohem Fieber für mehr als 2 bis 3 Tage

P. Layer/G. Gerken

Gastroenteritis, akute, bei Kindern

- **Definition**

  Akut auftretende, infektiös bedingte Mukosaschädigung des Gastrointestinaltraktes

  ✓ Ätiologie/Pathogenese; Viren (insbes. Rotaviren), Bakterien, Protozoen

- **Symptomatik**
  - Durchfall
  - Erbrechen
  - Fieber
  - Exsikkose

- **Anamnese**
  - Die Infektion liegt meist nur Stunden bis wenige Tage zurück.
  - wässrige, teilweise blutige Durchfälle, die häufig von Fieber und Erbrechen begleitet sind

- **DD**

  Das typische Bild bereitet meist keine differentialdiagnostischen Probleme. In die Überlegungen müssen einbezogen werden:
  - Nahrungsmittelallergie (Einführung neuer Nahrungsmittel, Diätfehler)
  - toxische Diarrhoe (Nebenwirkung oder Intoxikation von Medikamenten, Intoxikation durch Beeren, Pilze etc.)

- **Sofortdiagnostik**
  - Anamnese
  - körperlicher Untersuchungsbefund
  - Abschätzen des Exsikkosegrades (s. *Exsikkose bei Kindern)

Sofortmaßnahmen

- Säuglinge: Das geschätzte Flüssigkeitsdefizit soll als orale Rehydratationslösung (ORL) über ca. 4 Stunden verabreicht werden. Nach Abschluss dieser Rehydratation beginnt die Realimentation, und die Kinder erhalten ihren Flüssigkeitstagesbedarf über 20 Stunden als zuvor benutzte Säuglingsmilch. Gestillte Kinder können von Beginn an ad libitum Muttermilch weiter bekommen, begleitend zur ORL-Gabe. Als ORL eignen sich z.B. Humana Elektrolyt® oder Oralpädon® 240. Bei Säuglingen ab dem 6. Lebensmonat sind zur Rehydratation ORL mit komplexen Kohlenhydraten (z.B. Humana Reisschleim®, RES_{55} Milupa®, ORS_{200} Karotten-Reisschleim Hipp®) wahrscheinlich besser geeignet.
- Kleinkinder: Die Rehydratation erfolgt wie bei Säuglingen. Bei der Realimentation eignet sich eine Kost mit polymeren Kohlenhydraten wie Reis, Kartoffeln, Nudeln, Zwieback, Banane, als Getränk eignen sich ORL, Tee oder Wasser.
- anzustrebende Flüssigkeitstagesmenge: 1000 ml bei 10 kg KG, 1500 ml bei 20 kg KG, 1750 ml bei 30 kg KG
- Einweisung in eine Kinderklinik
  - bei unstillbarem Erbrechen
  - Säuglinge mit mittelschwerer Exsikkose
  - Kleinkinder mit schwerer Exsikkose
  - keine Rückbildung der Dehydratation nach 6 bis 8 Stunden

P. Küster

Geburt

Normalerweise dauert eine Geburt vom Beginn regelmäßiger Wehentätigkeit bis zum vollständigen Heraustritt des Kindes mehrere Stunden (bei Erstgebärenden durchschnittlich 12 Stunden, bei Mehrgebärenden 8 Stunden). Überstürzte Geburten (Geburt des Kindes mit wenigen Wehen) bzw. Sturzgeburten („Herausstürzen" des Kindes unabhängig von der Geburtsdauer) sind äußerst selten. Eine Frau unter der Geburt sollte möglichst immer in eine geburtshilfliche Klinik transportiert werden. Eine Geburt ist dann vor Ort durchzuführen, wenn der Kopf in der Tiefe der Vulva sichtbar ist.

- **regelmäßige Wehen, Kopf des Kindes nicht sichtbar (Kliniktransport)**
  - venöser Zugang
  - Kliniktransport in Linksseitenlage und Beckenhochlagerung
  - Arztbegleitung, abhängig vom Stand der Geburt
  - ggf. Schmerzbekämpfung z. B. 25 bis 50 mg Pethidin (Dolantin®)
  - ggf. Wehenhemmung mit Fenoterol: 10 bis 25 µg Fenoterol (Partusisten intrapartal®) langsam über 2 bis 3 Minuten i.v.
    Herstellung: 1 ml Partusisten intrapartal® (25 µg Fenoterol) und 4 ml 5%ige Glukoselösung. Wirkungsdauer: 5 bis 10 Minuten, kann nach dieser Zeit wiederholt werden
  - stärkere Wehen mit beginnendem Pressdrang mit hechelnder Atmung veratmen lassen

- **regelmäßige Wehen, Kopf des Kindes sichtbar (Geburt vor Ort)**
  - Die Geburt muss zum Abschluss gebracht werden, wenn der Kopf in der Tiefe der Vulva sichtbar ist.
  - Anlegen eines venösen Zuganges

- Lagerung der Kreißenden bevorzugt in Rückenlage mit Kissen unter dem Steiß
- in der Wehe Anziehen der Beine und Mitpressen der Kreißenden
- außerhalb der Wehe ruhige tiefe Atmung, Hyperventilation vermeiden
- Dammschutz, wenn der Kopf durchschneidet, d. h. auch in der Wehenpause in der Vulva stehen bleibt: Die rechte Hand umgreift mit abgespreiztem Daumen den Damm, die linke Hand liegt auf dem schon geborenen Teil des austretenden Kopfes.
  Ziel: Regulation des Durchschneidens des Kopfes, so dass dieser langsam und kontrolliert über den Damm geboren wird
- Der Kopf vollzieht nach seiner Geburt meist von allein eine Rotation um 90°, das Gesicht sieht anschließend nach 3 oder 9 Uhr.
- Der Kopf wird mit beiden Händen flach nach unten gesenkt, bis die vordere Schulter unter der Symphyse geboren ist. Anschließend Anheben des Kopfes symphysenwärts, bis die hintere Schulter und der Rest des Rumpfes geboren werden
- ggf. Absaugen des Neugeborenen
- langes Abnabeln (ca. 10 bis 15 cm) mit zwei stumpfen Klemmen
- Kind gegen Auskühlung schützen (z. B. Alufolie)
- Mutter: 3 IE Oxytocin (Syntocinon®, Orasthin®) zur Förderung der Uteruskontraktion
- Die Geburt der Plazenta sollte nur abgewartet werden, wenn sie dem Kind unmittelbar folgt, andernfalls direkter Transport von Mutter und Kind in eine geburtshilfliche Klinik. Lagerung der Entbundenen auf dem Rücken mit überkreuzten Beinen

- **verstärkte Blutung nach der Geburt**
  Ursachen:
  - Geburtsverletzung
  - unvollständige Plazentalösung
  - Uterusatonie: Kontraktionsschwäche des Myometriums.
- **Symptomatik**
  - verstärkte Blutung nach der Geburt
  - Schockzeichen der Entbundenen
  - Uterus ist weich oberhalb des Nabels zu tasten (Atonie).
  - ggf. sichtbare Blutungsquelle, z. B. im Scheidenbereich (Verletzung)

Sofortmaßnahmen

- rasche Injektion von 6 bis 12 IE Oxytocin (Syntocinon®, Orasthin®) i.v.
- ggf. Gabe eines Secale-Präparates (Methergin®) i.v. oder i.m.
- großlumige venöse Zugänge, Volumensubstitution
- bei sichtbarer Blutungsquelle – aufgrund einer Geburtsverletzung – Umstechung des blutenden Gefäßes in Lokalanästhesie
- Entleerung der Harnblase
- schnellstmöglicher Transport in eine vorab informierte Klinik unter Arztbegleitung
- bei atoner Nachblutung bimanuelle Kompression des Uterus: Die rechte Hand fasst über und hinter den Fundus und drückt den Uterus nach unten und hinten ins Becken, die linke Hand drückt die Vulva nach kranial, ggf. auch intravaginale Einführung der linken Hand. Diese Maßnahme muss ggf. während des gesamten Transportes fortgeführt werden.

- bei weiter bestehender starker Blutung: Sulproston (Nalador®) – Infusion unter engmaschiger Kontrolle der Atmungs- und Kreislauffunktion: 1000 μg Sulproston (2 Amp. Nalador®) auf 1000 ml NaCl, Dosis 500 μg/120 bis 30 Minuten, Maximaldosis 1500 μg Sulproston

M. Schmidt/R. Kimmig

Gefäßverschluss, arterieller

➤ *s.u. *arterielle Verschlusskrankheit*

Gesichtsnervenlähmung

➤ *s. *Fazialisparese*

Gesichtsödem, akutes

Definition

Akut auftretende Gesichtsschwellung mit oder ohne Allgemeinsymptomatik

s. u.

*Angioödem, hereditäres

*Insektenstichreaktion

*Urtikaria

J. Dissemond

Gesichtsrötung, akute

Definition

Akut auftretende Rötung der Gesichtshaut mit oder ohne Allgemeinsymptomatik

s.u.

*Erysipel

*Eczema herpeticatum

*Schock, anaphylaktischer

J. Dissemond

Gesichtsschädelverletzungen

- **Definition**

  Gesichtsschädelverletzungen umfassen Frakturen, Kontusionen und Luxationen des knöchernen Viszerokraniums (s. a. *Unterkieferfrakturen, *Mittelgesichtsfrakturen, *Kiefergelenkverletzungen). In Abhängigkeit vom traumatischen Ereignis imponieren ferner isolierte oder begleitende Verletzungen der intra- und/oder extraroralen Weichteile (s. a. *Gesichtsweichteilverletzungen und Verletzungen der *Zähne und des zahntragenden Kiefers).

- **Symptomatik**
  - extra- und/oder intraorale Weichteilschwellung
  - Blutungen im Kopf-/Halsbereich
  - abnorme Beweglichkeit und Fehlstellungen im Bereich des Ober- und Unterkiefers
  - okuläre Symptome (Doppelbilder, Lagophthalmus, Motilitätsstörungen, Visusverlust)
  - rhinologische Symptome (An- bzw. Hyposmie)
  - dentogene Symptome (Zahnlockerungen, Zahnfehlstellungen, Okklusionsstörungen)
  - neurologische Symptome (Hyper-, Hypo-, Parästhesien; Fazialislähmungen etc.)

- **Anamnese**
  - Unfälle unterschiedlichster Ursache (Verkehr, Sport; Arbeit)
  - Rohheitsdelikte – mit umschriebener oder großflächiger Gewalteinwirkung

- **DD**

  Anamnestisch und diagnostisch meist gut zu differenzieren

- **Sofortdiagnostik**
  - ausführliche Untersuchung des Gesichtsschädels von intra- und extraoral unter Einbeziehung der o. a. Leitsymptome

- Kreislauf stabil?
- Bewusstseinslage?
- grob orientierende neurologische Untersuchung
- grob orientierende ophthalmologische Untersuchung

Sofortmaßnahmen
- Sicherung der Atemwege
- ggf. Blutstillung durch Tamponade/Ligatur/Hämostyptika
- Wundversorgung durch Abdecken der Weichteilverletzungen mit feuchten Kompressen
- ggf. Schocktherapie
- bei Hinweis auf intrakranielle Beteiligung: neurochirurgische Abklärung
- Ruhigstellung durch notfallmäßige Schienung nur durch Fachabteilung

Kinder

Beteiligung des Neurokraniums ausschließen. Häufige Gesichtsschädelverletzungen im Kindesalter:
- Frontzahntraumata
- Kiefergelenkfrakturen

Gefahren
- Verlegung der Atemwege durch intraorale Blutungen, Fremdkörper, intraorale Weichteilschwellungen
- Beteiligung des Neurokraniums, v. a. im Kindesalter
- Beteiligung des Seh- und Riechorgans
- Beteiligung der Hirnnerven
- Schock im Rahmen von massiven Blutverlusten bei arteriellen Blutungen (A. maxillaris, A. alveolaris inferior, A. facialis)

Ch. Mohr/G. Rieger

Gesichtsweichteilinfektionen

■ Definition

Entzündungen im Bereich des Mundes, der Kiefer und der angrenzenden Weichteile

✓ Ätiologie: Die Entzündungen sind überwiegend unspezifisch und dentogen durch eine apikale Parodontitis, Dentitio difficilis, infizierte Wurzelreste etc. verursacht. Andere Ursachen sind Nasenfurunkel, Erysipel, Tonsillitis, Speicheldrüsenentzündungen. Spezifische Infektionen (Lues, Tuberkulose) sind selten. Daneben kommen virale Infektionen vor (Herpes simplex und Herpes zoster). Klinisch können Ödeme, Infiltrate, Abszesse, Phlegmonen und Fisteln unterschieden werden.

■ Symptomatik

Lokalsymptome:

- Schmerzen
- Schwellung, evtl. bretthart
- Rötung, evtl. livide Verfärbung
  Cave: bei Druckschmerz und Rötung im medialen Augenwinkel V.a. eitrige Thrombophlebitis der V. angularis mit Gefahr der Sinus-cavernosus-Thrombose!
- evtl. Schwellung und Druckschmerzhaftigkeit regionärer Lymphknoten
- Überwärmung der betroffenen Region mit Einschränkung der Mundöffnung und Schluck- und Atembeschwerden v. a. bei intraoralen Schwellungen
- evtl. Bläschenbildung (z. B. bei Herpes simplex)
- evtl. Ulzerationen in der Mundschleimhaut (Stomatitis aphthosa)
- evtl. schmerzhafte, einseitige Rötung der Haut mit Bläschenbildung im Versorgungsgebiet eines Hirnnervs (Herpes zosters)

Allgemeinsymptome/Befunde:
- Fieber
- Leukozytose
- CRP erhöht
- reduzierter Allgemeinzustand

■ **Anamnese**
- Der Patient berichtet im Allgemeinen von einer seit Stunden, manchmal auch Tagen bestehenden Schwellungs- und Schmerzsymptomatik im Bereich der Gesichtsweichteile.
- Infektanfälligkeit
- diabetische Stoffwechsellage
- kleine Verletzung

■ **DD**

Bei entsprechender Symptomatik ist die Diagnosestellung unproblematisch.

■ **Sofortdiagnostik**
- intra- und extraorale Inspektion und Palpation
- Temperaturmessung
- Laborchemie (Blutbild, CRP)

Sofortmaßnahmen
- Kühlung (feuchte Umschläge, ggf. Eis lutschen), desinfizierende Behandlung, z.B. Betaisodona®-Salbe oder Alkoholumschläge
- Ruhigstellung (Sprech- und Kauverbot)
- Überweisung je nach Befund an Mund-, Kiefer-, Gesichtschirurgen oder Zahnarzt; bei Druckschmerz und Rötung im medialen Augenwinkel (s.o.) Überweisung zum HNO-Arzt (V.a. Thrombophlebitis der V. angularis!)
- bei Herpes labialis Aciclovirsalbe
- ggf. Klinikeinweisung
- bei V.a. Phlegmone im Bereich der Gesichtsweichteile (lebensbedrohliche Erkrankung!) sofortige Einweisung in eine Fachklinik!

- **Kinder**
  Es gelten dieselben Behandlungsrichtlinien wie beim Erwachsenen. Neugeborene können eine Herpesinfektion der Schleimhäute unter der Geburt erwerben (Herpes genitalis der Mutter).

- **Gefahren**
  - Thrombophlebitis der Vv. facialis, angularis, jugularis und des venösen Plexus pterygoideus mit Gefahr einer Sinus-cavernosus-Thrombose bei Infektion im Bereich der Lippe, Nase, des Spatium retromaxillare und des Mundbodens
  - Mediastinitis bei Ausbreitung eines Abszesses im Bereich des Spatium parapharyngeale

Ph. Dost/K. Jahnke

Gesichtsweichteilverletzungen

- **Definition**
  Durch mechanische Einwirkungen verursachte Wunden unterscheidet man nach der Wundform:
  - Schnittwunden
  - Stichwunden
  - Quetschwunden
  - Platzwunden
  - Risswunden
  - Wunden mit Gewebedefekten
  - Bisswunden
  - Schusswunden

  Riss- und Quetschwunden kommen am häufigsten vor.

- **Symptomatik**
  - Schmerzen
  - Blutung

- **Anamnese**
  - Unfälle unterschiedlichster Ursache (Verkehr, Sport, Arbeit)

- Rohheitsdelikte
- Bei Bissverletzungen sind weitere Informationen bzgl. des verursachenden Tieres sehr wichtig (bekanntes Tier?, Impfstatus?, Auffälligkeiten? etc.).

■ **DD**

Anamnestisch und diagnostisch meist gut zu differenzieren

■ **Sofortdiagnostik**

- Ausschluss eingeschlossener Fremdkörper
- Beteiligung von Hirnnerven ausschließen
- Beteiligung von Ästen der A. carotis ausschließen
- nur im Ausnahmefall Debridement (durch Fachabteilung zu favorisieren)

Sofortmaßnahmen

- Sicherung der Atemwege
- ggf. Blutstillung durch Tamponade/Ligatur/Hämostyptika
- Wundversorgung durch Abdecken der Weichteilverletzungen mit feuchten Kompressen
- eingespießte Fremdkörper in den Wunden belassen (Entfernung erst in Fachabteilung)
- bei Bissverletzungen: Wunden sofort und gründlich desinfizieren; Breitbandantibiose; ggf. postexpositionelle Tollwutimpfung durchführen
- Schusswunden: immer als infizierte Wunde zu behandeln: Wunden sofort und gründlich desinfizieren; Breitbandantibiose

■ **Kinder**

- gleiche Behandlung wie Erwachsene
- lange Nachsorge bei Tierbissverletzungen

■ **Gefahren**

- entstellende Narben
- aufsteigende Infektionen

- Beteiligung der Hirnnerven (V + VII)
- Speichelfisteln bei Parotisbeteiligung

Ch. Mohr/G. Rieger

Gichtanfall

Definition

Akute Arthritis, ausgelöst durch Harnsäureausfall in Gelenken, zunächst meist ein Gelenk betreffend.

Symptomatik

- akute, meist nachts beginnende Arthritis
- hochrot geschwollenes, schmerzhaftes Gelenk
- oft ausgelöst durch Nahrungsexzess, Alkohol, Medikamente, Trauma
- Kreszendoschmerz innerhalb von Stunden
- bei der Erstmanifestation meist am Großzehengrundgelenk, in absteigender Häufigkeit auch an Sprunggelenk, Fußwurzel, Knie, Finger- und Handgelenk, selten Zehen, Schulter, Hüfte und Ellenbogen
- Nierenkoliken möglich
- Gichttophi bei längerem Krankheitsverlauf

Anamnese

- gelegentlich frühere Anfälle, Nierenkoliken, Gichttophi
- medikamentös induziert: Zytostatika, Saluretika, Salizylate, nichtsteroidale Antirheumatika in niedriger Dosierung, häufig mit Gewichtsabnahme verbunden (Tumorlyse)

DD

- Monarthritis anderer Genese
- Reizzustand bei Arthrose
- entzündeter „Spreizfuß“
- Trauma
- Phlegmone
- beginnendes Erysipel

- **Sofortdiagnostik**
  - Aspekt (hochrot geschwollenes, schmerzhaftes Gelenk)
  - genaue Diagnose kann nur mit Blutwerten, Röntgen- und
  - ggf. Punktatuntersuchungen gestellt werden

Sofortmaßnahmen
- bei schweren Anfällen Einweisung
- bei unklarer Abgrenzung sicherheitshalber Einweisung
- Therapieversuch mit Colchicin oder Indometacin

K. Kröger

Giftasservation bei Vergiftungsverdacht

Bei unklarer Bewusstlosigkeit immer differentialdiagnostisch eine Intoxikation berücksichtigen. Zur Analytik sinnvoll sind:

- Blut (möglichst 20 ml)
- Mageninhalt (50 ml der 1. Portion der Spülflüssigkeit)
- Urin (50 bis 100 ml, jedoch auch wenige Milliliter wertvoll)

Den toxikologischen Untersuchungsauftrag nur bei absoluter Klarheit auf eine bestimmte Noxe beschränken. Häufig liegen kombinierte Vergiftungen vor. Wesentliche toxische Stoffgruppen sind:

- Medikamente
- Rauschgifte, Alkohol
- Pestizide
- Lösungsmittel, Haushaltschemikalien
- Schwermetalle
- tierische und pflanzliche Gifte

G. Weiler

Glottisödem

➤ *s.u. *Insektenstich im oberen Pharynx-/Larynxbereich*
➤ *s.u. *Insektenstich, toxischer*
➤ *s.u. *Schock, anaphylaktischer*

Grippe und grippaler Infekt

- **Definition**
  Grippe: Akute, meist epidemisch auftretende Atemwegsinfektion mit Influenzavirus (Typ A ist am wichtigsten und am häufigsten). Grippaler Infekt: unscharfe Bezeichnung für eine Vielzahl von Atemwegsinfektionen
- **Symptomatik**
  Grippe (Influenza)
  Sehr unterschiedliche Ausprägung: von leichtem Verlauf bis hin zu tödlichem Ausgang
  - nach 1–3 Tagen Inkubationszeit plötzlich hohes Fieber, schweres Krankheitsgefühl, Abgeschlagenheit, Schüttelfrost, dunkelroter Rachenring, trockener Husten, evtl. blutiger Auswurf, Schluckbeschwerden, starke Kopf-, Hals- und Gliederschmerzen, selten Schnupfen
  - nicht selten Komplikationen (v.a. bei älteren Menschen, vorbestehenden Grunderkrankungen von Herz und Lunge, Immunschwäche):
    - Pneumonie, Otitis media, Sinusitis, Myokarditis, Meningoenzephalitis
    - bakterielle Superinfektion
    - Entgleisung von Stoffwechselkrankheiten (Diabetes mellitus)
  - plötzlicher Tod, insbesondere bei Jugendlichen und jungen Erwachsenen

  Grippaler Infekt
  Langsamer Krankheitsbeginn, allmähliche Verschlechterung, leichter Husten, nur geringgradige Kopf- und Muskelschmerzen, leichtes Krankheitsgefühl

- **Anamnese**
  - Jahreszeit: meist Spätherbst, Winter
  - epidemiologische Situation, „Grippe"-Welle
  - Risikofaktoren (s. o.)
- **DD**
  - klinisch oft keine sichere Abgrenzung zwischen Grippe und anderen Atemwegsinfektionen
  - andere, insbesondere respiratorische Virusinfektionen
  - Sepsis, Typhus, Leptospirose, Rickettsiosen, Brucellose etc.
  - bei Komplikationen (s. o.) weitere organbezogene Differentialdiagnosen (z. B. Pneumonie, Myokarditis)
- **Sofortdiagnose**
  - körperliche Untersuchung
  - epidemiologische Daten

Sofortmaßnahmen

- leichte Fälle: symptomatische Therapie (viel trinken, leichte Kost, Antipyretika), Bettruhe
- v. a. bei Risikopatienten innerhalb der ersten 24 bis 36 Stunden kausale medikamentöse Grippe-Behandlung mit dem Neuraminidase-Hemmer Oseltamivir (Tamiflu®)
- schwere Fälle: Klinikeinweisung, Intensivtherapie

- **Kinder**
  - schwere, lebensgefährliche Grippe-Erkrankungen bei Säuglingen und Kleinkindern
  - Reye-Syndrom (akutes Leberversagen mit Hirnschädigung) als seltene Komplikationen nach Azetylsalizylsäure-Gabe bei Grippe und anderen viralen Infektionen

- **Geriatrische Aspekte**
  Schwere, lebensgefährliche Grippe-Erkrankungen gehäuft bei älteren Menschen (über 60 Jahre)
- **Gefahren**
  Bei jedem 5. Grippe-Fall ist mit Komplikationen zu rechnen.

K.-D. Müller

Halbseitenlähmung

➤ *s. *Hemiplegie, Hemiparese*

Halluzinationen

■ Definition

Sinnestäuschungen, bei denen die Wahrnehmung kein reales Wahrnehmungsobjekt hat. Halluzinationen können auf sämtlichen Sinnesgebieten (akustisch, optisch, haptisch-taktil, gustatorisch, olfaktorisch) auftreten.

✓ Ätiologie: alkohol-, drogen- und medikamenteninduziert, bei Intoxikationen und im Entzug (Delir), bei schizophrenen Psychosen, bei organischen Psychosen, v.a. bedingt durch zerebrale Minderdurchblutung

■ Symptomatik

- Sinneswahrnehmung ohne äußere Reizung der Sinnesorgane
- Überzeugung, dass die Wahrnehmung Realität ist
- keine Bewusstseinsstörung
- evtl. Vorhandensein eines Verfolgungs- oder Beeinträchtigungswahns

■ Anamnese

- Auftreten im Rahmen endogener und exogener Psychosen
- Alkohol-, Drogen- und Medikamentenanamnese abklären

■ DD

Illusion (knüpft an reale Wahrnehmung an, welche dann ausgestaltet wird)

■ Sofortdiagnostik

- psychiatrische Anamnese
- Alkohol-, Drogen- und Medikamentenanamnese

- vegetative Symptome (Schwitzen, Unruhe, Tremor, Tachykardie)
- körperliche Untersuchung: Hinweise auf Infekte, Stoffwechsel- oder endokrine Erkrankungen

Sofortmaßnahmen

- bei älteren Patienten oder leichter Symptomatik: atypisches Neuroleptikum wie Risperidon (Risperdal®) 0,5 bis 1 mg p.o.
- bei schwerer Symptomatik: Risperidon (Risperdal®) 2 bis 4 mg p.o. oder Haloperidol (Haldol®) 5 mg p.o. oder i.m.

Kinder

Keine Therapie ohne vorangegangene ausführliche Diagnostik. Wenn immer möglich, das Kind ohne Medikation an eine Fachinstitution überweisen.

Als Ultima Ratio Haloperidol (Haldol®): Anfangsdosis 0,025 bis 0,05 mg/kg KG/Tag, Erhaltungsdosis 0,15 bis 0,5 mg/kg KG/Tag i.v. oder p.o.

Gefahren

- bei akustischen Halluzinationen mit befehlendem Charakter Suizidgefahr abklären, ggf. Klinikeinweisung
- p.o. oder i.m. Medikation möglichst nur nach Ausschluss schwerer, nichtpsychiatrischer Krankheitsbilder!

M. Gastpar/M Schieder (Päd.: J. Hebebrand)

Hämoptoe

Definition

Abhusten von blutig tingiertem Sputum bis hin zu Abhusten reinen Blutes

✓ Ätiologie/Pathogenese; Infektionen (Bronchitis, Tuberkulose, Pilzinfektionen, Pneumonie, Lungenabszess, Bronchiektasen), Neoplasie (Bronchialkarzinom, Bronchusadenom, Rachen- oder Kehlkopftumoren), Mitralstenose, Lungeninfarkt, Trauma, Fremdkörperaspiration, Blutungsübel, Goodpasture-Syndrom u.a.

Symptomatik

Neben dem Abhusten von Blut (und der dadurch bedingten Beunruhigung des Patienten) sind die weiteren Symptome abhängig von der Grunderkrankung. Im Verlauf treten dann die Symptome des Blutverlustes hinzu: Volumenmangel (Blutdruckabfall, Tachykardie) und Anämie. Ein weiteres Symptom ist Heiserkeit.

Anamnese

Die Angabe des Bluthustens ist in der Regel eindeutig, weitere anamnestische Angaben sind abhängig von der Grunderkrankung.

DD

Zunächst muss geklärt werden, ob das Blut aus dem Respirationstrakt oder aus dem Verdauungstrakt kommt. Eine Blutungsquelle im Respirationstrakt ist häufiger im Bronchialsystem als im Nasen-Rachen-Raum lokalisiert.

Sofortdiagnostik

- Inspektion von Nase und Mund-Rachen-Raum zum Ausschluss einer hier lokalisierten Blutungsquelle
- Beurteilung von Atmung und Kreislauf

Sofortmaßnahmen
Nur bei stärkerer Blutung notwendig:
- „blindes“ Absaugen aus den Atemwegen
- venöser Zugang, evtl. Schocktherapie, s.a. *Schock, hypovolämischer
- sofortige Klinikeinweisung

- **Kinder**
Die Häufigkeit der einzelnen Ursachen der Hämoptoe bei Kindern ist anders als bei Erwachsenen, das Vorgehen hinsichtlich der Sofortdiagnostik und der Sofortmaßnahmen unterscheidet sich jedoch nicht.

- **Gefahren**
  - Blutverlust mit drohendem Volumenmangelschock
  - Verlegung der Atemwege durch Blutaspiration

Ph. Dost/K. Jahnke

Harn- und Geschlechtsorgane, Verletzungen

➤ *s. * Becken- und Urogenitalverletzungen*
➤ *s. *Nierentrauma*
➤ *s. *Harnblasenruptur*
➤ *s. *Harnröhrenruptur*
➤ *s. *Penisfraktur*

Harnausscheidung, übermäßige

➤ *s. *Polyurie*

Harnblasenruptur

- **Definition**
Es werden extra- und intraperitoneale Harnblasenrupturen unterschieden.

✓ Ätiologie/Pathogenese; spontanes Ereignis während der Geburt bei gefüllter Blase, nach massivem Alkoholabusus, bei infiltrativen Prozessen (z. B. Wegener-Granulomatose), iatrogen nach retrograden endoskopischen Maßnahmen, traumatisch nach Unfällen mit stumpfem Bauchtrauma bei gefüllter Blase oder Frakturen im Beckenbereich

Symptomatik

intraperitoneale Ruptur:

- peritoneale Reizung mit Druckschmerz und Abwehrspannung am Unterbauch, evtl. des gesamten Abdomens
- fakultativ: Übelkeit, Erbrechen, Blutdruckabfall, Fieber
- Miktion und Harndrang fehlen!

extraperitoneale Ruptur:

- Druckschmerz am Unterbauch, evtl. von rektal tastbare Vorwölbung der Rektumvorderwand

DD

Andere entzündliche oder traumatische Läsionen im kleinen Becken mit/ohne peritoneale Reizung

Sofortdiagnostik

Körperliche Untersuchung:

- Druckschmerz oder Resistenz im Unterbauch (Urinextravasat, Hämatom)
- evtl. äußere Verletzungszeichen (digital-rektale Untersuchung)
- evtl. Abwehrspannung der Bauchdecke (beginnende Peritonitis)

Sofortmaßnahmen
- venöser Zugang
- Schmerztherapie (z. B. 100 mg Tramal® i.v., 1 Amp. Dipidolor® i.v.)
- bei Schocksymptomatik Schocktherapie (Plasmaexpander, Lagerung etc.)
- Kliniktransport zur weiteren Diagnostik

- **Kinder**
  - bei Kindern äußerst selten (im Rahmen großer Traumen, z. B. nach Verkehrsunfall)
  - Sofortmaßnahmen entsprechen denen bei Erwachsenen (Analgetika nach Körpergewicht).
- **Gefahren**
  Da sich schnell eine Peritonitis entwickeln kann, erfolgt auch bei geringstem Verdacht auf eine Blasenruptur die stationäre Einweisung zur Abklärung.

P. J. Goebell/H. Rübben

Harnröhrenruptur

- **Definition**
  Es werden supra- und infradiaphragmale Harnröhrenrupturen unterschieden.
  ✓ Ätiologie/Pathogenese; traumatisch, z. B. Verkehrsunfall, Arbeitsunfall, perineales Anpralltrauma, Sportunfall, iatrogen z. B. nach Katheterisierungsversuch
- **Symptomatik**
  supradiaphragmale Ruptur:
  - Schmerzen im Unterbauch
  - Harnverhalt

  infradiaphragmale Ruptur:
  - perineales, evtl. skrotales oder peniles Hämatom

- **DD**
  - Infektion des unteren Harntraktes: akute Zystitis, akute Urethritis
  - Phlegmone des Perineums

- **Sofortdiagnostik**
  - Anamnese!
  - körperliche Untersuchung:
    Unterbauch: Abwehrspannung und evtl. größeres pelvines Hämatom tastbar, „Unterbauchtumor" bei Harnverhalt
    äußeres Genitale/Perineum: Hämatomnachweis, evtl. Rupturstelle tastbar
  - rektale Untersuchung:
    bei supradiaphragmaler Harnröhrenruptur Prostata nicht tastbar
    bei größerem pelvinem Hämatom prallelastische Vorwölbung der Rektumvorderwand

Sofortmaßnahmen
- venöser Zugang
- Schmerztherapie (z. B. 100 mg Tramal® i.v., 1 Amp. Dipidolor® i.v.)
- wenig Flüssigkeit
- bei Schockzeichen Schocktherapie (Volumenersatzmittel, Lagerung etc., s. *Schock, hypovolämischer)
- Kliniktransport zur sonographisch geführten suprapubischen Blasenfistelung

- **Gefahren**
  Kein Katheterisierungsversuch! Gefahr der Komplettierung einer partiellen Ruptur und damit der periurethralen Infektion!

P. J. Goebell/H. Rübben

Harnstauungsniere, infizierte, Pyonephrose, Urosepsis

Definition

Harnstauungsniere: obstruiertes Nierenhohlsystem
Pyonephrose: eitrige Infektion eines obstruierten Nierenhohlsystems
Urosepsis: Infektion eines obstruierten Nierenhohlsystems mit hämatogener Keimaussaat

✓ Ätiologie/Pathogenese; In der Regel konkrementbedingte Obstruktion eines Nierenhohlsystems bei gleichzeitigem Harnwegsinfekt bzw. Pyelonephritis, in seltenen Fällen Harnleiterkompression von außen (Tumor), Engen/Narben, z.B. bei Z.n. endoskopischer Manipulation

Symptomatik

- septikämische Fieberschübe
- dumpfer Flankenschmerz
- evtl. gleichzeitig Miktionsbeschwerden
- evtl. Zeichen des septischen Schocks: RR-Abfall, Pulsanstieg, Temperaturen >40 °C, grau-fahles Hautkolorit, allgemeine Schwäche, Müdigkeit
- Darmatonie

cave: untypisches Krankheitsbild unter Antibiotikatherapie!

Anamnese

- meist unspezifisch
- gelegentlich Steinabgänge in der Vorgeschichte

DD

Alle akut septikämischen Infektionen des Thorax- und Bauchraumes

Sofortdiagnostik

- körperliche Untersuchung: oft wenig spezifisch!
- dumpfer Flanken- und Druckschmerz, Ausstrahlung in den Unterbauch

- Zeichen des beginnenden septischen Schocks: Blutdruckabfall, Tachykardie etc.
- Urinschnelltest: Nitrit positiv, massenhaft Leukozyten und Bakterien (fehlt bei kompletter Obstruktion)

Wichtig: Beurteilung von Blutdruck, Puls und Temperatur!

Sofortmaßnahmen

- venöser Zugang
- sofortige Antibiotikatherapie: z.B. Tazobac® 4,5 g i.v. 3 × tgl. Blutkultur im Fieberschub zur Sicherung resistenzgerechter Antibiose
- bei beginnendem oder bereits eingetretenem septischen Schock: s. *Schock, septischer
- nach Rekompensation der Kreislaufsituation Kliniktransport zur perkutanen, sonographisch gesteuerten Nephrostomie (zur Entlastung des gestauten, infizierten Hohlsystems) oder Harnleiterschienung

Kinder

- seltenes Krankheitsbild bei Kindern (z.B. bei okkludierendem Nierenbecken- oder Harnleiterstein)
- Symptome wie beim Erwachsenen
- bei V.a. dieses Krankheitsbild sofortige Klinikeinweisung!
- bei Schocksymptomatik: 200 bis 500 ml Ringer-Lösung i.v. (nach Körpergewicht)

weiteres Vorgehen: s. *Schock, septischer

Gefahren

Es handelt sich um ein lebensbedrohliches Krankheitsbild. Entscheidend ist die sofortige Harnableitung.

P. J. Goebell/H. Rübben

Harnverhalt, akuter

Definition

Die gefüllte Harnblase kann nicht aktiv entleert werden.

✓ Ätiologie/Pathogenese; intra- oder subvesikale Abflusshindernisse (Harnblasenkonkrement, Prostataadenom oder -karzinom, Harnröhrenenge, Fremdkörper, intramuraler Harnleiterstein; selten: dekompensierte neurogene Blasenentleerungsstörung)

Symptomatik

- starker Harndrang, kolikartige Schmerzen in der Blasengegend
- fakultativ: Flankenschmerz, Übelkeit, Erbrechen

Anamnese

Häufig finden sich Pollakisurie, Nykturie, verzögerter Miktionsbeginn, abgeschwächter Harnstrahl, Nachträufeln und Restharngefühl in der Vorgeschichte.

DD

- akuter Harnweginfekt
- Harnleiterkolik, z. B. bei Steinleiden

Sofortdiagnostik

- körperliche Untersuchung: tastbarer Tumor suprasymphysär (uringefüllte Harnblase), Klopfschmerz über den Nieren
- Auskultation des Abdomens: spärliche bis fehlende Darmgeräusche (Darmatonie)

Sofortmaßnahmen

- Einlage eines transurethralen Einmalkatheters 16 bis 18 Charrière
- bei Füllungsvolumen > 1000 ml fraktionierte Entleerung (500 ml pro Portion)!

- wenn ein transurethraler Katheter nicht problemlos platziert werden kann:
  suprapubische Harnblasenpunktion und Einlage eines Fistelkatheters in Lokalanästhesie, notfalls suprapubische Harnblasenpunktion per Einmalkanüle und Blasenentlastung durch Aspiration
- Kliniktransport zur weiteren Abklärung

- **Kinder**
  - Kathetergröße dem Alter des Kindes anpassen:
    Alter ≤5 Jahre: maximal 6 Charrière
    sonst: Lebensalter + 6 = Charrière (maximal 16 Charrière)
  - bei invasivem Vorgehen (suprapubische Harnblasenfistelung) Sedierung mit Dormicum® 0,3 mg/kg KG

- **Gefahren**
  - Bei unklarer Ätiologie (z.B. Fremdkörper in der Harnröhre, Harnröhrenruptur) ist wegen der Gefahr weiterer Harnröhrenverletzungen die Anlage eines suprapubischen Fistelkatheters indiziert.
  - Bei unklaren anatomischen Verhältnissen (z.B. Z.n Unterbauch-OP) muss wegen der Gefahr der Verletzung von Bauchorganen die Einlage eines suprapubischen Fistelkatheters unter sonographischer Kontrolle erfolgen → immer Klinikeinweisung.
  - Vor jeder suprapubischen Fistelung ist wegen der Möglichkeit schwerer Blutungen eine Antikoagulanzienbehandlung des Patienten auszuschließen.

P. J. Goebell/H. Rübben

Heimlich-Griff

➤ *s. Lebensrettende Maßnahmen, Vorspann, Seite 26*

Hemiplegie, Hemiparese

Definition

Hemiplegie: vollständige halbseitige Lähmung unter Einschluss des Gesichts

Hemiparese: Halbseitenschwäche unter Einschluss des Gesichts

Symptomatik

- Schwäche bzw. Lähmung von Arm und Bein, im akuten Stadium: Reflexabschwächung, positiver Babinski, abgeschwächte Bauchhautreflexe
- halbseitige Sensibilitätsstörung

Anamnese

- Risikofaktoren für eine zerebrale Ischämie (Hypertonie, Rauchen, Diabetes mellitus, Hypercholesterinämie)
- unbehandelte Hypertonie (zerebrale Blutung)
- Trauma oder Schmerzen am Hals (arterielle Dissektion)

DD

Eine Differentialdiagnose der Hemiplegie gibt es nicht, da es sich um ein Leitsymptom handelt. Ursächlich kommen in Frage:

- zerebrale Ischämie
- zerebrale Embolie (absolute Arrhythmie, Herzvitium)
- subdurales Hämatom
- zerebrale Blutung (Kopfschmerz und Bewusstseinstrübung)
- Subarachnoidalblutung (zusätzlich heftigster Kopfschmerz und Meningismus)
- Tumor
- postiktale Parese nach Krampfanfall

Sofortdiagnostik

- grobe neurologische Untersuchung mit Befunddokumentation

- körperliche Untersuchung (Begleitsymptomatik? Meningismus?)
- Beurteilung von Atmung und Kreislauf

Sofortmaßnahmen

- s.a. *Schlaganfall
- druckfreie Lagerung der paretischen Extremitäten
- falls nötig: Stabilisierung der Atmung, evtl. Intubation und Beatmung
- venöser Zugang (nicht auf der Seite der Parese!)
- Kliniktransport (bei Bewusstseinstrübung mit Arztbegleitung, Klinik mit Stroke-Unit und Doppler-Sonographie, CT, MRT, Neurologie)
- evtl. Magensonde bei Schluckstörungen

Anm.: Eine Blutdrucksenkung mit Nifedipin (Adalat®) oder Urapidil (Ebrantil®) sollte nur bei diastolischen Blutdruckwerten über 110 mmHg und systolischen Werten über 200 mmHg (über mehrere Stunden) vorgenommen werden.

- **Kinder**
  - In die diagnostischen Überlegungen sollte eine Migräne mit Aura einbezogen werden.
  - an die Möglichkeit eines Traumas (z. B. Karotisdissektion nach Sturz mit dem Fahrrad, Fußball gegen Kopf) denken!

- **Geriatrische Aspekte**
  - Bei älteren Menschen sollte in der Akutphase der Blutdruck möglichst nicht gesenkt werden.
  - bei Exsikkose Flüssigkeits- bzw. Volumenzufuhr

H.-C. Diener

Hernie, inkarzerierte

Definition

Austritt von Baucheingeweiden (meist Darm) einschließlich des parietalen Peritoneums durch eine Bauchwandlücke mit Einklemmung

✓ Ätiologie/Pathogenese; angeborene oder erworbene (z. B. narbenbedingte) Bauchwandschwäche. Infolge Minderdurchblutung des betroffenen Darmabschnittes kommt es zur Darmparalyse. Die inkarzerierte Hernie gehört zu den häufigsten Ursachen eines Ileus.

Symptomatik

- zunächst ziehende Schmerzen („Bauchkoliken“) im Bruchbereich
- Irreponibilität, Druckschmerzhaftigkeit und Vergrößerung des Bruchsacks
- zunächst Hyperperistaltik (auskultatorisch klingende, manchmal spritzende Geräusche)
- bei länger bestehender Inkarzeration schließlich paralytischer Ileus mit Auftreibung des Abdomens, Stuhl- und Windverhaltung etc. und Entwicklung eines *akuten Abdomens (Peritonitis)
- bei äußerlich nicht wahrnehmbaren Hernien zunächst lokalisierbare ziehende Schmerzen, dann zunehmend Beschwerden im Sinne eines *akuten Abdomens s.d.

Anamnese

- Leisten- oder Schenkelhernie
- Z.n. abdominalen Operationen (Narben)

DD

- Bei äußerlich sichtbaren oder anamnestisch bekannten Hernien bereitet die Diagnose kaum Schwierigkeiten.
- Ansonsten kommen alle Erkrankungen infrage, die ein *akutes Abdomen verursachen oder vortäuschen

können, einschließlich des akuten *koronaren Syndroms und der Pseudoperitonitis diabetica (s.u. *akutes Abdomen).

- **Sofortdiagnostik**
  - Anamnese (s.o.)
  - genaue klinische Untersuchung mit Inspektion, Auskultation, Perkussion und Palpation
  - Beurteilung von Atmung und Kreislauf

Sofortmaßnahmen

- venöser Zugang
- Vollelektrolytlösung, bei Schocksymptomatik kolloidale Volumenersatzmittel und Schocklagerung
- Schmerztherapie, z.B. Metamizol (1 Amp. Novalgin®) i.v. plus 1 Amp. Buscopan® i.v., ggf. vorsichtiger Repositionsversuch
- immer stationäre Einweisung zur Abklärung durch den Chirurgen (auch nach erfolgreicher Reposition, da Darmischämie nicht auszuschließen)

Cave: Auch bei geringsten Zweifeln hinsichtlich einer inkarzerierten Hernie bzw. eines *akuten Abdomens erfolgt die stationäre Einweisung und Abklärung durch den Chirurgen. Jede inkarzerierte Hernie ist eine absolute Notfallindikation zur Operation.

- **Kinder**

  Im Kindesalter sind die Hernien i.d.R. direkte Leistenhernien. Differentialdiagnostisch ist die Hydrozele abzugrenzen (Diaphanoskopie). Versuch der Reposition mit Sedierung, z.B. Diazepam rektal 2,5 bis 10 mg, in warmem Wasser möglich.

  Sonst gelten dieselben Behandlungsrichtlinien wie bei Erwachsenen.

S. Farkas/U. Hoffmann (Päd.: U. Neudorf)

Herpes zoster

- **Definition**

  Reinfektion bzw. Reaktivierung mit Varizella-Zoster-Virus entlang eines Nervensegmentes. Insbesondere bei älteren und immunsupprimierten Patienten. Synonym: Gürtelrose. Zoster generalisatus – generalisiertes Auftreten bei massiver Immunsuppression, Zoster oticus – Innenohrbeteiligung bei Befall des 2. Zervikalsegmentes, Zoster ophthalmicus – Augenbeteiligung bei Befall des 1. Trigeminusastes

- **Symptomatik**
  - streng halbseitige Symptomatik in einem Dermatom
  - selten auch mehrere Dermatome betroffen oder Generalisation
  - plötzlich auftretender Schmerz, evtl. bereits vor Auftreten von Hautveränderungen
  - gruppiert stehende klare Bläschen auf Erythemen
  - reduziertes Allgemeinbefinden
  - evtl. Fieber

- **Anamnese**

  Typische Schmerzbeschreibung, ca. 90% der Patienten haben in der Kindheit Varizellen durchgemacht.

- **DD**
  - Herpes simplex
  - bullöses Pemphigoid

- **Sofortdiagnostik**
  - Anamnese
  - klinische Inspektion
  - Messung der Körpertemperatur

Sofortmaßnahmen
- *Immunkompetente:* orale Gabe von Aciclovir, Brivudin Valaciclovir oder Famciclovir;
- *Immunsupprimierte:* Aciclovir parenteral 3 × 10 mg/kg KG/Tag i.v.
- topisch Antiseptika, z. B. Polyhexanid, Octenidin
- Analgetika

- **Kinder**
  - sehr selten
  - unbedingt nach Immundefizienz bzw. Tumor suchen
- **Gefahren**
  - potentiell kontagiöse Erkrankung
  - Pneumonie
  - Enzephalitis
  - postzosterische Neuralgie
  - typische Komplikation bei HIV-Infektion

J. Dissemond, K.-D. Müller

Herzinfarkt

➤ *s. u. *Koronares Syndrom, akutes*

Herzinsuffizienz, akute

- **Definition**
  Unvermögen des Herzens, eine den Erfordernissen angemessen Menge an Blut zu pumpen
  - systolische Herzinsuffizienz: herabgesetzte Kontraktilität
  - diastolische Herzinsuffizienz: Eine gestörte Relaxation führt zur Störung der Ventrikelfüllung.
  - Vorwärtsversagen: Die eingeschränkte kardiale Funktion bedingt ein reduziertes Herzzeitvolumen.
  - Rückwärtsversagen: Die eingeschränkte kardiale Funktion bedingt eine Stauung von Blut vor dem Herzen.

✓ Ätiologie/Pathogenese; myokardiale Ischämie bei koronarer Herzerkrankung, Herzklappenfehler, Kardiomyopathien, arterielle Hypertonie, Hyperthyreose (high-output-failure)

- **Symptomatik**
  Linksherzinsuffizienz
  - Belastungsdyspnoe, Ruhedyspnoe, Orthopnoe
  - Zyanose
  - Pleuraergüsse

  Rechtsherzinsuffizienz
  - Halsvenenstauung
  - Hepatomegalie
  - Beinödeme
- **Anamnese**
  - koronare Herzerkrankung
  - Herzklappenfehler
  - Kardiomyopathien
  - arterielle Hypertonie
  - Herzrhythmusstörungen (Vorhofflimmern)
  - Medikamente
- **DD**
  - Asthma bronchiale
  - chronisch obstruktive Lungenerkrankung
  - Überwässerung bei eingeschränkter Nierenfunktion
- **Sofortdiagnostik**
  - Anamnese
    - bek. kardiale Vorerkrankung
    - arterielle Hypertonie
  - körperliche Untersuchung
    - Auskultation: Feuchte RGs über der Lunge
    - protodiastolischer Galopp (0,13 bis 0,16 Sekunden nach dem 2. HT)
    - Pulsus alternans
    - symmetrische periphere Ödeme
  - EKG

Sofortmaßnahmen

- Oberkörperhochlagerung
- O_2 über Nasensonde
- i.v. Zugang
- 2 Hübe Nitroglyzerin, anschließend Nitroglyzerin i.v.
- Morphin 5 bis 10 mg i.v.
- Furosemid 40 mg i.v.
- Klinikeinweisung

Gefahren

Lungenödem

H. Wieneke

Herzinsuffizienz, akute, bei Kindern

Definition

Bei kritischen Herzfehlern (Klappen- und Gefäßstenosen, Shuntvitien mit vermehrter Lungendurchblutung) tritt die Herzinsuffizienz bereits im Säuglingsalter auf und ist Indikation zur Diagnostik und korrektiven Operation. Weitere Ursachen sind länger bestehende Tachykardien, Peri-, Myokarditis und Kardiomyopathien.

Symptomatik

- Trink- und Gedeihstörung
  Tachy-, Dyspnoe, Hepatosplenomegalie und Ödeme

Sofortmaßnahmen

- in jedem Fall stationäre Einweisung zur Abklärung und Ursachenbeseitigung
- zusätzliche medikamentöse Therapie mit Diuretika, ACE-Hemmern, ggf. β-Blockern und Digitalis

- Allgemeinmaßnahmen: Bettruhe bzw. körperliche Schonung, Sedierung, evtl. O_2-Zufuhr

A. A. Schmaltz

Herz-Lungen-Wiederbelebung

➤ *s. Lebensrettende Maßnahmen, Vorspann, Seite 29*

Herz-Kreislauf-Stillstand

➤ *s. Lebensrettende Maßnahmen, Vorspann, Seite 29*

Herzmassage

➤ *s. Lebensrettende Maßnahmen, Vorspann, Seite 29*

Herzrhythmusstörungen, bradykarde

Definition

Herzfrequenz < 60/Minute aufgrund einer Erregungsbildungsstörung (z.B. Sinusarrest) oder einer Erregungsausbreitungsstörung (z.B. AV-Blockierung). Bei der Beurteilung bradykarder Herzrhythmusstörungen muss die Gesamtkonstellation des Patienten gesehen werden. Eine Herzfrequenz von 30 ist bei einem asymptomatischen Sportler anders zu werten als bei einem symptomatischen Patienten mit koronarer Herzerkrankung.

✓ Ätiologie/Pathogenese: intrinsische Ursachen: Ersatz von funktionellem Schrittmachergewebe durch fibrotisches Gewebe (idiopathische Degeneration) extrinsische Ursachen: Minderperfusion bei koronarer Herzerkrankung, Infektion, Medikamente u.a.

- **Symptomatik**
  - Schwindel
  - Synkope
  - Herzinsuffizienz
- **DD**

  bei primärer Asystolie 5 H:
  - **H**ypovolämie
  - **H**ypoxie
  - **H**ydrogen Ion – Azidose
  - **H**ypo-/Hyperkaliämie
  - **H**ypothermie

  bei primärer Asystolie 5 T:
  - **T**abletten
  - **T**amponade
  - **T**ensionspneumothorax (Spannungspneumothorax)
  - **T**hrombose – akutes koronares Syndrom
  - **T**hrombose – pulmonale Embolie
- **Anamnese**
  - bekannte koronare Herzerkrankung
  - Klappenfehler
  - Schwindelattacken
  - Bewusstseinsverlust
  - Medikamente

  Formen der bradykarden Herzrhythmusstörungen
  - Sinusarrest
  - SA-Blockierungen
  - AV-Blockierungen
  - Bradyarrhythmia absoluta bei Vorhofflimmern
- **Sofortdiagnostik**
  - Anamnese
  - EKG.

Sofortmaßnahmen
- venöser Zugang
- Atropin: 1 mg i.v.
- Orciprenalin: 0,5 mg langsam i.v., Infusion 0,05 bis 1,0 µg/kg/Minute, Gabe unter Monitorkontrolle
- transthorakale Elektrostimulation
- transvenöse Elektrostimulation

- **Kinder**
  - Definition: beim Neugeborenen Herzfrequenz unter 100/min, Säuglinge und Kleinkinder unter 80/Minute, ab dem 5. Lebensjahr unter 60/Minute
  - Behandlungsindikation: manifeste Herzinsuffizienz, Schwindel, Präsynkopen oder Synkopen
  - medikamentöse Therapie: z. B. Orciprenalin, nur zur Überbrückung bis zur Implantation eines Schrittmachers indiziert
- **Gefahren**
  Asystolie mit Reanimation

H. Wieneke (Päd.: A. A. Schmaltz)

Herzrhythmusstörungen, tachykarde

- **Schmaler QRS-Komplex**
- **Definition**
  Herzfrequenz > 100/Minute mit einer QRS-Dauer < 120 Millisekunden
  ✓ Ätiologie/Pathogenese; gesteigerte Automatie – Sinustachykardie, abnorme Automatie – ektope atriale Tachykardie, Reentry-Mechanismen – typisches Vorhofflattern, AV-Knoten-Reentry-Tachykardie, akzessorische Leitungsbahnen, getriggerte Aktivität – akzelerierter junktionaler Rhythmus

- **Symptomatik**
  - Herzrasen
  - Schwindel
  - selten Synkope
- **Anamnese**
  - vorbekannte Herzerkrankungen
  - vorherige Attacken von Herzrhythmusstörungen
  - Medikamente
- **DD**
  - Sinustachykardie
  - Vorhofflimmern
  - Vorhofflattern
  - AV-Knoten-Reentry-Tachykardie (AVNRT)
  - AV-Reentry-Tachykardie (AVRT), z.B. Wolff-Parkinson-White-Syndrom
  - ektope Vorhoftachykardie
- **Sofortdiagnostik**
  - Anamnese
  - klinische Untersuchung
  - Frog-sign = Pulsationen an beiden Seiten des Halses – Vorhofkontraktionen gegen geschlossene AV-Klappen
  - EKG

Sofortmaßnahmen

- Defibrillator bereitstellen
- hämodynamische Situation überprüfen
- bei hämodynamisch instabilem Patienten elektrische Kardioversion erwägen
- regelmäßige Schmalkomplextachykardie: Vagusmanöver, Carotis-Sinus-Druck, 1 Glas Eiswasser, Valsalva-Manöver
- Medikamente: Adenosin als Bolus, Beginn: 3 mg; maximal: 18 mg (*cave:* Asthma), Verapamil 5 bis 10 mg langsam i.v. (*cave:* WPW-Syndrom), Metoprolol 5 mg i.v.

- unregelmäßige Schmalkomplextachykardie (am ehesten Vorhofflimmern): Verapamil 5 bis 10 mg langsam i.v., Metoprolol 5 mg i.v.

- **Gefahren**
  Kreislaufinstabilität

- **Breiter QRS-Komplex**
- **Definition**
  Herzfrequenz > 100/Minute mit einer QRS-Dauer ≥ 120 Millisekunden
  ✓ Ätiologie/Pathogenese; gesteigerte Automatie, abnorme Automatie, Reentry-Mechanismen, z. B. bei kardialer Ischämie

- **Symptomatik**
  - Herzrasen, Schwindel, Synkope
  - Kreislaufstillstand

- **Anamnese**
  - vorbekannte Herzerkrankungen
  - vorherige Attacken von Herzrhythmusstörungen
  - Medikamente

- **DD**
  - ventrikuläre Tachykardie
  - supraventrikuläre Tachykardie mit aberrierender Leitung
  - antidrome WPW-Tachykardie

- **Sofortdiagnostik**
  - Anamnese
  - klinische Untersuchung
  - EKG

Sofortmaßnahmen
- Defibrillator bereitstellen
- hämodynamische Situation überprüfen
- bei hämodynamisch instabilem Patienten elektrische Kardioversion
- bei hämodynamisch stabilem Patienten: Ajmalin 1 mg/kg i.v. oder Propafenon 1 bis 2 mg/kg i.v.
- bei Akutrezidiven: Amiodaron 5 mg/kg über 20 bis 30 Minuten, dann 1050 mg/24 Stunden

Kinder

Definition: Herzfrequenz bei Säuglingen und Kleinkindern über 180/Minute, ab 5. Lebensjahr über 150/ Minute. Am häufigsten supraventrikuläre Tachykardien als Präexzitationssyndrom oder als Reentry-Tachykardien, sehr viel seltener ventrikuläre Tachykardien. EKG-Diagnostik!

Bei hämodynamisch instabilen Patienten externe Kardioversion mit 1 bis 2 J/kg in Kurznarkose. Bei kreislaufstabilen Patienten zunächst Vagusreflex-Manöver versuchen (Valsalva, eiskalter Sprudel, Tauchreflex). Adenosin 0,1 bis 0,3 mg/kg KG als Bolus i.v., Propafenon (Rytmonorm) 0,5 bis 1 bis 2 mg/kg KG langsam i.v., Verapamil bei Säuglingen kontraindiziert! Bei ventrikulären Tachykardien Propafenon oder Amiodaron (Cordarex) 3 bis 6 mg/kg KG i.v.

Gefahren

Übergang der ventrikulären Tachykardie in Kammerflimmern

H. Wieneke (Päd.: A. A. Schmaltz)

Heuasthma

➤ s. *Asthma-Anfall

Hexenschuss

➤ *s. *Lumbago*

Hirndruck

- **Definition**
  Anstieg des Hirndruckes (normal < 15 mmHg) mit akuter Gefährdung bei > 25 mmHg
- **Symptomatik**
  Bei Einklemmungssymptomatik (Koma, Strecksynergismen, pathologische Reflexe [Babinski], Atemstörung) häufig bleibende Defekte/Tod
  Erkenne daher Initialsymptome:
  - Bewusstseinsstörung (Apathie, im weiteren Verlauf Somnolenz)
  - Kopfschmerzen, Singultus, Erbrechen
  - innere Okulomotoriusparese (Pupille weit), Abduzensparese
  - Inkontinenz
- **Anamnese**
  Wegen Bewusstseinsstörung v. a. Fremdanamnese: Hinweise auf Ätiologie (s. u.)
- **DD**
  - Z.n. Meningitis: Hydrozephalus, Hirnabszess
  - Z.n. Liquor-Shunt-Operation: Shunt-Dysfunktion
  - Krampfanfälle, Kopfschmerz: z. B. Hirntumor
  - Bronchial-, Mammakarzinom, malignes Melanom: Metastasen
  - abrupter Beginn, Kopfschmerz: intrazerebrale Blutung, Subarachnoidalblutung
- **Sofortdiagnostik**
  - grobe neurologische Untersuchung
  - Beurteilung von Atmung und Kreislauf

  Anm.: Eine Stauungspapille kann zunächst fehlen!

Sofortmaßnahmen

- Stabilisierung von Atmung und Kreislauf
- Lagerung: Oberkörper 30° hoch, Kopf in Mittelposition (sofort wirksam!)
- bei Metastasen, Hirntumor: 48 mg Fortecortin® im Bolus vor Kliniktransport, dann 1 × 12 bis 36 mg/Tag (verzögert wirksam!)
- arteriellen Hypertonus vermeiden (Hirndruckanstieg!)
- Hyperhydratation und Elektrolytentgleisung fördern Hirnödem.
- Dehydratation verschlechtert Viskosität.
- arterielle Hypotension senkt den zerebralen Perfusionsdruck bei Hirndruck (Gefahr: zerebrale Ischämie!) → arterieller Mitteldruck > 85 mmHg!
- Hyperthermie korrigieren (z. B. kühlen), Krampfanfälle vermeiden (s. *Enzephalitis), Husten, Pressen, Schmerzen (Analgesie!) vermeiden (hirndrucksteigernd)
- sofortiger Transport unter Arztbegleitung in Klinik mit CT/Neurologie/Neurochirurgie

- **Kinder**
  Cave: Hirnschwellung und -ödem verlaufen bei Kindern wesentlich schneller und dramatischer!

M. Maschke (Päd: J. Klepper)

Hirnhautentzündung

➤ *s. *Meningitis*

Hirntumor

- **Definition**
  Raumfordernd wachsende, vom Hirngewebe (z. B. Gliom) oder von den Hirnhüllen (z. B. Meningeom) ausgehende oder metastatische Neubildung (z. B. bei

Bronchial-Ca.) sowie entzündliche Raumforderung im Gehirn, die sich wie ein Tumor verhält (Abszess)

✓ Anmerkung: Die Diagnose „Hirntumor" ist vom erstbehandelnden Arzt nicht zu erheben. Manchmal handelt es sich um typische Komplikationen bei Patienten mit bereits diagnostiziertem und behandeltem Hirntumor.

Symptomatik

- akuter Krampfanfall
- Wesensänderung
- Bewusstseinstrübung
- fokale neurologische Symptomatik wie Gesichtsfeldausfälle, Halbseitensymptomatik, Sprachstörungen, Ataxien
- Zeichen des erhöhten intrakraniellen Druckes (Kopfschmerzen, Übelkeit und Erbrechen, Bewusstseinstrübung etc.)

Anamnese

➤ *s. *zerebraler Notfall*

Bekannte Hirntumor-Anamnese

Sofortmaßnahmen

- venöser Zugang, Mannit-/Sorbit-Infusion zur Prophylaxe eines Hirnödems, bei Schocksymptomatik Plasmaexpander
- *bei Bewusstlosigkeit:*
  Wiederherstellung, Sicherung und Aufrechterhaltung der vitalen Funktionen, Freihalten der Atemwege, stabile Seitenlage
  großzügige Indikation zur Intubation, Analgosedierung und Beatmung (optimale Oxygenierung und ggf. moderate Hyperventilation mit pCO_2 28 bis 32 mmHg)

- *bei manifestem Krampfanfall:*
  Lagerung mit den Zielen Schutz vor Selbstgefährdung und Freihalten der Atemwege; wenn möglich, sofortige Entfernung von Zahnersatz. Legen mindestens eines i.v. Zuganges. Lorazepam 0,1 mg/kg i.v. (2 mg/Minute, ggf. wiederholen, max. 10 mg) oder Diazepam 0,25 mg/kg i.v. (5 mg/Minute, ggf. wiederholen, max. 30 mg). Keine prophylaktische antikonvulsive Medikation!
- *im Status epilepticus:*
  Lorazepam 2 bis 4 mg i.v. oder 2,5 mg oral, Diazepam 10 bis 20 mg i.v.
- *bei akuten Kopfschmerzen*:
  Analgetika
- *Behandlung des Hirnödems:*
  Dexamethason, z.B. 40 mg Fortecortin® i.v., Mannit 20% oder Sorbit 40% (1 bis 3 ml/kg KG)
- Kliniktransport

J. Pospiech

Hitzeschaden

(Hitzekrämpfe, Hitzeohnmacht, Sonnenstich, Hitzeerschöpfung, Hitzschlag)

Definition

Inadäquate Reaktion des Körpers auf Wärmebelastung durch zu hohe Umgebungstemperatur und/oder zu hohe Wärmeproduktion

- Hitzekrämpfe: wahrscheinlich exzessiver Kochsalzverlust
- Hitzeohnmacht: arterioläres Blutpooling mit Vagotonus
- Sonnenstich: direkte Hitzeeinwirkung auf den ungeschützten Kopf

- Hitzeerschöpfung: bei nicht akklimatisierten Menschen zu hoher Verlust von extrazellularer Flüssigkeit bzw. Kochsalzmangel
- Hitzschlag: behinderte Wärmeabgabe durch zu hohe Umgebungstemperatur und zu hohe Luftfeuchtigkeit oder zu hohe Wärmeproduktion; gefährlichster Hitzenotfall

Symptomatik

- Hitzekrämpfe: schmerzhafte Spasmen willkürlich innervierter Muskulatur
- Hitzeohnmacht: Bewusstseinstrübung. Kollaps, evtl. Bradykardie
- Sonnenstich: langsam sich entwickelnde meningeale Reizsymptome wie Unruhe, Übelkeit, Schwindel, Nackensteife, oft unbemerkt beginnend Hitzeerschöpfung: unspezifisch, plötzlich einsetzend, mit Kopfschmerzen, Hypotonie, Tachykardie, Schwindel, Myalgien, Schwäche, Müdigkeit, gastrointestinalen Beschwerden
- Hitzschlag: Körpertemperatur über 41 °C, Bewusstseinsstörung, trockene, warme Haut

Anamnese

- Hitzekrämpfe: vorhergehend schwere körperliche Belastung, meist gesunde, leistungsfähige Menschen
- Hitzeohnmacht: längeres, bewegungsloses Stehen in Wärme, psychische Einflüsse (z. B. Angst)
- Sonnenstich: direkte Sonnenbestrahlung auf den Kopf, besonders blonde Hellhäutige, Säuglinge und alte Menschen gefährdet
- Hitzeerschöpfung: nicht akklimatisiert, oft vorbestehende Krankheiten, oft medikamentöse oder altersbedingte Dehydratation
- Hitzschlag: seltenes Krankheitsbild in Deutschland, Säuglinge, Kleinkinder, ältere Menschen bei schwülheißem Wetter, Jugendliche oder Erwachsene nach schwerer körperlicher Belastung auch bei normalem Wetter

- **DD**
  - Hitzekrämpfe: Muskelkrämpfe anderer Ursache
  - Hitzeohnmacht: Kollaps anderer Ursache (s.u. *Hypotonie/Orthostase/vasovagale Synkope, *Bewusstlosigkeit, unklare), Sonnenstich: meningeale Symptome anderer Ursache (s. *Meningismus, *Meningitis, *Kopfschmerzen)
  - Hitzschlag: Koma anderer Genese, Sepsis, Intoxikationen (Alkohol, Atropin)
- **Sofortdiagnostik**
  - Blutdruck an beiden Armen und Puls
  - Körpertemperatur
  - neurologischer Status
  - Hautfaltenprobe (Exsikkose)

Sofortmaßnahmen

- Hitzekrämpfe: NaCl 0,9% p.o./i.v., Klinikeinweisung meist nicht erforderlich
- Hitzeohnmacht: Flachlagerung im Schatten, Beine anheben (Autotransfusion), bei Wirkungslosigkeit dieser Maßnahmen Vasokonstriktoren, stationäre Aufnahme meist nicht erforderlich
- Sonnenstich: Flachlagerung und Ruhe im Schatten, Klinikeinweisung bei persistierenden Symptomen
- Hitzeerschöpfung: Lagerung in kühler, schattiger Umgebung, bei persistierender Symptomatik Klinikeinweisung
- Hitzschlag: Lagerung in kühler, schattiger Umgebung, Entfernung von Kleidungsstücken, Einwickeln in kalte Tücher, mit Wasser besprengen, symptomatische Therapie der Vitalfunktionen, umgehender Notarzttransport in die nächste Klinik

- **Kinder**
  Sonnenstich: Säuglinge und Kleinkinder besonders gefährdet, bei Nichterkennung Gefahr des Hitzschlags
- **Geriatrische Aspekte**
  - Sonnenstich: wenig behaarte oder haarlose Menschen besonders gefährdet, auch i.S. eines Hitzschlags
  - Hitzeerschöpfung: DD zerebrale Durchblutungsstörung, bei starker Hitzeeinwirkung Schockgefahr

K. Kröger/H. Jakob/S.-P. Sommer

HIV-Exposition des Neugeborenen

Eine Infektion im Kindesalter erfolgt meist durch Übertragung von der Mutter auf das Kind (75–90% peri- und intrapartal, 10–25% in utero), Übertragung auch durch Stillen möglich.
Natürlicher Verlauf: Viruslast bei Geburt niedrig, rascher Anstieg in den ersten Lebensmonaten, zögerlicher Abfall bis 4.–5. Lebensjahr, dann meist AIDS- spezifische Krankheitsbilder

Maßnahmen

- **Prophylaxe der Übertragung von Mutter zu Kind** (Risikoreduktion der Transmission von 40 auf 2%)
  - risikoadaptierte antiretrovirale Therapie der Schwangeren
  - Sectio am wehenlosen Uterus zwischen 37+0 und 37+6 SSW
  - adäquate Kreißsaalversorgung und risikoadaptierte medikamentöse Prophylaxe des Neugeborenen, Beginn innerhalb von 6 Stunden
  - Stillverzicht

- **Adäquate Kreißsaalversorgung**
  - vor Absaugen Reinigung des Mundes und der Nasenlöcher von (blutigem) Fruchtwasser mit NaCl-getränkten Kompressen
  - Reinigung der übrigen Körperöffnungen auf dieselbe Art
  - Handschuhwechsel vor endgültigem Abnabeln
  - Untersuchung auf Schnittverletzungen

Diagnostik

- HIV-PCR positiv (4. und 16. Lebenswoche): V. a. Infektion
- HIV-Antikörper können bis zum 18. Lebensmonat persistieren (mütterliche AK)

Bei HIV-Infektion vor manifester AIDS-Erkrankung finden sich häufig Gedeihstörungen, Appetitlosigkeit, Lymphknotenschwellungen, gehäufte Infekte, unklares Fieber und Hautmykosen.

Therapie

Die weiterführende Therapie sollte durch ein Zentrum mit entsprechender Erfahrung erfolgen. Aktuelle Daten und Behandlungsrichtlinien siehe www.rki.de und www.leitlinien.net.

R. Camara

HIV-Infektion (AIDS)

- **Definition**
  AIDS (Acquired Immunodeficiency Syndrome) ist das letzte Stadium der HIV-(Human Immunodeficiency Virus-)Infektion, welches mit dem Auftreten opportunistischer Infektionen assoziiert ist.
  ✓ Ätiologie: HIV-Exposition bislang nicht infizierter Personen: z. B. Verletzungen mit kontaminierten

Instrumenten bzw. Injektionsbestecken, Gebrauch kontaminierter Drogen-Injektionsbestecke, Benetzung von Wunden und Schleimhäuten mit kontaminierten Flüssigkeiten, ungeschützter Geschlechtsverkehr mit infizierten Personen, Übertragung von kontaminiertem Blut bzw. von kontaminierten Blutprodukten (vornehmlich bei Auslandsaufenthalten)

- **Symptomatik**

  akute HIV-Infektion:

  Bei einem Teil der Infizierten Tage bis wenige Wochen nach Exposition passageres, unspezifisches, grippeähnliches Krankheitsbild mit heterogener Symptomatik wie Fieber, Arthralgien, Hautausschlag, Abgeschlagenheit, Lymphadenopathie, zuweilen Mononukleoseähnliches Bild

  bekannte Diagnose AIDS:

  Zu den typischen Komplikationen gehören eine Fülle opportunistischer Infektionen, das Auftreten von malignen Tumoren sowie häufig auch zentralnervöse Komplikationen:

  pulmonale Symptomatik (s. *Pneumonie)

  - Pneumocystis-carinii-Pneumonie, Tuberkulose, unspezifische bakterielle Pneumonien, Aspergillose, Zytomegalie-Pneumonie, Varizellen-Pneumonie

  zerebrale Symptomatik

  - HIV-Enzephalopathie, Toxoplasmose, Kryptokokkose (Meningitis), Zytomegalie-Enzephalitis, Herpes-simplex-Enzephalitis

  Haut- und Schleimhautsymptome

  - Candidosen (Soor-Stomatitis, -Ösophagitis, -Balanitis, -Vulvitis, -Vaginitis)
  - Herpes simplex (chronische Ulzera, Ösophagitis), Varizella-Zoster-Virus (Varizellen; s. *Herpes zoster)
  - Epstein-Barr-Virus (orale Haarleukoplakie)
  - Kaposi-Sarkom

Augensymptome
- Zytomegalie (Retinitis), Zoster ophthalmicus
- s. *rotes Auge, akutes

kardiale Symptome
- s. *Peri-/Myokarditis
- s. *Herzrhythmusstörungen

gastroenteritische Symptome
- s. *Gastroenteritis
- Diarrhoen durch Kryptosporidien, Mikrosporidien, Enteroviren; Zytomegalie-Kolitis

septische Symptomatik
- s. *Schock, septischer

disseminierte Mykobakteriosen
unklare Fieberzustände
Wasting-Syndrom

Anamnese
- bekannte HIV-Infektion
- Expositionsrisiko (berufliche Exposition, Geschlechtsverkehr)

DD

Aufgrund des breiten Spektrums assoziierter Erkrankungen muss eine Vielzahl von Differentialdiagnosen bedacht werden. Bei der akuten HIV-Infektion stehen grippeähnliche Krankheitsbilder im Vordergrund.

Sofortdiagnose
- Anamnese (s. o.)
- Differential-Diagnosen (s. o.)
- umfassende körperliche Untersuchung

Sofortmaßnahmen
- bei Verdacht auf akute HIV-Infektion:
  Initiierung einer baldigen labordiagnostischen Abklärung (frühes Erkennen wichtig, da Infizierte von Frühtherapie profitieren können und Infektion von Sexualpartnern verhindert werden kann)

- bei bekannter AIDS-Erkrankung:
  - vor Ort symptomatische Therapie (s. *Pneumonie, *Enzephalitis usw.)
  - meist stationäre Einweisung indiziert
- nach HIV-Exposition unverzügliche (Sekunden) Einleitung prophylaktischer Maßnahmen:
  bei beruflicher Exposition:
  sofort
  - bei Stich- und Schnittverletzungen Blutung aus der Wunde provozieren (ca. 1 bis 2 Minuten, Druck auf umgebendes Gewebe)
  - bei Kontamination von geschädigter Haut, Auge oder Mundhöhle Spülung mit nächsterreichbarem, geeigneten Antiseptikum (s.u.), zur Not Wasser

  dann
  - ausgiebige Spülung mit Antiseptika, ggf. Anlegen eines Depots: Haut, Wunden, Mundhöhle: PVP-Jod-Lösung auf Ethanol-Basis, z.B. Betaseptic®, bei Mundspülung 1:1 verdünnt. Bei Jodüberempfindlichkeit: AHD 2000® oder Amphisept E® Lösung, 1:1 verdünnt; Auge: wässrige, isotone 2,5%ige PVP-Jod-Lösung

  danach
  - bei erhöhtem Risiko (z.B. tiefe Verletzung, hohe Viruslast der Indexperson) umgehend Zuführung einer systemischen, medikamentösen Prophylaxe
  - Dokumentation des Vorgehens (D-Arzt), Initiierung von HIV/Hepatitis-Tests
- bei sexueller Exposition: potentiell infektiöse Körperflüssigkeit sofort von der Schleimhaut abspülen, Scheiden- und Darmspülung wegen Verletzungsrisiko nicht empfohlen; sofortige Kontaktaufnahme mit Klinik/Schwerpunktpraxis, je nach

Risiko, Einleitung medikamentöser Prophylaxe, HIV/ Hepatitis-Tests
- bei allen unklaren Fällen sofortiges Einholen von Expertenrat

- **Kinder**
  Pädiatrische Aspekte werden unter den Stichwörtern der jeweiligen Symptomatik abgehandelt.
- **Geriatrische Aspekte**
  Auch bei älteren Menschen muss bei differentialdiagnostischen Überlegungen an AIDS gedacht werden.
- **Gefahren**
  Beim Umgang mit Blut und anderen potentiell infektiösen Materialien dürfen die notwendigen Sicherheitsmaßnahmen nie vernachlässigt werden: Tragen von Gummihandschuhen, Verwenden von Beatmungshilfen, sicheres Entsorgen von gebrauchtem Material usw.

K.-D. Müller

Hodentorsion

- **Definition**
  Torquierung des Hodens innerhalb oder außerhalb der Tunica vaginalis mit Strangulation der Blutzu- und -abfuhr
- **Symptomatik**
  - starke, plötzlich eintretende Schmerzen im betroffenen Hoden mit Ausstrahlung in Symphyse, Unterbauch und Oberschenkel
  - der betroffene Hoden liegt quer im oberen Skrotalfach!
- **Anamnese**
  Situationen mit ähnlichem Beschwerdebild und plötzlicher spontaner Rückbildung (inkomplette Hodentorsion mit spontaner Retorquierung) können vorausgegangen sein.

- **DD**
  - Hydatidentorsion
  - akute Orchitis
  - akute Epididymitis
  - Hodentrauma

- **Sofortdiagnostik**
  körperliche Untersuchung:
  - massiv druckschmerzhafter Hoden im oberen Skrotalfach
  - Prehn-Zeichen (positiv: Abnahme der Schmerzen bei Anheben des Skrotums bei Epididymitis; negativ: Zunahme der Schmerzen bei Anheben des Skrotums bei Hodentorsion)

Sofortmaßnahmen

- sofortige Klinikeinweisung zur Doppler-Sonographie und ggf. operativen Freilegung, Retorquierung und Orchidopexie
- bei massiven Schmerzen vor dem Transport Analgetika-Gabe: z.B. Paracetamol-Supp®. 125 mg/250 mg oder 25 bis 50 mg Tramal® in 50 ml NaCl-Lösung als Kurzinfusion oder 1 Amp. Dipidolor® als Kurzinfusion

- **Anmerkungen**
  Häufigkeitsgipfel zwischen dem 12. und 16. Lebensjahr (schon im Neugeborenenalter möglich)

P. J. Goebell/H. Rübben

Hörsturz

- **Definition**
  Plötzliche, einseitige Hörminderung durch Innenohrschaden

✓ Ätiologie: Vermutlich virale, thromboembolische, vaskuläre und autoimmunologische Ursachen. Allen gemein scheint eine Minderdurchblutung des Innenohrs zu sein, worauf das therapeutische Konzept aufbaut.

- **Symptomatik**
  - einseitige Minderung der Hörfähigkeit ohne erkennbaren äußeren Anlass, manchmal innerhalb weniger Sekunden
  - fast immer Ohrgeräusch (Tinnitus)
  - häufig Druckgefühl auf dem betroffenen Ohr
  - selten Schwindel oder Übelkeit (Vestibularisbeteiligung)
- **Anamnese**
  - oft leere Vorgeschichte
  - grippaler Infekt kurz vorher
- **DD**
  - Ruptur der runden Fenstermembran
  - Frühstadien des M. Ménière: rezidivierender Hörverlust v. a. der tiefen Frequenzbereiche
  - Gefäßverschluss oder Trauma mit vollständigem Ausfall eines Hör- und Gleichgewichtsorganes
  - Knalltrauma
  - Akustikusneurinom
  - Zerumenpfropf
  - Mittelohrtubenkatarrh
- **Sofortdiagnostik**
  - seitendifferente Überprüfung des Hörvermögens mittels Flüstersprache
  - Versuch nach Weber zum Ausschluss eines Mittelohrprozesses: schwingende Stimmgabel wird beim Hörsturz zum besser hörenden, bei Mittelohrerkrankungen zum schlechter hörenden Ohr lateralisiert
  - Trommelfellspiegelung

Sofortmaßnahmen

- in jedem Fall baldige Überweisung an HNO-Arzt oder HNO-Klinik zur genaueren Abklärung und Behandlung
- durchblutungsfördernde Behandlung nach kurzer Abklärung kardialer Risikofaktoren: 250 ml Hydroxyäthylstärke (HAES® 10%-Infusionslösung)
- Differentialtherapie je nach vermeintlicher Ursache, z.B. Aderlass bei Polyglobulie (Blutbild) oder zusätzlich Kortikoide bei parainfektiösem Geschehen

Gefahren

Häufig verzögerter Therapiebeginn durch Fehldiagnose, wenn kein Audiogramm angefertigt wird. Gesamtmenge HAES bewerten (Pruritus!)

Ph. Dost/K. Jahnke

Husten

Definition

Reflektorisch ausgelöste und gesteuerte, explosive Form der Ausatmung. Es handelt sich um einen physiologischen Schutzreflex der Atemwege und sekundären Reinigungsmechanismus der Atemwege und peripheren Lufträume. Als solcher dient der Hustenreflex der Entfernung von Fremdkörpern und Schleim aus Rachen, Kehlkopf und Tracheobronchialtrakt.

✓ Ätiologie /Pathogenese: klinische Ursachen:

- Erkrankungen von Larynx oder Pharynx: Laryngitis, Pharyngitis, Larynxkarzinom, Stimmbandprozesse inklusive VCD (vocal cord dysfunction) sowie Stimmband- und Kehlkopftuberkulose, Parasiten
- Erkrankungen der Trachea und der Bronchien: Tracheo-Bronchomegalie (M. Mounier-Kuhn), akute

Tracheobronchitis, chronische Tracheobronchitis, Reizgase, Fremdkörper, Bronchialkarzinom, Bronchiektasen, unspezifische bronchiale Hyperreagibilität, Asthma bronchiale, Pertussis
- Erkrankungen des Lungenparenchyms (Lungenfibrose, Pneumonie, Mukoviszidose, Lungenembolie)
- Erkrankungen der Pleura (Pleuritis, Pleurakarzinose, Pneumothorax) oder des Mediastinums (Kompression von Atemwegen und Schädigung des Nervus laryngeus recurrens)
- Erkrankungen des Herzens wie die Linksherzinsuffizienz mit Lungenstauung und die Endokarditis
- Störungen der extrathorakalen Organe (Reizung des äußeren Gehörgangs durch Fremdkörper oder Entzündung, subdiaphragmale Erkrankungen, Cerumen obturans)
- durch Nebenwirkungen von Medikamenten (z.B. ACE-Hemmer, β-Blocker bei Husten als Asthmaäquivalent)
- psychogen

Symptomatik

Husten kann bei Fremdkörpern oder Schleimauflagerungen ein sinnvoller Schutzmechanismus sein, ist dann meist produktiv. Bei entzündlichen oder tumorösen Reizungen der Schleimhäute ist er lästig bis quälend, manchmal bis zum Erbrechen gehend, und kann eine Reihe von schädlichen Nebenwirkungen haben:
- Bronchokonstriktion (insbesondere bei bronchialer Hyperreagibilität)
- Pneumomediastinum, s.u. *Pneumothorax/Spannungspneumothorax
- Synkopen (sog. Hustenschlag)
- Arrhythmien infolge verminderten venösen Rückflusses
- Rippenfrakturen
- Harninkontinenz

- **Anamnese**
  Vielfältig, abhängig vom Grundleiden (s. Ätiologie/Pathogenese)

- **DD**
  Vielfältig, abhängig vom Grundleiden in absteigender Häufigkeit:
  - akute Tracheobronchitis, Grippe (mit Schmerzen verbunden, meist unproduktiv)
  - Bronchialkarzinom (schmerzlos, Hämoptysen)
  - Fremdkörperaspiration (Anamnese)
  - Pneumonie (Fieber)
  - alveoläre Hämorrhagie (rostbraunes Sputum)
  - allergische Alveolitis (Fieber, Schüttelfrost bei Exposition)
  - Sarkoidose, Lungenfibrose im Endstadium
  - Bronchiektasen
  - zystische Fibrose (Mukoviszidose)
  - Ziliendysfunktion (Kartagener-Syndrom)
  - Immundefekte (Immunglobulinmangel etc.)
  - Spontanpneumothorax (Atemnot, Brustschmerzen)
  - Pleuritis (schmerzhaft, unproduktiv)
  - Tuberkulose (produktiv, schmerzlos, Nachtschweiß)
  - gastroösophageale Refluxkrankheit und Hernierung
  - akute und chronische Schadstoffbelastung
  - Linksherzinsuffizienz (Atemnot, weißes, schaumiges Sputum)

- **Sofortdiagnostik**
  - s.a. Anamnese (akut/chronisch, schmerzfrei/schmerzhaft, produktiv/unproduktiv)
  - Inspektion: obere Einflussstauung (Bronchialkarzinom des rechten Oberlappens)
  - Auskultation: Bronchialatmen (Pneumonie), feuchte, grobblasige Rasselgeräusche (Bronchitis, Bronchiektasie), Stauungs-RG (Linksherzinsuffizienz), aufge-

hobenes einseitiges Atemgeräusch (Pneumothorax, Pleuraerguss, Bronchialkarzinom)
- Perkussion: einseitig hypersonorer Klopfschall (Pneumothorax), Dämpfung (Pleuraerguss, Pleuratumoren, Pneumonie, Bronchialkarzinom mit Atelektase)
- Beurteilung der Atmung: stridorös (Fremdkörperaspiration, Laryngeal- oder Trachealtumor, Trachealstenose)

Sofortmaßnahmen

- beruhigendes Zureden (Atemtechnik; keine tiefe Exspiration, keine forcierten Atemmanöver)
- bei Verdacht auf Fremdkörperaspiration mit Bolus-Verlegung Heimlich-Handgriff
- bei Sekretpfröpfen abklopfen und abhusten
- Reizgase und Einwirkung anderer Umweltauslöser eliminieren und Patient bergen
- Nase frei machen
- Akuttherapie der Grundkrankheit: s. *Asthma-Anfall, *Herzinsuffizienz, *Fremdkörperaspiration, *Reizgase, *Rauchvergiftung (s. u. *Vergiftungen – Spezielle Maßnahmen, im Anhang), *Grippe und grippaler Infekt
- bei unproduktivem, quälenden Reizhusten zentral wirkende Hustenblocker wie Codein (25 Tropfen Paracodin® oder in kritischen Situationen 1 Amp. Dicodid® s.c.)

Gefahren

- Synkopen
- Rippenfrakturen
- Pneumothorax
- Übersehen einer Intoxikation

H. Teschler

Husten bei Kindern

- **Definition**
  Husten ist ein Symptom, verursacht durch eine Reizung vagaler Rezeptoren in den Atemwegen und der Pleura.
- **Symptomatik**
  Abhängig von der zugrunde liegenden Pathologie gibt es verschiedene, vom Klangbild und vom Ablauf der einzelnen Attacke bestimmte Hustenformen:
  - bellender Husten bei Laryngitis stenosans (Pseudo-Krupp), meist verbunden mit Heiserkeit
  - pertussiformer Husten: repetitive Hustenattacken, gefolgt von einem juchzenden Inspirium und einer Reprise
  - bitonaler Husten mit Ursprung in den peripheren Atemwegen
- **Anamnese**
  Die Anamnese erbringt wichtige Hinweise auf die Ätiologie: Zu fragen ist nach Situationen, in denen der Husten besonders häufig und intensiv ist (Tageszeit, Ort, Kontakt mit potentiellen Allergenen, körperliche Anstrengung). Bei Kindern weisen hohes Fieber, reduzierter AZ, Nahrungsverweigerung und Gewichtsabnahme auf eine ernstzunehmende Erkrankung hin.
- **Sofortdiagnostik**
  Häufigste Ursache des akut einsetzenden Hustens sind entzündliche Erkrankungen der Atemwege. Diese sind i.d.R. an den Begleitsymptomen wie Infekt der oberen Luftwege, Fieber oder Auswurf zu erkennen. Wenn diese nicht nachweisbar sind, müssen folgende Ursachen erwogen werden:
  - *Asthma-Anfall (s.d.)
  - *Lungenembolie (s.d.)
  - *Fremdkörperaspiration (s.d.)
  - *Pneumothorax (s.d.)

Bei Verdacht auf eine der beiden letzten Erkrankungen sollte eine sofortige radiologische Untersuchung zur Diagnosesicherung bzw. zum Ausschluss veranlasst werden.
Bei länger anhaltendem Husten (mehr als 2 Monate) von gleich bleibender Intensität sollte der Patient einer erweiterten Diagnostik zugeführt werden.

Sofortmaßnahmen
Die einzuleitenden Sofortmaßnahmen hängen von der Genese und der klinischen Diagnose ab.
- akuter viraler Atemwegsinfekt: Flüssigkeitszufuhr und ggf. Antipyretika, z.B. Paracetamol (10 mg/kg/Dosis, *cave:* häufig Überdosierungen)
- bei *Asthma-Anfall (Therapie s.d.)
- bei *Pseudokrupp (s.d.)
- bei *Fremdkörperaspiration (s.d.)

Gefahren
- Husten kann ein Frühsymptom einer Epiglottitis (insbesondere bei fehlender Impfung gegen Haemophilus influenzae) sein.
- Wegen des oft bestehenden inspiratorischen Stridors ist die Abgrenzung zum Pseudokrupp wichtig.
- Im Gegensatz zu diesem bestehen bei der Epiglottitis hohes Fieber, stark reduzierter AZ, Speichelfluss aufgrund einer Schluckstörung, Aphonie.
- bei Verdacht auf Epiglottitis sofortige Klinikeinweisung mit begleitendem Arzt.
- Wegen der Gefahr der akuten respiratorischen Insuffizienz sollte eine Racheninspektion nur in der Klinik und in Intubationsbereitschaft durchgeführt werden.

U. Mellies

Hyperglykämie

- **Definition**

Nüchternblutzuckerwerte über 130 mg/dl im Kapillarblut. Postprandiale Blutzuckerwerte von 160 bis 180 mg/dl (unsicher wegen Abhängigkeit von Kaloriengehalt, -zusammensetzung, Tagesverlauf)
Cave: Diagnose eines manifesten Diabetes mellitus auch bei normalem Nüchternblutzucker möglich!

- **Symptomatik**

Bei Diabetesmanifestation:
- meist Zufallsbefund ohne Symptomatik

sonst:
- Exsikkose
- Acetongeruch
- Pyodermien
- Balanitis, Vulvitis, Gingivitis
- schlecht heilende Wunden

- **Anamnese**
  - Diabetes bekannt: Medikation, Diät?
  - Diabetes unbekannt, in absteigender Häufigkeit:
    - Durst
    - Polyurie
    - Leistungsminderung
    - keine (Zufallsbefunde)
    - Gewichtsabnahme
    - Juckreiz

- **DD**
  - bekannter Diabetes mellitus, schlecht eingestellt
  - Erstmanifestation eines Diabetes mellitus
  - Gestationsdiabetes
  - Hyperthyreose; demaskiert oft Diabetes
  - Hyperkortizismus (Steroidmedikation)
  - Stresssituation (Trauma, Sepsis, Myokardinfarkt)
  - andere internistische Erkrankungen (z. B. Magen-, Leber- und Pankreaserkrankungen)

- **Sofortdiagnostik**
  - Anamnese (Medikamentenanamnese!)
  - körperliche Untersuchung
  - Überprüfung der Herz-Kreislauf-Parameter
  - Blutzucker-Schnelltest
  - Harnzucker-Schnelltest

Sofortmaßnahmen

Abhängig von Stoffwechsellage, Diabetestyp und Manifestation (Erstmanifestation):

Frisch entdeckter Diabetes:

- Blutzucker unter 300 mg/dl, Typ II, asymptomatisch: Beratung im Hinblick auf Lebensstiländerung und Gewichtsreduktion. Typ I: 0,2 IE/kg Normal- oder Analoginsulin s.c.
- Blutzucker über 300 mg/dl, bei Typ I und II mit Symptomen: 0,2 IE/kg Normalinsulin human s.c. und stationäre Einweisung

Bekannter Diabetes:

- Blutzucker unter 300 mg/dl: Korrektur mit Insulin. Faustregel: 1 IE Insulin pro 30 mg/dl Blutzucker zusätzlich
- Blutzucker über 300 mg/dl: 0,2 IE/kg Normalinsulin human s.c. und stationäre Einweisung

- **Kinder**
  - Infektstress, Überangebot leicht resorbierbarer Kohlenhydrate (KH): in der Regel keine Therapie
  - bei hochdosierter Glukokortikoidtherapie: mehrere kleine Mahlzeiten, Reduktion des KH-Anteils, Vermeiden leicht resorbierbarer KH; bei ausbleibendem Erfolg 4 IE Normalinsulin/BE s.c. vor den Hauptmahlzeiten
  - transiente Neugeborenenhyperglykämie: Bei einem BZ-Wert von >250 mg/dl über Stunden (mehrere Kontrollen!): Normalinsulin human 0,1 IE/kg KG als

Einzeldosis s.c. (*cave:* hohe Insulinempfindlichkeit: Tagesdosis meist ≤0,5 IE/kg KG); stationäre Einweisung bei Komplikationen
- bekannter Diabetes und Infekt, Diätfehler: vorsichtige Erhöhung des Normalinsulin-Anteils nach den Ergebnissen der Blutzuckerselbstkontrollen; Nachschulung; bei Ketoazidose stationäre Einweisung

■ **Gefahren**
- Hypoglykämien bei zu straffer Stoffwechseleinstellung. *Cave:* ältere, untergewichtige Patienten!
- Coma diabeticum (s. dort) infolge von Infekten, gastrointestinalen Komplikationen mit Erbrechen, Operationen, Medikamenten (Kortikoidpräparate)

K. Mann (Päd.: B. P. Hauffa)

Hyperkalzämische Krise

■ **Definition**

Schwerste klinische Form der Hyperkalzämie mit Dekompensation einer oder mehrerer Organsysteme, Bewusstseinsstörung oder Koma

✓ Ätiologie/Pathogenese; Tumoren, primärer Hyperparathyreoidismus (pHPT), Vitamin-D-Intoxikation

■ **Symptomatik**
- Müdigkeit
- psychische Veränderungen
- Apathie
- Somnolenz bis Koma
- Muskelschwäche
- Hyperreflexie
- Faszikulation der Zunge
- Durstgefühl, Übelkeit
- Erbrechen
- Exsikkose, Fieber
- Oligurie
- Anurie

- Niereninsuffizienz
- Herzrhythmusstörungen
- QT-Verkürzung

- **Anamnese**
  - Frage nach Tumorerkrankungen (Mamma-/Bronchialkarzinom, Plasmozytom, Lymphom u. a.), Vitamin-D-Präparaten, Nierensteinen und weiteren Symptomen eines pHPT
  - Vorboten: psychische Veränderungen, Obstipation
- **DD**
  - Depression
  - Niereninsuffizienz
  - Hirnmetastasen
  - Herzrhythmusstörungen
- **Sofortdiagnostik**
  - Anamnese und Fremdanamnese
  - klinische Untersuchung mit Inspektion
  - Pupillen- und Sehnenreflexe
  - Überprüfung der Herz-Kreislauf-Parameter
  - Rhythmusstörungen, EKG: QT-Verkürzung
  - Blut zur Bestimmung von Kalzium, PO_4, Parathormon asservieren

Die Diagnose fällt leicht bei bekannter Hyperkalzämie.

Sofortmaßnahmen

- Behandlungsbeginn bei Verdacht unverzüglich mit NaCl 0,9 % 1000 ml in der ersten Stunde, dann Furosemid 40 mg i.v., später NaCl 0,9 % 500 ml/Stunde Infusion (ggf. 3 bis 5 l/Tag) unter ZVD-Kontrolle, Furosemid 20 bis 200 mg i.v.
- keine Thiaziddiuretika (hemmen Kalziurese)
- Rhythmusüberwachung bei Somnolenz/Koma, Intensivüberwachung nach Transport, im NAW ergänzend, wenn vorhanden, Calcitonin (Karil® 200 IE s.c.)

- **Kinder**
  - bei schwerer Dehydratation und Schock 0,9%ige NaCl-Lösung 20 ml/kg KG in 30 bis 60 Minuten i.v.
  - nach Rehydratation, wenn keine Niereninsuffizienz vorhanden: bilanzierte forcierte Diurese mit einer Flüssigkeitsmenge von 120 bis 240 ml/kg/24 Stunden, Na^+ 15 mmol/kg/24 Stunden, K^+ 3 mmol/kg/24 Stunden, Mg^{2+} 0,5 bis 1 mmol/kg/24 Stunden
  - Furosemid Erhaltungsdosis 1 bis 2 mg/kg KG alle 4 bis 6 Stunden (Ziel: Urinvolumen 3 bis 6 ml/kg KG/Stunde)
  - Hydrocortison i.v. als Bolus je nach Alter: <6 Monate: 25 mg, 6 Monate bis 6 Jahre: 50 mg, >6 Jahre: 1000 mg. Bei längerem Transport 150 mg/m^2 Körperoberfläche/24 Stunden i.v. (Perfusor).
- **Gefahren**
  - neurologische Klinik kann differentialdiagnostische Schwierigkeiten machen
  - Oligo-Anurie täuscht akutes Nierenversagen vor
  - durch QT-Verkürzung Auslösen von Kammerflimmern möglich

K. Mann (Päd.: B. P. Hauffa)

Hypertensive Schwangerschaftserkrankungen (HES)

- **Definition**
  Schwangerschaftsspezifische Erkrankung mit folgenden Verlaufsformen:
  - Gestationshypertonie
  - Hypertonie ohne Proteinurie nach der 20. Schwangerschaftswoche auftretend und nicht länger als 12 Wochen nach der Geburt anhaltend
  - Präeklampsie (EPH-Gestose)
  - Hypertonie und Proteinurie mit und ohne Ödeme

- Eklampsie
- schwere Verlaufsform der Präeklampsie mit Auftreten von tonisch-klonischen Krampfanfällen
- HELLP-Syndrom =
  schwere Verlaufsform der Präeklampsie mit typischer laborchemischer Trias aus Hämolyse (H = Hemolysis), pathologisch erhöhten Leberenzymwerten (EL = Elevated Liver Enzymes) und einer Thrombozytopenie (LP = Low Platelet Count)
- chronische Hypertonie
- Hypertonie vor der 20. Schwangerschaftswoche auftretend bzw. nach 12 Wochen postpartal persistierend
- Pfropfpräeklampsie
- Auftreten von charakteristischen Symptomen der Präeklampsie bei Schwangeren mit chronischer Hypertonie

Symptomatik

- Hypertonie: systolische Werte ≥ 140 mmHg und/oder diastolische Werte ≥ 90 mmHg bei vorher normotensiven Frauen
- Proteinurie: Eiweißausscheidung von ≥ 300 mg/l im 24-Stunden-Sammelurin
- Kopfschmerzen, Unruhe, Hyperreflexie, Bewusstseinseintrübung, Ohrensausen, ggf. eklamptischer Anfall
- Augenflimmern, Gesichtsfeldausfälle, reduzierte Sehschärfe
- rechtsseitige Oberbauchschmerzen, epigastrische Schmerzen, Übelkeit/Erbrechen, schweres Krankheitsgefühl insbesondere bei drohendem HELLP-Syndrom
- Oligurie, Anurie
- Petechien, Hämatome, Nasenbluten

- **Anamnese**
  - Schwangerschaft meist jenseits der 20. Schwangerschaftswoche
  - Risikofaktoren: Schwangere über 40 Jahre, familiäre Belastung, niedriger Sozialstatus, Erstgebärende, Mehrlingsschwangerschaften, chronische Grunderkrankungen der Schwangeren
- **DD**
  - präexistente Gefäß- und Nierenerkrankungen
  - epileptischer Anfall ohne Zeichen der Präeklampsie
  - Sinusvenenthrombose
  - Hirnblutungen
- **Sofortdiagnostik**
  - Blutdruckmessung
  - Eiweißausscheidung im Urin durch Teststreifen
  - Zustandsdiagnostik des Fetus, soweit möglich

Sofortmaßnahmen

- venöser Zugang
- sofortige Krankenhauseinweisung, je nach Zustand unter ärztlicher Begleitung
- ggf. medikamentöse Behandlung mit Sedativa (z.B. 10 bis 20 mg Valium® i.v.) bzw. Magnesium-Sulfat (2 bis 4 g Magnesium-Sulfat i.v.)
- Kreislaufüberwachung
- antihypertensive Therapie erst in der Klinik unter Kontrolle des Fetus (*cave:* rasche Senkung des Blutdrucks kann zu akuter Plazentainsuffizienz führen)

M. Schmidt/R. Kimmig

Hypertensiver Notfall

- **Definition**

Deutliche Blutdrucksteigerung (meist systol. > 200 mmHg oder diastol. > 120 mmHg) in Verbindung mit akuten Beschwerden auf der Basis eines Organschadens wie Linksherzinsuffizienz mit Lungenödem, hypertensive Enzephalopathie, zerebrale Blutung, instabile Angina pectoris, Myokardinfarkt, rupturiertes Aortenaneurysma und Eklampsie

Sofortmaßnahmen

Vorbemerkung

Bei hypertensiven Notfallsituationen muss der Blutdruck schnell, d.h. innerhalb von ¼–½ Stunde, gesenkt werden. Da eine zu starke Blutdrucksenkung Komplikationen wie Hirn- oder Myokardinfarkt nach sich ziehen kann, sollte der Blutdruck im Allgemeinen zunächst nicht stärker als auf etwa 110 mmHg diastolisch und 160 mmHg systolisch bzw. um mehr als 20 % gesenkt werden. Bei Vorliegen eines Lungenödems oder eines Aortenaneurysmas ist jedoch häufig eine stärkere Blutdrucksenkung notwendig. Der Zielblutdruckwert muss deshalb individuell festgelegt werden. Bei Schlaganfall mit reaktivem Blutdruckanstieg darf keine rasche oder starke Blutdrucksenkung durchgeführt werden.

Im Regelfall folgende Reihenfolge:

- Glyceroltrinitrat: 1,2 mg (z.B. Nitrolingual® forte Zerbeißkps.)
- Nifedipin (Adalat®): Kapsel (5 mg) zerbeißen und schlucken. Achtung: Initiale Dosis von 10 mg vermeiden, da diese zu abruptem Blutdruckabfall führen kann

- Nitrendipin (Bayotensin® akut, Phiole à 5 mg) p.o. – Nifedipin und Nitrendipin kontraindiziert bei instabiler Angina pectoris
- Clonidin (Catapresan®): 0,075 mg langsam i.v., Wirkungseintritt nach 10 min, Wiederholung möglich. Bei nicht ausreichender Wirkung nach 30 Minuten 0,15 bis 0,3 mg i.v.; UAW: Sedierung (evtl. erwünscht, bei somnolenten Patienten jedoch störend)
- Urapidil (Ebrantil®) in einer Initialdosis von 25 mg i.v. , im Vergleich zu oral begrenzter Wirkung sehr zuverlässige Blutdrucksenkung
- stationäre Einweisung

Der Wirkungseintritt der o.g. Substanzen erfolgt innerhalb weniger Minuten. Eine Wiederholung der Medikation ist möglich. Sofern keine Kontraindikation vorliegt (z.B. Dehydratation, Hyponatriämie), empfiehlt sich bei der Behandlung hypertensiver Notfälle stets zusätzlich die Gabe von 20 mg Furosemid (Lasix®) i.v.; bei Niereninsuffizienz und Überwässerung sind ggf. höhere Dosierungen notwendig.

Zusätzliche Maßnahmen

- Lagerung: Hochlagerung des Oberkörpers und Tieflagerung der Beine (Herzbett) verstärkt die blutdrucksenkende Wirkung
- Sedierung: Bei Angstzuständen oder Agitiertheit Diazepam (Valium®) 5 bis 10 mg langsam i.v.
- Diurese: Bei Hochdruckenzephalopathie oder Herzinsuffizienz forcierte Diurese durch i.v. Gabe schnellwirkender Saluretika (Furosemid [Lasix®] oder Torasemid [Unat®, Torem®])

Sobald der Blutdruck ausreichend kontrolliert ist und der Zustand des Patienten es erlaubt, geht man von der parenteralen Behandlung zu einer oralen Dauertherapie über.

Th. Philipp

Hyperthyreose, toxische Krise

➤ s. **Thyreotoxische Krise*

Hypertonie, bedrohliche

➤ s. **Hypertensiver Notfall*

Hyperventilation

- **Definition**

  Krankheitsbild mit mannigfaltiger pulmonaler, kardiovaskulärer, neurovegetativer Symptomatik und psychischen Auffälligkeiten, welches durch alveoläre Hyperventilation mit konsekutiver Hypokapnie im arteriellen Blut ausgelöst wird

  ✓ Ätiologie/Pathogenese; Unterteilt wird in die primäre Hyperventilation (psychogen, Angst) und sekundäre Formen im Rahmen pulmonaler Erkrankungen (Lungenembolie, Pneumothorax, Asthma bronchiale etc.), extrapulmonaler Erkrankungen (metabolische Azidose, Leberversagen, Herzinsuffizienz, Hirn- und Hirnstammprozesse) oder ohne assoziiertes Grundleiden (medikamentös bedingt, z.B. Salicylat, Aspirin, Theophyllin, Progesteron; Höhenhypoxie, Schwangerschaftshyperventilation)

- **Symptomatik**
  - Atemnot (sog. Atemblock, Brustpanzer)
  - vertiefte, nicht immer beschleunigte Atmung, eingestreut Seufzeratmung
  - vegetative Entgleisungen (Schwitzen primär an den Akren, Tachykardie, Globusgefühl, Mundtrockenheit)
  - Panikattacken
  - Parästhesien perioral und in den Akren
  - Schwindel (unsystematisch)
  - Ohnmachtsanfälle (immer ohne vorausgehende ernste Verletzung)
  - Akrozyanose

- Verkrampfung der Hände mit Pfötchenstellung der Finger
- Herzstiche bis Herzkrämpfe, Minuten bis Stunden anhaltend
- fehlende postiktalische Umdämmerung und fehlendes neurologisches Defizit

■ **Anamnese**
- primäre Hyperventilation: vor allem jüngere Menschen, bevorzugt im zweiten und dritten Lebensjahrzehnt (dreimal mehr Frauen als Männer), häufig situative Auslösung (Angsterlebnis, Panikstörung)
- sekundäre Hyperventilation: je nach Grundkrankheit

■ **DD**
- koronare Herzkrankheit (Schmerz bei primärer Hyperventilation meist vage, lang anhaltend und auf Nitroglyzerin nicht reagierend, keine Auslöser durch Belastung oder Kälte, meist situativ!)
- schwere Herzinsuffizienz mit Cheyne-Stokes-Atmung (periodisches An- und Abschwellen der Atmung, Zeichen der Herzinsuffizienz)
- Synkopen anderer Genese (bei primärer Hyperventilation praktisch nie ernsthafte Verletzungen, kein Zungenbiss, keine postiktale Umdämmerung und keine retrograde Amnesie)
- Hyperthyreose (dabei warme, trockene Hände im Gegensatz zu den kalten, feuchten Händen bei primärer Hyperventilation)
- Intoxikationen und Schädel-Hirn-Verletzungen (Umfeld- und Medikamentenanamnese)
- Asthma-Anfall und andere organisch bedingte Dyspnoezustände (normaler Auskultationsbefund)

■ **Sofortdiagnostik**
- Anamnese
- Atemmusteranalyse

- Auskultation (Normalbefund über Herz und Lunge)
- vegetative Stigmatisierung
- gesteigerte Reflexe
- evtl. Pfötchenstellung der Finger und auslösbares Chvostek-Zeichen (Kontraktion der Gesichtsmuskulatur bei Beklopfen des Stammes des N. facialis 1 bis 2 cm ventral des Ohrläppchens)

Sofortmaßnahmen

- beruhigende Zusprache bei Angst und Panikattacken
- sitzende, angelehnte Stellung oder flache Lagerung
- Verlangsamung der Atmung, insbesondere der Ausatmung, mit längeren Apnoephasen
- Umstellung von Mund- auf Nasenatmung
- milde Sedierung per os (z.B. Baldrian-Tropfen), in schweren Fällen 5 bis 10 mg Diazepam i.v. (z.B. Valium®)
- Spritzen mit Calcium schaden eher
- bei chronischen Fällen CO_2-Rückatmung in eine Plastiktüte mit Unterbrechung (*cave:* Hypoxie)

Gefahren

Die Gefahren liegen eher in einer Überdiagnostik (bis zur Koronarangiographie) und Übertherapie des primären Hyperventilationssyndroms (Kalzium i.v., Psychopharmaka i.v.) mit der Folge der weiteren psychischen Fixierung. I.d.R. sind solche Anfälle selbstlimitierend.

H. Teschler

Hypoglykämie

Definition

Auftreten vegetativer, psychischer und/oder neurologischer Symptome bei Blutglukosespiegel unter 50 mg/dl; bei weiterem Blutglukoseabfall hypoglykämisches Koma mit tonisch-klonischen Krämpfen

Ätiologie: vielfältig

Symptomatik

- Hungergefühl, Konzentrationsschwäche, Zittrigkeit, Gereiztheit
- Tachykardie
- weite Pupillen
- meist Hypertonie
- Hyperreflexie
- Schweißausbrüche
- rasch wechselnde Gesichtsfarbe
- Hypothermie

Bei hypoglykämischem *Schock* zusätzlich:

- Bewusstlosigkeit
- feuchte Haut
- motorisch auffallend unruhig
- generalisierte tonisch-klonische Krämpfe
- Paresen mit positivem Babinski-Reflex

Hinweise auf nächtliche Hypoglykämien sind:

- Unruhe, verstärkter Nachtschweiß, Kopfschmerzen am Morgen

Anamnese

- insulinpflichtiger Diabetes?
- sulfonylharnstoffinduziert, Medikamentenanamnese
- alkoholinduziert
- Leberparenchymschädigung bekannt?

DD

- diabetische Ketoazidose (Kussmaul-Atmung)
- hyperosmolares Koma

- alkoholische Ketoazidose (diabetische Alkoholiker)
- Insulinom
- Addison-Krise
- apoplektischer Insult
- Epilepsie
- Intoxikation
- Hypoglycaemia factitia
- Dumping-Syndrom

Sofortdiagnostik

- Anamnese und Fremdanamnese
- klinische Untersuchung mit Inspektion, Perkussion und Palpation
- Foetor ex ore (Aceton, Alkohol)
- Überprüfung der Herz-Kreislauf-Parameter
- Messung der Körpertemperatur
- Blutzucker-Schnelltest

Sofortmaßnahmen

- Zufuhr von 1 bis 2 BE (= 12 bis 24 g Glukose) = 1 Glas Fruchtsaft
- in schweren Fällen: gepolsterter Spatel zwischen die Zähne

Bei bewusstlosen Patienten:

- venöser Zugang
- bei schwerer Hypoglykämie 20 bis 40 g Glukose i.v., Menge hängt von der Schwere der Hypoglykämie oder dem Ausmaß des Glukoseverbrauchs ab
- 1 bis 2 mg Glucagon 2-stündlich i.m.
- stationäre Einweisung, Transport mit Arztbegleitung

Kinder

- Neben stoffwechselbedingten Hypoglykämien (z.T. angeboren) und Defekten gegenregulatorischer Hormone kommen als Ursache Salizylat- und Alkoholintoxikationen in Frage.

- Sofortmaßnahmen bei bewusstlosen Kindern:
  - venöser Zugang; bei unklarer Diagnose 4 ml Blut entnehmen (für spätere Laboruntersuchung!)
  - 2 bis 3 ml/kg KG 20% Glukose i.v., gefolgt von kontinuierlicher Glukosezufuhr
  - Hypoglykämien bei Insulinbehandlung eines Diabetes mellitus Typ I: 1 mg Glucagon i.m. (kann auch schon vor Eintreffen des Arztes von geschulten Helfern verabreicht werden)
  - stationäre Einweisung, Transport mit Arztbegleitung

- **Gefahren**

Auftreten protrahierter Hypoglykämien nur durch Zufuhr höherer Glukosemengen vermeidbar. Falls kurzfristig keine Normalisierung, Dauerinfusion mit Glukoselösung durchführen. Stationäre Einweisung notwendig

K. Mann (Päd.: B. P. Hauffa)

Hypoglykämisches Koma

➤ *s. *Hypoglykämie*

Hypotonie/Orthostase

- **Definition**

Systemischer Blutdruck systolisch unter 110 mmHg

- **Symptomatik**
  - Schwindel
  - allgemeine Schwäche
  - Seh- und/oder Hörstörungen
  - Bewusstseinstrübung bis Bewusstlosigkeit

- **Anamnese**
  - meist schon mehrere ähnliche Situationen
  - Schwarzwerden vor den Augen beim Aufstehen

- depressive Verstimmung
- blutdrucksenkende Medikamente
- höchst selten endokrine Störung in der Anamnese

DD

- Schock anderer Genese (Blutung, akutes koronares Syndrom, Herzinsuffizienz u. a.)
- Aortenbogensyndrom
- Bewusstlosigkeit anderer Ursache, s. *Bewusstlosigkeit, unklare

Sofortdiagnostik

- Blutdruckmessung an beiden Armen; der Arm mit dem höheren Druck ist für die RR-Diagnose maßgeblich (*cave*: Verschluss der A. subclavia)
- Pulsfrequenz zur Einteilung hypersympathikoton, vagoton oder hyposympathikoton

Sofortmaßnahmen

- Hochlagerung der Beine
- Lösen beengender Kleidung
- bei länger anhaltender Hypotonie und eindeutiger Diagnose kochsalzhaltige Infusionen

Kinder

Als lageabhängiges orthostatisches Tachykardiesyndrom häufig bei Mädchen in der Adoleszenz: Herzfrequenzanstieg, plötzlicher Tonusverlust, Synkope

Geriatrische Aspekte

Bei vagotonen Störungen keine β-Blocker. Häufig Exsikkose, aber Volumen vorsichtig ausgleichen. Bei arterieller Vorschädigung Gefahr der Minderperfusion oder des akuten Verschlusses (z. B. Karotisstenose, KHK, AVK)

G. Rudofsky (Päd.: A. A. Schmaltz)

Hypoxämischer Anfall

Definition

Akute Verstärkung einer bereits bestehenden Zyanose mit zusätzlicher Dys- und Tachypnoe sowie Tachykardie

Symptomatik

- Zyanose, Lufthunger
- Auftreten der Symptomatik vor allem im ersten Lebensjahr, häufig nach dem Schlafen, nach der Mahlzeit oder beim Weinen und Schreien
- Übergang in Bewusstlosigkeit mit Atemstillstand und eventuellen Krampfanfällen

Anamnese

- Fallot-Tetralogie ohne Palliativ- oder Korrektur-Operation
- selten auch bei anderen zyanotischen kongenitalen Vitien

DD

- Krampfanfälle
- Meningoenzephalitis
- Asthmaanfall

Sofortdiagnostik

Anamnese und klinischer Befund (bei Auskultation im Anfall evtl. kein Herzgeräusch mehr hörbar)

Sofortmaßnahmen

- angezogene, im Knie gebeugte Beine des Kindes in den Bauch pressen
- Frischluft oder besser O_2 über Maske
- medikamentöse Unterbrechung des Anfalls mit Morphin 0,1 mg/kg KG s.c., nach 10 Minuten wiederholen oder

- Propanolol (Dociton®) 0,01 bis 0,2 mg/kg KG i.v. oder
- Sedierung mit Diazepam-Rektiolen 5 oder 10 mg (Diazepam Desitin rectal tube®) oder Diazepam 0,1 bis 0,25 mg/kg KG (z. B. Valium®) i.v. oder
- Phenobarbital 5 bis 10 mg/kg KG (Luminal®-Injektionslösung) i.v.
- sofortige stationäre Klinikeinweisung

Gefahren

Lebensbedrohliche Apnoe und Hypoxie, Halbseitenparese.

A. A. Schmaltz

Ileus

Definition

Mechanisch oder reflektorisch (paralytisch) bedingtes Stillstehen (Unterbrechung) der Darmpassage. Im Vordergrund stehen Zeichen des *akuten Abdomens.

- ✓ Ätiologie/Pathogenese; Mechanisch: Abdominale Tumoren und stenosierende Darmtumoren, Briden nach abdominalen Operationen, eingeklemmte Hernien, Invagination, selten Fremdkörper (Gallenstein, Würmer, unverdaute Nahrungsmittel, Kotstein etc.)
- ✓ Paralytisch: Entzündliche Darmerkrankungen (Peritonitis), Stoffwechselstörungen, Intoxikationen, nach abdominalen Blutungen und bei Durchblutungsstörungen des Darms (Mesenterialinfarkt)

Symptomatik

- *akutes Abdomen (s.d.)
- bei hohem Ileus (Dünndarm) evtl. Koterbrechen
- evtl. Schocksymptomatik als Ausdruck des Volumenverlustes in das Darmlumen

DD

➤ *s. *akutes Abdomen*

Sofortmaßnahmen

- immer Magensonde für Aspirationsschutz
- weitere Sofortmaßnahmen s. *akutes Abdomen

Kinder

Ätiologisch kommen bei Neugeborenen angeboren Fehlbildungen wie Dünn- und Dickdarmatresie vor. Mekoniumileus bei Mukoviszidose. Bei Säuglingen Invagination mit meist vorangegangener deutlicher Schmerzsymptomatik, Blässe. Tastbare Walze im rechten Ober- und Mittelbauch. Bei größeren Patienten auch Mekoniumileusäquivalent bei der zystischen

Fibrose. Auf jeden Fall stationäre Einweisung erforderlich

S. Farkas, U. Hoffmann (Päd.: U. Neudorf)

Impfkomplikationen

Definition

Unerwartete Reaktion mit einer über das übliche Ausmaß einer Impfreaktion hinausgehenden gesundheitlichen Schädigung. Unterschieden werden:

- Impferkrankungen: z.B. durch unzureichend inaktivierte Erreger
- Impfdurchbrüche: keine belastbare Immunität
- Impfschäden: z.B. anaphylaktischer Schock

Schwere Impfkomplikationen werden heute sehr selten beobachtet. Bleibende Schäden sind eine Rarität.

Symptomatik

Zu den normalen Impfreaktionen zählen:

- Rötung, Schwellung oder Schmerzen an der Injektionsstelle
- Fieber (rektal < 39,5 °C)
- Schwellung der regionalen Lymphknoten im Bereich der Einstichstelle
- allgemeines Krankheitsgefühl
- grippeähnliche Beschwerden
- insgesamt kurze Dauer (bis 3 Tage, gelegentlich länger)
- keine Folgeschäden

Impfkomplikationen sind u.a.:

- hohes Fieber
- Fieberkrämpfe
- Gelenkschwellungen
- allergische Reaktionen bis hin zum anaphylaktischen Schock
- Thrombopenie
- Vaskulitis
- Apnoe

- Guillain-Barré-Syndrom
- Meningitis

Jede Impfung ist durch ein für sie typisches Spektrum an Impfreaktionen und Komplikationen charakterisiert.

- **Anamnese**
  - insbesondere Impfanamnese
  - wesentliche Grunderkrankungen
  - Immunschwäche
  - Risikofaktoren etc.

- **DD**
  Infolge des breiten Spektrums möglicher Komplikationen muss eine Vielzahl von Differentialdiagnosen bedacht werden.

- **Sofortdiagnostik**
  - Anamnese
  - körperliche Untersuchung

Sofortmaßnahmen
- falls erforderlich, symptomorientierte Maßnahmen
- allergische Reaktionen auf Impfungen: s. *Schock, anaphylaktischer

- **Kinder**
  Besondere Problematik bei angeborenen Immundefekten, da häufig Kontraindikation für Lebendimpfstoffe

- **Gefahren**
  - Bei Immunschwäche sollten im Allgemeinen keine Impfungen mit Lebendimpfstoffen (z.B. Masern) durchgeführt werden.
  - Während einer Schwangerschaft sollte auf nicht dringend erforderliche Impfungen verzichtet werden, Impfungen mit Lebendimpfstoffen sind besonders problematisch.

- Für einzelne Impfungen müssen bestehende Kontraindikationen (z. B. Hühnereiweißallergie bei Grippe-Impfung) beachtet werden, ebenso bei bestimmten Grunderkrankungen sowie bei behandlungsbedürftigen akuten Erkrankungen.

Achtung: Meldepflicht bei Verdacht auf Impfkomplikationen

K.-D. Müller

Infektionskrankheiten

➤ *s.u. *Meldepflicht bei Erkrankungen*

Injektion, paravenöse, mit Zytostatika

➤ *s. *Zytostatika-Paravasate*

Insektenstich im oberen Pharynx-/Larynxbereich

- **Definition**
  Toxische, allergische oder infektiöse Reaktion auf den Biss oder Stich eines Insekts (am häufigsten Wespen und Bienen) im Bereich der Mundhöhle, der Nase, des Rachens und des Kehlkopfes
- **Symptomatik**
  - Schmerz, Brennen, Fremdkörpergefühl am Ort der Verletzung
  - rasch einsetzende Atemnot; wenn Epiglottis oder Glottis betroffen: inspiratorischer Stridor, Zyanose bis hin zum Ersticken
  - Schluckstörung bei Stichen oder Bissen in Zungengrund, Epiglottis oder Oropharynx einschließlich des weichen Gaumens
  - Bei allergischer Disposition kann es zu Allgemeinsymptomen kommen: Urtikaria, Juckreiz, Übelkeit, Erbrechen, Zyanose, Bewusstlosigkeit, anaphylakti-

scher Schock (s. *Schock, anaphylaktischer) mit warmer, roter, feuchter Haut, Tachykardie und Blutdruckabfall, Ödem (dadurch auch wieder Atemnot).

DD
- Fremdkörper
- inhalative Noxen
- vor allem bei Kindern Epiglottitis
- Quincke-Ödem

Sofortdiagnostik
- Beurteilung von Atmung (Stridor?) und Kreislauf (auf Lippen- und Nagelbettzyanose achten, Blutdruck, Puls)
- Inspektion des Mundraums (z. B. Uvulaödem)
- Befragung nach allergischer Diathese

Sofortmaßnahmen
- großkalibriger, intravenöser Zugang
- 250 bis 500 mg Prednisolonäquivalente i.v. (z. B. Solu-Decortin H®)
- Antihistaminikum i.v. (z. B. Tavegil® plus Tagamet®)
- im Schock: Epinephrin (Suprarenin® 1 mg in 10 ml NaCl fraktioniert i.v. oder 2,5 mg intratracheal durch den Beatmungstubus) und Volumenersatz (z. B. HAES®)
- bei Bronchospasmus Theophyllin (z. B. Euphyllin 0,24 g langsam i.v., *cave:* Herzfrequenz!)
- bei Atemnot frühzeitige Intubation mit Hypnotikum (z. B. Hypnomidate® 0,1 bis 0,2 mg/kg KG i.v.), O_2-Maske (4 l/Minute), Eiskrawatte
- bei drohendem Ersticken und Unmöglichkeit der Intubation Koniotomie oder weitlumige Trachealpunktion, s. *lebensrettende Maßnahmen S. 26–29
- sofortige stationäre Einweisung unter ärztlicher Begleitung

■ **Kinder**
Bei Intubationsnotwendigkeit ohne i.v. Zugang: Ketamin i.m. (Ketanest® 4 mg, maximal bis 8 mg/kg KG i.m.). Dosierung von Prednisolon (z. B. Solu-Decortin H®): 1 bis 2 mg/kg KG

■ **Gefahren**
- bei Stichen und Bissen im Glottisbereich Glottisverschluss in wenigen Minuten möglich
- späterer Infekt durch belassenen Stachel, deshalb immer endoskopische Untersuchung durch HNO-Arzt

Ph. Dost/K. Jahnke

Insektenstichreaktion

■ **Definition**
Durch Insektenstich verursachte Reaktion mit oder ohne Allgemeinsymptomatik

■ **Symptomatik**
- Grad 0: schmerzhafte lokale Rötung und Schwellung
- Grad I: lokale Reaktion (z. B. Urtikae) auch in räumlicher Entfernung vom Stich
- Grad II: zusätzlich Schleimhautschwellung, Übelkeit, Diarrhoe, Bauchschmerzen
- Grad III: zusätzlich Dyspnoe, Schluckstörungen, Benommenheit
- Grad IV: zusätzlich Schocksymptomatik, Bewusstlosigkeit

■ **Anamnese**
Stichereignis

■ **DD**
- akute Urtikaria
- Quincke-Ödem

- **Sofortdiagnostik**
  - Anamnese
  - klinische Inspektion der Haut und Schleimhaut
  - Messung der Körpertemperatur

Sofortmaßnahmen
- ggf. Stachel entfernen
- venöser Zugang
- Grad 0: Kühlung
- Grad I-III: Antihistaminika, z.B. 1 Amp. Tavegil® i.v., Glukokortikoide, z.B. 250 mg Prednisolon-äquivalent i.v., ab Grad II – Klinikeinweisung
- Grad IV: s. *Schock, anaphylaktischer

- **Gefahren**
  Anaphylaktischer Schock

J. Dissemond

Interkostalneuralgie

- **Definition**
  Heftigste, für Sekundenbruchteile einschießende Schmerzen radikulärer Art zwischen Th1 bis Th12, immer unilateral
  Chronisch: radikulärer Dauerschmerz, einem Interkostalraum folgend, mit zusätzlich einschießenden Schmerzen

- **Symptomatik**
  Intensiver, brennend-stechender Schmerz; Trigger sind Atemexkursion des Thorax und Rotation der BWS.

- **Anamnese**
  Häufig vorausgegangener Herpes zoster

- **DD**
  - Knochenmetastasen (ältere Menschen)
  - akutes koronares Syndrom (links thorakal)
  - Lungenembolie (Dyspnoe, immer ausgedehnter als Versorgungsgebiet einer Nervenwurzel)
  - Rippenfraktur
- **Sofortdiagnostik**
  Inspektion, ob Herpes zoster oder Narben nach Herpes zoster vorhanden

Sofortmaßnahmen

- beim Herpes zoster ausreichend dosiert Aciclovir (Zovirax® 5 × 800 mg/Tag)
- Aufsättigung mit Carbamazepin (Tegretal®, Timonil®) über 4 bis 8 Tage, Tagesdosis 800 bis 1200 mg, alternativ Gabapentin 3600 mg oder Pregabalin (Lyrica®) bis 600 mg
- evtl. Levopromazin (Neurocil®)
- vermeiden: reine Analgetika (wenig wirksam), lokale Injektionen

- **Geriatrische Aspekte**
  Bei alten Menschen an Knochenmetastasen denken!
- **Gefahren**
  Chronische postherpetische Neuralgie (wahrscheinlich auch bei optimaler Akuttherapie bei 10% der Patienten)

H.-C. Diener

Intubation

➤ *s. Lebensrettende Maßnahmen, Vorspann, Seite 20–23*

Invagination

Definition

Einstülpen des Darmes in sich selbst unter Mitführung mesenterialer Strukturen, bevorzugt als ileokolische Invagination. Als Folge der venösen Abflussstörung kommt es zur Schwellung und nachfolgend zur Unterdrückung des arteriellen Zuflusses. Daraus resultiert letztendlich eine Nekrose des Invaginates.

Symptomatik

- ⅔ der betroffenen Kinder sind jünger als 2 Jahre.
- plötzlicher kolikartiger Schmerz, der sich wiederholt
- dazwischen symptomfreies oder symptomarmes Intervall
- zunehmend werden die Kinder apathisch – Hypovolämie (*cave:* einige Kinder präsentieren sich primär mit einer unklaren Apathie)
- galliges Erbrechen möglich
- blutig schleimiger Stuhl – himbeergeleeartig (Spätsymptom)

Anamnese

Die Intensität des Schreiens der Kinder ist für die Eltern häufig eine völlig neue Erfahrung, die sie als bedrohlich empfinden.

DD

- Gastroenteritis (*cave:* eine Invagination kann sich als Folge einer banalen Gastroenteritis entwickeln, wobei vergrößerte Lymphknoten im Bereich des terminalen Ileums als ursächlich für das Invaginat gelten). Blutige Stühle bei einer Invagination imponieren häufig durch ihren relativ hohen Blutanteil im Vergleich zu blutigen Stühlen bei einer Gastroenteritis.
- Säuglingskoliken (Kinder meist nicht apathisch)

- **Sofortdiagnostik**
  - Palpation des derben Invaginates (meist im rechten Unterbauch)
  - Abdomensonogramm (sicheres Diagnostikum)

Sofortmaßnahmen
schon bei Verdacht sofortige Vorstellung in einer Kinderklinik

P. Küster

Ischämiesyndrom, akutes

- **Definition**
  Akuter arterieller Verschluss durch eine Embolie oder eine ortsständige Thrombose
- **Symptomatik**
  „Komplettes" Ischämiesyndrom = 6 P (vollständiger Verschluss bei fehlenden Kollateralen):
  - Pulslessness (Pulsausfall)
  - Pain (Schmerzen)
  - Paleness (Blässe und Kühle)
  - Paraesthesia (Gefühllosigkeit)
  - Paralysis (motorische Störung)
  - Prostration (Ödembildung mit Schocksymptomatik)

  „Inkomplettes" Ischämiesyndrom (inkompletter Verschluss oder Restperfusion über präexistierende Kollateralen):
  Meist finden sich nur Pulsausfall, Schmerzen, Kühle und Blässe, Störungen der Sensorik und Motorik fehlen.
- **Anamnese**
  - plötzlich einsetzender (Embolie) oder crescendoartig über Minuten bis Stunden (Thrombose) zunehmender Schmerz

- Emboliequelle (alter Herzinfarkt, Aneurysma, Vitien, Herzrhythmusstörungen)
- vorbestehende arterielle Verschlusskrankheit (Claudicatio)
- Risikofaktoren der Arteriosklerose

DD

- Muskelfaserriss (klar lokalisierter Schmerz)
- Ischialgie (fehlende Kältezone, vorhandene Pulse)
- Phlegmasia coerulea dolens (extremes Ödem)
- Ergotismus (Beginn schleichend akral)

Sofortdiagnostik

- Abklärung der 6 P (s. o.)
- Puls- und Blutdruckkontrolle
- kardiale Untersuchung (Arrhythmie, Geräusche)

Sofortmaßnahmen

- Tieflagerung der Extremität
- Watteschutzverband mindestens zwei Handbreit oberhalb der Kältezone
- venöser Zugang
- Heparin 10 000 IE i.v.
- Analgesie, ggf. mit Opioiden
- Infusion von Elektrolyten, bei Schocksymptomatik Plasmaexpander
- keine lokale Wärmeapplikation oder andere hyperämisierende Maßnahmen
- keine Vasodilatanzien
- keine intraarteriellen oder -muskulären Injektionen
- keine zirkulären Verbände
- sofortiger Transport mit Arztbegleitung in ein Gefäßzentrum

Kinder

Rarität. Selten im Rahmen von Vitien, nach arteriellen Punktionen oder Kathetern (diagnostisch oder therapeutisch), Intoxikationen (dann symmetrisch an allen Gliedmaßen) oder nach Traumata

K. Kröger/H. Jakob/S.-P. Sommer

Ischämischer Insult

➤ *s. *Schlaganfall*

Ischialgie

➤ *s. *Rückenschmerzen*
➤ *s. *Lumbago*

Juckreiz, Vulva

➤ *s. *Vulva-Juckreiz*

Kälteschäden

➤ s. *Unterkühlung

Kardiopulmonale Reanimation

➤ s. Lebensrettende Maßnahmen, Vorspann, Seite 29

Ketoazidotisches Koma

➤ s.u. *Coma diabeticum

Keuchhusten

- **Definition**
  Akute bakterielle Infektion durch Bordetella pertussis
- **Symptomatik**
  - katharrhalisches Stadium (ca. 2 Wochen): uncharakteristischer Husten, evtl. Schnupfen
  - Stadium convulsivum (4 bis 6 Wochen): typische Hustenanfälle, besonders nachts; stakkatoartige Hustenstöße, dann ziehendes, juchzendes Inspirium. Erbrechen im Anfall. Subfebrile Temperaturen, zwischen den Anfällen kaum Beeinträchtigung. Bei jungen Säuglingen lebensbedrohliche Apnoeanfälle möglich
  - Stadium decrementi (2 bis 3 Wochen): Abklingen der Erkrankung
- **Anamnese**
  - Kontakt zu Keuchhusten-Patienten
  - fehlende Pertussis-Schutzimpfung
- **DD**
  - Fremdkörperaspiration
  - zystische Fibrose
  - Viruserkrankungen

- **Sofortdiagnostik**
  - klinisches Bild
  - Anamnese

Sofortmaßnahmen
- Apnoeanfälle beim Säugling, potentiell lebensbedrohlich, Klinkeinweisung
- im Anfall Kinder auf den Arm nehmen, beruhigen, Aspiration verhindern
- Hustenmittel nützen wenig

- **Gefahren**
  - Apnoeanfälle beim Säugling
  - Bronchopneumonie
  - Enzephalopathie
  - keine Hustenblocker bei Säuglingen mit Apnoerisiko

U. Neudorf

Kieferfrakturen

*Kiefergelenkverletzungen

Kiefergelenkverletzungen

- **Definition**
  Kontusion: kurzfristige Kompression des Discus articularis im Gelenkraum ohne Dislokation der Gelenkstrukturen
  Distorsion: kurzzeitige Verschiebung der Gelenkanteile über den physiologischen Bewegungsspielraum hinaus
  Luxation: anhaltende, nicht spontan reversible Verschiebung der gelenkbildenden Anteile
  Fraktur

- **Symptomatik**

  Kontusion:
  - reflektorische Kieferklemme und funktionsabhängige Schmerzen
  - keine Okklusionsstörung
  - Seitabweichung bei Hämarthros oder Erguss

  Distorsion:
  - seitliche Nonokklusion ipsilateral
  - mäßige Kieferklemme

  Luxation:
  - meist nach ventral
  - federnde Fixation des aufsteigenden Unterkieferastes mit Mittelliniendeviation zur gesunden Seite
  - leere Gelenkgrube

  Fraktur:
  - Seitabweichung des Unterkiefers zur verletzten Seite bei Mundöffnung
  - Kieferklemme oder Kiefersperre
  - Okklusionsstörungen
  - Krepitation
  - Druckschmerz
  - Schwellung

- **Anamnese**

  Kontusion: stumpfes Trauma
  Distorsion: stumpfes Trauma
  Luxation: weite Mundöffnung (Gähnen, zahnärztliche Untersuchung, Trauma)
  Fraktur: Trauma (Rohheitsdelikt, Sturz, Unfall)

- **DD**

  Gehörgangswandfraktur

- **Sofortdiagnostik**

  Ausführliche Untersuchung des Gesichtsschädels von intra- und extraoral unter Einbeziehung der o.a. Leitsymptome

Sofortmaßnahmen

Kontusion und Distorsion:

- Analgetika
- Antiphlogistika
- feuchte Umschläge
- weiche Kost und Ruhigstellung
- evtl. Aufbissschiene
- aktive Mundöffnung nach ein bis zwei Wochen

Luxation:

- sofortige Reposition (Hippokrates-Handgriff)
- bei beidseitiger Luxation: zunächst Reposition der einen, dann der anderen Seite
- ggf. in Narkose; intermaxilläre Fixation oder Kinnverband für ein bis zwei Wochen zum Verhindern einer Reluxation

Fraktur:

- Sicherung der Atemwege
- ggf. Blutstillung bei offener Fraktur durch Tamponade
- ggf. Schocktherapie
- Ruhigstellung (z. B. mit einem Kopfverband)
- Analgesie
- lokale Kühlung
- Zuweisung in Fachklinik für Mund-, Kiefer- und Gesichtschirurgie

- **Kinder**
  - Prellmarken am Kinn: Ausschluss einer Kiefergelenkfraktur
  - Ankylosegefahr bei hohen Kiefergelenkfrakturen, vor allem im Wachstumsalter
  - schwierige Differentialdiagnose zwischen Fraktur und Distorsion, ggf. Computertomographie erforderlich

Ch. Mohr/G. Rieger

Kindesmisshandlung

- **DD**

  Immer: vollständige körperliche Untersuchung des Kindes einschließlich Somatogramm; Kindesmisshandlung ist meist eine Ausschlussdiagnose. Abklärung z. B. bei:
  - Hämatomen: Gerinnungsstatus mit Thrombozytenzahl, Glutarazidurie
  - Frakturen: Vitamin-D/-C-Mangel, Osteogenesis imperfecta
  - Dystrophie: Zöliakie, Mukoviszidose, chronisch entzündliche Darmerkrankung, Nahrungsmittelallergie

J. Klepper

Koma, diabetisches

➤ *s. *Coma diabeticum*

Koma, hepatisches

➤ *s. *Coma hepaticum*

Koma, ketoazidotisches

➤ *s.u. *Coma diabeticum*

Koma, unklares

➤ *s. *Bewusstlosigkeit, unklare*

Koniotomie

➤ *s. Lebensrettende Maßnahmen, Vorspann, Seite 28*

Konjunktivitis

➤ *s.u. *Rotes Auge, akutes*

Kontrazeption, postkoitale

*Notfallkontrazeption, postkoitale

Kopfschmerzen

- **Definition**
  Schmerzen im Bereich des Kopfes unterschiedlicher Genese
- **Symptombezogene Anamnese**
  Ort (wo?):
  - über den ganzen Kopf verteilt?
  - halbseitig?
  - umschrieben oder diffus? usw.

  Qualität (wie?):
  - pochend? stechend? dumpf? usw.

  Zeitliches Muster (wann/wie oft?):
  - über lange Zeiträume (Stunden/Tage)?
  - anfallsweise (Sekunden/Minuten)?
  - Dauer- und/oder Attackenschmerz? usw.

  Akut/chronisch?
  - ohne entsprechende Vorgeschichte, akut aufgetreten oder langsam sich entwickelnd?
  - veränderter oder unveränderter Charakter einer erneuten Attacke eines bekannten Kopfschmerzes?

  Bekannte Grunderkrankungen:
  - z.B. arterielle Hypertonie
- **DD**
  Migräne:
  - meist halbseitig, attackenweise 4 bis 72 Stunden, Aura mit und ohne Übelkeit, Erbrechen, Photo-, Phonophobie (s.a. *Migräne)

  Spannungskopfschmerz:
  - diffus, meist beidseitig bzw. symmetrisch; dumpfer Charakter, Dauerschmerz, zusätzliche Verspannungen im Schulter-Nacken-Bereich

Trigeminusneuralgie:
- im Bereich eines oder mehrerer Trigeminusäste, attackenartig, blitzartig einschießend, nur Sekunden andauernd (s. a. *Trigeminusneuralgie)
- Auslösbarkeit durch Berührung und Bewegung der betroffenen Region (Triggerzone)

Idiopathischer Gesichtsschmerz:
- Dauerschmerz im Bereich von Stirn, Wange oder Unterkiefer, z. T. pochend, aber ohne entsprechende akute, lokale Symptomatik (z. B. Kiefer, Zähne)

intrakranielle Raumforderung:
- einseitige oder diffuse, intensive bis stärkste Kopfschmerzen, die nicht auf Analgetika ansprechen
- meist neurologische Ausfälle (evtl. Pupillendifferenz, Vigilanzänderung), Psychosyndrom
- Nüchternerbrechen
- evtl. Nackensteifigkeit
- evtl. Antikoagulanzien (Blutung)

➤ *s.a. *zerebraler Notfall*

Sofortdiagnostik
- Anamnese (s. o.)
- orientierende neurologische Untersuchung
- Prüfung auf Nackensteifigkeit

Sofortmaßnahmen
*Migräne (s. a. *Migräne):*

Leichtere oder mittelschwere Attacke:
- 1000 mg ASS (z. B. Aspirin® Migräne) p.o.
  oder
  1000 mg Paracetamol-Supp. (bei Erbrechen)
  oder
  500 mg Naproxen p.o. (z. B. Proxen®) oder Triptan

Schwere Attacke (bzw. orale Vorbehandlung):
- 10 mg Metoclopramid i.v. (z. B. Paspertin®), bei nicht ausreichender Wirkung 1000 mg ASS (z. B. Aspisol®) langsam i.v.

oder
Sumatriptan (Imigran®) 6 mg s.c.
Akuter Spannungskopfschmerz:
- 500 bis 1000 mg ASS p.o. (z.B. Aspirin®)
  oder
  Paracetamol 500 bis 1000 mg p.o.
  oder
  Ibuprofen 200 bis 400 mg p.o.

Trigeminusneuralgie (akute, intensive Attacken):
- Opioid, z.B. 50 bis 100 mg Tramadol langsam i.v. (z.B. Tramal®)
- Weiterbehandlung durch einen Spezialisten. Meist ist eine langfristige medikamentöse Therapie erforderlich: Aufsättigung mit Carbamazepin (z.B. Tegretal® p.o.), s.a. *Trigeminusneuralgie

Idiopathischer Gesichtsschmerz (kurze Anamnese):
- Versuch mit einem antiphlogistisch wirksamen Analgetikum, z.B. 200 bis 400 mg Ibuprofen p.o.
- Abklärung durch den HNO- bzw. Zahnarzt!
- lange Anamnese (Monate, Jahre): Keine Opioide! Behandlung durch einen Spezialisten. Meist ist eine langfristige medikamentöse Therapie mit Antidepressiva (z.B. Saroten®) erforderlich.

V.a. intrakranielle Raumforderung:
➤ *s. *zerebraler Notfall*

Gefahren

Hinter der erneuten Attacke eines bekannten Kopfschmerzleidens kann sich ein akutes therapiebedürftiges Geschehen (z.B. intrakranielle Blutung) verbergen. In Zweifelsfällen erfolgt daher immer die Abklärung durch den Spezialisten.

H.-C. Diener

Koronares Syndrom, akutes

- **Definition**

Symptomatik, die auf eine myokardiale Ischämie hindeutet. Dieser Begriff umfasst die instabile AP (UA), den Nicht-ST-Hebungsinfarkt (NSTEMI) und den ST-Hebungsinfarkt (STEMI). Die Unterscheidung zwischen UA und NSTEMI wird anhand der kardialen Marker festgemacht (TnI, TnT, CK-MB). Unterscheidung zwischen ST-Hebung und keiner ST-Hebung ist für die Entscheidung über das weitere Procedere von herausragender Bedeutung.

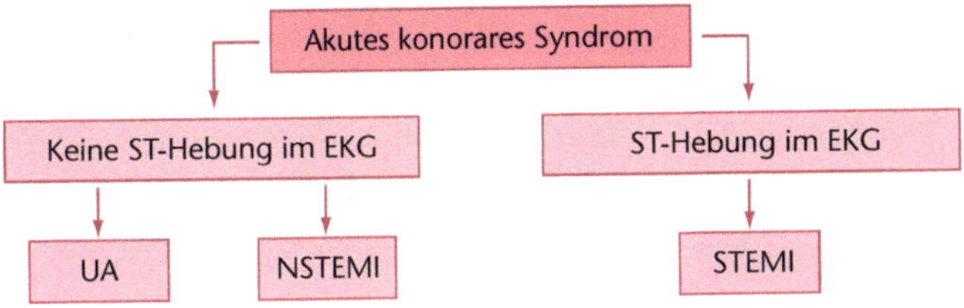

Abb. 1 Akutes koronares Syndrom.

- **Symptomatik**
  - retrosternal betonter Brustschmerz
  - Gefühl der Vernichtung und Lebensbedrohung
  - Ausstrahlung in die Arme, den Unterkiefer, den Oberbauch
  - vegetative Symptomatik (Übelkeit, Erbrechen, starkes Schwitzen)
  - Luftnot
  - Bei Diabetikern können die Symptome maskiert sein.

- **Anamnese**
  - vorbekannte koronare Herzerkrankung: Bypass-OP, PTCA
  - Medikamente

- kardiovaskuläre Risikofaktoren: arterielle Hypertonie, familiäre Belastung, Nikotinabusus, Diabetes mellitus
- vorausgegangene körperliche oder psychische Belastung

DD

- *s. *Aortendissektion*
- *s. *Lungenembolie*
- *s. *Perikarditis*
- *s. *Angina-pectoris-Anfall*

Sofortdiagnostik

- EKG
- STEMI: ST-Streckenhebung von $\geq 0{,}1$ mV in mindestens zwei zusammenhängenden Extremitätenableitungen oder $\geq 0{,}2$ mV in mindestens zwei zusammenhängenden Extremitätenableitungen oder Linksschenkelblock mit infarkttypischer Symptomatik
- bei Verdacht auf inferioren Infarkt Ableitung V_4 rechts
- bei Verdacht auf posterioren Infarkt Ableitung V_7–V_9
- RR-Messung

Sofortmaßnahmen

- UA/NSTEMI und STEMI
  - Hochlagerung des Oberkörpers
  - O_2-Gabe über Nasensonde
  - 2 Hübe Nitroglyzerin, wenn systolischer RR > 100 mmHg
  - 5 bis 10 mg Morphin bei anhaltender Schmerzsymptomatik
  - β-Blocker (z. B. 5 mg Metoprolol über 1 bis 2 Minuten, maximal 15 mg), wenn RR > 90 mmHg und HF > 50/Minute und keine KI gegen β-Blocker (AV-Block II° und III°, Asthma, Herzinsuffizienz)

  - ACE-Hemmer bei persistierender arterieller Hypertonie trotz β-Blocker, ansonsten ist die Gabe eines ACE-Hemmers innerhalb der ersten 24 Stunden nicht zwingend erforderlich
  - Azetylsalizylsäure 500 mg i.v.
  - Heparin 5000 IE. i.v., anschließend Perfusor 15 IE/kg/Stunde
  - sofortige Klinikeinweisung
- STEMI
  - Transport in ein Krankenhaus mit Interventionsmöglichkeit (nur in 20 % der Krankenhäuser vorhanden), sofern dieses in 90 Minuten erreicht werden kann
  - wenn ein Interventionszentrum nicht in 90 Minuten erreicht werden kann, Lyse-Therapie, ggf. durch den Notarzt, sofern keine KI (manifeste Blutung, z. B. Magenulkus, bekannte Blutungsneigung, Marcumar-Therapie, Schlaganfall, schwere arterielle Hypertonie, Gavidität 1. Trimenon, Aortendissektion)
- rechtsventrikulärer Infarkt
  - klinische Trias: Hypotension, fehlende Lungenstauung, erhöhter Jugularvenendruck. ST-Hebung in den rechtspräkordialen Ableitungen
  - kein Einsatz von Nitraten und Diuretika
  - vorsichtige Gabe von Flüssigkeit
- UA/NSTEMI
  - Clopidogrel 300 mg p.o.
  - Transport in das nächste Krankenhaus
  - keine Akutintervention und keine Prähospitallyse

- **Gefahren**
  - Kammerflimmern (VF): sofortige asynchrone Defibrillation mit 200 J (Steigerung bis 360 J), bei weiterhin bestehendem VF Amiodaron 300 mg i.v. als Bolus mit erneuter Defibrillation
  - anhaltende ventrikuläre Tachykardie (> 30 Sekunden), hämodynamisch relevant – elektrische Kardioversion mit 200 J, hämodynamisch nicht relevant – 150 mg Amiodaron als KI über 10 Minuten, Wiederholung alle 15 Minuten (kumulativ nicht mehr als 2,2 g Amiodaron/Tag)
  - nichtanhaltende ventrikuläre Tachykardie, Therapie nur bei hämodynamischer Relevanz notwendig; keine prophylaktische Antiarrhythmika-Gabe
  - akzelerierter idioventrikulärer Rhythmus; breiter QRS-Komplex mit Frequenz < 100 Minuten; keine Therapie notwendig
  - bradykarde Herzrhythmusstörungen, Atropin 1 mg i.v., ggf. externe Stimulation über Stimulationspads, ggf. Anlage eines temporären Schrittmachers; *cave:* Hinterwandinfarkt

H. Wieneke

Krise, hyperkalzämische

➤ *s. *hyperkalzämische Krise*

Krise, thyreotoxische

➤ *s. *thyreotoxische Krise*

Lagerung

- *s. Lebensrettende Maßnahmen, Vorspann, Seite 47*

Lähmung, akute

- *s. *Parese, akute*
- *s.a. *spinaler Notfall*

Lähmung, auf eine Extremität beschränkte

- *s. *Monoplegie*
- *s. *Ulnarislähmung/Radialislähmung*
- *s. *Peronaeuslähmung*

Lähmung, vollständige, beider Beine

- *s. *Paraplegie*
- *s.a. *spinaler Notfall*

Laryngotracheitis, stenosierende

- **Definition**
  Akute, fieberhafte Infektion der Luftwege mit vorwiegend inspiratorischer Luftnot
  ✓ Ätiologie/Pathogenese; viral, aber auch primär und sekundär bakteriell ausgelöst (Staphylococcus aureus)

- **Symptomatik**
  - Fieber
  - Dyspnoe mit überwiegend inspiratorischem Stridor

- **Anamnese**
  - Infektzeichen, Fieber, produktiver Husten
  - Stridor

- **DD**
  - Pseudokrupp
  - Epiglottitis bei Kindern
  - Fremdkörperaspiration
- **Sofortdiagnostik**
  - Anamnese
  - klinische Untersuchung

Sofortmaßnahmen
- Beruhigung, evtl. Sedierung
- venöser Zugang
- Intubation in Abhängigkeit von der Schwere der Luftnot, dann möglichst unter optimalen, stationären Bedingungen
- Transport in die Klinik unter ärztlicher Begleitung
- antibiotische Therapie mit auch staphylokokkenwirksamen Medikamenten

- **Gefahren**
  Akute respiratorische Dekompensation

U. Neudorf

Lederhautentzündung, Skleritis

➤ *s.u. *Augenschmerzen, akute*

Leichenschau

Jeder Todesfall erfordert eine ärztliche Leichenschau. Hierzu ist jeder niedergelassene Arzt, bei Todesfällen im Krankenhaus der dort tätige Arzt verpflichtet. Auch der Notarzt sollte sich dieser ärztlichen Aufgabe nicht entziehen, sofern nicht die Versorgung eines Patienten vernachlässigt wird. Durchführung und Leichenschauscheine (Todesbescheinigungen) sind durch Gesetze und Verordnungen der Bundesländer geregelt (s.a. *Todesfall). Ein-

Verstoß gegen die Vorschriften bedeutet eine Ordnungswidrigkeit. Einige Bundesländer haben für Notärzte eine vorläufige Todesbescheinigung eingeführt.

- **Erforderliche Angaben und Pflichten**
  - unverzügliche Untersuchung der unbekleideten Leiche
  - Feststellung der Todesart (natürlich, nicht natürlich, nicht aufgeklärt). Ein nicht natürlicher bzw. unnatürlicher Tod ist nicht nur bei gewaltsamen Todesursachen (Unfall, Suizid, Tötung) oder Vergiftungen anzunehmen, sondern immer dann, wenn ein äußeres Ereignis unmittelbar oder mittelbar am Todeseintritt mitgewirkt hat. Beispiel: Unterschenkelfraktur nach Verkehrsunfall und nach Wochen Pneumonie oder Lungenembolie
  - Feststellung der Todesursache (bei unbekannten Toten und natürlichem Tod meist nicht möglich)
  - Feststellung der Todeszeit (Vorsicht bei Angaben zu letzten Lebenszeichen, evtl. Zeitraum eintragen)
  - Bei Anhaltspunkten für einen nicht natürlichen Tod oder bei einer unbekannten Leiche ist unverzüglich die zuständige Polizeibehörde zu verständigen.
  - Der Leichenschauschein ist den Totensorgeberechtigten (Angehörige, Bestatter) auszuhändigen.
    Cave: Mit Unterschrift wird bescheinigt, dass sichere Zeichen des Todes (Totenflecke, Totenstarre) festgestellt wurden. In einigen Bundesländern besteht auch die Möglichkeit, „mit dem Leben nicht vereinbare Verletzungen“ anzugeben. Bei geringsten Zweifeln sind sofort Reanimationsmaßnahmen durchzuführen. „Scheintod“ mit Vita minima v. a. bei Schlafmittelvergiftungen und Hypothermie möglich.

- **Sonderformen**
  - Für eine Feuerbestattung ist zusätzlich eine amtsärztliche Leichenbeschau mit Attest erforderlich (nicht in Bayern).

- gerichtliche Leichenschau nach § 87 StPO
- Leichenschau durch Amtsarzt nach dem Bundesseuchengesetz

G. Weiler

Leistenbruch, eingeklemmter

➤ *s.u. *Hernie, inkarzerierte*

Lidschwellung, akute

- **Definition**
  Plötzliche Verdickung, meist auch Rötung der Lider
- **Symptomatik**
  - Blickfeldeinengung durch Lidspaltenverengung
  - Rötung unterschiedlichen Ausmaßes im Bereich der Augenumgebung
  - Druckschmerz bei entzündlichen Prozessen
- **Anamnese**
  - Trauma
  - allergische Reaktion
  - Entzündung
- **DD**
  - Bei der akuten Lidschwellung handelt es sich um ein Leitsymptom.
  - Ursache: s. Anamnese
- **Sofortdiagnostik**
  - Anamnese
  - Inspektion der Lider und des Bulbus
  - Palpation
  - Prüfung der Motilität der äußeren Augenmuskeln

Sofortmaßnahmen

Die Soforttherapie richtet sich nach der jeweiligen Ursache:

Trauma:

➤ *s. *Augenverletzungen*

Allergische Reaktion:

- lokale antiphlogistische Behandlung (Kortison-Augentropfen) und Cromoglicinsäure-haltige Augentropfen
- Antihistaminika, z. B. Terfenadin (Terfedura®)
- ggf. Überweisung zur Allergentestung

Entzündliche Reaktionen:

- Hordeolum (Entzündung der akzessorischen Tränendrüsen): lokale Antibiotika-Gabe (Tobramycin-Augensalbe oder Gentamicin-Augensalbe), systemische Breitbandantibiose, Überweisung zum Augenarzt
- Tränensackentzündung (Dakryozystitis): lokale Antibiotika-Gabe (Tobramycin-Augensalbe oder Gentamicin-Augensalbe), systemische Breitbandantibiose, Überweisung zum Augenarzt
- Orbitaphlegmone: i.v. Breitbandantibiose; sofortige Überweisung in eine Augenklinik

Kinder

Trauma:

- Unfallhergang bleibt häufig unklar
- Untersuchung des Bulbus bei massiver Schwellung erschwert
- Diagnostik und chirurgische Therapie müssen bei mangelhafter Kooperation in Narkose erfolgen.

Allergie:

- häufig beiderseits massive Schwellung und geringe Rötung ohne Schmerzen
- Allergietestung notwendig, um Wiederholung zu vermeiden

Entzündung:
- tritt sehr schnell, sehr massiv auf
- sofortige Überweisung in eine Spezialabteilung zur i.v. Breitbandantibiose

Getriatrische Aspekte

Trauma:
- Ursache des Traumas durch Herz-Kreislauf-Insuffizienz oder durch Sehbehinderung möglich; Behandlung der Verursachung und Inspektion des Bulbus
- Orbita-Computertomogramm zum Ausschluss einer knöchernen Verletzung und einer Nasennebenhöhlenerkrankung

Allergie:
- exogene Applikation eines Allergens erfragen

Entzündung:
- herabgesetzte Immunität verursacht sehr schnell massive Entzündung im Bereich der Lider

Gefahren

Lidschwellungen können sich langsam entwickeln und Symptom eines Lid- oder Orbitatumors sein.

K.-B. Mellin

Lokalanästhetika, adrenalinhaltige /Komplikationen

Definition

Lokalanästhetika mit Adrenalinzusatz finden vor allem im zahnärztlichen sowie im HNO- und MKG-chirurgischen Bereich ihre Anwendung und können bei Überdosierung oder akzidenteller intravasaler Verabreichung zu erheblichen unerwünschten Nebenwirkungen und Komplikationen führen.

- **Symptomatik**
  - Unruhe, Agitiertheit
  - Tachykardie
  - ausgeprägter Blutdruckanstieg
  - Herzrhythmusstörungen
  - evtl. Herz-Kreislauf-Stillstand

Sofortmaßnahmen
- Notarzt anfordern
- Sauerstoffgabe
- laufende Überwachung der Vitalparameter (Blutdruck, Puls, Atmung)
- bei anhaltender Tachykardie: 0,5 bis 1 mg/kg KG Esmolol (z.B. Brevibloc®)
- bei bedrohlichen tachykarden Herzrhythmusstörungen: 50 bis 100 mg Lidocain (z.B. Xylocain®) oder 300 mg Amiodaron (z.B. Cordarex®) langsam über > 3 Minuten i.v. titrieren

Anmerkung: Herzrhythmusstörungen nach Applikation adrenalinhaltiger Lokalanästhetika sind häufig nur kurzanhaltend und selbstlimitierend.

- **Kinder**
  Die Symptomatik entspricht weitgehend der bei Erwachsenen. Therapie bei Überwiegen der durch Alpha-Rezeptoren bedingten Intoxikationserscheinungen: Midazolam 0,5 mg/kg KG p.o.:
  - 6 bis 12 Monate: 0,5 ml
  - 1 bis 4 Jahre: 1 ml
  - 5 bis 9 Jahre: 1,5 ml
  - über 10 Jahre: 2 ml oder 0,15 mg/kg KG i.v.

- **Gefahren**
  - Patienten mit vorbestehender Herzerkrankung (z.B. koronare Herzerkrankung) sind bei Überdosierung

oder versehentlicher intravasaler Gabe von adrenalinhaltigen Lokalanästhetika besonders gefährdet.
- Die Adrenalinkonzentration sollte bei diesen Patienten angepasst werden.

M. Amann

Lokalanästhetika, toxische und/oder allergische Wirkungen

▪ Definition

Zentrale, kardiovaskuläre oder auch allergische Reaktionen nach Überdosierung oder versehentlicher intravasaler Verabreichung von Lokalanästhetika

▪ Symptomatik

Die Symptome treten bereits während oder kurz nach der Verabreichung des Lokalanästhetikums auf.

Zentral:
- Taubheitsgefühl im Zungen- und Mundbereich
- metallisches Geschmacksempfinden
- Seh- und Hörstörungen
- Muskelzittern
- Bewusstseinsstörungen (z.B. Somnolenz, Agitiertheit, Desorientierung)
- Bewusstlosigkeit
- Krampfanfälle

Kardiovaskulär:
- zunächst Tachykardie und Blutdruckanstieg
- im Verlauf Bradykardie und Blutdruckabfall
- Herzrhythmusstörungen, z.B. AV-Block
- evtl. Herz-Kreislauf-Stillstand, s.u. *lebensrettende Maßnahmen, S. 29

Allergisch (sehr selten):
- Hauterscheinungen (z.B. Rötung, Quaddelbildung)
- Schwellungen der Schleimhäute (*cave:* Atemwege!)
- Husten, Heiserkeit, evtl. Stridor
- Tachykardie (s.a. *Schock, anaphylaktischer)

- Blutdruckabfall
- Bewusstseinsstörungen
- evtl. Herz-Kreislauf-Stillstand, s.u. *lebensrettende Maßnahmen, S. 29

Sofortmaßnahmen

Zentrale Reaktionen:

bei Auftreten von präkonvulsiven Symptomen:

- Notarzt anfordern
- Patienten hyperventilieren lassen (setzt Krampfschwelle herauf)
- Sicherung der Atemwege
- Sauerstoffgabe
- antikonvulsive Therapie: Diazepam (z.B. Valium®) 2,5 mg bis 5 mg i.v.
- Volumensubstitution

bei Krampfanfall:

- antikonvulsive Therapie: Diazepam (z.B. Valium®) 5 bis 10 mg

Kardiovaskuläre Reaktionen:

- Notarzt anfordern
- Sicherung der Atemwege
- Sauerstoffgabe
- Oberkörper tief, ggf. Beine hoch lagern
- Volumensubstitution (kolloidale Lösungen, z.B. HAES®)
- bei Bradykardie Atropin® 0,5 mg bis 1,0 mg i.v. oder 0,5 mg Orciprenalin (z.B. Alupent®) auf 10 ml NaCl-Lösung 0,9% verdünnen und langsam i.v. titrieren
- bei Herz-Kreislauf-Stillstand sofort Maßnahmen der kardiopulmonalen Reanimation, s.u. *lebensrettende Maßnahmen, S. 29, einleiten

Allergische Reaktionen:

bei leichteren Reaktionen mit Urtikaria, Übelkeit/Erbrechen, Tachykardie:

- Notarzt anfordern
- sofort Allergenexposition stoppen (wenn möglich)
- Oberkörper flach, ggf. Beine hoch lagern
- Sauerstoffgabe
- H_1-Antihistaminikum: Dimetinden (z. B. Fenistil®) 4 mg langsam i.v.
- H_2-Antihistaminikum: Cimetidin (z. B. Tagamet®) 400 mg langsam i.v.
- Glukokortikoide: Prednisolon (z. B. Solu-Decortin H®) 100 bis 250 mg i.v.

bei schweren Reaktionen mit Schock, evtl. Bronchospasmus, evtl. Herz-Kreislauf-Stillstand:

- Notarzt anfordern
- sofort Allergenexposition stoppen (wenn möglich)
- Oberkörper flach, Beine hoch lagern (Schocklagerung)
- Sauerstoffgabe
- Adrenalin (z. B. Suprarenin®) 1 mg auf 10 ml NaCl-Lösung 0,9 % verdünnen und langsam i.v. titrieren
- H_1-Antihistaminikum: Dimetinden (z. B. Fenistil®) 4 bis 8 mg langsam i.v.
- H_2-Antihistaminikum: Cimetidin (z. B. Tagamet®) 400 mg langsam i.v.
- Glukokortikoide: Prednisolon (z. B. Solu-Decortin H®) 250 bis 500 mg i.v.
- bei Herz-Kreislauf-Stillstand sofort Maßnahmen der kardiopulmonalen Reanimation, s. u. *lebensrettende Maßnahmen, S. 29, einleiten!

✓ Anmerkung: Allergische Reaktionen nach Verabreichung eines Lokalanästhetikums sind oftmals auf Konservierungsstoffe, die in größeren Stechampullen von Lokalanästhetika enthalten sind, zurückzuführen.

M. Amann

Luftnot, akute

➤ *s. *Atemnot, akute*

Lumbago

- **Definition**
  Rückenschmerzen im Bereich der LWS
- **Symptomatik**
  - lokaler Schmerz
  - Bewegungseinschränkung
  - Muskelhartspann
- **Anamnese**
  - bekannte Lumbago-Beschwerden
  - schwere körperliche Arbeit (Heben)
  - Verhebetrauma
  - langes Sitzen (Auto)
- **DD**
  Eine „Differentialdiagnose" gibt es nicht, da es sich um ein Leitsymptom handelt. Ursächlich kommen in Frage:
  - Bandscheibenvorfall
  - knöcherne Destruktion (Knochenmetastasen, Osteoporose)
  - Trauma
  - bei Kindern Bornholmer-Krankheit
- **Sofortdiagnostik**
  grob-neurologische Untersuchung mit genauer Dokumentation neurologischer Ausfälle (z. B. Parästhesien)

Sofortmaßnahmen
- Ruhigstellung
- Kistenlagerung
- lokale Anwendung von Wärme oder Kälte
- nicht-steroidale Antirheumatika, z.B. Ibuprofen oder Diclofenac p.o.
- evtl. Muskelrelaxanzien, z.B. Chlormezanon (Muskel Trancopal®)
- frühe Krankengymnastik

■ **Geriatrische Aspekte**

An osteoporotische oder pathologische Fraktur denken!

■ **Gefahren**
- zu lange Immobilisation
- Übersehen neurologischer Ausfälle (Blasenstörung)
- Injektion nicht-steroidaler Antirheumatika (Spritzenabszess, Schädigung des N. ischiadicus)

H.-C. Diener

Lungenembolie

■ **Definition**

Verlegung der arteriellen Lungengefäße durch thrombembolisches Material aus dem venösen Stromgebiet

✓ Ätiologie/Pathogenese: Virchow-Trias: Hyperkoagulabilität, Stase, Verletzung der Gefäßwand; Adipositas; paraneoplastisches Syndrom; orale Kontrazeptiva

■ **Symptomatik**
- periphere Zyanose
- s. *Hypotonie/Orthostase
- Dyspnoe
- Tachykardie
- Hämoptysen
- atemvariable Schmerzen

- **Anamnese**
  - Thrombosen der unteren Extremität
  - Immobilisation
  - zurückliegendes Trauma oder Operation
  - Hyperkoagulabilität (Faktor-V-Leiden, APC-Resistenz)
- **DD**
  - Perikardtamponade
  - Myokardinfarkt
  - s. *Pneumothorax
  - akute Dissektion
- **Sofortdiagnostik**
  - Auskultation des Thorax und des Herzens
  - Blutdruckmessung
  - Inspektion des Venenstatus
  - Inspektion der Haut
  - EKG (SI-QIII-Lagetyp, RSB, rechtspräkordiale Repolarisationsstörungen)
  - S3-Galopp

Sofortmaßnahmen

- Lagerung
- Sauerstoffgabe
- Anlage venöser Zugänge
- Analgesie (Morphium) und Anxiolyse (Diazepam)
- kontinuierliche Überwachung der Vitalparameter
- Antikoagulation (Heparin 1000 IE. i.v.)
- evtl. Notfallthrombolyse durchführen
- Nitrolingual und Dobutamin als kontinuierliche Dauerinfusion
- ggf. Intubationsnarkose durchführen
- Verlegung in die Klinik unter Arztbegleitung

- **Kinder**
  Vorkommen im Rahmen von ventrikulo-atrialer Liquorableitung, Schrittmachersonden oder hereditären Gerinnungsstörungen. Behandlungsrichtlinien wie beim Erwachsenen.

S.-P. Sommer/H. Jakob/H. Wieneke (Päd.: A. A. Schmaltz)

Lungenentzündung

➤ *s. *Pneumonie*

Lungenödem

- **Definition**
  Interstitielle oder alveoläre Flüssigkeitsansammlung in der Lunge
  ✓ Ätiologie/Pathogenese; Ungleichgewicht der Starling-Kräfte. Durch einen Anstieg des pulmonalkapillären Drucks kommt es zu einem Austritt von Flüssigkeit ins Interstitium oder in den Alveolarraum, z. B. bei Linksherzinsuffizienz.
  ✓ Störung der Barrierefunktion der alveolarkapillären Membran: Pneumonie, Inhalation toxischer Gase, disseminierte intravasale Gerinnung, Trauma
  ✓ Seltene Ursachen: Lungenödem in großen Höhen (> 2500 m, z. B. beim Skilaufen)
  ✓ Eklampsie

- **Symptomatik**
  - Dyspnoe/Orthopnoe/Tachypnoe
  - Zyanose
  - rot-schaumiges Sekret
  - Hypotonie
  - Unruhe

- **Anamnese**
  - bekannte arterielle Hypertonie
  - Herzinsuffizienz
  - Herzklappenfehler
  - Inhalation toxischer Gase

- **DD**
  - Lungenembolie
  - Asthma bronchiale
  - Chronisch-obstruktive Lungenerkrankung
  - Pneumonie

- **Sofortdiagnostik**
  - körperliche Untersuchung
  - Auskultation: grob oder feinblasige RGs
  - Perkussion: abgeschwächter Klopfschall – Pleuraerguss
  - EKG
  - Pulsoxymetrie zur Messung der O_2-Sättigung
  - RR-Messung

Sofortmaßnahmen

- venöser Zugang
- Oberkörper hoch lagern
- O_2-Gabe (6 bis 10 l/Minute)
- Nitro-Perfusor (2 bis 6 mg/Stunde druckadaptiert)
- Furosemid 40 mg i.v.
- Morphin 5 bis 10 mg i.v.
- bei kardiogenem Schock ggf. Katecholamine
- ggf. Intubation
- sofortige Klinikeinweisung

- **Kinder**

  Im Rahmen einer dekompensierten Herzinsuffizienz bei Links-rechts-Shuntvitien oder linksseitigen Obstruktionen. Behandlungsprinzipien wie beim Erwachsenen: Sauerstoffapplikation, Volumenrestriktion, Sedierung

(Morphin: 0,1 bis 0,2 mg/kg KG, Diazepam: 0,1 bis 0,25 mg/kg KG i.v). In jedem Fall sofortige Klinikeinweisung, ggf. Beatmung, ggf. Katecholamine und Vasodilatatoren

- **Gefahren**
  schwere Hypoxie mit Kreislaufstillstand

H. Wieneke (Päd.: A. A. Schmaltz)

Luxationen

➤ *s. *Frakturen und Luxationen*

Lyell-Syndrom

- **Definition**
  Maximalvariante einer Arzneimittelreaktion. Synonym: toxische epidermale Nekrolyse (TEN)

- **Symptomatik**
  - generalisiertes Erythem
  - reduziertes Allgemeinbefinden
  - großflächige Ablösung der gesamten Epidermis
  - Erosionen der Schleimhaut inkl. Cheilitis, Konjunktivitis
  - Blasen mit festem Blasendach

- **Anamnese**
  - Medikamenteneinnahme
  - oft nach Infekten

- **DD**
  - * Lyell-Syndrom, staphylogenes (keine Schleimhautbeteiligung)
  - Steven-Johnson-Syndrom
  - bullöses Pemphigoid

- **Sofortdiagnostik**
  - Anamnese
  - klinische Inspektion von Haut und Schleimhaut
  - klinischer Aspekt der „verbrühten Haut“ bzw. Verbrennung II°
  - Nikolski-Zeichen positiv – durch seitlichen Fingerdruck lässt sich Epidermis abstreifen
  - Messung der Körpertemperatur

Sofortmaßnahmen

- venöser Zugang
- Glukokortikoide, z. B. 250 mg Prednisolonäquivalent i.v.
- Immunglobuline, z. B. 0,5 g/kg KG i.v.
- Antibiotika, z. B. Cefotaxim 2 × 2 g/Tag i.v.
- Flüssigkeitssubstitution
- Thromboseprophylaxe
- Klinikeinweisung, möglichst in Verbrennungszentrum
- Lagerung auf nichtadhärenter Unterlage, z. B. Metalline-Folie
- Blasendach für Histologie (Kryostatschnitt) abnehmen

- **Kinder**
  Seltenes Auftreten bei Kindern
- **Gefahren**
  - Sepsis
  - Thrombose
  - Glomerulonephritis
  - Myokarditis
  - Symblepharonbildung
  - Agranulozytose

J. Dissemond

Lyell-Syndrom, staphylogenes

Definition

Durch Exotoxine von Staphylococcus aureus bedingte Epidermolyse. Betroffen sind überwiegend Kleinkinder und immunsupprimierte Patienten. Synonym: SSSS, staphylococcal scalded skin syndrome

Symptomatik

- akut auftretende, generalisierte Rötung mit großflächigen, „schlaffen“ Blasen
- exfoliative Ablösung der Hornschicht
- selten Schleimhautbeteiligung
- reduziertes Allgemeinbefinden
- Fieber

Anamnese

Oft periorifizieller Beginn

DD

- Lyell-Syndrom (Schleimhautbeteiligung)
- Pemphigus vulgaris

Sofortdiagnostik

- Anamnese
- klinische Inspektion – typischer Befund
- Nikolski-Zeichen positiv – Hornschicht lässt sich durch seitlichen Fingerdruck abstreifen
- Blut – Leukozyten, CRP
- Messung der Körpertemperatur
- Blasendach für Histologie (Kryostatschnitt) abnehmen

Sofortmaßnahmen

- venöser Zugang
- Antibiose, z. B. Flucloxacillin 3 × 1 bis 2 g/Tag i.v.
- Klinikeinweisung, möglichst in Verbrennungszentrum

- **Kinder**
  Patienten sind meist Säuglinge oder Kleinkinder.
- **Gefahren**
  - Sepsis
  - Pneumonie

J. Dissemond

Lymphangitis

- **Definition**
  Bakterielle Entzündung von Extremitätenlymphbahnen
- **Symptomatik**
  - strangartige Rötung entlang der abführenden Lymphbahnen einer Extremität, üblicherweise an der Innenseite
  - meist aufsteigend vom Infektionsherd
  - Druckschmerzhaftigkeit, gelegentlich auch über den Lymphknoten
  - nur bei ausgedehnten Lymphangitiden Fieber oder Sepsis
- **Anamnese**
  - meist vorausgehende, oft Tage zurückliegende Verletzung
  - oftmals geschwächte Abwehrlage
  - in Stunden aufsteigende Infektion
  - Schüttelfrost oder Fieber (nicht obligat)
- **DD**
  - Thrombophlebitis (z.B. Vena saphena magna)
  - striemenartige Verletzung
- **Sofortdiagnostik**
  - Inspektion der betroffenen Extremität
  - Palpation der proximalen Lymphknoten
  - Messung der Körpertemperatur

Sofortmaßnahmen
- Ruhigstellung der Gliedmaße (Schienenverband)
- Exploration der Eintrittspforte
- Abstrich zur Keimidentifizierung
- systemische Antibiose möglichst breit
- bei Fieber oder Sepsis Notfalleinweisung

- **Geriatrische Aspekte**
Zuweilen auch bei ausgedehnten Infekten keine oder geringe Fieberreaktion, aber schweres allgemeines Krankheitsbild

K. Kröger/H. Jakob/S.-P. Sommer

Lyssa

➤ *s. *Tollwut*

Magen-Darm-Blutung

Definition

Blutung aus Läsionen des Verdauungstrakts, manifestiert sich als Bluterbrechen (Hämatemesis) oder peranale Blutung bzw. Teerstuhl

Symptomatik

- bei akutem Blutverlust evtl. hypovolämischer Schock mit Blutdruckabfall, Tachykardie, Blässe, Übelkeit, Kaltschweißigkeit, Verwirrung
- evtl. Schmerzen im Abdominal- oder Analbereich
- evtl. Diarrhoe
- evtl. Fieber

Anamnese

- Ulkusanamnese
- Medikamente (nichtsteroidale Antirheumatika, Gerinnungshemmer)
- Alkohol
- Leberzirrhose
- Tumoren, Polypen, Divertikel
- hämorrhagische Diathese

DD

90% der Gastrointestinalblutungen entstammen dem oberen Verdauungstrakt: gastroduodenale Ulzera/Erosionen, ösophageale Läsionen (Ulzera, Varizen). Wichtige Ursachen im Kolon: Polypen, Tumoren, Divertikel, Kolitis, Hämorrhoiden

Sofortdiagnostik

- Anamnese
- Beurteilung der Kreislaufverhältnisse unter der Fragestellung: Schock?
- digitale rektale Untersuchung (tastbarer Tumor? Blut am Fingerling?), Palpation des Abdomens (Resistenz?)

– Inspektion des erbrochenen Mageninhalts bzw. Blutstuhls, ggf. Leber-Haut-Zeichen, Ikterus, Aszites
– okkulte Blutung: keine Notfallsituation, muss aber unverzüglich abgeklärt werden!

Sofortmaßnahmen

- venöser Zugang mit möglichst großkalibriger Kanüle (z. B. Abbocath® 13-G)
- ggf. Blutgruppe bestimmen und Kreuzblut abnehmen
- rasche i.v. Infusion einer Vollelektrolytlösung
- bei Schocksymptomatik Schocklagerung, Volumenzufuhr/kolloidale Volumenersatzmittel (z. B. HAES 10%, Haemaccel® 35) evtl. als Druckinfusion
- O_2-Maske
- bei massiver Blutung und/oder Schocksymptomatik notfallmäßiger Kliniktransport mit NAW

P. Layer/G. Gerken

Magen-Darm-Entzündung

➤ *s. *Gastroenteritis, akute*

Magen-/Duodenalperforation

Definition

Magen- bzw. Zwölffingerdarmdurchbruch als Komplikation eines wanddurchsetzenden Ulkus

Symptomatik

– plötzlicher, „messerstichartiger“ Schmerz im Epigastrium mit Ausstrahlung in beide Schultern (oft können die Patienten die Uhrzeit des Schmerzbeginns angeben)
– rasche Entwicklung eines *akuten Abdomens mit bretharter Bauchdecke, diffusen Schmerzen im gesamten Abdominalbereich etc.

- Schocksymptomatik: Blutdruckabfall, schwacher, tachykarder Puls, Blässe, kalter Schweiß etc.

Anamnese

- Ulkusanamnese
- Dauermedikation mit Kortikoiden oder anderen Medikamenten, die nachweislich die Magenschleimhaut schädigen können (z. B. Azetylsalizylsäure, Ibuprofen, Diclofenac)

DD

- alle abdominalen Erkrankungen (evtl. Verletzungen), die unter dem Bild eines *akuten Abdomens verlaufen können
- Differentialdiagnostisch wichtig ist die Abgrenzung gegen ein Infarktgeschehen (Rhythmusstörungen etc.), eine akute Blutung oder eine Pseudoperitonitis diabetica (selten).

Sofortdiagnostik

- Anamnese (s. o.)
- klinische Untersuchung mit Inspektion, Palpation und Auskultation (Rhythmusstörungen)
- Beurteilung von Atmung und Kreislauf
- evtl. Hb-Schnelltest (Ausschluss einer akuten Blutung), evtl. Blutzucker-Schnelltest

Sofortmaßnahmen

- venöser Zugang
- Infusion, z. B. Vollelektrolytlösung
- bei Schocksymptomatik ohne Anzeichen kardiogener Ursachen:
  kolloidale Volumenersatzmittel und Schocklagerung
- Schmerzbehandlung: z. B. Metamizol (1 Amp. Novalgin®) i.v
- stationäre Einweisung (NAW)

Cave: Bei alten Patienten kann das Bild des *akuten Abdomens als Folge einer Magenperforation abgeschwächt sein (weiche, schlaffe Bauchdecken). In Zweifelsfällen erfolgt daher immer die stationäre Einweisung und Abklärung durch den Chirurgen.

- **Kinder**
  Extrem selten, manchmal bei Neugeborenen im Rahmen einer nekrotisierenden Enterokolitis. Bei Verdacht sofortige Klinikeinweisung, Behandlungsrichtlinien wie bei Erwachsenen. Medikation: Metamizol (z.B. Novalgin®) 15 mg/kg KG alle 4 bis 6 Stunden langsam i.v. Bei starken Schmerzen: Tramadol (z.B. Tramal®) 1 mg/kg KG alle 4 bis 6 Stunden p.o., i.v. Piritramid (z.B. Dipidolor®) 0,05 bis 0,1 mg/kg KG i.v. alle 6 Stunden bei starken Schmerzen

S. Farkas/U. Hoffmann (Päd.: U. Neudorf)

Magenpförtnerstenose bei Kindern

➤ *s. * Pylorusstenose, hypertrophische*

Malaria

- **Definition**
  Fieberhafte Tropenkrankheit durch Protozoen der Gattung Plasmodium, die durch Anopheles-Mücken auf den Menschen übertragen werden. Die gefährlichste Form ist die Malaria tropica (P. falciparum), welche tödlich verlaufen kann. Da Tropenreisen zu den Erscheinungen des Massentourismus gehören und die Symptome bzw. Komplikationen der Malaria (insbesondere Malaria tropica) nahezu alle Organsysteme betreffen können, muss bei jedem unklaren Fieber und bei allen unklaren, schweren Organerkrankungen eine Reiseanamnese erhoben werden.

- **Symptomatik**
  - uncharakteristischer Beginn mit abruptem Fieberanstieg, Schüttelfrost, gefolgt von Schweißausbruch, Kopfschmerzen, Rücken- und Gliederschmerzen, Abgeschlagenheit, Schwindel, abdominalen Beschwerden
  - nur bei Malaria tertiana und quartana regelmäßiger Fieberrhythmus (48 bzw. 72 Stunden) zu erwarten, bei Malaria tropica jedoch meistens völlig unregelmäßig oder Entwicklung einer Kontinua
  - Bei der Malaria tropica können sich sehr rasch Komplikationen entwickeln, insbesondere zerebrale Malaria (Bewusstseinstrübung, rezidivierende epileptische Anfälle), akutes Nierenversagen und respiratorische Insuffizienz.
  - Weitere Symptome sind signifikante Spontanblutungen, Schock, schwere Anämie, fieberhafte Durchfälle, trockener Husten, Erbrechen, Ikterus, Herzrhythmusstörung; häufig mehrere Symptome gleichzeitig
  - Die zerebrale Malaria endet auch nach rasch einsetzender Intensivtherapie häufig tödlich unter dem Bild eines Multiorganversagens.

- **Anamnese**
  - Reise in ein Malaria-Gebiet ohne durchgeführte Prophylaxe
  - Inkubationszeit mindestens 7 Tage, Malaria tropica: meist 1 bis 4 Wochen, gelegentlich länger, übrige Formen: gelegentlich bis zu mehrere Jahre

- **DD**
  - häufige Fehldiagnosen: grippaler Infekt, Reisediarrhoe
  - aufgrund möglicher Multiorganbeteiligung eine Vielzahl weiterer Differentialdiagnosen

- **Sofortdiagnostik**
  - wichtigster Grundsatz: an den vorausgehenden Tropenaufenthalt denken
  - Anamnese
  - klinische Untersuchung: häufig uncharakteristisch, selbst Fieber kann zum Untersuchungszeitpunkt fehlen
  - Beurteilung von Bewusstseinslage, Atmung, Kreislauf
  - bei Bewusstseinsstörung evtl. Blutzuckertest

Sofortmaßnahmen

- zunächst symptomatische Therapie (s. z.B. *Nierenversagen, akutes, *Bewusstlosigkeit, unklare, *Gastroenteritis, *Herzrhythmusstörungen, *Schock, *Schüttelfrost)
- sofortige stationäre Einweisung, je nach Schwere Transport mit Arztbegleitung

- **Kinder**
  - uncharakteristisches Fieber, bei Säuglingen und Kleinkindern Enteritis und Fieberkrämpfe
  - Behandlungsrichtlinien wie bei Erwachsenen

- **Gefahren**

  häufige Fehler:
  - nicht daran gedacht
  - unzureichende Anamnese mit Unkenntnis der Risikogebiete
  - Fehldiagnose aufgrund falscher Bewertung der Symptome (z.B. grippaler Infekt, Gastroenteritis)
  - Unterschätzung der drohenden Lebensgefahr

K.-D. Müller

Mammablutung

➤ *s. *Blutung aus der Mamma*

Mandelentzündung

➤ s. *Tonsillitis/Peritonsillarabszess

Masern

- **Definition**
  Akute, hochinfektiöse Viruskrankheit
- **Symptomatik**
  Prodromalstadium (ca. 3 Tage)
  - hohe Temperaturen um 39 °C
  - Kopf- und Bauchschmerzen
  - Konjunktivitis, Schnupfen, Husten
  - Koplik-Flecken: weißliche Stippchen mit gerötetem Hof an der Wangenschleimhaut in Höhe der Backenzähne

  Exanthemstadium
  - erneuter Fieberanstieg auch bis über 40 °C
  - allgemeines Krankheitsgefühl
  - katarrhalische Symptome
  - Exanthem meist hinter dem Ohr beginnend, dann über den Körper ausbreitend, dunkelrot, papulös, konfluierend
- **Anamnese**
  - Kontakt zu Masern-Kranken
  - fehlende Masern-Schutzimpfung
- **DD**
  - Exanthema subitum
  - Röteln
  - unspezifische Virusexantheme
  - Allergien
  - Medikamentenexanthem (z. B. durch Ampicillin induziert)
- **Sofortdiagnostik**
  - Anamnese
  - klinisches Bild

Sofortmaßnahmen
- bei hohen Temperaturen Paracetamol oder Ibuprofen (s. *Fieber bei Kindern)
- ausreichende Flüssigkeitszufuhr

- **Gefahren**
  - Masernkrupp
  - Pneumonie
  - Enzephalitis

U. Neudorf

Mastitis nonpuerperalis

- **Definition**

  Alle nicht Malignom-bedingten, bakteriellen und abakteriellen Entzündungen der Brust außerhalb der Laktationsphase

  ✓ Ätiologie/Pathogenese; Abakterielle Entzündungen entstehen durch Reaktion des periduktalen und perilobulären Gewebes auf intraduktalen Sekretstau und Übergang auf das periduktale und perilobuläre Bindegewebe (Plasmazell-Mastitis oder granulomatöse Mastitis). Bakterielle Entzündungen entstehen wahrscheinlich intrakanalikulär, begünstigt durch vermehrte Sekretion.

- **Symptomatik**
  - schmerzhafte, gerötete Schwellung retro- oder perimamillär oder intramammär
  - meist Leukozytose und BSG-Erhöhung; meist kein Fieber
  - bei der bakteriellen Entzündung auch axilläre Lymphknotenbeteiligung und ggf. Fieber; einseitiges Auftreten

- **Anamnese**
  - vorangehend Sekretion aus der Mamille
  - Brustveränderungen im Sinne einer fibrozystischen Mastopathie
- **DD**
  inflammatorisches Mammakarzinom
- **Sofortdiagnostik**
  - Inspektion und Palpation der Brust
  - Tastuntersuchung der Axilla

Sofortmaßnahmen
- Überweisung zur Mammasonographie
- bei Lymphknotenschwellung und Fieber Antibiotika: Erythromycin initial 750 mg i.v., dann oral 2 g täglich (4 × 500 mg) für 10 Tage oder Clindamycin initial 1200 mg i.v., dann 2,4 g täglich (4 × 600 mg) für 10 Tage

- **Kinder**
  Kommt vor der Pubertät nicht vor
- **Gefahren**
  Abszessbildung, Fistelbildung, Rezidivneigung. Übersehen eines inflammatorischen Karzinoms, bei geringstem Verdacht daher immer stationäre Einweisung zur weiteren Diagnostik

A. E. Schindler

Mastodynie

➤ *s. *Brustschmerzen*

Mehrfachverletzung

➤ *s. *Polytrauma*

Meldepflicht von Erkrankungen

- **Infektionskrankheiten**
  Nach dem Infektionsschutzgesetz (IfSG) sind dem zuständigen Gesundheitsamt namentlich nach §6 zu melden:
  - der *Krankheitsverdacht, die Erkrankung sowie der Tod* an Botulismus, Cholera, Diphtherie, spongioformer Enzephalopathie, akuter Virushepatitis, enteropathischem hämolytisch-urämischem Syndrom, virusbedingtem hämorrhagischem Fieber, Masern, Meningokokken-Meningitis oder -Sepsis, Milzbrand, Poliomyelitis, Pest, Tollwut, Typhus abdominalis/Paratyphus
  - *Erkrankung und Tod* bei einer behandlungsbedürftigen Tuberkulose
  - *Verdacht und Erkrankung* bei einer mikrobiellen Lebensmittelvergiftung oder akuten infektiösen Gastroenteritis bei Personen im Lebensmittelbereich oder bei zwei oder mehr Personen
  - *Verdacht* einer übermäßigen Impfreaktion
  - *Verletzung* durch ein tollwutverdächtiges Tier sowie dessen Berührung
  - *Verweigerung oder Abbruch* der Behandlung einer Lungen-Tbc
  - nosokomiale Infektionen (nicht namentlich)

  Nach §7 IfSG sind *Nachweise von Krankheitserregern* meldepflichtig:
  - namentlich: hierzu 47 Ziffern, z. B. Hepatitis A bis E, Salmonellen, Influenzaviren, Masernviren
  - nicht namentlich: HIV, Toxoplasma gondii, Treponema pallidum, Echinococcus, Rubellavirus (konnatal)

- **Berufskrankheiten**
  Nach der Reichsversicherungsordnung (RVO) sind alle anerkannten Berufskrankheiten an den Versicherungsträger oder den Gewerbearzt zu melden.

- **Weitere Meldepflichten**
  Meldepflicht an das Gesundheitsamt besteht bei dem Verdacht, dass bei minderjährigen Körperbehinderten die Angehörigen die Behandlung unterlassen oder vernachlässigen.

G. Weiler

Meningismus (Nackensteife)

- **Definition**
  Plötzlich oder innerhalb kurzer Zeit einsetzende Steifigkeit des Nackens mit massiven Kopfschmerzen, Zwangs- bzw. Entlastungshaltung

- **Symptomatik**
  - s. Definition. Gleichzeitig Kopfschmerzen von außerordentlicher Intensität, von okzipital nach frontal ausstrahlend, evtl. explosionsartig einsetzend (Subarachnoidalblutung), mit oder ohne Bewusstseinsstörung
  - neurologische Fokalzeichen
  - Erbrechen
  - Opisthotonus, Kernig-Zeichen positiv, Brudzinski-Zeichen positiv

- **Anamnese**
  - den Blutdruck oder intrakraniellen Druck steigernde Situation, z. B. körperliche Belastung, Valsalva-Manöver oder (iatrogene) Gerinnungsstörung (SAB)
  - generalisierte (z. B. Sepsis bei Pneumonie) oder lokale (z. B. Ohr) Infektion, insbesondere bei gleichzeitiger Immunschwäche, Fieber

- **DD**
  Eine „Differentialdiagnose“ des Meningismus gibt es nicht, da es sich um ein Leitsymptom handelt. Verursachend kommen in Frage: Subarachnoidalblutung (SAB), Meningitis und erhöhter Hirndruck.

Sofortmaßnahmen
- Vitalparameter kontrollieren
- Bewusstseinslage prüfen, eng überwachen und dokumentieren
- neurologische Herdzeichen suchen
- Klinikeinweisung zur schnellstmöglichen Computertomographie, da alle drei Differentialdiagnosen klinisch nicht klar abgegrenzt werden können

- **Gefahren**

  Eine Sedierung (inklusive Opioidanalgetika) sollte möglichst vermieden werden, da die Bewusstseinslage sonst nicht mehr beurteilbar ist. Eine Lumbalpunktion bei nicht erkannter hirndrucksteigernder Läsion (Ödem, Tumor) kann den Patienten vital bedrohen (Einklemmung).

M. Maschke

Meningitis

- **Definition**

  Entzündliche Reaktion der Meningen. Notfallmedizinisch relevant v.a. akute bakterielle, häufig eitrige Meningitis und Kryptokokkenmeningitis bei AIDS

- **Symptomatik**
  - Kopfschmerzen, Fieber, Lichtscheu
  - Meningismus, Opisthotonus, positive Dehnungszeichen: Lasègue, Brudzinski (reflektorische Hüftbeugung)
  - Bewusstseinstrübung bis zum Koma
  - Krampfanfälle
  - Zeichen von Hirnnervenläsionen bzw. Extremitätenparesen
  - evtl. Schock, Exanthem, Verbrauchskoagulopathie
  - Erbrechen

- **Anamnese**
  - offenes Schädelhirntrauma (SHT)
  - Liquorfistel; Shunt-Operation
  - Umgebungsinfektionen
  - Tbc, stationäre Behandlung, Otitis media, Abwehrschwäche bei Alkoholismus, Malignom, HIV-Infektion, Drogenmissbrauch
- **DD**
  - Subarachnoidalblutung (SAB)
  - Enzephalitis
  - Hirnabszess
- **Sofortdiagnostik**
  - Anamnese (s. o.)
  - grob-neurologische Untersuchung mit Dokumentation der Bewusstseinslage
  - Meningismus?
  - körperliche Untersuchung. Frage: Verletzungszeichen im Kopfbereich?

Sofortmaßnahmen
- venöser Zugang
- Stabilisierung von Atmung und Kreislauf, evtl. Intubation und Beatmung, Schocktherapie
- bei Krampfanfall: Anfälle mit spontanem Sistieren innerhalb von 15 Minuten erfordern keine medikamentöse Therapie; ansonsten s. *epileptischer Anfall
- sofortiger Kliniktransport unter Arztbegleitung zur Intensivbehandlung (Neurologie)

- **Kinder**

  Vorgewölbte Fontanelle bei Säuglingen! Die Nackensteife kann bei Säuglingen fehlen, daher immer Lumbalpunktion bei unklarem Krampfanfall < 1 Jahr!

Sofortmaßnahmen:
- Sicherung der vitalen Funktionen
- Klinikeinweisung
- bei Krampfanfällen: s. *Status epilepticus (s.a. *Meningokokken-Infektion)

- **Gefahren**
  - Aspiration
  - Koma, Einklemmung bei Hirnödem

M. Maschke (Päd.: J. Klepper)

Meningokokken-Infektion (-Sepsis, -Meningitis)

- **Definition**

  Lebensbedrohliche Erkrankung, die nach uncharakteristischen katarrhalischen Prodromalerscheinungen meist innerhalb von Stunden perakut zu einer Sepsis und/oder Meningitis führt. In 80% sind Kinder unter 10 Jahren betroffen. Charakteristisch ist das Auftreten von (petechialen) Hauteinblutungen (Waterhouse-Friderichsen-Syndrom).

  ✓ Ätiologie/Pathogenese; Infektion mit gramnegativen Diplokokken (Neisseriae meningitidis, Meningokokken), die meist von einem symptomfreien erwachsenen Träger übertragen wird.

- **Symptomatik**
  - Hauterscheinungen (Petechien)
  - Meningismus: Nervendehnungsschmerz bei Kopf-/Beinüberstreckung; Knickfußphänomen
  - bei Säuglingen: Trinkschwäche, Berührungsempfindlichkeit, schrilles Schreien, geblähtes Abdomen, Tachydyspnoe, Tachykardie, Ikterus, Blutungsneigung, gespannte Fontanelle
  - Fieber (gelegentlich Untertemperatur)
  - schwerkrankes Aussehen

- evtl. Schocksymptomatik
- in schwersten Fällen akrale Gangrän

Anamnese

- meist kurz
- Meningokokken-Infektion in der Umgebung (Familie, Kindergarten)

DD

Differentialdiagnostische Überlegungen sollten vor Ort nicht zu viel Zeit in Anspruch nehmen. Auszuschließen sind im Akutfall v.a. eine intrakranielle Blutung und Intoxikationen, die ähnliche Symptome hervorrufen können, sowie Sepsis.

Sofortdiagnostik

- s. Anamnese
- Beurteilung von Atmung und Kreislauf
- neurologische Untersuchung mit Prüfung eines Meningismus und Dokumentation der Bewusstseinslage
- körperliche Untersuchung (Haut- und Schleimhautblutungen?)
- Temperaturmessung (Untertemperatur?)

Sofortmaßnahmen

- Sicherung der Atemwege, evtl. Intubation
- venöser Zugang, Vollelektrolytlösung
- bei Schocksymptomatik Schocktherapie (s. *Schock, septischer)
- sofortiger Kliniktransport mit Arztbegleitung
- dort sofortige Lumbalpunktion sowie Antibiotikagabe i.v.

Gefahren

- lebensbedrohliche Erkrankung, deren Prognose entscheidend vom schnellen Beginn der Behandlung abhängt

- Symptome einer Meningitis sind bei jungen Säuglingen häufig uncharakteristisch und deshalb schwierig zu erkennen, eine Klinikeinweisung ist bereits bei geringem Verdacht gerechtfertigt.

- **Expositionsprophylaxe**
Alle Kontaktpersonen erhalten nach Diagnosestellung beim Indexpatienten eine Chemoprophylaxe: Rifampicin (20 mg/kg KG/Tag in 2 Einzeldosen) über zwei Tage. Alternativ ist eine Einmalgabe von Ceftriaxon i.v. (125 mg unter 12 Jahren, 250 mg über 12 Jahren), bei Personen über 18 Jahren auch Ciprofloxacin (500 mg p.o. Einzeldosis) möglich. Eine Prophylaxe für Arbeitskollegen oder medizinisches Personal ist nicht routinemäßig indiziert. Erkrankung und Tod sind meldepflichtig!

J. Klepper

Mesenterialinfarkt

- **Definition**
Embolischer oder thrombotischer Verschluss einer oder mehrerer Darmarterien mit Infarzierung von Darmgewebe oder Mesenterialvenenthrombose

- **Symptomatik**
  - s. *akutes Abdomen
  - evtl. Bluterbrechen
  - evtl. Blutstühle

- **Anamnese**
  - ältere Menschen
  - evtl. vorbestehende Herzrhythmusstörungen oder andere Emboliequellen
  - evtl. vorbestehende Claudicatio abdominalis (krampf- oder kolikartige Schmerzen nach Mahlzeiten)
  - Aortenverschlüsse auch bei körperlicher Belastung (M. Ortner)
  - Aortenaneurysma

- **DD**

  ➤ *s. *akutes Abdomen*

- **Sofortdiagnostik**
  - Auskultation von Herz und Gefäßen (Rhythmusstörungen, Gefäßgeräusche)
  - klinische Untersuchung des Abdomens (s. *akutes Abdomen)

  Anmerkung: Eine eindeutige Differenzierung von anderen Ursachen des akuten Abdomens ist ohne klinische Möglichkeiten nicht durchführbar.

Sofortmaßnahmen

➤ *s. *akutes Abdomen*

- **Geriatrische Aspekte**
  - vor allem beim Diabetiker wenig ausgeprägte Schmerzsymptomatik
  - oft zu späte Diagnose durch untypische Beschwerden

K. Kröger/H. Jakob/S.-P. Sommer

Migräne

- **Definition**

  Akut einsetzende, meist halbseitige, pochend pulsierende Kopfschmerzen mit vegetativen Begleiterscheinungen (Übelkeit, Erbrechen, Lichtscheu, Lärmempfindlichkeit), Dauer 4 bis 72 Stunden

- **Symptomatik**
  - nur Kopfschmerzen und vegetative Symptome = Migräne ohne Aura
  - neurologische Herdsymptome (Sehstörungen, Skotom, Kribbelparästhesien, Paresen, Aphasie, Ataxie) vor oder während Kopfschmerzen = Migräne mit Aura

- **Anamnese**
  - frühere Migräneattacken
  - familiäre Belastung
  - Triggerfaktoren: Alkohol, Periode, Wochenende
- **DD**
  - transiente ischämische Attacken (Alter über 45 Jahre, Risikofaktoren)
  - Spannungskopfschmerz (diffuser Kopfschmerz, keine vegetativen Begleiterscheinungen)
  - Subarachnoidalblutung: heftigster Kopfschmerz, Meningismus
  - Meningitis: Fieber, Meningismus, Bewusstseinstrübung
  - Tumor
- **Sofortdiagnostik**
  - Bewusstseinslage
  - überprüfen, ob Meningismus besteht

Sofortmaßnahmen

- 10 bis 20 mg Metoclopramid i.v. (z.B. Paspertin®) *plus* 1000 mg ASS langsam i.v. (z.B. Aspisol®)
- alternativ Triptane oral oder s.c. (Rizatriptan, z.B. Maxalt® lingua 10 mg; Zolmitriptan, z.B. AscoTop® nasal 5 mg; Sumatriptan, z.B. Imigran® 6 mg s.c.)
- bei Aura über 1 Stunde: Klinikeinweisung

- **Kinder**
  - kein Paspertin
  - keine Azetylsalizylsäure
  - Paracetamol als Supp.: Säuglinge 125 mg, Kleinkinder 250 mg, Schulkinder 500 mg
  - Sumatriptan (z.B. Imigran® nasal mite) ab zwölftem Lebensjahr zugelassen

- **Gefahren**
  - kein ASS bei Schwangeren oder bei Ulkus-Patienten
  - keine Triptane bei Schwangeren!
  - *Merke:* Ergotamin kann zu Erbrechen führen.

H.-C. Diener (Päd.: J. Klepper)

Mittelgesichtsfrakturen

- **Definition**
  - zentrale Mittelgesichtfrakturen: Absprengung des Oberkiefers, nasoorbitoethmoidale Fraktur, Nasenskelettfraktur, Sagittalfraktur der Maxilla
  - zentrolaterale Mittelgesichtfrakturen: hohe Absprengung des Mittelgesichts
  - laterale Mittelgesichtfrakturen: Frakturen des zygomatikoorbitalen Komplexes, Frakturen des Jochbogens, isolierte Orbitawandfrakturen
  - nicht klassifizierbare Frakturen: Trümmerfrakturen, Defektfrakturen, Alveolarfortsatzfrakturen

- **Symptomatik**

  sichere Frakturzeichen:
  - Dislokationen
  - Krepitation

    abnorme Beweglichkeit
  - tastbare Knochenstufen, v.a. Orbitaring

  Unsichere Frakturzeichen:
  - Gesichtsasymmetrie
  - abgeflachter Jochbogen
  - okuläre Symptome (Doppelbilder, eingeschränkte Motilität, v.a. bei Aufblick, Bulbusverlagerung)
  - Sensibilitätsstörungen (v.a. N. infraorbitalis)
  - Hämatome (Brillen- oder Monokelhämatom)
  - Kieferklemme
  - Schwellung
  - Blutungen (v.a. Nasenbluten)

- **Anamnese**
  - Großflächig einwirkende Kräfte mit ausreichender Energie führen zum Abriss großer Mittelgesichtsfragmente an den typischen Lokalisationen.
  - Bei kleiner Belastungsfläche entstehen lokalisierte Frakturen, die sich ebenfalls an den „Schwachlinien" orientieren.
- **DD**
  Neurostatus zum Ausschluss eines Schädelhirntraumas erheben
- **Sofortdiagnostik**
  Ausführliche Untersuchung des Gesichtsschädels von intra- und extraoral unter Einbeziehung der o.a. Leitsymptome

Sofortmaßnahmen

- Sicherung der Atemwege
- ggf. Blutstillung durch Tamponade/Ligatur/Hämostyptika
- Wundversorgung durch Abdecken der Weichteilverletzungen mit feuchten Kompressen
- ggf. Schocktherapie
- bei Hinweis auf intrakranielle Beteiligung: neurochirurgische Abklärung
- Ruhigstellung durch notfallmäßige Schienung nur durch Fachabteilung

- **Kinder**
  - Orbitabodenfrakturen im Kindesalter: Indikation zur notfallmäßigen Operation in mund-, kiefer-, gesichtschirurgischer Fachabteilung
  - Beteiligung des Neurokraniums muss ausgeschlossen werden

- **Gefahren**
  - unstillbare Blutung durch fehlendes Widerlager bei mobilem Oberkiefer
  - Verlegung der Atemwege durch intraorale Blutungen, Fremdkörper (Prothesen; gelockerte Kronen und Füllungen), intraorale Weichteilschwellungen, Dorsalverlagerung der Zunge bei beidseitiger Unterkieferkorpusfraktur mit Aussprengung der Kinnregion
  - Beteiligung des Neurokraniums, v. a. im Kindesalter
  - Beteiligung des Seh- und Riechorgans
  - Beteiligung der Hirnnerven

Ch. Mohr/G. Rieger

Monoplegie

- **Definition**

  Akute schlaffe, vollständige Lähmung eines Armes oder eines Beines

- **Symptomatik**
  - schlaffe Plegie
  - Muskelhypotonie
  - Reflexausfall (bei zentraler Läsion später Reflexsteigerung)
  - Sensibilitätsstörungen
- **Anamnese**
  - Risikofaktoren für einen zerebralen Insult
  - absolute Arrhythmie (zerebrale Embolie)
  - vorausgehender Infekt (Polyradikulitis)
  - Einnahme von Marcumar® (Blutung in den Arm- oder Beinplexus)
- **DD**
  - lakunärer Insult im Bereich der Capsula interna (Plegie des Armes)

- A.-cerebri-anterior-Insult (Plegie des Beines)
- zerebrale Blutung im kortikalen Arm- oder Beinareal
- spinale Raumforderung im Zervikalmark (Arm/Bein) durch Blutung, Metastase oder im Thorakalmark (Plegie des Beines)
- Schädigung des Plexus brachialis oder lumbosacralis durch Trauma (z. B. nach Motorradunfall), Hämatom (Marcumar®-Einnahme)
- beginnende Polyradikulitis (überwiegend Parese, kaum Sensibilitätsstörung), dann rasches Übergreifen auf andere Extremitäten
- arterieller Verschluss mit Ischämie-Syndrom

Sofortdiagnostik

- Anamnese
- grob-neurologische Untersuchung mit Befunddokumentation

Sofortmaßnahmen

Allgemeine Maßnahmen:

- venöser Zugang (*cave:* nie auf der Seite der Plegie!)
- druckfreie Lagerung der Extremität

Spezielle Maßnahmen:

- zerebrale Ischämie (s. *Schlaganfall)
- zerebrale Blutung (s. *zerebraler Notfall)
- spinale Raumforderung (s. *spinaler Notfall)
- bei Marcumarisierung und Einblutung in den Arm- oder Beinplexus: Absetzen von Marcumar®, Gabe von PPSB (Prothrombin-Komplex) und Vitamin K, Dosierung nach Packungsbeilage, neurochirurgisches Konsil mit der Frage einer operativen Ausräumung der Blutung
- bei V.a. Polyradikulitis Einweisung in eine neurologische Klinik

- **Geriatrische Aspekte**
  Bei alten Menschen mit Monoplegie und Kopfschmerz an zerebrale Blutung denken!

H.-C. Diener

Mumps

- **Definition**
  Akute Viruskrankheit, Parotitis epidemica
- **Symptomatik**
  - teigige, schmerzhafte Schwellung im Bereich der Parotis, evtl. auch der sublingualen und submandibularen Speicheldrüsen
  - Rötung und Schwellung der Mündung des Parotisganges in der Wangenschleimhaut
  - meist nach einseitigem Beginn nach 1 bis 3 Tagen doppelseitiges Auftreten
- **Anamnese**
  - Kontakt zu Erkrankten
  - fehlende Schutzimpfung
- **DD**
  - Lymphadenitis colli
  - eitrige Parotitis
  - Parotistumor
  - bei Systemerkrankungen, z. B. Kollagenosen
- **Sofortdiagnostik**
  - Anamnese
  - klinisches Bild

Sofortmaßnahmen
- antipyretische Therapie, z. B. mit Paracetamol oder Ibuprofen

- **Gefahren**
  - Mumps-Meningitis (häufigere Komplikation)
  - Mumps-Enzephalitis (selten)
  - Mumps-Orchitis oder Oophoritis (meist nach der Pubertät)
  - Mumps-Pankreatitis

U. Neudorf

Mundboden- und Zungenverletzung (Mundbodenhämatom)

- **Definition**

  Isoliert oder in Begleitung von Unterkieferfrakturen

- **Symptomatik**
  - kloßige Sprache
  - Dolor
  - Atemnot
  - Schwellung des Mundbodens mit Anhebung der Zunge
  - submentale Schwellung
  - Blutung aus der Mundhöhle

- **Anamnese**

  Unfälle unterschiedlichster Ursachen (Verkehr, Sport; Arbeit); Rohheitsdelikte

- **DD**

  Anamnestisch und diagnostisch meist sicher von entzündlichen und tumorösen Geschehen zu differenzieren

- **Sofortdiagnostik**
  - Kontrolle von Atmung und Kreislauf
  - Inspektion der Mundhöhle zur Lokalisation einer eventuell sichtbaren Blutungsquelle

Sofortmaßnahmen

- Sicherung der Atemwege
- stationäre Einweisung bei Mundbodenschwellung
- bei tiefen Einbisstraumata der Zunge: immer Übernähung mit tiefgreifenden Stichen (Zunge blutet primär sehr stark, sistiert dann häufig spontan, um dann im Intervall erneut stark zu bluten)
- ggf. Schocktherapie

Kinder

Mundbodenverletzung hier häufig durch perforierende Verletzungen mit Stiften und ähnlichen spitzen Gegenständen verursacht

Gefahren

- Verlegung der Atemwege bei Entwicklung eines Mundbodenhämatoms mit einhergehender massiver Schwellung der Weichteile
- frühzeitige Intubation indiziert
- ggf. Koniotomie bzw. Tracheotomie

Ch. Mohr/G. Rieger

Mundbodenschwellung

Definition

Schwellung der Mundboden-, Zungengrund- oder Zungenweichteile bei einem Ödem, einer Phlegmone, einem Abszess oder einer Neoplasie

Symptomatik

- Fieber bei Infektionen
- erhebliche Schluckbeschwerden und Schmerzen
- kloßige Sprache, Speichelfluss
- zervikale Lymphknotenschwellung
- Atemnot bei Angina Ludovici (Zungengrundangina) oder absteigenden Abszessen, ggf. als Glottisödem

- Gesichts- und Mundweichteilschwellung mit Atemnot und Schluckstörungen beim hereditären *Angioödem (s. dort)
- Kieferklemme

Anamnese

- Phlegmone und Abszess von infizierten Speicheldrüsen, eingespießten Fremdkörpern oder kariösen Zähnen
- bei Tumoren Gewichtsabnahme
- ACE-Hemmer-Einnahme, ggf. allergische Vorgeschichte

DD

- Sialadenitis sublingualis oder submandibularis
- Zahnwurzelgranulom
- unspezifische Lymphonodulitis

Sofortdiagnostik

- bimanuelle Palpation zur Abgrenzung von Speichelstein, Phlegmone, Abszess und Tumor
- Zahnperkussion
- Lymphknotenpalpation (Dolenz, Konsistenz, Verschieblichkeit)

Sofortmaßnahmen

- venöser Zugang, Vollelektrolytlösung
- bei Abszess sofortige stationäre Einweisung zur chirurgischen Entlastung
- bei Phlegmone Antibiotika (Ampicillin mit Sulbactam/Clavulansäure oder Cephalosporin) und lokale Kühlung
- bei Atemnot O_2-Gabe, 1000 mg Prednisolon (z. B. Solu-Decortin H®) i.v.
- bei bedrohlicher Atemnot Intubation in Narkose (z. B. mit Hypnomidate® 0,1 bis 0,2 mg/kg KG oder Ketanest® 1 bis 2 mg/kg KG i.v. bzw. 4 bis 8 mg/kg KG i.m.)

- bei komplettem Atemwegsverschluss Trachealpunktion oder Koniotomie (s.S. 27 und S. 28) als Ultima Ratio
- in jedem Fall Kliniktransport, bei Atemnot immer mit NAW

Gefahren

Bei zunehmender Atemnot darf mit Intubation bzw. Trachealpunktion oder Koniotomie als Ultima Ratio nicht gezögert werden.

Ph. Dost/K. Jahnke

Muskelkrämpfe

➤ *s. *Waden-/Muskelkrämpfe*

Muskelkrämpfe, tonische

➤ *s. *Tetanie*

Myasthenia gravis und myasthene Krise

Definition

Neuromuskuläre Autoimmunerkrankung

Symptomatik

- abnorme belastungsinduzierte Ermüdbarkeit der Muskulatur, Beginn meist okulär (Ptosis, Doppelbilder) und oropharyngeal, Nachweis bei tonischer Innervation oder repetitiver Bewegung (Simpson-Test, Halteversuche)
- notfallmedizinisch bedeutsam: perakute Ateminsuffizienz durch Aspiration/Atemwegsobstruktion bei bulbärer Schwäche
- progrediente Ateminsuffizienz und generalisierte Schwäche bei myasthener Krise, ausgelöst z. B. durch fieberhafte Infekte, Überanstrengung sowie iatrogen (s. Gefahren)

- **Anamnese**
  Belastungsabhängigkeit, abendliche Zunahme
- **DD**
  Patient mit generalisierter Schwäche bei bekannter Myasthenie:
  - cholinerge Krise; teilweise gleiche Symptomatik wie myasthene Krise (Unruhe, Verwirrtheit, Schwäche, Kau-, Schluck-, Sprechstörung, Dyspnoe), jedoch zusätzlich cholinerge Symptome (Miosis, Bradykardie, Hypersalivation, Erbrechen, Diarrhoe, warme, trockene Haut)

  Patient mit generalisierter symmetrischer Schwäche unbekannter Ätiologie:
  - spinaler Prozess: sensibles/motorisches Niveau, Blasen-/Mastdarmbeteiligung, keine Hirnnervenbeteiligung
  - Guillain-Barré-Syndrom: Hypo-/Areflexie, distal und kaudal beginnende aufsteigende Lähmung, distale Parästhesien/Hypästhesien häufig
  - Botulismus: Toxinexposition, Beginn im Hirnnervenbereich, gastrointestinale Symptome, Pupillenstörungen
  - Myositis/Dermatomyositis: Muskelschmerz, evtl. Hautzeichen
  - familiäre, periodische Lähmungen mit Dyskaliämie: Anamnese, diätetische Auslöser
  - Elektrolytstörungen
  - Lambert-Eaton-Syndrom: proximal betonte Schwäche, Malignom
  - Exazerbation einer neuromuskulären Erkrankung: Myotonie, Muskeldystrophie, amyotrophische Lateralsklerose (ALS)
- **Sofortdiagnostik**
  - Anamnese (s. o.)
  - Beurteilung von Atmung und Kreislauf
  - grob-neurologische Untersuchung

Sofortmaßnahmen

- Sicherung der Atemwege, evtl. Intubation
- venöser Zugang
- evtl. Absaugen
- O_2-Gabe
- bei bekannter Myasthenie: verstärkende Medikamente absetzen (s. Gefahren)
- Mestinon® initial 3- bis 6-mal 10 mg p.o.
- Kliniktransport unter Arztbegleitung auf neurologische Intensivstation

Kinder

Neonatale Myasthenie bei Kindern myasthener Mütter: spontane Remission, supportive Therapie (Beatmung)

Gefahren

- Verschlechterung der Myasthenie durch Benzodiazepine, β-Blocker, Phenytoin, Antibiotika (Aminoglykoside, Polymyxine, Clindamycin, Tetracycline), D-Penicillamin, Steroide
- Aspirationsgefahr

M. Maschke

Myokardinfarkt

➤ *s.u. ↑Koronares Syndrom, akutes*

Nackensteife

➤ s. *Meningismus

Nahrungsmittelvergiftung

- **Definition**

  Alimentäre Intoxikation

  ✓ Ätiologie/Pathogenese; Bakterielle Toxine (meist: Staphylokokken, Salmonellen, Clostridien). Pflanzliche Toxine (Pilze, Mutterkorn u. a.). Chemische Gifte (Kupfer, Blei, Zink, Cadmium u. a.). Häufigste Form bakterielle Intoxikation: Vermehrung der Erreger in schlecht konservierter Nahrung (Fleisch, Fisch, Eier, Milchprodukte, Konserven), somit massive Aufnahme, Inkubationszeit 1 bis 6 Stunden

- **Symptomatik**
  - plötzlich auftretender, akuter Brechdurchfall
  - Leibkrämpfe
  - fakultativ: Blut im Stuhl, Fieber, Kopfschmerzen, Wadenkrämpfe, Kreislaufkollaps infolge Exsikkose
  - bei *Botulismus (Clostridium botulinum): neurologische Ausfälle

- **Anamnese**
  - Nahrungsmittelanamnese (v. a. Pilze), beschwerdefreies Intervall?
  - Reiseanamnese?
  - Umgebungserkrankungen?
  - Medikamente?

- **DD**

  Infektiöse Gastroenteritis

- **Sofortdiagnostik**
  - Anamnese
  - möglichst Identifikation und Asservierung des infizierten Nahrungsmittels zur bakteriologischen bzw. toxikologischen Untersuchung

- körperliche Untersuchung (Exsikkose, Fieber)
- Stuhlkultur

Sofortmaßnahmen
- Karenz fester Nahrung
- symptomatische Therapie des Erbrechens (s. *Erbrechen, akutes)
- Aktivkohle! Grundsätzlich keine Antidiarrhoika!

Gefahren

Exsikkose mit Kreislaufkollaps, Nierenversagen. Stationäre Einweisung (v.a. Kinder, ältere Patienten) deshalb bei Persistenz/Progredienz von Erbrechen/Diarrhoe und/oder starken Leibschmerzen, hohem Fieber für mehr als 2 bis 3 Tage, blutigen Diarrhoen sowie bei V.a. Botulismus

P. Layer/G. Gerken`

Nasenbluten/Epistaxis

Definition

Blutung aus einer Nasenhaupt- oder -nebenhöhle

Symptomatik
- Blutung aus einem Nasenloch bei Blutungen der vorderen Nasenabschnitte (Locus Kiesselbachii)
- Blutung entlang der Rachenhinterwand und/oder aus beiden Nasenlöchern bei Blutungen aus den hinteren Nasenabschnitten
- Schocksymptomatik mit Tachykardie, Kaltschweißigkeit, Angst und Blässe
- Übelkeit und Erbrechen nach Blutschlucken

Anamnese

Lokale Ursachen:
- Rhinitis sicca anterior
- Nasenekzem

- Rhinitis acuta
- Verletzungen (Schleimhautverletzungen, Mittelgesichtsfrakturen etc.)
- Angiektasien, ausgeprägt bei M. Osler
- Wegener-Granulomatose
- Tumor

Allgemeine Ursachen:

- arterieller Hypertonus
- Vaskulopathien
- Gerinnungsstörung (Antikoagulanzientherapie, Gerinnungsfaktoren-Mangel, Thrombozytopenie)

Sofortdiagnostik

- Puls- und Blutdruckmessung
- Versuch der Lokalisation
- ggf. Palpation der Nase zum Ausschluss eines Traumas
- nach Traumen auf Liquorfluss (offene Schädelbasisfraktur) und Unterhautemphysem (Siebbeinfraktur) achten: Blut mit Liquor gemischt zeigt auf einem Mulltupfer ein rotes Zentrum, umgeben von hellem Hof

Sofortmaßnahmen

- bei geringem und einseitigem Nasenbluten Patienten beruhigen und an einen Tisch setzen; ihn selbst bei aufgestütztem Ellenbogen die Nase 10 Minuten mit den Fingern zuhalten lassen
- Eiskrawatte in den Nacken
- bei Hypertonus Blutdrucksenkung mit Nifedipin (z. B. Adalat® 10 mg sublingual)
- vordere Nasentamponade: Oberflächenanästhesie, Abschwellen und Gefäßkonstriktion durch z. B. 1 ml Scandicain®-Lösung 2 % mit 1 ml Nasivin® 0,05 % in einem länglichen Wattebausch. Dann Einlage mehrerer mit antibiotischer Salbe bestrichener Mullstreifen (mit Pinzette unten einlegen, hoch nach oben drücken). Streifen mit einer Naht sichern, um ein Abrutschen in den Rachenraum zu verhindern!

- bei Versagen der vorderen Nasentamponade nach Oberflächenanästhesie Einlage einer hinteren Nasentamponade durch Einführen eines Nasentubus (nach Masing) oder eines Harnwegsballonkatheters in den Nasenrachen, der mit Luft oder Eiswasser geblockt (5 bis 10 ml) und so weit wieder zur Nase herausgezogen wird, bis der Ballon den Nasenrachenraum abdichtet. Anschließend wird eine vordere Tamponade beidseits durchgeführt.
- bei stärkerem Nasenbluten Patienten mit erhöhtem Kopf flach lagern und sicheren i.v. Zugang legen, ggf. Gabe eines kolloidalen Volumenersatzmittels (z. B. HAES®)
- Ätzungen oder Elektrokoagulation nur durch Facharzt wegen der Gefahr der Septumschädigung, keine blutstillende Watte
- Beide Nasenhaupthöhlen tamponieren. Patienten mit Nasentamponade müssen häufig stationär überwacht werden wegen der Gefahr der Tamponadendislokation und des Boluserstickens.
- Vorstellung beim Facharzt bei einer durch Fingerkompression nicht zum Stillstand zu bringenden Nasenblutung
- bei schweren Blutungen (Schocksymptomatik) Schocktherapie (s. *Schock, hypovolämischer) und Transport mit Arztbegleitung

Kinder

Nach Fremdkörpern sowie nach Zeichen einer Gerinnungsstörung (z. B. Petechien) fragen und suchen!

Geriatrische Aspekte

Ursache oft Rhinitis sicca und Arteriosklerose, deshalb nach Nasenbluten ständige Pflege der Nasenschleimhaut mit fettiger Salbe

- **Gefahren**
  - Blutaspiration insbesondere bei alkoholisierten oder neurologisch geschädigten Patienten
  - Schock

Ph. Dost/K. Jahnke

Nebennierenrindeninsuffizienz, akute

➤ *s. *Addison-Krise*

Nekrolyse, toxische, epidermale

➤ *s. *Lyell-Syndrom*

Nesselsucht, akute

➤ *s. *Urticaria, akute*

Neurodermitis constitutionalis

➤ *s. *Ekzema herpeticatum*

Neuroleptikatherapie, Bewegungsstörungen

➤ *s.u. *Frühdyskinesie*

Nierenkolik

- **Definition**

  Durch akute Obstruktion der harnableitenden Wege ausgelöste „krampfartige" peristaltische Kontraktionen der Nierenbecken- und Harnleitermuskulatur

  ✓ Ätiologie/Pathogenese; Nieren- oder Harnleiterstein, Koagel bei Tumorerkrankung, Koagulopathie oder unter Antikoagulationstherapie. (Papillennekrose bei Phenazetin-Nephropathie.) Kompression von außen: Tumor, selten Schwangerschaft

- **Symptomatik**
  - je nach Höhe des Abflusshindernisses: wellenförmig an- und abschwellende stärkste Schmerzen mit Ausstrahlung in den Kostovertebralwinkel, die Flanke oder den Unterbauch der betroffenen Seite
  - bei tiefsitzendem Hindernis: Schmerzausstrahlung in den Oberschenkel, die Labia majora, den Hoden der betroffenen Seite oder den Penis
  - Übelkeit, Erbrechen
  - Unruhe (keine Position bringt Linderung)

- **Anamnese**
  - meist unspezifisch
  - teilweise Steinerkrankung in der Vorgeschichte
  - Gicht oder Hyperurikämie anderer Ursache
  - evtl. Phenazetinabusus

- **DD**
  Je nach Seitenlokalisation und Schmerzausstrahlung:
  - akutes koronares Syndrom
  - Gallenkolik
  - Divertikulitis
  - Adnexitis
  - Hodentorsion
  - Epididymitis
  - (Schenkel-)Hernie
  - LWS-Syndrom

- **Sofortdiagnostik**
  - körperliche Untersuchung: Klopf- und Druckschmerz über dem Nierenlager, spärliche bis fehlende Darmperistaltik
  - Urin-Schnelltest: Erythrozyten und Leukozyten positiv

Sofortmaßnahmen

- venöser Zugang
- Sonographie zum Ausschluss eines sofort interventionsbedürftigen Harnstaus
- Schmerztherapie: 50 bis 100 mg Tramal® und 10 bis 20 mg Buscopan® langsam i.v., bei Beschwerderesistenz Wiederholung nach 10 bis 15 Minuten; bei weiterer Beschwerdepersistenz 1 Amp. Dipidolor® in 50 ml NaCl-Lösung als Kurzinfusion. Währenddessen kurzfristig Blutdruck-, Puls- und Atemkontrolle
- bei ausgeprägter Symptomatik Klinikeinweisung!

■ **Gefahren**

Zentral wirksame Analgetika wie Tramal® und Dipidolor® können Atemdepressionen auslösen, deshalb sind regelmäßige Kreislauf- und Atemkontrollen notwendig. Durch Blutdruckabfall kann es zu Übelkeit kommen.

■ **Kinder**

- seltenes Krankheitsbild bei Kindern
- Symptome wie beim Erwachsenen; gelegentlich nur Erbrechen, Appetitlosigkeit, Fieber
- Analgesie zunächst mit Spasmolytika (z. B. Buscopan®-Supp. für Sgl./Kleinkdr./Ki. oder Talvosilen®-Supp. für Ki.)
- sofortige Klinikeinweisung!

P. J. Goebell/H. Rübben

Nierentrauma

■ **Definition**

Quetschung oder Zerreißung von Nierengewebe durch spitze oder stumpfe Gewaltanwendung

- **Symptomatik**
  - teilweise völlig unspezifisch!
  - evtl. Flankenschmerzen
  - Zeichen des hypovolämischen Schocks: Blutdruckabfall, Tachykardie, Bewusstseinsverlust

  Wichtig: Ein Nierentrauma kann auch dann vorliegen, wenn äußere Verletzungszeichen fehlen!

- **Anamnese**

  in der Regel stumpfes Flankentrauma (z.B. Verkehrsunfall, Sportunfall, Schlägerei)

- **DD**

  Jede akute, traumatisch bedingte Blutung im Brust- oder Bauchraum

- **Sofortdiagnostik**
  - körperliche Untersuchung: Klopf- oder Druckschmerzen der Flanke, gespanntes Abdomen, evtl. Zunahme des Bauchumfanges, Zeichen äußerer Gewalteinwirkung, z.B. Prellmarken, Hautabschürfungen
  - Urin-Schnelltest: Erythrozyten positiv!
  - Schocksymptomatik: Blutdruckabfall, Tachykardie, evtl. Bewusstlosigkeit

Sofortmaßnahmen

- venöser Zugang, z.B. 500 ml Ringer-Lösung
- bei starken Schmerzen Analgetika (z.B. Tramal®, Dipidolor® [cave: Blutdruckabfall] o.ä.)
- bei Blutdruckabfall und Bewusstlosigkeit: Schocktherapie mit kolloidalen Volumenersatzmitteln, Lagerung etc., evtl. β-Sympathikomimetika (Dopamin, Akrinor®), evtl. Intubation und Beatmung (s. *Schock, hypovolämischer)
- Kliniktransport mit NAW zur stationären Abklärung

- **Kinder**
  - Nierentraumen kommen bei Kindern meist im Rahmen größerer Verletzungen vor (z. B. Verkehrsunfall, Sturz vom Klettergerüst).
  - Analgesie: Talvosilen®-Supp. für Ki. oder Buscopan®-Supp. für Sgl./Kleinkdr./Ki.; bei unzureichender Wirkung von Spasmolytika: Fortral® 0,5 mg/kg KG i.v. oder i.m. (*cave:* Atemdepression!)

- **Gefahren**

  Selbst bei banalem Trauma können sich schwerwiegende Komplikationen ergeben. Daher erfolgt auch bei stabiler Kreislaufsituation und fehlender äußerer Verletzung die stationäre Einweisung zur weiteren abklärenden Diagnostik.

P. J. Goebell/H. Rübben

Nierenversagen, akutes postrenales

(s. a. *Nierenversagen, akutes, *Anurie bei Kindern)

- **Definition**

  Urinproduktion < 100 ml/24 Stunden, ausgelöst durch eine Okklusion der ableitenden Harnwege

  ✓ Ätiologie/Pathogenese: Harnleiterkompression oder -ummauerung bei Tumor im kleinen Becken (z. B. Kollumkarzinom, Sigmakarzinom), bei Rest- oder Einzelniere: Harnleiterokklusion durch Stein oder Tumor; Harnsäureverstopfung des Hohlsystems, subvesikale Ursachen (s. akuter *Harnverhalt)

- **Symptomatik**
  - unspezifisch: Übelkeit, Erbrechen, Appetitlosigkeit, allgemeines Krankheitsgefühl
  - evtl. dumpfe Flankenschmerzen
  - später Unterschenkel- und Knöchelödeme, Bewusstseinsstörungen und Lungenödem

- **Anamnese**
  - meist unspezifisch, je nach Ursache des postrenalen Nierenversagens: Flankenschmerzen, Unterbauchschmerzen, Harndrang, Übelkeit, Erbrechen, Harnverhalt

- **DD**

  Alle prä- und intrarenalen Formen des akuten Nierenversagens (s. *Nierenversagen, akutes)

- **Sofortdiagnostik**

  körperliche Untersuchung:

  bei supravesikaler Ursache: Flankenklopf- und Druckschmerz, Harnblase nicht tastbar

  bei infravesikaler Ursache: uringefüllte Harnblase oberhalb des Schambeins bis weit ins Abdomen tastbar, Harndrang bei Palpation zunehmend

Sofortmaßnahmen

supravesikale Ursache:

- venöser Zugang, 20 mg Furosemid (z. B. Lasix®) i.v., 500 ml Ringer-Lösung langsam i.v.
- bei drohendem *Lungenödem 40 bis 80 mg Lasix® i.v., O_2 nasal, Oberkörper hoch lagern und weitere Lungenödemtherapie
- bei Ateminsuffizienz Sedierung, Intubation und Beatmung, Kliniktransport mit NAW

infravesikale Ursache:

- s. akuter *Harnverhalt

- **Kinder**

  ➤ *s. *Anurie bei Kindern*

P. J. Goebell/H. Rübben

Nierenversagen, akutes (ANV)

- **Definition**

  Rascher Abfall der glomerulären Filtrationsrate mit Retention der harnpflichtigen Substanzen mit oder ohne Reduktion der Diurese

  ✓ Ätiologie/Pathogenese; Die häufigsten Ursachen für ein ANV sind ein vermindertes effektives Blutvolumen und eine gestörte Autoregulation der renalen Gefäße, die zu einer prärenal bedingten Nierenfunktionsstörung und bei Progredienz zu einem akuten ischämischen Nierenversagen führen. Am zweithäufigsten sind im Krankenhaus toxische Ursachen und im ambulanten Bereich postrenale Ursachen mit intra- und extrarenaler Obstruktion. Außerdem akute Glomerulonephritis, rasch progrediente Glomerulonephritis, akute tubulointerstitielle Nephritis und ein Verschluss von Nierenarterien oder Nierenvenen

- **Symptomatik**
  - Es gibt keinen klinischen Befund, der für ein akutes Nierenversagen beweisend ist.
  - Begleitsymptomatik (Komplikationen): Herzrhythmusstörungen bei Hyperkaliämie, Atemnot, Fluid lung, Hypertonie als Folge einer Überwässerung, Infektanfälligkeit, Blutungsneigung, Perikarditis, Krampfanfälle, Somnolenz als Folge eines Hirnödems

- **Anamnese**

  s.o.

- **DD**

  Als Ursache des Leitsymptoms akutes Nierenversagen kommen die unter Ätiologie/Pathogenese aufgeführten Erkrankungen infrage.

- **Sofortdiagnostik**
  - körperliche Untersuchung
  - Urinuntersuchung: Ein Quotient aus Urin-Harnstoff-N-Konzentration (mg/dl) und Urin-Kreatinin-Konzentration (mg/dl) von über 15 spricht für ein prärenales akutes Nierenversagen und von unter 15 für ein ischämisch-toxisches akutes Nierenversagen.

Sofortmaßnahmen

- Beseitigung der auslösenden Ursachen, sofortige Einweisung in eine Klinik mit Dialysemöglichkeit zur weiteren Diagnostik und Therapie
- bei Hypovolämie Volumensubstitution mit 0,9%iger NaCl-Lösung, Kalium vermeiden
- bei Hyperkaliämie β_2-Sympathomimetika (z.B. Berotec® 0,2 mg/Hub, 2 bis 4 Hübe), Insulin- und Glukosezufuhr (20 I.E. Altinsulin in 200 ml 20%iger Glukoselösung über eine Stunde), Ionenaustauscherharze (z.B. Resonium® 2 × 30 g in 200 ml Wasser)
- bei nichtrespiratorischer Azidose Bikarbonat
- bei Überwässerung einschleichend Diuretikum (Furosemid)
- bei Anämie frühzeitige Bluttransfusion
- bei Infektion frühzeitige Antibiotikagabe, angepasst an die reduzierte Nierenfunktion
- bei ausgeprägter Hyperurikämie Rasburicase (einmalig 4,5 bis 7,5 mg i.v.)
- bei postrenalem Hindernis Anlage eines Katheters und Beseitigung der Obstruktion
- bei drohendem Nierenversagen Prophylaxe:
  - Erhalt eines adäquaten intravasalen Volumens, des Herzzeitvolumens und des Nierenperfusionsdrucks
  - Vermeiden einer Gewebshypoxämie
  - Ausgleich einer ausgeprägten Anämie
  - Vermeiden von nephrotoxischen Substanzen

- Medikamente wie Diuretika, Dopamin, Azetylzystein, Theophyllin, Prostaglandin E1 sowie eine prophylaktische Dialyse haben keinen einheitlich protektiven Effekt und sind potentiell schädlich.

A. Kribben

Notfall, hypertensiver

➤ *s. *hypertensiver Notfall*

Notfall, spinaler

➤ *s. *spinaler Notfall*

Notfall, zerebraler

➤ *s. *zerebraler Notfall*

Notfallkontrazeption, postkoitale

Definition

Nach ungeschütztem Koitus entweder durch Versagen des verwendeten Kontrazeptivums (z. B. Kondom) oder Koitus ohne Kontrazeptionsmaßnahmen kann durch hormonale oder mechanische postkoitale Maßnahmen eine Schwangerschaft verhütet werden.

Anwendungsbegrenzungen

Hormonal innerhalb von 72 Stunden nach ungeschütztem Koitus
Mechanisch bis zu fünf Tage nach ungeschütztem Koitus

Art der Anwendung

Hormonal: 2 Tabletten à 0,75 mg Levonorgestrel oder 1,5 mg Levonorgestrel
Mechanisch: Einlage eines Intrauterinpessars

A. E. Schindler

Obere Einflussstauung (Vena-cava-superior-Syndrom)

- **Definition**
  Thrombotische Verlegung der Vena cava superior

- **Symptomatik**
  - Schwellung des Kopfes
  - Schwellung der Arme
  - Schwellung der Augenlider
  - Halsvenenstauung
  - Dyspnoe
  - Schluckbeschwerden

- **Anamnese**
  - Tumorleiden
  - Z.n. Venenverweilkatheter
  - Trauma

- **DD**
  - Herzinsuffizienz
  - Niereninsuffizienz
  - Quincke-Ödem
  - allergische Reaktion

- **Sofortdiagnostik**
  Herz-Kreislauf-Parameter überprüfen

Sofortmaßnahmen

- Hochlagerung des Oberkörpers
- niedermolekulares Heparin
- Notfalleinweisung in ein Gefäßzentrum

K. Kröger/H. Jakob/S.-P. Sommer

Obstipation

Definition

Stuhlfrequenz < 3 Stühle pro Woche und/oder: beim Stuhlgang regelmäßige Notwendigkeit zum heftigen Pressen ohne Laxanzien

✓ Ätiologie/Pathogenese; *Akute* Obstipation: bei Ileus (akutes Abdomen) und Subileus; situativ bei Änderungen der Lebens- und Ernährungsgewohnheiten (Reisen, Krankenhausaufenthalt o.ä.). *Chronische* Obstipation: nicht-organisch bedingt (habituell, Colon irritabile) und organisch bedingt (z.B. Obstruktion)

Symptomatik

- verminderte Stuhlfrequenz (s.o.)
- Angaben des Patienten: Stuhlgang verzögert, erschwert bzw. anstrengend, ggf. Gefühl der unvollständigen Darmentleerung
- Einschätzung der Stuhlkonsistenz als zu hart, der Stuhlmenge als ungenügend

Anamnese

Gezielt zu erfragen sind:

- Beginn und Dauer der Obstipation
- *Merke:* Bei neu aufgetretener Obstipation stets an eine organische Ursache denken (s.u.)
- Besonderheiten im Verlauf: Gewichtsverlust, Leistungsknick, Blut im Stuhl, Änderungen der Lebens- und Ernährungsgewohnheiten
- Medikamentenanamnese (einschließlich Laxanzien!), Schwangerschaft, Reisen, besondere Belastungen

DD

- typisch für *habituelle Obstipation:* lange Anamnese, Bewegungsarmut, Ballaststoffmangel, ungünstige Eßgewohnheiten, ungenügendes Training des Defäkationsreflexes. Gleichzeitige Angaben von intermittierenden Bauchschmerzen, Meteorismus, Flatulenz, Völlegefühl sprechen für ein Colon irritabile.

- An eine *organische Ursache* (V.a. mechanische Obstruktion!) ist zu denken bei jeder neu aufgetretenen Obstipation, die mit Gewichtsverlust und/oder Leistungsknick, Anämie etc. einhergeht.
- Neben funktionellen und obstruierenden Ursachen kommen in Betracht: zahlreiche Medikamente, Toxine, Stoffwechselstörungen (z.B. Diabetes), endokrine Störungen, Schwangerschaft sowie myogene, neurogene und psychogene Störungen.

Sofortdiagnostik

- ausführliche Anamnese, insbesondere Frage nach Veränderung der Stuhlgewohnheiten in der letzten Zeit
- körperliche Untersuchung, vor allem Palpation des Abdomens (Resistenz), rektal-digitale Untersuchung (Tumor? Stenose?)
- bei neu aufgetretener Obstipation: Inspektion des Stuhls, Hämoccult®-Test (okkultes Blut?)

Sofortmaßnahmen

Jede neu aufgetretene Obstipation:

- eingehende Abklärung durch Gastroenterologen (Ausschluss einer organischen Ursache)

Nicht-organische Obstipation:

- Gespräch mit dem Patienten, Aufklärung über normales Stuhlverhalten
- Anleitung zum Training des Defäkationsreflexes (Bedeutung der Biorhythmik)
- diätetische Maßnahmen (zusätzliche pflanzliche Nahrung, frisches oder gedörrtes Obst, dunkles Brot, Weizenkleie). Wichtig: ausreichende Flüssigkeitszufuhr

- Absetzen der Laxanzien, ggf. Ersatz durch z. B. Mucofalk® in Kombination mit Lecicarbon®-Suppositorien, ggf. zusätzlich Lactulose (Bifiteral®, initial 3 × 10 ml/Tag zu den Mahlzeiten)
- Bei schwerer, therapierefraktärer Obstipation können initial Klysmen erforderlich werden.

Kinder

Bei länger bestehender Obstipation im Säuglings- und Kleinkindalter, insbesondere bei ausladendem Abdomen, muss auch an einen M. Hirschsprung gedacht werden (*cave:* toxisches Megakolon!).

Gefahren

- Übersehen einer organischen Ursache der Obstipation
- Bei Steigerung der Ballaststoffzufuhr ist auf eine ausreichende Flüssigkeitszufuhr zu achten, da sich sonst die Obstipation verstärken kann.

P. Layer/G. Gerken

Ödem

Definition

Interstitielle Flüssigkeitsansammlung entweder bei erhöhter Filtration in die Gewebe oder gestörtem venösen Abstrom oder Lymphabstrom, kein eigenständiges Krankheitsbild, sondern Symptom bei verschiedenen Krankheiten:

- systemische Ursachen: Rechtsherzinsuffizienz (chronisch), Niereninsuffizienz, Leberzirrhose, endokrine Störung, Hypalbuminämie, Medikamentennebenwirkung
- lokale Ursachen: primäres oder sekundäres Lymphödem, Phlebothrombose, chronische Veneninsuffizienz, Dependency-Syndrom (statisch bedingt), iatrogen durch schnürende Verbände

- **Symptomatik**
  subkutanes (epifasziales) Ödem
  – eindrückbare kutane Schwellung (akut)
  – derbe pastöse Schwellung (chronisch) (bei Lymphödem wären Zehen oder Finger involviert)
  subfasziales Ödem
  – prall gespannte Muskulatur

- **Anamnese**
  Abhängig von der zugrunde liegenden Krankheit, s.o.

- **Sofortdiagnostik**
  Klinische Untersuchung: Symmetrischer Befall der Extremitäten spricht für systemische Ursache, einseitiger Befall für lokale Ursache.

Sofortmaßnahmen
von der ursächlichen Störung abhängig

K. Kröger/H. Jakob/S.-P. Sommer

Ohrblutung

➤ *s. *Blutung aus dem Ohr*

Ohrschmerzen

- **Definition**
  Schmerzen der Ohrmuschel, des Gehörgangs, des Mittelohres oder im Bereich des Felsenbeines

- **Symptomatik**
  – schmerzhafte, scharf abgegrenzte Rötung der Ohrmuschel und Lymphknotenschwellung beim *Erysipel des Ohres*
  – dunkelrote Schwellung mit starken Schmerzen der Ohrmuschel unter Aussparung des Ohrläppchens bei *Perichondritis*

- Schmerz mit Verstärkung beim Kauen und Hörminderung bei *Otitis externa*
- drückender, oft pulsierender Schmerz mit Hörminderung, Fieber und Lymphknotenschwellung bei *Otitis media acuta*
- Otorrhoe bei Otitis media acuta oder chronica, fötide vor allem beim *Cholesteatom*
- äußerst schmerzhaft geschwollener Warzenfortsatz mit Rötung und abstehendem Ohr, Reduktion des Allgemeinbefindens und Fieber als Zeichen der *Mastoiditis* bei verschleppter Mittelohrentzündung
- Kopfschmerz, Nackensteife und Lichtscheu, ggf. Hirnnervenausfälle bei *otogener Meningitis*
- Schwindel bei *toxischer* oder *entzündlich-infektiöser Innenohrbeteiligung*
- ins Ohr ausstrahlende Schmerzen bei *Erkrankungen der Nasennebenhöhlen, des Pharynx, der Parotis und der Molaren*

Anamnese

- Ohrmuschelinfektionen nach oft minimalen Verletzungen
- Otitis externa nach Baden, Missbrauch von Wattestäbchen, Gehörgangsekzem
- Mittelohrentzündung häufiger bei Kindern mit Tubenbelüftungsstörungen durch Adenoide; Mundatmer, Schnarcher
- banaler Nasen-Rachen-Infekt
- Aero-Otitis nach Tauchgängen oder Flugreisen: Paukenbelüftungsstörungen bei Druckwechsel
- Entzündungen und Tumoren des Hypopharynx verursachen ins Ohr ausstrahlende Schmerzen.
- erschwerte Zahnung und Zahnwurzelentzündungen
- Parotiserkrankungen

DD

Es handelt sich um ein Leitsymptom. Ursächlich kommen die unter der Anamnese angeführten Erkrankungen in Frage. Daneben ist bei einseitiger Tubenbelüftungsstörung ein Nasopharynxmalignom auszuschließen.

Sofortdiagnostik

- s. Anamnese
- Palpation, Abtastung der regionalen Lymphknoten
- Ohrspiegelung
- Temperaturmessung
- evtl. grob-neurologische Untersuchung mit Prüfung eines Meningismus; Befunddokumentation

Sofortmaßnahmen

- V.a. Erysipel und Perichondritis: Alkohol-Umschläge, dann Klinikeinweisung
- V.a. Otitis externa: Analgetika, Weiterbehandlung durch HNO-Arzt
- V.a. Otitis media acuta: Tubenbelüftung durch abschwellende Maßnahmen verbessern (Nasentropfen, anschließend Kamilledampfinhalation), Valsalva-Manöver mehrfach täglich; bei Fieber Antibiotika (z.B. Ampicillin, Amoxicillin mit Clavulansäure). Überweisung zum HNO-Arzt zum Audiogramm
- bei Mastoiditis sofortige Klinikeinweisung zur Operation
- Aero-Otitis: abschwellende Maßnahmen wie bei Mittelohrentzündung. Tauchern und Flugreisenden als Prophylaxe Nasentropfen empfehlen
- V.a. Zoster oticus: Klinikeinweisung

Kinder

Gefahr der Mastoiditis

Gefahren

- Mittelohrentzündung birgt Gefahr der Ossikelzerstörung oder Trommelfelladhäsionen

- Otitis media und Mastoiditis können zu lebensgefährlichen endokraniellen Komplikationen führen.
- Schädigung des Ohrmuschelknorpels bei Perichondritis

Ph. Dost/K. Jahnke

Orientierungsstörung

➤ *s.u. *Verwirrtheit*

Ösophagusatresie

■ **Definition**

Embryonale fehlerhafte Separation von Trachea und Ösophagus. Einteilung in fünf Typen. 85% der Neugeborenen mit Ösophagusatresie haben einen blind endenden proximalen Ösophagus und einen in die Trachea fistelnden distalen Ösophagus.

■ **Symptomatik**

- Widerstand bei Routineösophagussondierung nach Geburt nach ca. 10 bis 12 cm (Fehlinterpretation bei Umschlagen der Sonde)
- spontanes (blasiges) Speicheln
- Regurgitation nach Trinkversuch (dieser ist bei Verdacht kontraindiziert)
- Dyspnoe, evtl. mit Zyanose, bedingt durch Speichel- oder Nahrungsaspiration oder Reflux von Magensaft über die Fistel in die Lunge
- geblähtes Abdomen (Luftingestion über die Fistel)
- Beginn der Symptomatik in den ersten Lebensstunden

■ **Anamnese**

Polyhydramnion (bei 7 bis 8% der Geburten mit Polyhydramnion liegt eine Ösophagusatresie vor)

- **DD**
  - Schluckstörungen
  - Kehlkopffehlbildungen
  - Duodenalstenose oder -atresie
- **Sofortdiagnostik**
  - Anamnese
  - Röntgen-Thorax mit liegender Magensonde

Sofortmaßnahmen

- Nahrungspause
- Bauchlage mit liegender Absaugsonde
- Oberkörperhochlagerung
- bei Verdacht sofortige Verlegung in eine kinderchirurgische Klinik (frühzeitige Operation notwendig)

P. Küster

Pankreatitis, akute

- **Definition**

  Eine meist durch Gallenwegserkrankungen oder chronischen Alkoholabusus verursachte Entzündung der Bauchspeicheldrüse

- **Symptomatik**
  - allmählich sich entwickelnder, innerhalb weniger Stunden sein Maximum erreichender, bohrender Schmerz im Epigastrium, oft links vom Nabel in die linke Schulter ziehend
  - gürtelförmige Schmerzen, die in den Rücken ausstrahlen
  - Schmerzen treten häufig postprandial oder nach exzessivem Alkoholgenuss auf
  - Übelkeit und Erbrechen
  - Meteorismus, evtl. fehlende Darmgeräusche, „Gummibauch“
  - Gitterzyanose an Stamm und Extremitäten
  - Schock mit Blutdruckabfall, Tachykardie, Blässe, Schweißausbruch
  - Symptomatik oft im Sinne eines *akuten Abdomens

- **Anamnese**

  Häufigste Ursache sind vorbestehende Gallenwegserkrankungen und chronischer Alkoholabusus.

- **DD**
  - Langwierige differentialdiagnostische Erwägungen sind vor Ort wenig sinnvoll.
  - Wichtig ist der Ausschluss eines akuten Infarktgeschehens bzw. einer akuten Blutung im Abdominalbereich.

- **Sofortdiagnostik**
  - Anamnese (s.o.), klinische Untersuchung mit Inspektion, Palpation, Auskultation (Rhythmusstörungen)

- Beurteilung von Atmung und Kreislauf
- evtl. Hb-Schnelltest (Ausschluss einer akuten Blutung)

Sofortmaßnahmen
- venöser Zugang
- Infusion, z. B. Vollelektrolytlösung
- Schocksymptomatik ohne Anzeichen kardiogener Ursachen: kolloidale Volumenersatzmittel (z. B. HAES) und Schocklagerung
- Schmerzbehandlung: z. B. Metamizol (1 Amp. Novalgin®) langsam i.v.
- Kliniktransport

Cave: Bei Verdacht auf Pankreatitis keine Morphin-Derivate als Schmerzmittel geben, da konstriktorische Wirkung auf den Sphincter Oddi

Kinder

Bei Kindern selten, ätiologisch bzw. anamnestisch Begleiterkrankung, vereinbar mit Mumps oder anderen Viruserkrankungen, evtl. posttraumatisch. Behandlungsrichtlinien wie bei Erwachsenen. Dosierung: Metamizol (z. B. Novalgin®) 15 mg/kg KG alle 4 bis 6 Stunden langsam i.v.

S. Farkas/U. Hoffmann (Päd.: U. Neudorf)

Paraphimose

Definition

Schwellung der Glans penis durch Kompression zu- und abführender Blutgefäße infolge Retraktion einer zu engen Vorhaut. Eine spontane Reposition ist nicht möglich.

Symptomatik

- starke Schmerzen, Schwellung und livide Verfärbung der Glans penis
- tastbarer Schnürring proximal des Sulcus coronarius

- **Anamnese**
  erschwertes Zurückstreifen der Vorhaut bei Phimose/relativer Phimose

- **DD**
  - akute Balanitis
  - akute Balano-Posthitis
  - traumatische Vorhautschwellung

- **Sofortdiagnostik**
  Körperliche Untersuchung: Die Palpation des Penis zeigt Schwellung und Druckschmerz der Glans penis sowie den Vorhautschnürring proximal des Sulcus coronarius.

Sofortmaßnahmen

- Regionalanästhesie:
  subkutane zirkuläre Infiltration des Penisschaftes mit 1%iger Lidocain-Lösung (10 bis 20 ml Xylocain® 1%), ausgehend von einer wurzelnahen Punktion am Dorsum penis
- manuelle Kompression der Glans penis und anschließende Reposition der Vorhaut
- wenn manuelle Reposition unmöglich: Inzision des Schnürrings über dem Dorsum penis (der Harnröhre gegenüberliegende Seite)
- Klinikeinweisung!

- **Kinder**
  Die Paraphimose ist bei Kindern häufig. Das Lokalanästhetikum ist dann entsprechend niedriger zu dosieren. Zusätzlich sollte sediert werden, z. B. mit Dormicum® 0,3 mg/kg KG.

P. J. Goebell/H. Rübben

Paraplegie

- **Definition**
  Vollständige Lähmung beider Beine mit ausgeprägten Sensibilitätsstörungen oder Ausfall der Sensibilität und Blasen- sowie Mastdarmstörung

- **Symptomatik**
  - schlaffe Plegie beider Beine und je nach Höhe der Läsion Plegie der Abdominal- oder Atemmuskulatur
  - sensibler Querschnitt für alle Qualitäten (Berührung, Vibration, Lagesinn, Schmerz und Temperatur)
  - Blasenstörung (initial Retention)
  - Darmstörung (initial Obstipation, dann Inkontinenz)

- **Anamnese**
  - Trauma
  - Einnahme von Marcumar® (Blutung)
  - maligne Raumforderung (Metastasen)
  - vorausgehender Infekt (Myelitis)

- **DD**
  - Trauma (Sturz, Unfall)
  - spinale Blutung (Marcumar®)
  - spinale Ischämie (selten, Schmerz- und Temperaturempfindung mehr betroffen als Oberflächensensibilität)
  - spinale Raumforderung (Tumor, Metastase)
  - bilateraler Insult der A. cerebri anterior (rascher Wechsel von niedrigem zu erhöhtem Muskeltonus, Babinski beidseits positiv, schwerstes Psychosyndrom)
  - Myelitis (Symptome entwickeln sich innerhalb von 1 bis 2 Tagen, Pleozytose im Liquor)
  - Guillain-Barré-Syndrom (rasch aufsteigende schlaffe Paresen mit kaum ausgeprägter Sensibilitätsstörung und intakter Blasen- und Darmfunktion)

- **Sofortdiagnostik**
  - Anamnese
  - neurologische Untersuchung mit genauer Befunddokumentation
  - Beurteilung von Atmung und Kreislauf
  - spinales MRT
  - Liquorpunktion

Sofortmaßnahmen

Allgemeine Maßnahmen:

- vorsichtige Bergung und Lagerung des Patienten (s.u. Lebensrettende Maßnahmen, S. 9, 47)
- venöser Zugang
- bei hochthorakaler Querschnittslähmung Stabilisierung der Atmungsfunktion, evtl. Intubation und Beatmung
- schonender Transport ins Krankenhaus

Spezielle Maßnahmen:

- Trauma: ultrahohe Kortisontherapie nach Rücksprache mit Unfallchirurgie bzw. Paraplegie-Zentrum
- bei V.a. Marcumar®-Blutung: PPSB (Prothrombin-Komplex), Dosierung nach Packungsbeilage; Transport in die nächstgelegene neurochirurgische Klinik
- V.a. spinale Raumforderung: s. *spinaler Notfall
- Guillain Barré Syndrom: s.o. allgemeine Maßnahmen, Transport in eine neurologische Klinik

- **Geriatrische Aspekte**

  Bei alten Menschen ist in erster Linie an eine spinale Raumforderung (Metastasen) zu denken.

- **Gefahren**

  Querschnitt bleibt permanent, wenn der Schädigungsmechanismus nicht innerhalb kürzester Zeit behoben werden kann.

H.-C. Diener

Parese, akute

Definition
Plötzliches Auftreten einer Lähmung

Symptomatik
- Schwäche
- Reflexabschwächung
- schlaffer Muskeltonus

Anamnese
- Risikofaktoren für Schlaganfall
- Hinweise für Druckläsion eines peripheren Nervs (Gips, Verband, Alkohol am Vorabend)
- bei Belastung zunehmende Symptomatik (z. B. Myasthenie)
- radikulärer Verteilungstyp (Bandscheibenvorfall)

DD
- feststellen, ob Lähmung peripher (Verteilungstyp) oder zentral (Hemiparese, Pyramidenbahnzeichen) oder spinal (Querschnitt motorisch und sensibel, Blasenstörung) ist
- diffuse Muskelschwäche bei Elektrolytstörung (Hypokaliämie, Hyperkalzämie)
- Kinder: Poliomyelitis, andere Virusinfekte

Sofortdiagnostik
Neurologische Untersuchung mit Dokumentation

Sofortmaßnahmen
- Krankenhauseinweisung (Neurologie)
- bei eindeutig peripherer Parese externen Druck entfernen (z. B. Gips spalten)

Kinder
An Migräne mit Aura denken (frühere Migräneanfälle)

- **Geriatrische Aspekte**
  Bei alten Menschen sind zentrale Paresen wahrscheinlicher.
- **Gefahren**
  ➤ *s. *Schlaganfall*

H.-C. Diener

Parkinsonkrise

➤ *s. *Akinetische Krise*

Penisfraktur

- **Definition**
  Ruptur der Tunica albuginea eines Corpus cavernosum
- **Symptomatik**
  - Schwellung, Druckschmerz und Hämatombildung über der Rupturstelle
  - evtl. Penisdeviation
- **Anamnese**
  Abknickung des erigierten Penis, z.B. beim Geschlechtsverkehr
- **DD**
  Schwellung/Hämatom aus anderer Ursache: z.B. nach Schlägerei, Masturbationsverletzung, infiziertem Atherom, Penisdeviation, Induratio penis plastica oder nach (Auto-)Injektion vasoaktiver Substanzen bei erektiler Dysfunktion mit arterieller Verletzung und Hämatom
- **Sofortdiagnostik**
  - Anamnese
  - körperliche Untersuchung (s.o.)

Sofortmaßnahmen
- bei Rupturverdacht der Tunica albuginea Anlage eines Corpus-cavernosum-Kompressionsverbandes
- Klinikeinweisung zur Kavernosographie und Defektübernähung

P. J. Goebell/H. Rübben

Peranale Blutung

Definition

Unterschieden werden:
- *Melaena* (Teerstuhl). Ursache: Blutung (> 50 ml) proximal der rechten Flexur
- *Blutbeimengung* (rötlich blutig durchsetzter Stuhl). Ursache: Blutungen im oberen oder unteren Intestinaltrakt
- *Blutauflagerung* (frisches Blut oder Koagel auf dem „normalen" Stuhl). Ursache: Blutungen im Bereich des Rektums oder Analkanals (z. B. Tumoren, Hämorrhoiden)
- *okkulte Blutung* (nachweisbar ab 1 bis 2 ml/Tag). Ursache: meist intermittierende Blutungen aus chronischen Läsionen (z. B. Tumoren, Polypen)

Symptomatik

- bei akutem Blutverlust von > 0,5 bis 1 l Kreislaufreaktion: hypovolämischer Schock mit Blutdruckabfall, Tachykardie, Blässe, Schweißausbruch, Verwirrung
- evtl. Schmerzen im Abdominal- oder Analbereich
- evtl. Diarrhoe
- evtl. Fieber

Anamnese

- Ulkusanamnese
- Medikamente (nichtsteroidale Antirheumatika!)

- Hämorrhoiden (schließt weiter proximal gelegene Blutungsquelle nicht aus!)
- Tumoren, Polypen, Divertikel
- hämorrhagische Diathese

DD

Wichtige Ursachen im *oberen* Gastrointestinaltrakt: Ulzera, Erosionen, Tumoren; im *unteren* Gastrointestinaltrakt: Polypen, Tumoren, Divertikel, Kolitis, Hämorrhoiden. Blutungen aus dem unteren Gastrointestinaltrakt sind meist chronisch und führen nur selten zu bedrohlichen Schockzuständen.

Sofortdiagnostik

- Anamnese
- Beurteilung der Kreislaufverhältnisse unter der Fragestellung: Schocksymptomatik?
- digitale rektale Untersuchung (tastbarer Tumor?), Palpation des Abdomens (Resistenz?)
- Inspektion des Blutstuhls
- okkulte Blutung: keine Notfallsituation, aber eingehende und systematische gastrointestinale Diagnostik unverzüglich erforderlich

Sofortmaßnahmen

- venöser Zugang, wenn möglich mit großkalibriger Kanüle; ggf. Blutgruppe bestimmen und Kreuzblut abnehmen
- Vollelektrolytlösung
- bei Schocksymptomatik Schocklagerung, kolloidale Volumenersatzmittel (z. B. HAES 10 %, Haemaccel 35) als Druckinfusion
- O_2-Maske
- bei massiver Blutung und/oder Schocksymptomatik notfallmäßiger Kliniktransport

- **Kinder**
  Blutvermengte Stühle häufig im Rahmen einer Gastroenteritis (v.a. bei Salmonellosen). Wichtig: Invagination, tritt v.a. im Säuglingsalter, aber auch später auf; bei 60% tritt „himbeergeleeartiger" blutiger Stuhl auf nach vorausgegangenen krampfartigen Bauchschmerzen, die während der blutigen Defäkation nicht mehr bestehen müssen (symptomfreies Intervall!). Bei Verdacht sofortige Einweisung in eine Kinderklinik!
  Die Blutung beim Meckel-Divertikel macht sich typischerweise durch schmerzlosen Abgang größerer Mengen dunkelroten Blutes bemerkbar.
  Dosierung: vgl. *Exsikkose bei Kindern

- **Gefahren**
  Jede manifeste gastrointestinale Blutung erfordert die stationäre Einweisung.

P. Layer/G. Gerken

Perikarderguss/Perikardtamponade

- **Definition**
  Seröser oder exsudativer Erguss der Perikardhöhle mit folgender hämodynamischer Kompromittierung bis zum rechtsventrikulären Rückwärtsversagen

- **Symptomatik**
  - Halsvenenstauung
  - Hypotonie
  - Tachykardie
  - Endorganversagen (Niere, Leber)
  - rasch progrediente Herzinsuffizienz

- **Anamnese**
  - zunehmende Dyspnoe
  - konsumierende Erkrankung, Infekt

– Z.n. thoraxchirurgischem Eingriff, Herzkatheter, Myokardinfarkt etc.
– Einnahme von Antikoagulanzien

- **DD**
  – Myokarditis
  – Klappenvitium
  – Myokardinfarkt

- **Sofortdiagnostik**
  – Blutdruckmessung
  – Inspektion der Halsvenenfüllung
  – Auskultation (evtl. Perikardreiben nachweisbar)
  – Pulsus paradoxus (RR erniedrigt um > 10 mmHg bei Inspiration)
  – Beck-Trias: leise Herztöne, erhöhter Venendruck, reduzierter arterieller Druck

Sofortmaßnahmen
- Lagerung
- Sauerstoffgabe
- Verlegung in kardiologisch-kardiochirurgisches Zentrum unter Arztbegleitung
- bei Einflussstauung mit Zusammenbruch der Hämodynamik sofortige Perikardpunktion erwägen

S.-P. Sommer/H. Jakob/H. Wieneke

Peri-/Myokarditis

- **Definition**
  Entzündung des Myokards mit oder ohne Beteilung des Perikards
  ✓ Ätiologie/Pathogenese; Virale Genese, Coxsackie-Viren, Adeno-Viren, ECHO-Viren u.a., bakterielle Genese, Diphtherie, Tuberkulose, Salmonellen u.a.,

kardiotoxische Genese, Alkohol, Katecholamine, Antrazykline u.a., autoimmunologische Genese, Kollagenosen, Sarkoidose u.a., Postmyokardinfarkt-Syndrom (Dressler-Syndrom)

- **Symptomatik**
  - Herzinsuffizienz
  - thorakale Beschwerden
  - Fieber
  - Herzrhythmusstörungen
- **Anamnese**
  - grippaler Infekt
  - Fieber
  - Leistungsknick
- **DD**
  - Myokardinfarkt
  - Lungenembolie
  - Pneumonie
- **Sofortdiagnostik**
  - körperliche Untersuchung
  - pulmonale RGs
  - abgeschwächte Herztöne (Perikarderguss)
  - Pulsus paradoxus (Abfall des systolischen Blutdrucks bei Inspiration um > 10 mmHg – Perikardtamponade)
  - Perikardreiben
  - 3. und 4. Herzton
  - periphere Ödeme
  - Halsvenenstauung
  - EKG, ST-Hebung in allen Ableitungen (Perimyokarditis), ST-Streckenveränderungen (Myokarditis)
  - periphere Niedervoltage (Perikarderguss)

Sofortmaßnahmen
- Monitorüberwachung (Herzrhythmusstörungen)
- venöser Zugang
- sofortige Krankenhauseinweisung

Kinder
Gleiche Behandlungsprinzipien wie bei Erwachsenen

Gefahren
- lebensbedrohliche Herzrhythmusstörungen
- akute kardiale Dekompensation, kardiogener Schock

H. Wieneke

Peritonsillarabszess

➤ *s. *Tonsillitis/Peritonsillarabszess*

Peroneuslähmung

Definition
Schädigung des N. peroneus im peripheren Verlauf

Symptomatik
Lähmung der Fuß- und Zehenheber mit oder ohne Sensibilitätsstörungen (Spatium interosseum I oder lateraler Fußrand)

Anamnese
- Druckschädigung durch Gips, Verband, Kompressionsstrumpf, Berufskleidung (Knieschützer), intraoperativ (Lagerung)
- Sitzhaltung mit übereinandergeschlagenen Beinen
- Schlafen in alkoholisiertem Zustand
- selten direkt traumatisch (proximale Unterschenkelfraktur)

- **DD**
  - Wurzelläsion L5 (radikuläre Schmerzen, Lumbago)
  - Beinplexusläsion (neurologische Ausfälle gehen über das Versorgungsgebiet des N. peronaeus hinaus)
  - Ausschluss eines Kompartment-Syndroms
- **Sofortdiagnostik**
  - neurologische Untersuchung mit Befunddokumentation
  - evtl. Elektromyographie zur Abgrenzung zum L5-Syndrom

Sofortmaßnahmen
- Druckentlastung (Verband oder Gips entfernen)
- optimale Lagerung

- **Merke**
  Überweisung zum Neurologen zur Klärung einer evtl. operativen Revision. Peronäusdruckläsionen haben eine gute Prognose, wenn der externe Druck rasch beseitigt wird.
- **Gefahren**
  Entwicklung eines Kompartment-Syndroms im Tibiabereich, dann sofortiger operativer Eingriff mit Faszienspaltung

H.-C. Diener/O. Kastrup

Phlegmasia coerulea dolens

- **Definition**
  Akute Thrombose aller eine Extremität entsorgenden Venen mit extremer Steigerung des Gewebedrucks und dadurch verursachter arterieller Perfusionsstörung der Gewebe

- **Symptomatik**
  - extrem geschwollene, schmerzhafte Extremität mit akraler aufsteigender Blauschwarzverfärbung der Haut
  - Fehlen der distalen Pulse
  - extreme Schmerzhaftigkeit
- **Anamnese**
  - perakuter Beginn
  - manchmal vorhergehende Beinschwellung
  - aktive Tumorerkrankung
- **DD**
  arterielle Perfusionsstörung
- **Sofortdiagnostik**
  - Aspekt
  - Pulsstatus
  - Puls und Blutdruck

Sofortmaßnahmen
- Analgesie (Opioide)
- Volumengabe über großkalibrige Zugänge
- niedermolekulares Heparin s.c.
- Noteinweisung mit Arztbegleitung in eine gefäßmedizinische Fachabteilung

K. Kröger/H. Jakob/S.-P. Sommer

Phlegmone

- **Definition**
  Eitrige Entzündung der Haut, Subkutis oder des Bindegewebes, die sich diffus infiltrierend ausbreitet
  ✓ Pathogenese: Bagatellläsionen dienen als Eintrittspforte für Streptokokken, Pseudomonaden oder Clostridien.

- **Symptomatik**
  - Überwärmung, Rötung, teigige oder harte Infiltration
  - Fieber
  - evtl. Lymphangitis
  - ausgeprägtes Krankheitsgefühl
- **Sofortdiagnostik**
  Anamnese und Lokalbefund
- **DD**
  - Erytheme
  - sympathische Reflexdystrophie

Sofortmaßnahmen
- Ruhigstellen der betroffenen Extremität
- Cephalosporine der Gruppe 1 oder 2 oder Clindamycin
- Penicillin G hochdosiert (2 bis 20 Mio. IE./Tag i.v.) bei Erysipel
- Einweisung in eine chirurgische Klinik zu Inzision und Debridement; keine chirurgische Therapie bei Erysipel

- **Gefahren**
  Lokalanästhesie zur Inzision ist kontraindiziert, da es zur Ausbreitung des Infekts in benachbartes Gewebe kommen kann, deshalb Inzision in Narkose, nur so ist ausreichende Drainage des Gewebes zu erreichen.

S. Farkas/I. Möller

Placenta praevia

- **Definition**
  Lokalisation der Plazenta im unteren Uterinsegment mit randständiger, teilweiser oder vollständiger Überdeckung des inneren Muttermundes

Symptomatik
- gesicherte Gravidität in der 2. Schwangerschaftshälfte
- schmerzlose Blutung häufig im 3. Trimenon
- wehenloser Uterus

Anamnese
- bislang ungestörte Schwangerschaft
- ggf. bereits vorher aufgetretene vaginale Blutungen
- häufiger Mehr- und Vielgebärende
- häufiger Mehrlingsschwangerschaften
- häufiger nach Operationen am Uterus, z.B. Sectio caesarea, Myomenukleation, Curettagen

DD
- Abruptio placentae (vorzeitige Plazentalösung)
- Randsinusblutung
- Ektopieblutung, Zervixpolyp, Zervixkarzinom

Sofortdiagnostik
- Beurteilung der Kreislaufparameter
- überperiodenstarke vaginale Blutung
- fehlende Schmerzen
- fehlende bzw. nur leichte Wehentätigkeit
- *cave:* keine vaginale Untersuchung!
- Zustandsdiagnostik des Fetus, soweit möglich

Sofortmaßnahmen
- venöser Zugang mit Volumensubstitution
- ggf. intravenöse Tokolyse mit Fenoterol (Partusisten intrapartal®)
- Herstellung: 1 ml Partusisten intrapartal® (25 µg Fenoterol) und 4 ml 5%ige Glukoselösung. Die so vorbereitete Lösung wird langsam über 2 bis 3 Minuten i.v. injiziert.

- Wirkungsdauer: 5 bis 10 Minuten, kann nach dieser Zeit wiederholt werden
- schnellstmöglicher Transport zur stationären Aufnahme in nächstgelegene geeignete geburtshilfliche Klinik (wenn möglich Perinatalzentrum)

M. Schmidt/R. Kimmig

Plazentalösung, vorzeitige

- **Definition**
  - teilweise oder vollständige Ablösung der normal sitzenden Plazenta von ihrer Haftfläche
  - Blutung nach retroplazentar und/oder vaginal

- **Symptomatik**
  - gesicherte Schwangerschaft
  - variable Symptomatik:
    - heftiger, plötzlich auftretender, häufig stichartiger Schmerz im Unterleib
    - ggf. schleichende Entwicklung eines Unterbauch-Dauerschmerzes
    - vaginale Blutung (*cave:* kann in 20 bis 30% der Fälle auch fehlen, falls Einblutung retroplazentar)
    - brettharter Uterus („Holzuterus")
    - Schocksymptomatik
    - evtl. Verbrauchskoagulopathie

- **Anamnese**
  - bislang unauffällige Schwangerschaft
  - häufiger bei Präeklampsie
  - mechanische Ursachen, z.B. Trauma

- **DD**
  - Placenta-praevia-Blutung
  - Insertio velamentosa

- akutes Abdomen anderer Genese
- Randsinusblutung

- **Sofortdiagnostik**
  - klinische Untersuchung mit Überprüfung der Herz-Kreislauf-Parameter
  - palpatorisch fester, schmerzhafter Uterus
  - vaginale Blutung (nicht obligat)
  - keine vaginale Untersuchung
  - ggf. sonographische Darstellung eines retroplazentaren Hämatoms
  - Zustandsdiagnostik des Fetus, soweit möglich

Sofortmaßnahmen
- Anlage großvolumiger peripherer Zugänge
- Volumensubstitution (s. *Schock, hypovolämischer)
- schnellstmöglicher Transport in nächstgelegene geeignete Klinik (möglichst Perinatalzentrum) mit tel. Ankündigung, um Sektiobereitschaft herstellen zu können (akute Lebensgefahr für das Kind)

M. Schmidt/R. Kimmig

Pleuritis

- **Definition**

  Entzündung der Pleura primär oder als Folge einer Grunderkrankung (akute, zumeist eitrige Bronchitis, Bronchiektasen, Pneumonie, Aspiration, Lungenabszess, Lungenembolie/-infarkt, Lungentuberkulose, epidemische Pleurodynie) ohne (fibrinös, trocken) oder mit (exsudativ) Erguss

- **Symptomatik**
  - akut einsetzender atemabhängiger Schmerz bei trockener Pleuritis

- mit Ausbildung eines Ergusses nimmt der Schmerz ab
- Atemnot bei ausgedehntem Erguss
- Fieber (kann fehlen)

Anamnese

Entweder leer oder Hinweise auf o.g. Grunderkrankungen

DD

- Herpes zoster
- Status asthmaticus
- Pneumonie
- Pneumothorax
- Thoraxtrauma
- Lungenembolie
- Bronchialkarzinom
- Pleuritis carcinomatosa
- Pleuramesotheliom
- Rippenfraktur
- Aneurysma dissecans
- Ösophagusruptur, -spasmen
- Ösophagitis und gastroösophageale Refluxkrankheit
- subphrenischer Abszess
- Leberabszess
- Milzinfarkt
- akute Pankreatitis
- Myokardinfarkt
- Aortenaneurysma
- Cholezystitis
- Cholangitis
- Interkostalneuralgie und funktionelle Syndrome
- Roemheld-Syndrom

Sofortdiagnostik

- klinische Untersuchung mit Inspektion, Perkussion und Auskultation
- Werden Schmerzen angegeben, muss im Falle einer Pleuritis sicca Pleurareiben fühl- oder auskultierbar sein.

– bei ausgedehntem Erguss dagegen Dämpfung, abgeschwächtes Atemgeräusch und abgeschwächter Stimmfremitus

Sofortmaßnahmen

- Analgetika-Gabe (z.B. Paracetamol 1000 mg p.o. oder 1 Amp. Buprenorphin, z.B. Temgesic®, langsam i.v.)
- bei Zyanose O_2-Sonde und 2 bis 4 l/Minute nasal applizieren
- bei starker Atemnot durch Erguss: sofortige Pleurapunktion (z.B. mit Pleurocath®, der bis zur Anfertigung einer Röntgenthoraxübersichtsaufnahme liegen bleibt. Initial zirka 1 l Ergussflüssigkeit ablassen, raschen Kliniktransport veranlassen

Kinder

Die Pleuritis tritt bei Kindern meist sekundär auf. Typische Ursachen für eine Pleuritis bei Kindern sind:

- Pneumonie
- virale Infektionen
- Tuberkulose
- Tumor (Pleuritis carcinomatosa)

Lokalisation des Schmerzes bei Pleuritis sicca häufig in den Oberbauch der betroffenen Seite, so dass sich die Differentialdiagnose z.B. zur Appendizitis und zum seltenen subphrenischen Abszess ergibt. Behandlungsrichtlinien wie beim Erwachsenen

Gefahren

Bei Vorschädigung der Lunge, Seropneumothorax oder ausgedehnter kontralateraler Pleuraschwarte kann die Gasaustauschfläche gefährlich reduziert sein. Dann ist die sofortige Entlastung durch Anlage einer Pleuradrainage dringend angezeigt.

H. Teschler

Pneumonie

➤ *s.a. *Pneumonie bei Kindern*

■ Definition

Akute, zumeist mikrobielle Entzündung des Lungenparenchyms

✓ Ätiologie/Pathogenese; Zu Hause (ambulant) erworbene Pneumonien (CAP – englisch: community-acquired pneumonia): entweder primär, hier meist durch S. pneumoniae, gefolgt von M. pneumoniae, H. influenzae sowie C. pneumoniae, ferner Mycoplasma pneumoniae und seltener Legionella pneumophilia. Außerdem sekundäre bakterielle Pneumonie im Gefolge einer Virusgrippe. Bei einem Teil dieser Patienten liegt eine polymikrobielle Infektion (z.B. Influenzavirus plus S. aureus) vor. Im Krankenhaus akquirierte (nosokomiale) Pneumonie: selten primär (s.o.), meist sekundär bei antibiotischer Vorbehandlung und bei Risikopatienten (HIV, Leukämie, Diabetes mellitus, Herzinsuffizienz, COPD, Krebs, zytostatische Therapie, Alkoholismus, Transplantation, Intensivstation, Beatmung etc.). Hier meist gramnegative Keime und Opportunisten

■ Symptomatik

- Fieber, Schüttelfrost (Streptococcus pneumoniae)
- Husten (anfangs unproduktiv)
- Auswurf (anfangs gering, bei Abszedierung ab und an eitrig)
- Dyspnoe, Tachypnoe
- Thoraxschmerz, Schonatmung (Begleitpleuritis)

■ Anamnese

- Beginn (akut bei bakterieller Pneumonie, langsam bei viraler Pneumonie)
- Fieber und Schüttelfrost (meist bakteriell)
- Atemnot und Tachypnoe (selten bei viraler Pneumonie)

- Auswurf: meist purulent, reichlich je nach Grunderkrankung (z.B. zystische Fibrose, Bronchiektasen) und bei Abszedierung (Anaerobier), mukulent und spärlich bei viraler Pneumonie

- **DD**
  - akute Tracheobronchitis ohne Pneumonie (Auskultation)
  - Pleuraempyem (perkutorisch Dämpfung; keine Bronchialatmung, sondern abgeschwächtes Atemgeräusch)
  - zentraler Tumor mit poststenotischer Entzündung (Verlauf)
  - Lungenembolie (meist kein Fieber, bei ausgedehnter Embolie starke Atemnot, Tachykardie, Tachypnoe, Kreislaufschock)
  - Lungentuberkulose (im Verlauf meist chronisch, undramatisch)
  - Intoxikation beispielsweise durch ätzende Gase (Umfeld- und Expositionsanamnese)

- **Sofortdiagnostik**
  - Anamnese (s. o.)
  - klinische Untersuchung mit Inspektion, Auskultation, Perkussion
  - Messung der Atemfrequenz (> 30/Minute)
  - Bestimmung des Blutdrucks (diastolisch < 60 mmHg oder systolisch < 90 mmHg)
  - Bewusstseinstrübung
  - Temperaturmessung (> 38,5 °C, Schüttelfrost)

Bei ambulant erworbener Pneumonie gilt der CRB-65-Score (s. Tab.) als guter Indikator für die Schwere der Lungenentzündung und damit das verbundene Sterblichkeitsrisiko. Für die Berechnung dieses Risikoscores werden klinische Befunde des Patienten erhoben. Für jeden Parameter wird ein Punktwert (0 oder 1) vergeben, sodass zwischen 0 und 4 Punkte erreicht werden können. Hohes Risiko liegt bei 3 bis 4 Punkten vor.

Tabelle 1 CRB-65-Score

C	Confusion/Desorientierung bei Aufnahme	1 Punkt
R	Respiratory Rate/Atemfrequenz bei Aufnahme ≥ 30/Minute	1 Punkt
B	Blood Pressure/Blutdruck < 90 mmHg systolisch/ ≤ 60 mmHg diastolisch	1 Punkt
65	Alter ≥ 65	1 Punkt

Entscheidend für die Intensität der Akutmaßnahmen ist der klinische Aspekt (Bewusstseinstrübung, Exsikkose, Hypotonie, Schüttelfrost, Zyanose, Tachypnoe, Nasenflügeln, Herpes labialis).

Sofortmaßnahmen

- O_2-Zufuhr per Nasensonde (1 bis 4 l/Minute) oder Venturi-Maske bei Dyspnoe, Zyanose oder Verdacht auf Aspiration oder Intoxikation mit Gasen
- intravenöser Zugang
- Antitussiva bei quälendem, nicht produktivem Husten (s. o.)
- Bettruhe, gleichzeitig Thromboseprophylaxe
- Antipyrese beispielsweise mit Metamizol/Novaminsulfon (Fiebersenkung nur, wenn unbedingt erforderlich, z. B. schwere Tachykardie, Präschock, Herzinsuffizienzzeichen)
- bei bedrohlichem Zustand Antibiotika, und zwar bei ambulant erworbener primärer Pneumonie Piperacillin + Sulbactam oder Tazobactam (3 × 4,5 g i.v./Tag), Breitspektrum-Cephalosporine wie Cefotaxim (3 × 2 g/Tag), Ceftriaxon (1 × 2 g/Tag) und Ceftazidim oder Fluorchinolone wie Ciprofloxa-

- cin, Levofloxacin (2 × 500 mg i.v./Tag) oder Moxifloxacin (1 × 400 mg i.v.). Die einzigen Antibiotika, die das gesamte bakterielle Spektrum der Erreger einer ambulant erworbenen Pneumonie ohne Pseudomonasrisiko erfassen, sind die pneumokokkenaktiven Fluorchinolone. Levofloxazin und Moxifloxacin sind in parenteraler Form verfügbar. Wenn immer möglich, Blutkultur vor erster Antibiotikagabe
- symptomatische Therapie der begleitenden Symptome (Flüssigkeit, Volumensubstitution, Kreislaufstützung, antiobstruktive Therapie, Sekretolytica, Thromboseprophylaxe), ggf. Schockbehandlung und Beatmung (invasiv oder nichtinvasiv je nach klinischer Situation, Ausrüstung und persönlicher Erfahrung)

Gefahren

- respiratorische Insuffizienz (nicht-invasive Beatmung oder Intubation)
- tiefe Beinvenenthrombose und Lungenembolie bei Bettlägerigkeit (Antikoagulation)
- Lungenabszedierung (Anaerobier, Klebsiellen, Staphylokokken)
- parapneumonischer Erguss (Punktion je nach Ausdehnung)
- Pleuraempyem (Punktion, evtl. Drainage)
- Nierenversagen (Harnblasenkatheter, Bilanzierung)
- Sepsis, Kreislaufschock (Schockbehandlung)

H. Teschler

Pneumonie bei Kindern

- **Definition**
  Entzündungen und Konsolidierung des Lungenparenchyms durch infektiöse Mikroorganismen mit Neuauftreten oder Zunahme einer Infiltration im Röntgenthorax. Die Einteilung erfolgt nach Ätiologie (Viren, Bakterien, atypische Erreger), Morphologie (Lobär-, interstitielle, Broncho-, atypische Pneumonie), klinischem Erscheinungsbild und Alter des Kindes.

- **Symptomatik**
  - Husten, trocken oder mit Auswurf
  - Fieber, Tachypnoe, inter- und subkostale Einziehungen bei Säuglingen und Kleinkindern
  - reduzierter Allgemeinzustand, Nahrungsverweigerung bei Säuglingen und Kleinkindern
  - atemabhängige Schmerzen, u.U. heftige Bauchschmerzen (DD Apendizitis) bei basaler Pneumonie und bei jungen Kindern
  - verminderte Atemexkursionen, feuchte Rasselgeräusche, gedämpfter Klopfschall (Lobärpneumonie), endinspiratorisches Knistern (interstitielle Pneumonie), oft aber auch unauffälliger Auskultationsbefund

- **Anamnese**
  Meist kurze Anamnese, Symptomatik oft im Anschluss an einen (viralen) Infekt der oberen Atemwege

- **DD**
  Die o.g. klinische Symptomatik führt i.d.R. zu einer Verdachtsdiagnose. Per definitionem kann aber die Diagnose einer Pneumonie nur anhand des radiologischen Befundes gestellt werden (ggf. kann ein Infiltrat auch sonographisch dargestellt werden). Ein normales Röntgenbild des Thorax schließt eine Pneumonie aus, DD sind dann:

- Tracheitis
- Bronchitis
- Infekt-Asthma

- **Sofortdiagnostik**
  - klinische Untersuchung mit Inspektion
  - Auskultation
  - Perkussion
  - Fieber messen

Sofortmaßnahmen

- bei begründetem Verdacht: Röntgen des Thorax, Differential-Blutbild und CRP veranlassen
- bei reduziertem AZ, Dyspnoe, Nahrungsverweigerung und in jedem Zweifelsfall, bei dem o.g. Diagnostik nicht zur Verfügung steht, Einweisung in eine Kinderklinik
- Säuglinge müssen immer in einer Kinderklinik behandelt werden.
- Ambulante Behandlung möglich bei Kindern mit gering reduziertem AZ, Kindern, die die Medikamente einnehmen (ggf. ausprobieren), zeitnaher ärztlicher Kontrolle, ausreichender Pflege und zuverlässigen Eltern.
- Antibiotika (Behandlungsdauer 7 bis 10 Tage)
  Kleinkinder (häufige bakterielle Erreger sind Streptokokken, Pneumokokken, H. influenza, M. catharralis):
  - Cephalosporine der 2. Generation (Cephaclor, z.B. Panoral® 30 bis 50 mg/kg in 3 Einzeldosen)
  - Amoxicillin/Clavulansäure (Augmentan® 50 mg/kg, bezogen auf Amoxicillin in 3 Einzeldosen)

  Schulkinder (Pneumokokken, aber häufig auch Mykoplasmen):

- Makrolide (Erythromycin 30 bis 50 mg/kg in 3 Einzeldosen, Clarithromycin 20 mg/kg in 2 Einzeldosen)

- **Gefahren**
  - verspätete Diagnostik und Therapie, insbesondere bei Säuglingen und Kleinkindern
  - inadäquate antibiotische Therapie (ungeeignetes Präparat, zu geringe Dosierung, zu kurze Behandlungszeit)
  - foudroyante Verläufe bei abszedierender Staphylokokkenpneumonie

U. Mellies

Pneumothorax/ Spannungspneumothorax

- **Definition**

  Eindringen von Luft in den Pleuraraum mit partiellem oder totalem Lungenkollaps ohne (Pneumothorax) oder mit Ventilmechanismus (Spannungspneumothorax)

  ✓ Ätiologie: Verletzungen der Pleura parietalis von außen durch perforierendes Trauma oder Punktion, Verletzung der Pleura viszeralis durch Rippenfrakturen, Lungenlazerationen, Platzen von Emphysemblasen (auch spontan)

- **Symptomatik**

  Pneumothorax
  - Die Symptomatik des unkomplizierten Pneumothorax ist oft blande.
  - Ziehender, aber kein erheblicher Schmerz der betroffenen Seite.
  - Häufig Husten, aber keine stärkere Atemnot – Zufallsbefund.

- beim komplizierten Pneumothorax besteht meist ein stechender Schmerz der betroffenen Seite, ggf. atemabhängig
- oft Atemnot, ggf. Zyanose
- ggf. verringerte Thoraxerkursion der betroffenen Seite
- evtl. paradoxe Atmung bei instabilem Thorax aufgrund von Rippenserien-Stückfrakturen
- evtl. Hautemphysem, Pneumomediastinum

Spannungspneumothorax
- zunehmende Symptomatik, massive Dyspnoe, ggf. Zeichen einer oberen Einflussstauung aufgrund der spannungsbedingten Verlagerung von Herz und zentralen Gefäßen
- Schocksymptomatik
- Unter Überdruckbeatmung kann die Symptomatik bei höhergradigem Ventilmechanismus sehr schnell zunehmen.

Anamnese
- Unfallgeschehen
- Stich- oder Schussverletzung
- Zustand nach Eingriffen am Hals oder Thorax (Bronchoskopie, Punktionsversuch zentraler Venen o.Ä.)
- chronische Lungenparenchymerkrankungen (Lungenemphysem/Asthma bronchiale)

DD
- akutes koronares Syndrom, Pneumonie, Lungenembolie, evtl. Interkostalneuralgie und perforierendes Ulcus ventriculi, Pleuritis
- nach Unfällen mit Thoraxverletzungen ist der Pneumothorax/Spannungspneumothorax eine der häufigsten Komplikationen auf dem Rettungstransport; *cave:* kurzfristige Verschlechterung der Beatmungs- und Kreislaufverhältnisse während des Rettungstransports

- **Sofortdiagnostik**
  - Anamnese
  - klinische Untersuchung, Auskultation und Perkussion des Thorax: aufgehobener Stimmfremitus, aufgehobenes oder stark abgeschwächtes Atemgeräusch der betroffenen Seite, hypersonorer Klopfschall
  - Beurteilung der Kreislaufverhältnisse
  - Palpation eines Hautemphysems an der betroffenen Seite, evtl. auch kollar

Sofortmaßnahmen

- Oberkörperhochlagerung, bei notwendiger Seitenlagerung auf die verletzte Seite
- O_2-Gabe, venöser Zugang
- bei sichtbarer perforierender Verletzung nur steriles Abdecken, Cave: keine Abdichtung (den perforierenden Fremdkörper belassen)
- Schmerzbehandlung: als Bolus, ggf. titrieren
  - Piritramid (Dipidolor®) 5 bis 10 mg i.v.
  - oder Ketamin (Ketanest®) 20 bis 40 mg i.v.
  - oder S(+)Ketamin 10 bis 20 mg i.v.
- Kliniktransport mit Arztbegleitung
- Spannungspneumothorax: schnellstmögliche Thoraxpunktion n. Monaldi im 2. bzw. 3. ICR medioklavikulär mit großlumiger Metallkanüle, bis deutlich hörbar Luft entweicht, Kanüle belassen (kann sich verstopfen oder anlegen), besser Bülau-Drainage (4. ICR Axillarlinie)

- **Kinder**

  Behandlungsrichtlinien wie bei Erwachsenen. Dosierung: Tramadol (z.B. Tramal®) 1 mg/kg KG alle 4 bis 6 Stunden p.o., i.v. Piritramid (z.B. Dipidolor®) 0,05 bis 0,1 mg/kg KG i.v. alle 6 Stunden bei starken Schmerzen

S. Farkas/R. Ehrenberg (Päd.: U. Neudorf)

Polytrauma

Definition

Gleichzeitig entstandene Verletzungen verschiedener Körperregionen oder Organsysteme, wobei eine oder mehrere Verletzungen für sich oder in ihrer Kombination lebensbedrohend sind.

Symptomatik

- Im Vordergrund steht immer die Einschränkung vitaler Funktionen, v.a. Schocksymptomatik, Bewusstlosigkeit und insuffiziente Atmung.
- *cave:* Ablenkung durch optisch dramatische, vital nicht relevante Verletzungen (offene Frakturen, Augenverletzungen, Gesichtsverletzungen, neurologische Störungen etc.)

Sofortdiagnostik

- Die Sofortdiagnostik ist ausgerichtet auf möglichst schnelles Erfassen der Gesamtverletzungsschwere und Erkennen von unmittelbaren Einschränkungen vitaler Funktionen.
- Es empfehlen sich Algorithmen und Checklisten für ein standardisiertes und problemorientiertes Vorgehen.
- Beurteilung der Bewusstseinslage mit der Glasgow Coma Scale (Dokumentation)
- Verlegung/Verletzung der oberen Atemwege einschließlich Thoraxwand (Intubation)
- Schock/Kreislaufstillstand (ABCD-Maßnahmen)
- offene Blutungen (Druckverband/Schienung)
- Nach Beurteilung der vitalen Funktionen erfolgt die systematische weitere Diagnostik (kranio-kaudaler-Check).
- Auskultation: Aspiration, Pneumothorax
- äußere Verletzungen: Frakturen, Luxationen, Schäden an Sinnesorganen

– obligate Untersuchungen: aktive Bewegung aller Extremitäten, Thoraxbewegungen, Hämoptoe, Hautemphysem, Beckenkompressionsschmerz, abdominaler Druckschmerz oder Abwehrspannung, periphere Pulse, Blutung aus Urethra oder Rektum

Sofortmaßnahmen

- Alle Maßnahmen sind so lange auf eine vitale Bedrohung ausgerichtet, bis dieser Verdacht definitiv ausgeschlossen ist.
- Atemwege freimachen, großzügige frühzeitige Indikationsstellung zur Intubation (grundsätzlich bei Schocksymptomatik) bei Schädelhirntrauma (Bewusstlosigkeit) und bei Verletzungen der oberen Atemwege (instabiler Thorax, offene Thoraxverletzung, Aspiration/Blutung, paradoxe Atmung, GCS < 7)
- unbedingt Alarmierung der Notarztrettungssysteme
- Lagerung: grundsätzlich Flachlagerung bei V.a. Wirbelsäulenverletzung ohne Schocksymptomatik, keine Drehbewegungen gegen die Körperachse, immer HWS-Immobilisation
- Stiff-Neck
- mehrere großlumige venöse Zugänge (mind. 2 × 13G)
- Volumenersatz, mind. 1000 bis 2000 ml, evtl. unter Druck. Der Erfolg einer Volumentherapie kann durch ein Anheben des peripheren Blutdrucks kontrolliert werden (syst. > 100 mmHg).
- O_2-Gabe 10 bis 12 l/Minute, ggf. Intubation (SpO_2 > 90 %)
- systematische Stillung aller (äußeren) Blutungen (s. *Blutungen, verletzungsbedingte)
- *Merke:* Die adäquate Schienung einer stammnahen Fraktur ist eine suffiziente Blutstillung!

- Schmerzbehandlung: als Bolus, ggf. titrieren (Schockbekämpfung)
  - Piritramid (Dipidolor®) 5 bis 10 mg i.v.
  - oder Ketamin (Ketanest®) 20 bis 40 mg i.v.
  - oder S(+)Ketamin 10 bis 20 mg i.v.
- Bei instabilen Kreislaufverhältnissen empfiehlt sich die Gabe von Ketamin/Etomidat zur Intubation.
- bei Spannungspneumothorax (s. *Pneumothorax) unmittelbare und kurzfristige Entlastung mit großlumiger Metallkanüle (Thoraxdrainage baldmöglichst durch NA)
- Schienung aller erkennbaren Frakturen mit pneumatischen Schienen/Aluschienen
- Abdecken von Wunden mit sterilen Verbänden, eröffnete Körperhöhlen oder freiliegende Organe werden steril abgedeckt (keine Reposition!)
- Schutz gegen Auskühlung (Teil der Schockbekämpfung), z. B. mit Alufolie, Decken (unter den Patienten)
- Befund- und Verlaufsdokumentation (Unfallart und -zeit, Bewusstseinslage, ggf. neurologischer Befund, gegebene Medikamente und Infusionen, durchgeführte Maßnahmen etc.)
- schnellstmöglicher Transport in die nächstgelegene leistungsfähige chirurgische Klinik in Arztbegleitung

Merke: Sofortverlegung in Spezialabteilungen (Neurochirurgie, Replantation, Verbrennungen etc.) darf nur in Ausnahmefällen bei eindeutiger Diagnose, gesicherter Stabilität der vitalen Funktionen und ohne Schocksymptomatik erfolgen.

- **Gefahren**
  - kurzfristige Verschlechterung von Atmung/Beatmung/Beatmungsdruck/Kreislauf, insbesondere beim Transport: Spannungspneumothorax
  - Unterschätzen der Gesamtverletzungsschwere, Nichtbeachtung von Schockzeichen (Blässe, Unruhe, Frösteln)

S. Farkas/R. Ehrenberg

Polyurie

- **Definition**

  Urinmenge > 3 l/24 Stunden

  ✓ Ätiologie/Pathogenese; osmotische Polyurie bei Urinosmolalität >300 mosm; Hyperglykämie bei Diabetes mellitus, polyurische Phase nach akutem Nierenversagen, osmotischen Diuretika, postobstruktiv; nicht osmotische Polyurie: primäre Polydypsie, Diabetes insipidus, ADH-Mangel (zentraler Diabetes insipidus), verminderte ADH-Wirkung (renaler Diabetes insipidus), Medikamente

- **Anamnese**

  Diabetes mellitus, Nierenerkrankungen, Sehstörungen, Einnahme von Diuretika

- **DD**

  Als ursächlich für dieses Leitsymptom kommen die unter Ätiologie/Pathogenese genannten Erkrankungen in Frage.

- **Sofortdiagnostik**
  - Anamnese s. o.
  - Bilanzierung von Einfuhr und Ausfuhr
  - insbesondere Kontrolle der Trinkmenge
  - Bestimmung der Urinosmolalität
  - Bestimmung der harnpflichtigen Substanzen
  - Sonographie der Nieren

Sofortmaßnahmen

- bei deutlichem Volumenmangel Substitution, ggf. Elektrolytausgleich. Bei osmotischer Polyurie Behandlung der zugrunde liegenden Störungen, probatorische Gabe von 10 bis 20 µg Desmopressin (0,1 bis 0,2 ml Minirin®) intranasal, bei renalem Diabetes insipidus 25 bis 100 mg Hydrochlorothiazid (Esidrix®)
- Klinikeinweisung zur weiteren Diagnostik

A. Kribben

Prellungen

➤ s. *Wunden, Quetschungen, Prellungen*

Priapismus

Definition

Eine über mehrere Stunden bestehende, schmerzhafte Erektion ohne sexuelle Stimulation

Symptomatik

s. Definition

Anamnese

- Autoinjektion vasoaktiver Substanzen (SKAT-Therapie, häufigste Ursache eines Priapismus)
- chronische myeloische Leukämie
- Sichelzellanämie
- Tumor im kleinen Becken
- Infektion des kleinen Beckens
- Venenthrombose des Penisabflussgebietes

DD

Schmerzhafte Gliedsteife nach Anwendung von mechanischen Erektionshilfen

- **Sofortdiagnostik**
  Körperliche Untersuchung: deutlicher Druckschmerz über dem gesamten Penis bei vollständiger/fast vollständiger Erektion

Sofortmaßnahmen

- Punktion des Corpus cavernosum von lateral in der Nähe der Peniswurzel mit 21-G-Butterfly und Aspiration des venösen Blutes aus den Corpora cavernosa
- nach vollständiger Erschlaffung des Penis Anlage eines Kompressionsverbandes (z. B. ph-Haft®)
- nach Versagen dieser Maßnahme bei SKAT-Therapie-bedingtem Priapismus: Injektion von 5 mg Etilefrin in 5 ml NaCl-Lösung (1/2 Ampulle Effortil®) in das Corpus cavernosum. Falls ohne Erfolg: Injektion von 4 mg Metaraminol (z. B. Araminum®) in 5 ml NaCl-Lösung in das Corpus cavernosum
- bei Erfolglosigkeit aller Maßnahmen Kliniktransport zur evtl. operativen Shuntanlage (Ultima Ratio, da hiernach oft Erektionsverlust)

- **Kinder**
  - Vorkommen bei Kindern nur im Rahmen hämatologischer Erkrankungen oder Tumorerkrankungen
  - Therapie nur stationär!

- **Gefahren**
  Bei der Anwendung von Etilefrin bzw. Metaraminol ist besonders bei KHK und anderen Verschlusskrankheiten ein intensives kardiozirkulatorisches Monitoring notwendig, da hypertone Krisen möglich sind. Ggf. sollte gleichzeitig Nifedipin (z. B. Adalat®) oral gegeben werden.

P. J. Goebell/H. Rübben

Pruritus vulvae

➤ *s. *Juckreiz der Vulva*

Pseudokrupp

- **Definition**
  Entzündliche Schwellung des Larynx und der subglottischen Region mit inspiratorischer Obstruktion
  ✓ Ätiologie: Virusinduziert (Parainfluenza-, Influenza-, RS- und Adenovirus)

- **Symptomatik**
  - bellender Husten
  - inspiratorischer Stridor
  - Dyspnoezeichen mit interkostalen Einziehungen

- **Anamnese**
  - akuter Beginn
  - Infektsymptome können vorausgehen
  - jahreszeitliche Präferenzen
  - Fieber möglich
  - Rezidive möglich

- **DD**
  - eitrige, stenosierende Tracheitis
  - Epiglottitis
  - Fremdkörper
  - peritonsillärer oder retropharyngealer Abszess

- **Sofortdiagnose**
  - klinische Diagnosestellung möglich
  - typische Anamnese, klinische Präsentation und Auskultation

Sofortmaßnahmen
- vitale Bedrohung selten
- Beruhigung, evtl. Sedativa
- kalte, feuchte Luft zuführen
- Vernebeln von Adrenalin/Epinephrin 1:1000 0,5 ml/Dosis
- Kortikosteroide oral, intravenös oder intramuskulär möglich (z.B. 1 bis 2 mg/kg) bei stärkerer Dyspnoe
- stationäre Überwachung; eine Intubationsnotwendigkeit ist die Ausnahme

- **Gefahren**
  - Fehldiagnose
  - zu frühe Intubation vermeiden

U. Neudorf

Pseudoperitonitis diabetica

➤ *s.u. *Abdomen, akutes*

Pylorusstenose, hypertrophe

- **Definition**
  Hypertrophie der zirkulären Anteile der Pylorusmuskulatur, wodurch eine funktionell wirksame Stenose entsteht
  ✓ Ätiologie: ungeklärt
- **Symptomatik**
  - schwallartiges Erbrechen während oder bis zu einige Stunden nach der Mahlzeit
  - Erbrochenes nicht gallig
  - missmutige, „griesgrämige“ Säuglinge
  - evtl. sichtbare Antiperistaltik im Oberbauch
  - evtl. palpabler Tumor in Pylorusregion

– evtl. Zeichen der Exsikkose (s. *Exsikkose bei Kindern) mit hypochlorämischer Alkalose
– Pseudoobstipation

- **Anamnese**
  - Auftreten selten vor der 2. oder nach der 12. Lebenswoche
  - zunächst „normales“ Erbrechen, welches zunehmend schwallartig wird
- **DD**
  - pathologischer gastroösophagealer Reflux
  - Gastritis, Gastroenteritis
  - adrenogenitales Syndrom
  - Hypokortisolismus
  - Infektionen
- **Sofortdiagnostik**
  - Anamnese
  - evtl. Fütterungsversuch als Symptomtrigger
  - Urin-Stix
  - Sonogramm der Pylorusregion

Sofortmaßnahmen

- bei Verdacht Einweisung in eine Kinderklinik
- in seltenen Fällen muss akut eine Exsikkose therapiert werden (s. *Exsikkose bei Kindern)

P. Küster

Pyonephrose

➤ *s. * Harnstauungsniere, infizierte, Pyonephrose, Urosepsis*

Quaddelbildung, akute

➤ *s. *Urticaria, akute*

Quetschungen

➤ *s. *Wunden, Quetschungen, Prellungen*

Quincke-Ödem

➤ *s. *Angioödem, hereditäres*

Radialislähmung

➤ *s. *Ulnarislähmung/Radialislähmung*

Rautek-Handgriff

➤ *s. Lebensrettende Maßnahmen, Vorspann, Seite 9*

Reanimation

➤ *s. Lebensrettende Maßnahmen, Vorspann, Seite 15*

Rippenfellentzündung

➤ *s. *Pleuritis*

Röteln

- **Definition**
  Akute Virusinfektion
- **Symptomatik**
  - makulopapulöses, nicht konfluierendes, diskretes Exanthem
  - schmerzhafte nuchale Lymphknotenschwellung
  - Konjunktivitis
  - Rhinitis
- **Anamnese**
  - Kontakt zu Röteln-Patienten
  - fehlende Schutzimpfung
- **DD**
  - Masern
  - Scharlach
  - Dreitagefieber
  - unspezifisches Virusexanthem
  - Arzneimittelexanthem

- **Sofortdiagnostik**
  - Anamnese
  - klinisches Bild

Sofortmaßnahmen
meist keine Therapie notwendig

- **Gefahren**
  Gefährdung für die Schwangerschaft bei fehlendem Schutz der Mutter

U. Neudorf

Rotes Auge, akutes

- **Definition**
  Akute Rötung der Bindehaut infolge Hyperämie der konjunktivalen und evtl. episkleralen Gefäße
- **Symptomatik**
  - Fremdkörpergefühl
  - Tränenträufeln
  - Juckreiz
  - Schmerzen unterschiedlicher Ausprägung
- **Anamnese**
  - innerhalb kürzester Zeit auftretende Rötung und Schwellung der Bindehaut des Auges
  - Die Augenumgebung und insbesondere die Augenlider können mit einbezogen werden, sie weisen ebenfalls eine mehr oder weniger ausgeprägte Rötung und Schwellung auf.
- **DD**
  Das rote Auge ist ein Leitsymptom; jede Reaktion des konjunktivalen und/oder episkleralen Gefäßsystems führt zu einer Veränderung des Blutdurchflusses und damit zu einer Änderung der Bindehautrötung. Ursachen für eine akute Bindehautrötung sind:

- allergische Reaktion
- Konjunktivitis bakterieller, viraler und mykotischer Genese
- akutes Winkelblockglaukom
- Verletzung
- Iritis
- Skleritis
- Myositis.

  Cave: Wichtig ist die frühzeitige Diagnose eines Winkelblockglaukoms. Schmerzen und Augenrötung sind hier von einer akuten Sehverminderung begleitet.

- **Sofortdiagnostik**
  - äußere Inspektion:
  - Sehvermögen prüfen
  - Augeninnendruck im Seitenvergleich palpieren
  - Ophthalmoskopie
  - Pupillarmembran überprüfen

Sofortmaßnahmen

Entsprechend der Ursache:

- allergische Reaktion:
  - Antihistaminika und Cromoglicinsäure-haltige Augentropfen
  - Antiphlogistika (lokale Kortikosteroide)
- akute Konjunktivitis:
  - lokales Breitbandantibiotikum (Gentamicin-Augentropfen/-Augensalbe etc.)
  - Überweisung zur Diagnostik zum Augenarzt
- V.a. akutes Winkelblockglaukom:
  - Karboanhydrasehemmer (Diamox® 500 mg i.v.) Pilocarpin-1%-Augentropfen 10-minütlich
  - Analgetika
  - sofortige Überweisung zum Augenarzt zur Augeninnendrucksenkung
- Verletzung: s. *Augenverletzungen
- V.a. Skleritis, Episkleritis, Myositis, Iritis: Überweisung zum Augenarzt

- **Kinder**
  - Die allergische Konjunktivitis ist vom akuten Luftemphysem nach Nasennebenhöhlenverletzung zu unterscheiden.
  - Tritt nach heftigem Nasenschnauben eine Schwellung und Rötung der Bindehaut auf, so ist von einer Nasennebenhöhlenverletzung auszugehen.
  - In allen unklaren Fällen akuter Bindehautrötung muss eine unbemerkt eingetretene Verletzung durch Orbita-Computertomogramm ausgeschlossen werden.

- **Geriatrische Aspekte**
  Als akut einsetzende Rötung des Auges werden, wegen mangelnder Beobachtung im Alter, häufig lang bestehende Bindehautreaktionen fehlinterpretiert. Eine Differenzierung ist nur aufgrund des Augenbefundes möglich. Ein akutes Winkelblockglaukom setzt gewöhnlich wegen der Verdickung der Augenlinse im Alter bei einer Disposition (Hyperopie) während der Dunkelheit und bei Erregungszuständen (Pupillenerweiterung) ein. Therapie zur Augendrucksenkung beim akuten Winkelblockglaukom.

- **Gefahren**
  - Die Mannigfaltigkeit der Ursachen erfordert eine umgehende Abklärung durch den Augenarzt.
  - Bei Schmerzen und Sehverminderung ist immer an ein akutes Winkelblockglaukom zu denken.

K.-B. Mellin

Rückenschmerzen

- **Definition**
  Schmerzen im Bereich des Rückens, die meistens der entsprechenden Region des Achsenskeletts (Brust- bzw. Lendenwirbelsäule oder Kreuzbein) zugeordnet werden

- **Symptombezogene Anamnese**

  Ort (wo?):
  - großflächig?
  - segmental?
  - ausstrahlend in Arm oder Bein?

  Qualität (wie?):
  - dumpf?
  - stechend?
  - ausstrahlend?

  Zeitliches Muster (wann/wie oft?):
  - Tageszeit?
  - Dauer- bzw. Attackenschmerz?

  Auslöser (wodurch?):
  - Bewegung?
  - Haltung?
  - Unfall?

  Akut/chronisch?
  - ohne entsprechende Vorgeschichte? Akut aufgetreten oder langsam sich entwickelnd?
  - veränderter oder unveränderter Charakter einer erneuten Attacke eines bekannten Rückenschmerzes?

  Bekannte Grunderkrankungen:
  - z.B. Bandscheibenschaden, s.a. *Bandscheibenvorfall, akuter
  - z.B. Osteoporose
  - z.B. Malignom, Knochenmetastase

  Kinder:
  - Adoleszentenkyphose (Scheuermann)
  - Vertebra plana (Calvé)
  - Pyelonephritis, Pleuritis

- **Sofortdiagnostik**
  - Beobachtung: Schonhaltung? Hauteffloreszenzen (z.B. bei Herpes zoster)? Muskelwulst usw.?
  - manuelle Untersuchung:
    Ödem? Schwellung? Muskulärer Hartspann? Druckschmerz usw.?

- orientierende neurologische Untersuchung: Sensibilitätsstörung? Paresen? Blasen-, Mastdarmstörungen (Kaudasymptomatik), Reflexausfälle?

Sofortmaßnahmen

- medikamentöse Therapie:
  Ibuprofen p.o. (Brufen® 200 bis 400 mg); bei starken Schmerzen orales Opioid (z. B. Tramadol)
- bei neurologischer Ausfallsymptomatik:
  Sensibilitätsstörungen: genauere apparative (ambulante oder stationäre) Diagnostik veranlassen!
  Akute Parese und Kaudasymptomatik:
  sofortige stationäre Einweisung in eine Fachabteilung zur weiteren Diagnostik und evtl. Operation (Neurochirurgie bzw. Orthopädie)

Gefahren

- Bei chronischem Schmerzgeschehen sollten Medikamente, die sich als weitgehend unwirksam erwiesen haben, bzw. hochdosierte Antiphlogistika nicht weiter gegeben werden (häufiger Fehler!). Der Patient sollte dann zu einem Schmerztherapeuten überwiesen werden, der ein langfristiges Konzept entwickelt.
- Hinter der erneuten Attacke eines bekannten Rückenleidens kann sich ein akutes, therapiebedürftiges Geschehen verbergen. Bei Unklarheit sollte daher immer die Abklärung durch den Spezialisten erfolgen.

H.-C. Diener

Schädelhirnverletzung (SHV)

- **Definition**

  Verletzung von Schädel und Hirn, wobei die Verletzung des Hirns die Prognose bestimmt. Unterschieden werden:
  - offene SHV: Dura verletzt, Ausfluss von Liquor und/oder Hirnbrei
  - gedeckte SHV: Dura intakt, Galea und Schädelknochen können trotzdem verletzt sein

- **Symptomatik**
  - äußere Verletzungszeichen
  - alle Grade der Bewusstseinsstörung, von Benommenheit und Verwirrtheitszuständen über Somnolenz bis zur tiefsten Bewusstlosigkeit (Koma)
  - neurologische Ausfälle: Pupillendifferenz, Blickdeviation, motorische Störungen (Halbseitenlähmungen), Atemstörungen, Krampfanfälle

- **Anamnese**
  - Unfall
  - andere äußere Gewalteinwirkung (Schlägerei, Gewalttat)

- **DD**

  Differentialdiagnostische Erwägungen bei unklarer Bewusstlosigkeit:
  - zerebraler Notfall anderer Ursache (z.B. Hirnblutung)
  - Krampfanfall (z.B. postiktale Phase bei bekannter Epilepsie oder Erstmanifestation eines Hirntumors)
  - kardiale Synkope
  - Stoffwechselentgleisung, Intoxikation

- **Sofortdiagnostik**
  - Inspektion mit Überprüfung der vitalen Funktionen
  - neurologische Untersuchung nach der *Glasgow-Coma-Scale:*

Augenöffnen	Spontanöffnen	4
	Öffnen auf Ansprechen	3
	Öffnen auf Schmerzreize	2
	keine Reaktion	1
Verbale Reaktion	orientiert	5
	verwirrt, desorientiert	4
	unzusammenhängende Worte	3
	unverständliche Laute	2
	keine verbale Reaktion	1
Motorische Reaktion	befolgt Aufforderungen	6
	gezielte Schmerzabwehr	5
	Massenbewegungen	4
	Beugesynergien	3
	Strecksynergien	2
	keine Reaktionen	1

(Summe der Werte unter 8 = schwere Hirnfunktionsstörung)

Sofortmaßnahmen

- *Bergung und Rettung:*
  an evtl. Begleitverletzungen der Wirbelsäule, insbesondere der HWS denken – Abnahme des Motorradhelms! – Es besteht u.U. die Gefahr, bei instabilen HWS-Verletzungen durch unsachgemäße Kopf- und/oder Halsbewegungen (Intubation!) eine neurologische Verschlechterung auszulösen.
- venöser Zugang, evtl. Schocktherapie, kolloidale Volumenersatzmittel
- Hochlagerung der Beine bei schwerem Schock, sonst Oberkörperhochlagerung (Hirnödemprophylaxe!)
- *bei Bewusstlosigkeit:*
  Wiederherstellung, Sicherung und Aufrechterhaltung der vitalen Funktionen, Freihalten der Atemwege

großzügige Indikation zur Intubation, Analgosedierung und Beatmung (optimale Oxygenierung und ggf. moderate Hyperventilation mit pCO_2 28 bis 32 mmHg)

- *bei manifestem Krampfanfall:*
  Lagerung mit den Zielen Schutz vor Selbstgefährdung und Freihalten der Atemwege; wenn möglich, sofortige Entfernung von Zahnersatz. Legen mindestens eines i.v. Zuganges
  Lorazepam 0,1 mg/kg i.v. (2 mg/Minute, ggf. wiederholen, max. 10 mg)
  oder
  Diazepam 0,25 mg/kg i.v. (5 mg/Minute, ggf. wiederholen, max. 30 mg)
  Keine prophylaktische antikonvulsive Medikation!
- *im Status epilepticus:*
  Lorazepam 2 bis 4 mg i.v. oder 2,5 mg oral
  oder
  Diazepam 10 bis 20 mg i.v.
- Abdeckung offener Wunden
- exakte Dokumentation des neurologischen Befundes (s.o. Glasgow Coma Scale)
- evtl. Transport in eine neurochirurgische Abteilung (NAW, evtl. Hubschrauber)

J. Pospiech

Scharlach

Definition

Akute bakterielle Infektion durch β-hämolysierende Streptokokken Gruppe A

Symptomatik

- Prodromi mit Erbrechen, Fieber
- Angina mit „flammender“ Rachenrötung

- feinfleckiges, makulopapulöses, „samtartiges" Exanthem
- Erdbeerzunge, periorale Blässe
- Schuppungen der Haut (Innenhandfläche)

Anamnese
Kontakt zu Scharlachpatienten

DD
- Röteln
- Dreitagefieber
- Masern
- unspezifisches Virusexanthem
- Kawasaki-Syndrom

Sofortdiagnostik
- Anamnese
- klinisches Bild

Sofortmaßnahmen
Antibiotikatherapie: Penicillin V 50 000 bis 100 000 IE/kg/Tag für 10 Tage

Gefahren
- rheumatisches Fieber (selten)
- Poststreptokokken-Glomerulonephritis

U. Neudorf

Schlafstörungen

Definition
Qualitative und/oder quantitative Störung des Schlaf-wach-Rhythmus
✓ Ätiologie: schlafstörende äußere Umstände, körperliche Erkrankungen (z. B. Bluthochdruck, kardiale Erkrankungen, endokrine Erkrankungen, zerebrale

Gefäßsklerose), medikamentös induziert (z.B. unter antriebssteigernden Antidepressiva), Neurosen und Suchterkrankungen, bei allen endogenen Psychosen, Schlaf tagsüber (Tag-Nacht-Umkehr, besonders im Alter)

- **Symptomatik**
  - erschwertes Einschlafen
  - durch häufiges Erwachen unterbrochener Schlaf
  - frühes Erwachen

- **Anamnese**
  - Klärung der Schlaf- und Lebensgewohnheiten
  - psychiatrische Anamnese
  - Medikamenten-, Drogen-, Alkoholanamnese

- **DD**

  Es gibt keine „Differentialdiagnostik", Schlafstörungen sind ein Symptom der meisten psychiatrischen Erkrankungen, sind aber auch bei körperlichen Erkrankungen sowie bei sonst gesunden Personen häufig.

- **Sofortdiagnostik**
  - körperliche und neurologische Untersuchung
  - Erhebung des psychiatrischen Befundes
  - Klärung der Lebens- und Ernährungsgewohnheiten

Sofortmaßnahmen

- persönlichen Schlafrhythmus einhalten
- Verbesserung äußerer Bedingungen (ruhiges, abgedunkeltes, nicht zu warmes Schlafzimmer)
- keine schweren Mahlzeiten oder stimulierende Getränke am Abend
- bei Hinweisen auf organische Erkrankungen: weitere Diagnostik, ggf. in Spezialabteilung (Aktometrie, Schlaf-EEG) einleiten

- Vorübergehend kann ein Tranquilizer (z. B. Praxiten®) verordnet werden; eine psychiatrische Weiterbehandlung sollte bei Vorliegen einer psychiatrischen Grunderkrankung eingeleitet werden.

M. Gastpar/M. Schieder

Schlafstörungen im Kindesalter

Definition

Störungen der Schlafdauer, des Schlaf-wach-Rhythmus, der Schlaftiefe. Man unterscheidet organische und nicht-organische Ursachen. Letztere beinhalten Dyssomnien (primär psychogene Zustandsbilder) und Parasomnien (abnorme Verhaltensmuster während des Schlafs, wie Schlafwandeln, Pavor nocturnus, Alpträume), die meist mit der Pubertät verschwinden.

DD

- durch nächtliches Füttern bedingte Schlafstörungen
- Schlafstörungen bei Nahrungsmittelallergien
- Narkolepsie
- atmungsbezogene Schlafstörungen
- epileptische Anfälle
- dissoziative Störungen
- medikamentös bedingte Schlafstörungen

Sofortmaßnahmen

Behandlung richtet sich nach der jeweiligen Ursache (siehe DD)

J. Klepper

Schlaganfall (ischämischer Insult)

- **Definition**

  Fokale neurologische Ausfälle nach zerebraler Ischämie durch Gefäßverschluss (lokal, embolisch) oder Abfall des Perfusionsdrucks (Stenose)

- **Symptomatik**

  „Schlag“artig auftretende neurologische Ausfälle
  - Hemiparese
  - Hemihypästhesie
  - Aphasie (linke Hemisphäre)
  - Dysarthrie (rechte Hemisphäre)
  - Hemianopsie (z.B. A. cerebri posterior)
  - Ataxie, Schwindel, Tetraparese, Doppelbilder, Nystagmus, dissoziierte Empfindungsstörung (Hirnstamm)

- **Anamnese**
  - vorhergehende transiente ischämische Attacke(n)
  - vorausgegangener Insult
  - Risikofaktoren: Hypertonie, Diabetes, Rauchen, Hyperlipidämie
  - Herzrhythmusstörungen

- **DD**
  - Blutung (Hypertonie, Kopfschmerz, Bewusstseinstrübung)
  - Subarachnoidalblutung (Meningismus)
  - subdurales Hämatom (z.B. Trauma bei Alkoholintoxikation)

- **Sofortdiagnostik**
  - körperliche Untersuchung. Frage: Äußere Verletzung?
  - Prüfung von Kraft, Sprache, Sensibilität und Koordination
  - Befund-Dokumentation zur Beurteilung einer evtl. Progression

- Pupillendifferenz? (Hinweis auf Blutung, Tumor, Hirndruck)
- Beurteilung von Atmung und Kreislauf (Blutdruck an beiden Armen messen)
- Karotisauskultation (Stenosegeräusche?)

Sofortmaßnahmen

- beruhigendes Einwirken
- Sicherung der Atemwege, evtl. Intubation und Beatmung
- venöser Zugang
- Blutdruck möglichst nicht senken; nur bei RR > 220/120 mmHg über 4 Stunden, dann Urapidil 30 mg p.o. (z.B. Ebrantil®)
- bei niedrigem Blutdruck und Exsikkose Volumensubstitution
- Transport ins Krankenhaus so rasch wie möglich, um im Zeitfenster für einer mögliche systemische Lyse mit rt-PA (Actilyse®, Zeitfenster bis 3 Stunden) zu bleiben. (Zentrum mit CT und Möglichkeit zur Angiographie bzw. lokaler Lyse, Dopplersonographie; Arztbegleitung bei Bewusstseinstrübung oder ausgeprägter Hirnstammsymptomatik)
- keine Hämodilution
- keine Sedierung
- keine Hirnödemprophylaxe vor dem Transport ins Krankenhaus
- keine Nootropika

- **Gefahren**
  - Einklemmung durch Hirndruck beim großen Hemisphäreninsult junger Menschen
  - Einklemmung beim Kleinhirninfarkt (Anlage eines externen Shunts)
  - keine Punktion gelähmter Extremitäten (Phlebitisgefahr!)

H.-C. Diener, M. Maschke

Schluckbeschwerden

s.*Dysphagie/Schluckbeschwerden/Schluckschmerzen

Schmerzen

- *s. *Schmerztherapie*
- *s.a. *Abdomen, akutes*
- *s.a. *Augenschmerzen*
- *s.a. *Brustschmerz*
- *s.a. *Cluster-Kopfschmerz*
- *s.a. *Kopfschmerzen*
- *s.a. *Ohrschmerzen*
- *s.a. *Rückenschmerzen*
- *s.a. *Tumorschmerzen*
- *s.a. *Unterbauchschmerzen, aus gyn. Ursache*

Schmerztherapie

Definition

Schmerz: unangenehmes Sinnes- und Gefühlserlebnis, das mit *aktueller oder potentieller Gewebsschädigung* verknüpft ist oder mit *Begriffen einer solchen beschrieben* wird (International Association for the Study of Pain, 1994). Als Nozizeption bezeichnet man die Aufnahme, Weiterleitung und zentralnervöse Verarbeitung noxischer (= gewebsschädigender oder potentiell gewebsschädigender) Reize.

Leitsätze

Zur Situation:

- Starke Schmerzen werden immer als Notfallsituation erlebt. Vom Arzt wird sofortige Linderung verlangt, ganz gleich, ob die Schmerzen akut auftreten oder seit Jahren bekannt sind.
- Sicheres und beruhigendes Auftreten sind v.a. dann hilfreich, wenn zunächst unklar ist, was zu tun ist. Ein geduldiges Anhören im Gespräch mit dem Be-

troffenen hilft, die Situation zu klären, und wird die zu treffenden Maßnahmen in ihrer Wirkung unterstützen, ja kann sogar zur Schmerzlinderung beitragen.
- Eine Diskussion darüber, ob die geklagten Schmerzen wirklich so schlimm sind, wie sie empfunden bzw. geschildert werden, ist nicht nur unsinnig, sondern gefährdet auch das notwendige Vertrauensverhältnis von Arzt und Patient.

Zu den therapeutischen Überlegungen:

- Grundsätzlich sind Schmerzempfindungen als Symptome einer zugrunde liegenden Störung zu verstehen. Die Zusammenhänge können jedoch – besonders bei chronischen Schmerzzuständen – sehr komplexer Natur sein.
- Vor therapeutischen Überlegungen steht daher eine symptombezogene, auf die pathophysiologische(n) Ursache(n) zielende Anamnese.
- Eine rein symptomatische Therapie ist jedoch auch bei Unkenntnis der Zusammenhänge fast immer notwendig und vertretbar. Sie unterstützt meist auch die weitere Abklärung. Bei allen Maßnahmen ist darauf zu achten, dass sie die notwendige Diagnostik nicht behindern (*cave:* z. B. stark sedierende Medikamente bei neurologischen Krankheitsbildern und solchen, zu deren Beurteilung die Vigilanz erhalten bleiben muss!).
- Es sollte immer eine situationsgerechte Applikationsform gewählt werden (z. B. i.v. oder p.o.).
- Grundsätzlich stehen zur medikamentösen Schmerztherapie zwei Hauptstoffgruppen analgetisch wirksamer Mittel zur Verfügung: Nicht-Opioide und Opioide, die jeweils alleine oder auch in Kombination gegeben werden können (s. u.).
- Im notfallmedizinischen Kontext ist die Auswahl an Medikamenten sehr beschränkt.
- Das WHO-Stufenschema zur Behandlung von Schmerzen kann auch in notfall- und rettungsmedi-

zinischen Situationen hilfreich sein – beim Einstieg auf der angemessenen Stufe der Schmerztherapie! Dazu ist es allerdings manchmal notwendig, die Stufen hinab- statt hinaufzusteigen; d.h. bei Bedarf initiale Opioidtherapie, mit Ergänzung durch Nicht-Opioide in Abhängigkeit vom pathogenetischen Schmerzmechanismus (s.u.).

- **Schmerzklassifikation**
  Eine *klinische Einteilung* der Schmerzen kann erfolgen nach:
  - Ort der Schmerzen: z.B. Bauchschmerzen, Rückenschmerzen
  - Entstehungsursache: z.B. Tumorschmerzen, postoperative Schmerzen
  - Zeitdauer: akute oder chronische Schmerzen

  Eine Einteilung nach *pathogenetischen Kriterien* gibt wichtige Hinweise für die adäquate Auswahl der Schmerztherapie:
  - Nozizeptorschmerz:
    - somatisch: oberflächlich (Haut) oder tief (Muskel, Knochen etc.) → z.B. Opioide, nichtsteroidale Antiphlogistika (NSAID)
    - viszeral (Eingeweide) → Spasmolytika, NSAID, Metamizol

    neuropathische Schmerzen: → akut: Opioide, NSAID (Dauertherapie: Antiepileptika, Trizyklika)
    - periphere Nerven
    - ZNS
    - Nervenwurzeln
  - psychogene Schmerzen (Ausschlussdiagnose)

- **Anamnese**
  Eine gezielte, strukturierte Schmerzanamnese (s.a. Tab. 1) kann meist innerhalb kürzester Zeit erfolgen. Sie baut durch persönliche Zuwendung Vertrauen auf, bildet dadurch die Basis der weiteren (Differential-) Diagnostik und schafft i.d.R. eine ausreichende Grund-

lage für eine erfolgreiche, pathophysiologisch orientierte Schmerztherapie und spart Zeit. Insbesondere bei chronischen Schmerzen ist eine Medikationsanamnese unverzichtbar, nach Vorbefunden sollte explizit gefragt werden.

Tabelle 1 Symptombezogene Schmerzanamnese

Wo? (Lokalisation)	• großflächig • fokal • segmental etc.
Wie? (Charakter, Qualität)	• scharf, stechend → *nozizeptiv* • dumpf, bohrend, kolikartig → *viszeral* • ausstrahlend, einschießend, brennend → *neurogen* • kombiniert → *verschiedene Ursachen*?
Wie stark? (Quantität)	• VAS (**v**isuelle **A**nalog**s**kala) • N/V-RS (**n**ummerische/**v**erbale **R**ating-**S**kala) • OPS (**o**bjective **p**ain **s**core) bzw. Smiley-Skala (für Kinder)
Wie lange/Wann? (zeitliches Muster)	• Tageszeit • Dauer- vs. Attackenschmerz
Wodurch? (Auslöser)	• Bewegung • Unfall • Menstruation etc.
Dynamik (akut vs. chronisch, verändert vs. unverändert; Begleitbeschwerden)	• ohne entsprechende Vorgeschichte • akut aufgetreten oder sich langsam entwickelnd • veränderter oder unveränderter Charakter einer erneuten Attacke eines bekannten Schmerzes • wodurch abgeschwächt • wodurch verstärkt

- **Schmerzbeurteilung**
  Die Beurteilung des Schmerzgrades erfolgt nach Möglichkeit immer durch den Patienten! Es bieten sich verschiedene Schmerzskalen an (Abb. 1).
  Wenn keine Selbstbeurteilung durch den Patienten möglich ist, erfolgt eine Fremdanamnese (*cave:* Unterschätzung!) und/oder eine Einschätzung durch „objektive" Schmerzskalen (s. Tab. 5), d.h. Abschätzung des Schmerzes aufgrund beobachtbarer Parameter wie Herzfrequenz oder „Weinen".

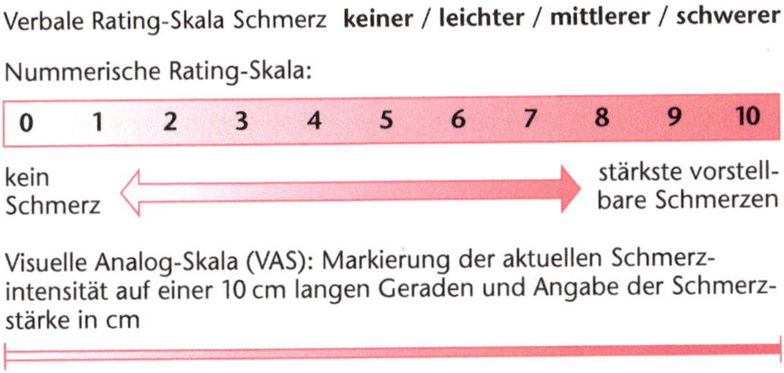

Abb. 1 Schmerzskalen zur Schmerzbeurteilung durch den Patienten.

- **Sofortdiagnostik**
  - Beobachtung
  - manuelle Untersuchung
  - orientierende neurologische Untersuchung

Sofortmaßnahmen

Grundregeln zur pharmakologischen Schmerztherapie in notfall- und rettungsmedizinischem Kontext:

- Schmerzbehandlung nach pathophysiologischer Ursachenhypothese
- Ausschließliche Verwendung von Medikamenten, mit denen man sich vertraut gemacht hat (Pharmakokinetik, -dynamik, v.a. Anschlagszeit und Wirkmaximum, Dosierung, unerwünschte Wirkungen, Kontraindikationen). Es ist besser, sich auf einige wenige Medikamente zu beschränken, die man gut kennt!
- Zur Verfügung stehen – je nach Ursache und Ausmaß des Schmerzes – eine sehr begrenzte Auswahl an Opioiden (Tab. 2) und Nicht-Opioiden (Tab. 3) sowie Koanalgetika und adjuvante Medikamente (Tab. 4).
- Dosierung stets nach Wirkung (Titration)
- Eine Kombination verschiedener Substanzgruppen bleibt dem darin Erfahrenen vorbehalten. Insbesondere die Kombination aus Opioid und Benzodiazepin kann zu einer gefährlichen Potenzierung der atemdepressiven Wirkung beider Substanzklassen führen. Nichtsdestotrotz findet sich diese Kombination klassischerweise (und pathophysiologisch durchaus sinnvoll) in den Empfehlungen zur Therapie des akuten koronaren Syndroms (Abb. 2).

Grundregeln der Opioidtherapie:

- Keine Kombination von Opioiden und Sedativa!
- Keine Kombination verschiedener Opioide!
- Keine Kombination von schwachen und starken Agonisten (z.B. Tramadol + Morphin) → Wirkung des schwachen Agonisten kommt nicht zum Tragen.

- Keine Kombination von starken Agonisten (z.B. Piritramid + Morphin) → keine Vorteile (Ausnahme: Bedarfsmedikation bei transdermalem Fentanyl)
- Keine Kombination von Agonisten/Antagonisten und Agonisten (z.B. Pentazocin + Morphin oder Buprenorphin + Morphin) → Wirkung des Agonisten wird abgeschwächt; Entzugsgefahr bei Vortherapie mit Agonisten

Praktische Empfehlungen:

- Im Bereich der Notfallmedizin weitgehender Verzicht auf schwache Opioide und Agonist/Antagonisten, da sie im Falle einer später notwendigen Dosissteigerung („ceiling effect“) die Therapie mit starken Agonisten eher behindern oder (partiell) antagonisieren.
- Bei Einsatz von Opioiden ist die vorsichtige (i.v.) Titration gut steuerbarer, starker Opioide vorzuziehen – solange der Patient Schmerzen hat, ist die Gefahr einer Atemdepression minimal (Anschlagszeit und Wirkmaximum beachten!).

Auswahl des Opioids:

- Maßgebend sind Ursache und Ausmaß des Schmerzes:
  - leichteres Trauma (z.B. geschlossene Unterarmfraktur): Titration von Morphin oder Piritramid ist ausreichend (Vorteil: geringere Gefahr der Überdosierung; Nachteil: relativ lange Anschlagszeit!)
  - schweres Trauma (z.B. offene Unterschenkelfraktur): Titration von Fentanyl (Vorteil: hochpotentes, rasch wirksames Opioid mit kurzer Anschlagszeit; Nachteil: Gefahr der Überdosierung, Kumulation bei repetitiver Gabe! Bitte beachten: „off label use“ als intravenöses Analgetikum in der Notfallmedizin)

- Im Falle einer etwaigen Opioidüberdosierung erfolgt die titrierende Antagonisierung mit Naloxon i.v. (*cave:* kürzere Halbwertszeit von Naloxon gegenüber den meisten Opioiden!).

Einsatz von Koanalgetika und Adjuvanzien:
Viele Koanalgetika und Adjuvanzien haben innerhalb der Notfallmedizin nur einen begrenzten Stellenwert, da sie sich häufig durch eine lange Wirklatenz (Antiepileptika, Trizyklika: Tage bis Wochen) auszeichnen, bei gezieltem Einsatz häufig einer sehr differenzierten Diagnostik bedürfen und somit häufig über die notärztliche Versorgung hinausgehen. Im notfallmedizinischen Kontext gebräuchliche Koanalgetika und Adjuvanzien finden sich in Tabelle 4.

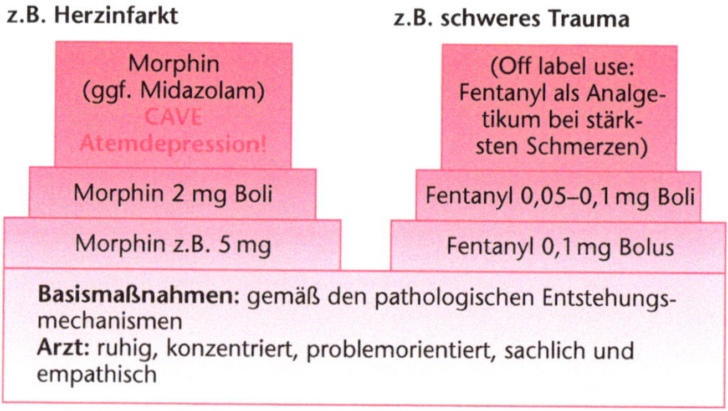

Abb. 2 Stufenschema der Schmerztherapie im Rettungsdienst.

Kinder

Schmerzbeurteilung:

- Schmerzen kleiner Kinder können anhand objektiver Kriterien relativ gut abgeschätzt werden (Tab. 5).

– Größere Kinder können z.B. anhand der Smiley-Skala (Abb. 3) nach ihrem Befinden befragt werden. Dazu werden dem Kind fünf schematische Gesichter (von sehr fröhlich bis sehr traurig) vorgelegt. Das Kind wird aufgefordert, dasjenige Gesicht auszuwählen, das seinem gegenwärtigen (Schmerz-)Zustand am meisten entspricht.

Dosierungen: siehe Tabellen 2 und 3

Applikationswege: p.o., rektal, s.c., i.v., i.m.

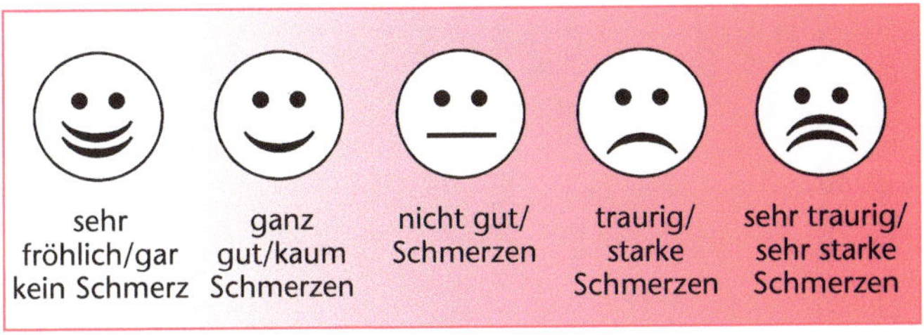

Abb. 3 Smiley-Skala.

Tabelle 2 Auswahl von Opioiden und NMDA-Rezeptor-Antagonisten

Substanz	Handelsname (Beispiele)	Standarddosis Erwachsene	Einzeldosis Kinder	Hinweis WD: Wirkdauer WM: Wirkmaximum THD: Tageshöchstdosis
stark wirksam				
Morphin	Morphin Merck®	p.o. 10–20 mg; i.v. 5–10 mg (repetitiv)	p.o./rektal 0,25 mg/kg KG; i.v. 0,05–0,1 mg/kg KG	Orale Bioverfügbarkeit 30–50 % **WD**: 2–4 h; **WM**: 30 min **UAW**: Übelkeit, Erbrechen, Histaminausschüttung, Harnverhalt, Obstipation. Metabolit: Mo-6-Glucuronid! (Kumulation bei Niereninsuffizienz) **ÜberD**: Atemdepression, Miosis, starke Sedierung
Piritramid	Dipidolor® (1 Amp. à 2 ml = 15 mg)	i.v. 0,1–0,3 mg/kg KG (= 7,5–15–22,5 mg)	Kinder < 5 kg: i.v. 0,03 mg/kg KG, ggf. wiederholen nach 10–20 min	Bioäquivalenz Morphin : Piritramid = 1 : 0,7 **WD**: 4–6 h **WM**: 10–15 min; stärkere Sedierung, geringere Kreislaufdepression; weniger Übelkeit als Morphin; sonst wie Morphin

Fentanyl („off label use" zur i.v. Schmerztherapie)	Fentanyl Janssen® (1 ml = 0,05 mg)	i.v. 2–5 µg/kg KG (= 0,1–0,25 mg)	i.v. 2–5 µg/kg KG	Bioäquivalenz Morphin : **Fentanyl** = 1 : **100** Kumulation bei repetitiver Dosis **WD**: 20–40 min; **WM**: 3–4 min ***cave:* rasche Überdosierung!**
	Durogesic®-Pflaster	25/50/75/100 µg/h		10/20/30/40 cm^2 = 0,6/1,2/1,8/2,4 mg/d
S-Ketamin	Ketanest S®	i.v. 0,125–0,25 mg/kg KG i.m. 0,25–0,5 mg/kg KG	i.v. 0,125-0,25 mg/kg KG i.m. 0,25–0,5 mg/kg KG	NMDA-Rez.-Antagonist immer mit Benzodiazepin kombinieren: z. B. Midazolam
Ketamin	Ketamin ratiopharm®	i.v. 0,25–0,5 mg/kg KG i.m. 0,5–1,0 mg/kg KG	i.v. 0,25–0,5 mg/kg KG i.m. 0,5–1,0 mg/kg KG	Racemat; NMDA-Rez.-Antagonist immer mit Benzodiazepin kombinieren: z. B. Midazolam

Tabelle 2 Fortsetzung

Substanz	Handelsname (Beispiele)	Standarddosis Erwachsene	Einzeldosis Kinder	Hinweis WD: Wirkdauer WM: Wirkmaximum THD: Tageshöchstdosis
schwach wirksam				
Tramadol	Tramal®	i.v. 1 Amp. = 50/100 mg als Kurzinfusion; p.o. 50–200 mg	i.v. 0,25 mg/kg KG/h kontinuierlich oder 1–2 mg/kg KG (Kinder > 1 Jahr)	μ-Rez.-Agonist + noradrenerge/serotoninerge Wirkung. Kombination mit Metamizol (s. u.) empfohlen; als Kurzinfusion zur Vermeidung von Erbrechen **WD**: 2–4 h, **WM**: 10 min **THD**: 600 mg
Opioidantagonist				
Naloxon	Narcanti®	(1 Amp. = 0,4 mg) i.v. 0,2–0,8 mg	i.v. 0,1–0,4 mg	μ-Rez.-Antagonist **WD**: nur 15–25 min!

Tabelle 3 Auswahl von Nicht-Opioidanalgetika

Substanz	Handelsname (Beispiele)	Standarddosis Erwachsene	Wirkdauer (WD) Tageshöchstdosis (THD)	Einzeldosis Kinder	Hinweis UAW: unerwünschte Arneimittelwirkung KI: Kontraindikation
Azetylsalizylsäure	ASS®	p.o. 300–500 mg	WD: ~ 4 h THD: 6000 mg	Vermeiden! Kontraindikation: bei fieberhaftem Infekt (Reye-Syndrom!)	analgetisch, antiphlogistisch, antipyretisch; irreversible COX-Hemmung; periphere + zentrale Wirkung; hohe UAW-Rate! KI beachten!
	Aspisol®	i.v. 500 mg			
Diclofenac	Voltaren®	p.o. 25/50/100 mg	WD: 4–6 h THD: 300 mg	1 mg/kg KG (alle 8 h); 12,5 mg Supp. für Kleinkinder	analgetisch, antiphlogistisch, antipyretisch; reversible COX-Hemmung; periphere + zentrale Wirkung

Tabelle 3 Fortsetzung

Substanz	Handelsname (Beispiele)	Standarddosis Erwachsene	Wirkdauer (WD) Tageshöchstdosis (THD)	Einzeldosis Kinder	Hinweis UAW: unerwünschte Arneimittelwirkung KI: Kontraindikation
	Arthotec® akut	p.o. 50 mg			mit 0,2 mg Misoprostol
Ibuprofen	Ibuprofen	p.o. 2–3 × 200–600 mg	WD: 4–6 h THD: 2400 mg	Kinder > 6 Jahre: p.o. 3–5 mg/kg KG, max. 10–15 mg/kg KG/d	analgetisch, antiphlogistisch, antipyretisch; periphere + zentrale Wirkung; reversible PGL-Synthese-hemmer
Parecoxib	Dynastat®	(20 mg/ml) i.v./i.m. 40 mg	WD: ~ 4 h THD: 80 mg	max 30-40 mg/d	selektiver COX_2-Hemmer
Paracetamol	Paracetamol®	p.o. 250/500 mg, 4–6 × 1–2 Tabl.	WD: 4–6 h THD: 6000 mg	initial 20–30 mg/kg KG, dann 15 mg/kg; max. 100 mg/kg KG/d	analgetisch, antipyretisch; zentrale PGL-Synthese-hemmung

Metamizol	Novalgin®	i.v. 1 g als Kurzinfusion	WD: 4–6 h THD: 6000 mg	i.v. 10 mg/kg KG als Kurzinfusion	analgetisch, antipyretisch, spasmolytisch; zentrale Wirkung; als Kurzinfusion (RR-Kontrolle!); *cave:* Anaphylaxie! Mischbarkeit: Morphin, Tramadol

Tabelle 4 Koanalgetika und adjuvante Medikamente

Substanz	Handelsname (Beispiel)	Standarddosis Erwachsene	Einzeldosis Kinder	Hinweis UAW: unerwünschte Arneimittelwirkung HWZ: Halbwertzeit WD: Wirkdauer
Dexamethason	Fortecortin®	i.v. 40–100 mg		antiinflammatorisch, antiödematös Indikation: Nervenkompression, Leberkapselschmerz, Weichteilkompression
Midazolam	Dormicum®	i.v. 1–5 mg	Kleinkinder: 0,3 mg/kg KG rektal	Indikation: Unruhe, Angst, Übelkeit; HWZ: 1,5–2,5 h; WD: 45–90 Minuten UAW: leichter Blutdruckabfall, paradoxe Wirkung bei alten Patienten! Kombination mit S-Ketamin möglich
Butylscopolamin	Buscopan®	i.v. 20 mg	i.v., i.m., s.c. 0,3–0,6 mg/kg KG, max. 1,5 mg/kg KG/d Tageshöchstdosis: 1,5 mg/kg KG	polarer Muskarinrezeptorantagonist mit geringer ZNS-Wirkung Indikation: Spasmen der glatten Muskukatur der Hohlorgane, akute Schmerzen, senkt Darmmotilität

Tabelle 5 Objective pain score (OPS, nach Hannallah und Broadman, 1987)

Beobachtung	Kriterien	Punkte
Herzfrequenz	+/– 10% des Normwertes	0
	> 110 bis 120% des Normwertes	1
	> 120% des Normwertes	2
Weinen	nicht	0
	weint, lässt sich durch Zuspruch beruhigen	1
	weint, lässt sich nicht beruhigen	2
Bewegen	nicht	0
	unruhig	1
	um sich schlagend	2
Erregung	schläft oder ruhig	0
	gering	1
	„hysterisch"	2
verbale Beurteilung oder Körpersprache	schläft oder hat vermutlich keine Schmerzen	0
	geringe Schmerzen (können nicht lokalisiert werden)	1
	mittlere Schmerzen (lokalisierbar), werden verbal oder durch Zeichen angegeben	2
	Summe = Schmerzwert	

- **Alte Patienten**
  Bei chronischen Schmerzen besteht möglicherweise eine erhöhte Schmerztoleranz (*cave:* bei der Beurteilung von VAS-Werten mögliche Unterschätzung der Schmerzintensität), eine erhöhte Opioidtoleranz (bei chronischer Vorbehandlung, z. B. mit Durogesic®) oder ein intensivierter phamakologischer Effekt wegen Dehydratation, Leber- und Niereninsuffizienz oder Kachexie.

Tumorschmerzen

➤ *s.a. *Tumorschmerzen*

Tumorschmerzen stellen keine einheitliche Entität dar! Schmerzen bei Tumorpatienten folgen, je nach Ursache, den oben beschriebenen pathophysiologischen Mustern und Mechanismen und werden ebenso therapiert.

- Häufig kann bei einem unbekannten Patienten nicht beurteilt werden, ob eine symptomatische Therapie ausreichend ist oder ob er einer kausalen Therapie zuzuführen ist. Im letzteren Fall lassen sich die meisten Schmerzen mit Opioiden so weit kupieren, dass ein Transport in eine weiterbehandelnde Einrichtung möglich ist.
- *Cave:* Tumorpatienten sind häufig mit starken Opioiden oder (zunehmend) mit Partialagonisten vorbehandelt, oft in Form von Schmerzpflastern.

Bei Vorbehandlung mit Opioiden:

- Die übliche Opioidbedarfsmedikation beträgt ein Sechstel der gegebenen Tagesdosis, im Notfall häufig mehr (titrieren!); z. B. Patient mit Durogesic® 50 µg/Stunde (= Pflaster von 20 cm^2) erhält 1,2 mg Fentanyl/Tag (s. Tab. 1), entsprechend 120 mg Morphin/Tag (p.o.) → die normale Bedarfsmedikation beträgt (mind.) 1/6 × 120 mg = 20 mg Morphin p.o. oder (7 bis) 10 mg i.v.

Bei Vorbehandlung mit Partialagonisten:

- z. B. mit Buprenorphin (= Temgesic®-Pflaster) ist die Therapie in der akuten Schmerzkrise sehr schwierig: Eine weitere Gabe des Partialagonisten erhöht (im höheren Dosisbereich über 70 µg/Stunde) meist nur die Nebenwirkungen, der Effekt reiner µ-Agonisten (z. B. Morphin) wird durch die Rezeptorblockade gemindert und unsicher.
- Es empfiehlt sich daher im niedrigen Dosisbereich (unter 70 µg/Stunde) die Gabe von oralem Buprenorphin in Kombination mit NSAID und Metamizol.

– Im höheren Dosisbereich (über 70 µg/Stunde) hilft, nach Entfernung des Buprenorphin-Pflasters, oft nur die höher dosierte Gabe reiner µ-Agonisten.

Nichtpharmakologische Therapieoptionen (außer z. B. Ruhigstellung/Schienung) bleiben i.d.R. der stationären Therapie vorbehalten.

- **Gefahren**
  - Atemdepression → Naloxon i.v. titrieren
  - Verschleierung der Symptomatik (durch zu starke Sedierung) → erschwerte Diagnostik
  - Anaphylaxie bei Metamizol → Schockbehandlung
  - Histamin-Flush bei Morphin → Antihistaminika

- **Besonderheiten**

  Periphere Nervenblockaden bleiben dem Erfahrenen vorbehalten.

G. Abt

Schock

- **Definition**

  Akut einsetzendes Krankheitsbild verschiedener Ursachen, das gekennzeichnet ist durch eine Minderdurchblutung (= Sauerstoffmangel) lebenswichtiger Organe mit nachfolgender Zellschädigung.

  ✓ Ätiologie/Pathogenese; Kreislaufreaktion als Folge eines relativen oder absoluten Blut-/Volumenmangels.

  ➤ *s. u. *Schock, anaphylaktischer*
  ➤ *s. *Schock, endokriner*
  ➤ *s. *Schock, hämorrhagischer*
  ➤ *s. *Schock, hypovolämischer*
  ➤ *s. *Schock, kardiogener*
  ➤ *s. *Schock, neurogener*
  ➤ *s. *Schock, septischer*
  ➤ *s. *Schock, spinaler*

Schock, anaphylaktischer

Definition

Akute Verteilungsstörung des Blutvolumens, die IgE-vermittelt (anaphylaktisch) oder physikalisch, chemisch oder osmotisch bedingt (anaphylaktoid) auftreten kann. Der anaphylaktische Schock entspricht dem Schweregrad III der anaphylaktischen/anaphylaktoiden Reaktion.

Symptomatik

- Hauterscheinungen (Pruritus, Flush, Exanthem, Quaddeln, Ödeme, Urtikaria)
- Blutdruckabfall
- Atemwegsobstruktion
- gastrointestinale Symptome

Anamnese

- Insektenstiche
- Kontrastmittelgabe
- Medikamente (z.B. Antibiotika)
- Desensibilisierung

DD

Andere Schockformen

Sofortdiagnostik

- Beurteilung von Atmung und Kreislauf
- klinische Untersuchung
- Symptomatik und Anamnese

Sofortmaßnahmen

- auslösendes Agens entfernen; evtl. i.v. Zugang belassen
- Beine hoch lagern, außer bei starker Dyspnoe
- Atemwege frei machen, evtl. Intubation oder Koniotomie
- O_2, mind. 5 l/Minute

- venöser Zugang, möglichst großlumig; forcierte Zufuhr von VEL
- Katecholamine
- Adrenalin (Suprarenin®) i.v.
- 1 mg Adrenalin mit 9 ml NaCl 0,9% verdünnen, 1 ml = 100 µg Adrenalin. Titriert geben, ca. 100 µg/Minute. Bei fehlendem i.v. Zugang 3fache Dosis über den Tubus
- bei Adrenalin-refraktärer, schwerer Hypotonie zusätzlich Noradrenalin
- 1 mg Noradrenalin mit 9 ml NaCl 0,9% verdünnen, 1 ml = 100 µg Noradrenalin. Titriert geben.
- Ultima Ratio: Vasopressin 1 × 40 I.E. i.v.
- Steroide: 500 bis 1000 mg Prednisolon (Solu-Decortin®) i.v.
- Antihistaminika: 2 mg Clemastin (Tavegil®) i.v. (H1-Antagonist) und 50 mg Ranitidin i.v. (H_2-Antagonist)
- bei schwerem Bronchospasmus additiv, wenn Adrenalin und Glukokortikoide nicht ausreichend wirksam: Theophyllin i.v., Initialdosis 5 mg/kg KG

Kinder

Behandlungsrichtlinie wie bei Erwachsenen. Bei Insektenstichen evtl. Lokalumspritzung des Stichs mit 0,3 ml Suprarenin 1:10 000. Bei Glottisödem Suprarenin-Inhalationen.

Dosierung:

Suprarenin 0,01 mg/kg KG = 0,1 ml/kg KG der Lösung 1:10 000, maximale Einzeldosis 3 ml langsam i.v.,
Solu-Decortin H® 2 mg/kg KG i.v.,
sonst Tavegil 0,2 ml/kg KG i.v.

B. Schneider (Päd.: U. Neudorf)

Schock, endokriner

Definition

Schock, der im Rahmen akuter oder chronischer Erkrankungen endokriner Organe auftreten kann.

Sofortmaßnahmen

- *s. u. *Coma diabeticum*
- *s. *thyreotoxische Krise*

Schock, hämorrhagischer

Definition

Hypovolämischer Schock als Folge innerer oder äußerer Blutungen

Sofortmaßnahmen

- *s.u. *Schock, hypovolämischer*

Schock, hypovolämischer

Definition

Durch intravasalen Volumenmangel bedingte unzureichende Durchblutung vitaler Organe mit einem Missverhältnis von Sauerstoff-Angebot und -Verbrauch

Spezielle Formen:

- hämorrhagischer Schock: akute Blutung ohne wesentliche Gewebeschädigung
- hypovolämischer Schock im engeren Sinne: Abnahme des Plasmavolumens ohne Blutverlust (Exsikkose)
- traumatisch-hämorrhagischer Schock: Blutung und ausgedehnte Gewebeschädigung mit Mediatorenfreisetzung
- traumatisch-hypovolämischer Schock: Abnahme des Plasmavolumens bei ausgedehnter Gewebeschädigung

- **Symptomatik**
  - Agitiertheit und Bewusstseinstrübung
  - blasse, kaltschweißige Haut
  - Tachypnoe, Hyperventilation
  - Hypotonie, Tachykardie
  - beim hypovolämischen Schock im engeren Sinne: alle genannten Symptome, zusätzlich trockene Schleimhäute, stehende Hautfalten, evtl. Fieber, Elektrolytstörungen

- **Anamnese**
  - hämorrhagischer Schock: Blutungen nach innen und außen
  - hypovolämischer Schock im engeren Sinne: Erbrechen, Durchfall, Fieber, Diuretikatherapie u.ä.
  - traumatisch-hämorrhagischer Schock: von außen wirkende physikalische oder chemische Noxen
  - traumatisch-hypovolämischer Schock: Verbrennungen, Abschürfungen, Verätzungen

- **DD**

  Andere Schockformen

- **Sofortdiagnostik**
  - Beurteilung von Atmung und Kreislauf
  - Bewusstseinskontrolle
  - klinische Untersuchung auf Verletzungen, Auskultation der Lunge
  - Symptomatik und Anamnese

Sofortmaßnahmen

- Beatmung mit 100% O_2, PEEP von 5 mbar
- mind. zwei großlumige Zugänge
- Infusion von Kristalloiden und Kolloiden
- Katecholamine nur zur Überbrückung bei schwerer Hypotonie. Bevorzugt Adrenalin

Spezielle Schockformen

- hämorrhagischer Schock: provisorische Stillung der Blutungen, Infusion kolloidaler oder hyperosmolarer bzw. hyperosmolar-hyperonkotischer Lösungen
- hypovolämischer Schock im engeren Sinne: Volumenersatz mit Vollelektrolyt-Lösung (VEL). Keine hyperosmolaren bzw. hyperosmolar-hyperonkotischen Lösungen!
- traumatisch-hämorrhagischer Schock: Infusion kolloidaler oder hyperosmolarer bzw. hyperosmolar-hyperonkotischer Lösungen. Evtl. Noradrenalin ca. 0,05 µg/kg KG/Minute
- traumatisch-hypovolämischer Schock: bei Verbrennungen Volumensubstitution vor allem mit VEL. Katecholamine möglichst meiden, wenn nötig, Adrenalin einsetzen

■ **Kinder**

Auffallend bei Kindern im Schock sind verminderter Hautturgor, mangelnde Schleimhautdurchfeuchtung, herabgesetzte Nagelbettdurchblutung und Tachykardie. Bei Kinder gelten grundsätzlich dieselben Behandlungsrichtlinien wie bei Erwachsenen. Dosierung: 0,9 %ige NaCl- oder Ringer-Lösung 20 bis 30 ml/kg KG i.v. in kurzer Zeit (zur Not als Bolus, sonst in ca. 15 Minuten)

B. Schneider

Schock, kardiogener

■ **Definition**

Durch unmittelbare Funktionsstörung des Herzens bedingter Schockzustand. Dieser kann durch kardiale und extrakardiale Erkrankungen hervorgerufen werden. Eingeteilt werden die Ursachen des kardialen

Schocks in myogene (z. B. akutes koronares Syndrom, akute Myokarditis, Kardiomyopathie), mechanische (z. B. Herzklappenfehler, Papillarmuskelabriss, intrakardiale Thromben, Perikardtamponade, Endokarditis, Lungenembolie, Spannungspneu) und rhythmogene (Tachykardie, Bradykardie).

- **Symptomatik**
  - Agitiertheit, Bewusstseinstrübung
  - blasse, kühle, kaltschweißige Haut
  - systolischer Blutdruck < 90 mmHg
  - Tachykardie, Bradykardie
- **Anamnese**
  - kardiale Vorerkrankungen
  - Art, Beginn und Dauer der Symptome
  - aktuelle Medikation
- **DD**

  Andere Schockformen, besonders Hypovolämie, Sepsis, Anaphylaxie und Hypoxie, müssen ausgeschlossen werden.
- **Sofortdiagnostik**
  - Beurteilung von Atmung und Kreislauf
  - Bewusstseinskontrolle
  - Beurteilung von Pulsqualität und -rhythmus
  - Auskultation/Perkussion der Lunge
  - Auskultation des Herzens (3. oder 4. Herzton, Geräusche, Pulsdefizit)

Sofortmaßnahmen
- Lagerung und Überwachung der Vitalparameter
- O_2-Gabe, beim manifesten Schock: Intubation und Beatmung mit reinem Sauerstoff
- 2 großlumige Zugänge
- Analgesie: Morphin, titriert, initial 0,05 bis 0,1 mg/kg KG, voller Wirkungseintritt erst nach 5 bis 10 Minuten. *Cave:* Atem- und Kreislaufdepression!

- Sedierung: Midazolam in Boli à 1 bis 2 mg. *Cave:* Atem- und Kreislaufdepression!
- bei Bradykardie: 0,5 bis 1 mg Atropin
- bei Kammerflimmern und pulsloser, ventrikulärer Tachykardie: Defibrillation mit 360 J
- bei Volumenmangel: kolloidale Lösungen
- Katecholamine:
  Dobutamin: bei geringer Hypotonie (systolischer arterieller Druck > 80 mmHg) 2,5 bis 15 μg/kg KG/ Minute; bei therapierefraktärer Hypotonie Noradrenalin 0,05 μg/kg KG/Minute, als Ultima Ratio Adrenalin-Boli à 1 mg oder 0,03 bis 0,2 μg/kg KG/ Minute
- Nachlastsenkung: Nitroprussidnatrium 0,2 bis 05 mg/kg KG/Minute

B. Schneider

Schock, neurogener

Definition

Distributiver Schock aufgrund einer Vasodilatation mit relativer Hypovolämie. Ursache ist eine Dysbalance zwischen sympathischer und parasympathischer Regulation der glatten Gefäßmuskulatur.

Symptomatik

- plötzlicher Blutdruckabfall
- Bradykardie
- „springender" Puls
- evtl. Bewusstseinsverlust
- blasse, warme, trockene Haut
- Verlust spinaler Reflexe und Sensibilität bei hoher Rückenmarkläsion

Anamnese

- Hirnstammprozesse
- Rückenmarkverletzungen, meist oberhalb Th 6

- neurokardiale Synkopen, Karotissinus-Syndrom
- okulo- und trigemino-vagale Reflexe (Schmerz-Angst-Reaktion)
- Epilepsie
- schweres Guillain-Barré-Syndrom
- totale Spinalanästhesie

- **DD**

  Andere Schockformen

- **Sofortdiagnostik**
  - Beurteilung von Atmung und Kreislauf
  - Volumenstatus prüfen (Ödeme, Pulskontrolle, Hautturgor, evtl. feuchte Rasselgeräusche)

Sofortmaßnahmen

- O_2-Zufuhr, bei schwerer Kreislauf- oder Ateminsuffizienz Intubation
- mind. zwei großlumige periphere Zugänge
- zügige Infusion kolloidaler und kristalloider Lösungen
- bei fortbestehendem Schock: Noradrenalin 0,05 µg/kg KG/Minute
- bei ventrikulärer Dysfunktion: Dobutamin 2,5 bis 15 µg/kg KG/Minute oder ggf. Adrenalin

Cave: Bei V.a. Rückenmarkverletzung Patienten in Rückenlage ruhig stellen! Vorsicht bei der Kopfreklination bei HWS-Verletzung

- **Kinder**

  Behandlungsrichtlinien weitestgehend wie bei Erwachsenen. Therapie mit NaCl 0,9% 10 bis 20 ml/kg KG. Noradrenalin 0,1 bis 1 µg/kg KG/Minute

B. Schneider (Päd.: U. Neudorf)

Schock, septischer

Definition

Sepsis-Syndrom (s.a. *Sepsis) mit Hypotension trotz ausreichender Volumensubstitution. Ausgelöst wird der septische Schock durch Mikroorganismen und/oder deren Bestandteile, welche in die Blutbahn eingeschwemmt werden.

Symptomatik

Verlauf und Therapie werden wesentlich bestimmt durch Infektionsort und Anzahl der Organe mit Funktionsversagen:

- intermittierendes Fieber (Schüttelfrost, Schweißausbrüche)
- zunächst warme, gerötete Haut, später marmoriert, zyanotisch
- kleiner, weicher und schneller Puls
- Blutdruckabfall
- im fortgeschrittenen Stadium Verbrauchskoagulopathie mit Blutungen
- Anurie
- respiratorische Insuffizienz (ARDS)
- Somnolenz

Anamnese

- Lokalinfektion, primärer Infektionsherd häufig unbekannt
- zuweilen sehr kurze Anamnese, da Schocksymptomatik schon sehr früh nach Sepsisbeginn auftreten kann

DD

Andere Schockformen wie:

- Volumenmangelschock (s. *Schock, hypovolämischer)
- kardiogener Schock (s. *Schock, kardiogener)
- anaphylaktischer Schock (s. *Schock, anaphylaktischer)

- **Sofortdiagnose**
  - Anamnese
  - körperliche Untersuchung (Sepsis-Herd)
  - Einschätzung von Bewusstsein, Atmung, Kreislauf
  - Temperaturmessung

Sofortmaßnahmen

- Patient flach lagern und Beine hochlegen
- venöser Zugang, ggf. mehrere großlumige Zugänge, adäquate Volumenersatztherapie
- Vermeidung von Wärmeverlust
- kardiorespiratorische Stabilisierung
- Sauerstoffsonde, ggf. Beatmung
- Schmerzbekämpfung
- Notarzttransport in geeignete Klinik zur intensivmedizinischen Betreuung

- **Gefahren**

  Kein Transport ohne Stabilisierung von Atmung und Kreislauf!

K.-D. Müller

Schock, spinaler

- **Definition**

  Schock als Folge von Verletzungen oder iatrogen nach Eingriffen im Bereich des Rückenmarks (z. B. nach Peridural- oder Spinalanästhesie)
  Form des neurogenen Schocks

Sofortmaßnahmen

➤ *s.u. *Schock, neurogener*

Schrittmacherkomplikation

Definition

Schrittmacherfehlfunktion infolge von Aggregat-Erschöpfung bzw. -Fehlfunktion oder Elektrodendislokation

Symptomatik

- hämodynamisch relevante bradykarde Rhythmusstörung
- schrittmacherinduzierte Extrasystolie
- schrittmacherinduzierte ventrikuläre Tachykardie
- bewegungsinduzierter Ausfall des Schrittmachers

Anamnese

- Adam-Stokes-Anfälle
- bradykarde bzw. tachykarde Rhythmusstörungen
- Extrasystolie
- Herzrasen
- Herzinsuffizienz

DD

- Myokarditis
- endogene Rhythmusstörungen
- Herzinsuffizienz

Sofortdiagnostik

- Blutdruckmessung
- Inspektion der Halsvenenfüllung
- Auskultation
- Inspektion des Schrittmacherausweises (Typ, Sensing- und Pacing-Modus, programmierte Frequenz)
- Inspektion der Schrittmachertasche (Rötung, Überwärmung)

Sofortmaßnahmen
- Lagerung
- Sauerstoffgabe
- Anlage eines venösen Zugangs
- pharmokologische Therapie bei Bradyarrhythmie/ Tachyarrhythmie
- kontinuierliche Überwachung der Vitalparameter
- Verlegung in kardiologisch-kardiochirurgisches Zentrum unter Arztbegleitung

S.-P. Sommer/H. Jakob/H. Wieneke

Schulter-Armvenen-Thrombose

Definition

Thrombotische Verlegung der Venen des Schultergürtels sowie der zuführende Venen (V. axillaris, V. jugularis)

Symptomatik
- schmerzhafte Schwellung und Bewegungseinschränkung des Armes (nur in perakuten Fällen)
- vermehrte Hautvenenzeichnung, bei zentralen Thrombosen auch im Schultergürtel-, Thorax- und Halsbereich
- Druckschmerzen im Verlauf der tiefen Armvenen

Anamnese
- bereits bekanntes Schultergürtelsyndrom
- Z.n. vermehrter Belastung des Schultergürtels (Überkopfarbeit)
- Z.n. Thrombosen
- Z.n zentralvenösen Verweilkathetern
- Tumorleiden

DD
- Lymphödem
- Einblutung

- Thrombophlebitis
- Muskelfaserriss

- **Sofortdiagnostik**
  - Anamnese
  - Palpation
  - Herz-Kreislauf-Parameter überprüfen (Dyspnoe oder Tachykardie als Zeichen der Lungenembolie)

Sofortmaßnahmen

- Kompressionsverband
- niedermolekulares Heparin
- zur weiteren Diagnostik und Therapieplanung Vorstellung beim Facharzt für Gefäßmedizin

K. Kröger/H. Jakob/S.-P. Sommer

Schüttelfrost

- **Definition**

  Fieberassoziiertes Symptom mit akuter Sollwertverstellung des Temperaturzentrums, verbunden mit nicht unterdrückbarem Zittern der Skelettmuskulatur

  Symptom einer schweren Erkrankung, meist infektiöser Genese

- **Symptomatik**
  - heftiges, unwillkürliches Schütteln des ganzen Körpers, Zähneklappern, hält an, bis der neu eingestellte Sollwert des Temperaturzentrums erreicht ist
  - rascher Temperaturanstieg, Höchstwerte 40 bis 41 °C
  - Gänsehaut, starkes Kältegefühl, nicht selten mit Schweißausbruch verbunden

- **Anamnese**
  - plötzlich rascher und heftiger Temperaturanstieg
  - Reiseanamnese, Malaria

■ **DD**

Fröstelgefühl und leichtes Zittern sind vom echten Schüttelfrost abzugrenzen.

Schüttelfrost ist keine Bezeichnung für eine Diagnose, sondern vielmehr Leitsymptom zahlreicher Erkrankungen wie z. B.:

- *Sepsis
- akute Pyelonephritis
- *Cholezystitis, akute
- *Malaria
- beginnende eitrige Meningitis, insbesondere Meningokokkenmeningitis
- beginnende Pneumokokkenpneumonie
- *Scharlach
- *Erysipel
- Q-Fieber
- *Grippe
- Transfusionszwischenfall
- Drogenmissbrauch

■ **Sofortdiagnose**

- typische Symptomatik (s. o.)
- Anamnese (s. o.)
- Differentialdiagnosen (s. o.)
- umfassende körperliche Untersuchung aller Organsysteme inkl. HNO-Bereich; Meningismus, Schocksymptomatik
- Überprüfung von Bewusstsein, Atmung, Kreislauf

Sofortmaßnahmen

- venöser Zugang
- Wärmestabilisierung mit warmen Decken
- ggf. Schocktherapie (s. *Schock, septischer)
- insbesondere bei unklaren Fällen sofortiger Transport in Klinik

- **Gefahren**
  Da es sich häufig um lebensbedrohliche Krankheitsbilder handelt, sollte – insbesondere bei unklarer Ätiologie – sofortige Klinikeinweisung erfolgen.
  Hinweis: Schüttelfrost wird nicht beobachtet bei Typhus, Paratyphus, rheumatischem Fieber.

K.-D. Müller

Schwangerschaftserkrankungen, hypertensive

➤ s. *Hypertensive Schwangerschaftserkrankungen

Schwindelanfall

- **Definition**
  Akuter Drehschwindel mit vegetativen Begleiterscheinungen

- **Symptomatik**
  - Drehschwindel (Eigen- oder Umweltbewegung)
  - Nystagmus
  - Gangabweichung
  - Hörminderung oder Tinnitus (Ménière-Krankheit)
  - Übelkeit und Erbrechen
  - Todesangst

- **Anamnese**
  - frühere Schwindelattacken (Ménière)
  - Schwindel mit Kopfschmerz (Migräne)
  - Medikamente (Antiepileptika)

- **DD**
  Beim Schwindel handelt es sich um ein Leitsymptom verschiedener Ursachen:
  - gutartiger Lageschwindel: lageabhängig für Sekunden und bei Lageänderung

- Labyrinthausfall: anhaltend mit Vernichtungsgefühl, heftigem Erbrechen
- M. Ménière: Schwindel mit Hörminderung
- Migräne: Schwindel mit Sehstörungen (Skotom), dann Kopfschmerz
- Hirnstammläsion: Schwindel mit Doppelbildern, Sensibilitätsstörungen, Ataxie und Paresen
- „Schwindel“ bei Herz-Kreislauf-Erkrankungen
- psychogener Schwindel

Sofortdiagnostik

- Inspektion der Augen (Nystagmus)
- Hörprobe
- Dokumentation neurologischer Begleitsymptome (Doppelbilder, Sensibilitätsstörungen), die auf eine Hirnstammläsion deuten
- in der Klinik: Kalorik (Labyrinthausfall?)

Sofortmaßnahmen

Bei Schwindel als isoliertem Symptom:

- Ruhigstellung (Kopfbewegung vermeiden)
- Antiemetika (z. B. Motilium®, Paspertin®)
- Antivertiginosa (z. B. Dogmatil®, Aequamen®, Vasomotal®, Sibelium®, Vomex®), allerdings nur über kurze Zeit (Tage)

Bei zusätzlichen neurologischen Ausfällen:

- Klinikeinweisung zur weiteren Diagnostik

Kinder

Bei Schwindelanfällen im Kindesalter sollten auch eine kindliche Migräne (sehr selten) sowie otogene Ursachen und Intoxikationen in Betracht gezogen werden.

Geriatrische Aspekte

Bei alten Menschen kann Schwindel als Medikamentennebenwirkung (Überdosierung, Psychopharmaka) vorkommen.

- **Gefahren**
  - Sturz beim Versuch zu gehen
  - Wegen zunächst geringer, dann rasch progredienter neurologischer Ausfälle kann eine beginnende Basilaristhrombose übersehen werden.

H.-C. Diener/O. Kastrup

Sehverlust, akuter

- **Definition**
  Plötzlich auftretende Herabsetzung des Sehvermögens
- **Symptomatik**
  Sehverminderung ohne Schmerzen
- **Anamnese**
  Ohne Trauma einhergehend und ohne Augenerkrankung, in deren Verlauf es zu einer Funktionsverminderung kommt
- **DD**
  Es handelt sich um keine Diagnose im eigentlichen Sinn, sondern um einen Symptomenkomplex unterschiedlicher Genese. Als Ursache kommen in Frage:
  - Zentralarterienverschluss
  - Arterienastverschluss
  - Zentralvenenthrombose
  - Retrobulbärneuritis
  - Ablatio retinae
  - Glaskörpereinblutung
  - Makulopathie
  - akute Linsenquellung
  - Amaurosis fugax
- **Sofortdiagnostik**
  - Inspektion des äußeren Auges zum Ausschluss eines Traumas

- Ophthalmoskopie zur Diagnosestellung
- neurologische Untersuchung
- internistische Untersuchung

Sofortmaßnahmen

- Eine gezielte Therapie durch den Nichtfachmann ist kaum möglich.
- Es erfolgt in jedem Fall die sofortige Einweisung in eine entsprechende Fachabteilung zur weiteren Diagnostik und Therapie.
- Bei Zentralarterienverschluss ist eine Augeninnendrucksenkung mit Carboanhydrasehemmern (500 mg Diamox® i.v.) und Bulbusmassage angezeigt.

Geriatrische Aspekte

Wegen mangelhafter subjektiver Beobachtung werden auch chronische Visusminderungen gelegentlich als akut einsetzendes Geschehen fehlgedeutet.

Gefahren

- Ein Trauma wird vom Patienten nicht bemerkt und als Ursache nicht erkannt. In Zweifelsfällen ist nach einem Trauma zu fahnden.
- Zum Ausschluss eines intraokularen Splitters ist in allen Fällen eine Orbita-Computertomographie notwendig.
- immer auch an Karotisstenose denken
- Arrhythmien, arterielle Hypertonie und Gerinnungsstörungen ausschließen

K.-B. Mellin

Sepsis

Definition

Hämatogene Ausbreitung von Mikroben von einem lokalen Infektionsherd mit dynamischem Krankheitsverlauf, lebensbedrohliche Erkrankung

- ✓ Anmerkung: Es werden drei Schweregrade unterschieden: Sepsis, Sepsis-Syndrom und septischer Schock (s. *Schock, septischer)
- ✓ Sepsis ist gleichbedeutend mit einem systemischen Entzündungsreaktions-Syndrom SIRS (Systemic Inflammatory Response Syndrome) infektiöser Genese. Beim SIRS des Erwachsenen finden sich zwei oder mehr der folgenden Symptome: Körpertemperatur $>38{,}0\,°C$ oder $<36{,}0\,°C$, Herzfrequenz $>90/$Minute, Atemfrequenz $>20/$Minute oder $paCO_2$ <32 mmHg, Leukozyten $>12\,000/mm^3$ oder $<4000/mm^3$ oder 10% unreife (stabförmige) Formen. Sepsis-Syndrom ist eine Sepsis mit Organdysfunktion (Niere, Leber, Lunge, Gehirn), Hypoperfusion und Hypotension.
- ✓ Der septische Schock (s. *Schock, septischer) ist ein Sepsis-Syndrom mit Hypotension trotz ausreichender Volumensubstitution.
- ✓ Von septischen Metastasen spricht man, wenn sich die Erreger, ausgehend vom primären Infektionsherd, an anderen Stellen ansiedeln und dort zu Eiterungen führen.
- ✓ Septische Erkrankungen werden nach Erregerart (z.B. Staphylokokken-Sepsis), Eintrittspforte (z.B. Urosepsis) oder Sonderformen (Fremdkörper-Sepsis) unterteilt.

Symptomatik

Verlauf und Therapie werden wesentlich bestimmt durch den primären Infektionsort und die Anzahl der Organe mit Funktionsversagen. Zu den allgemeinen Symptomen der Sepsis zählen:

- SIRS-Kriterien, s.o.
- intermittierendes Fieber, Schüttelfrost
- kleiner, weicher und schneller Puls, niedriger Blutdruck
- Unruhe, Benommenheit, Verwirrtheit

- Milzvergrößerung
- evtl. Verbrauchskoagulopathie mit Blutungen
- evtl. septischer Schock (s. *Schock, septischer)

Anamnese

- Hinweise für Sepsisausgangsherd (häufig unbekannt)
- prädisponierende Grundleiden (z.B. Abwehrschwäche)
- Hinweise für Pneumonie, Abszess, Thrombophlebitis, Katheterinfektion, Osteomyelitis, Endokarditis, Infektionen in den Bereichen: HNO und Atemwege, ZNS, Abdomen, Urogenitaltrakt
- Tropenaufenthalt (Malaria, Amöbiasis, Typhus)

DD

➤ *s. *Malaria, Typhus, Diarrhoe, Virusinfektionen (z.B. Zytomegalie), Leukämien, Intoxikationen*

Sofortdiagnose

- umfassende körperliche Untersuchung mit dem Ziel, einen Sepsisherd zu lokalisieren (am häufigsten Lunge, gefolgt von Abdomen und Harntrakt)
- Einschätzung von Bewusstsein, Atmung, Kreislauf
- bei gestörter Bewusstseinslage Blutzuckertest
- Temperaturmessung
- Blutentnahme zur Erregerkultur

Sofortmaßnahmen

- intravenöser Zugang, Volumensubstitution
- bei Bewusstseinsstörung bzw. Bewusstlosigkeit: Sicherung der Atemwege, ggf. Beatmung (s. *Bewusstlosigkeit, unklare)
- evtl. Schocktherapie (s. *Schock, septischer)
- sofortiger Transport in Klinik

- **Kinder**
  - je jünger das Kind, desto unauffälliger die Sepsis-Symptomatik
  - Säuglinge und Kleinkinder: meist Fehlen von intermittierendem Fieber und Schüttelfrost
  - Neugeborene: plötzlicher Verfall, binnen weniger Stunden blassgraues Hautkolorit, Trinkschwäche, Erbrechen, Ikterus; bei meningealer Beteiligung Vorwölbung der Fontanelle
  - bei geringstem Verdacht auf Sepsis sofortige stationäre Behandlung
- **Gefahren**
  - klinische Diagnose erschwert bei Abwehrschwäche, Intensivpatienten und mit Antibiotika anbehandelten Patienten, da hier eindeutige Symptome fehlen können
  - Krankheitsverlauf kann sich innerhalb von Stunden dramatisch verschlechtern

K.-D. Müller

Sexualdelikte

- **Straftatbestände**

  § 174 StGB: Sexueller Missbrauch von Schutzbefohlenen (unter 18 bzw. 16 Jahren)

  § 174a StGB: Sexueller Missbrauch von Gefangenen, behördlich Verwahrten oder Kranken in Anstalten

  § 174b StGB: Sexueller Missbrauch unter Ausnutzung einer Amtsstellung

  § 176 StGB: Sexueller Missbrauch von Kindern (unter 14 Jahren)

  § 177 StGB: Vergewaltigung

  § 178 StGB: Sexuelle Nötigung

  § 179 StGB: Sexueller Missbrauch Widerstandsunfähiger

- **Untersuchung**
  - nicht auf die Genital- und Analregion beschränken, auch Gesicht, Hals, Rücken, Extremitäten, vor allem Innenseiten der Oberschenkel und Oberarme untersuchen
  - Beurteilung von Hymen und vaginale Untersuchung durch Gynäkologen
  - bei Vergewaltigungsverdacht frühzeitig Abstriche aus Vagina, hinterem Scheidengewölbe und Zervix entnehmen (mindestens einen Abstrich trocken aufbewahren für evtl. DNA-finger-printing)
- **Spermiennachweis**
  - negativer mikroskopischer Befund widerlegt nicht Vergewaltigung
  - unbewegliche Spermien mikroskopisch meist 12 bis 18 Stunden post cohabitationem (in der Leiche zwei bis drei Wochen möglich)
  - forensisch beweisend ist nur mikroskopischer Nachweis, unterstützend auch Phosphatase-Reaktion

G. Weiler

Sinusitis

- **Definition**
  Infektiöse oder allergische Entzündung der Schleimhaut der Nasennebenhöhlen
- **Symptomatik**
  - Schmerzen, beim Bücken verstärkt
  - Druckschmerz im Mittelgesicht, der Oberkieferzähne und der Stirn: Sinusitis maxillaris
  - stechender Schmerz zwischen und hinter den Augen: Sinusitis ethmoidalis
  - dumpfer Stirnkopfschmerz: Sinusitis frontalis
  - parietaler, okzipitaler Kopfschmerz: Sinusitis sphenoidalis

- In der Praxis ist jede Kombination bis hin zur Pansinusitis zu beobachten.
- lageabhängige, ein- oder beidseitige, eitrige Rhinorrhoe
- Nasenatmungsbehinderung
- reduzierter Allgemeinzustand

■ **Anamnese**
- rezidivierende Rhinitiden
- häufige Infekte der Atemwege einschließlich der Tonsillen
- begleitender, vormittäglicher Kopfschmerz, der im Laufe des Tages geringer wird
- Heuschnupfen
- eiternde Oberkieferzahnwurzel oder Kieferhöhleneröffnung bei Zahnextraktion

■ **DD**
- Rhinopathia vasomotoria mit seitenwechselnder, lageabhängiger, klar-seröser Rhinorrhoe
- Nasennebenhöhlen-Tumoren sondern ein jauchiges Sekret ab oder bluten

■ **Sofortdiagnostik**
- klopfempfindliche Nebenhöhlen und Nervenaustrittspunkte
- eitrige Schleimstraße in der Nasenhaupthöhle oder an der Pharynxwand
- Lidschwellung und -rötung oder meningitische Zeichen bei sinusitischen Komplikationen

Sofortmaßnahmen
- abschwellende Nasentropfen und kurz darauf anschließende Kamilledampfinhalationen
- antibiotische Behandlung: Cephalosporine, Amoxicillin
- sofortige Klinikeinweisung bei starken Schmerzen und jeder Komplikation

- **Gefahren**

  Infektionen im Gesichtsbereich bergen immer die Gefahr ernster Komplikationen (z.B. Meningitis, Orbitalphlegmone). Bei geringsten Anzeichen erfolgt daher immer die Einweisung in eine HNO-Klinik.

Ph. Dost/K. Jahnke

Somnolenz

- **Definition**

  Leichtgradige quantitative Bewusstseinsstörung (s.a. *Bewusstseinsstörung, unklare)

- **Symptomatik**

  Der somnolente Patient ist schläfrig oder schläft, öffnet jedoch spontan/auf Ansprache oder andere leichte Reize die Augen und befolgt einfache Aufforderungen.

- **Anamnese**
  - akut vorausgegangener Kopfschmerz (Subarachnoidalblutung)
  - Krampfanfall vorausgegangen und zunehmende Besserung: postiktale Bewusstseinsstörung
  - Krampfanfall vorausgegangen und zunehmende Eintrübung, Kopfschmerzen, Wesensänderung, Aphasie: z.B. Enzephalitis
  - Hemisymptomatik apoplektiform aufgetreten und zunehmende Eintrübung: z.B. Hirnödem nach ausgedehntem Mediainsult
  - Diabetes (Insulin bzw. orale Antidiabetika?)
  - Drogenabhängigkeit bzw. Hinweise auf Opioid-, Kokain- oder Benzodiazepin-Intoxikation
  - Alkoholismus, Malnutrition: z.B. Wernicke-Enzephalopathie (Ataxie, Okulomotorikstörung kann fehlen)

- **DD**
  - bei Hinweis auf Medikamenteneinnahme, bei Infusionstherapie, Pharmakatherapie, generell bei allen stationären und älteren Patienten: Ausschluss pharmakogener Ursache/Elektrolytstörung/Dehydratation
- **Sofortdiagnostik**
  - Beurteilung von Atmung und Kreislauf
  - körperliche Untersuchung. Frage: Verletzungszeichen?
  - Blutzucker-Schnelltest. Frage: Hypo- oder Hyperglykämie?
  - Temperaturmessung. Frage: Hypothermie? Hyperthermie?
  - grob-neurologische Untersuchung mit Dokumentation des Bewusstseinsgrades und evtl. vorhandener Paresen (fokale Symptomatik) zur Verlaufskontrolle
  - Prüfung eines evtl. vorhandenen Meningismus

Sofortmaßnahmen

- venöser Zugang
- Sicherung der Atemwege, evtl. Intubation
- bei Schockzeichen Schocktherapie (s. *Schock)
- bei V.a. Hypoglykämie 20 g Glukose i.v. (z.B. 50 ml 40%-Glukose)
- bei V.a. Opioid-Intoxikation 0,4 bis 2 mg Narcanti® i.v. in titrierender Dosis
  Beachte: Eine kurze, geringe Besserung auf Narcanti® ist unspezifisch, ist z.B. auch bei Alkohol-Intoxikation möglich!
- Transport unter Arztbegleitung in Klinik mit CT und Intensivüberwachungsmöglichkeit; bei Hinweis auf neurologische Ursache (s. Anamnese) in Neurologie

- **Kinder**
  Bei Kindern muss als Ursache v.a. eine Vergiftung sowie eine Enzephalitis ausgeschlossen werden. Es gelten dieselben Behandlungsrichtlinien wie beim Erwachsenen. Dosierung der Glukose: s. *Bewusstlosigkeit, unklare
- **Gefahren**
  - Aspirationsgefahr
  - Atemwegsobstruktion bei weiterer Eintrübung
  - Lagerungsschäden

M. Maschke

Sonnenbrand

➤ *s. *Dermatitis solaris*

Sonnenstich

➤ *s. *Hitzeschäden*

Spannungspneumothorax

➤ *s. *Pneumothorax/Spannungspneumothorax*

Speiseröhre, blind endende

➤ *s. * Ösophagusatresie*

Spinaler Notfall

- **Anamnese**
  - leere Anamnese
  - bekanntes Tumorleiden
  - Trauma
  - bekannte Bandscheibenerkrankung
  - Einnahme von Antikoagulanzien (spontane intraspinale Blutungen)
  - Fieber und Zunahme der Beschwerden nach paravertebralen Injektionen (intraspinale Abszessbildung)

- lokaler Rücken-/Nackenschmerz (zunehmend in den letzten Wochen – spinale Metastase)
- subjektives Gefühl eines unsicheren Ganges
- akute Lähmungserscheinungen in den Extremitäten
- Taubheitsgefühl in den Extremitäten

- **Sofortdiagnostik**
  - Anamnese
  - gründliche körperliche und, soweit möglich, neurologische Untersuchung (sensibles Niveau)
  - Bei Vorliegen einer hochgradigen neurologischen Symptomatik muss eine radiologische Bildgebung zeitnah, bzw. häufig notfallmäßig, durchgeführt werden.

- **Gefahren**
  Bei akuter oder schnell progredienter Querschnittssymptomatik ist ein rasches und zielgerichtetes Handeln unabdingbar. Keine Verzögerung der Bildgebung tolerieren, u.U. notfallmäßige Durchführung der Untersuchung. Besteht die Symptomatik wesentlich länger als 24 Stunden, so wird eine Rückbildung der Ausfälle immer unwahrscheinlicher. Eine notfallmäßige operative Entlastung erscheint dann oft nicht mehr sinnvoll. Ein Neurochirurg sollte aber immer konsiliarisch um Rat gefragt werden.

J. Pospiech

Staphylococcal scalded Skin Syndrome (SSSS)

➤ *s. *Lyell-Syndrom, staphylogenes*

Staphylogenes Lyell-Syndrom

➤ *s. *Lyell-Syndrom, staphylogenes*

Status epilepticus

Definition

Grand-mal-Status: prolongierte Anfallsaktivität länger als 20 Minuten oder wiederholte Anfälle ohne Wiedererlangen des Bewusstseins

Symptomatik

Bewusstlosigkeit, Zyanose, häufig Hyperthermie, tonisch-klonische Zuckungen (Zungenbiss, Frakturen, Luxationen), Laktatazidose, Leukozytose möglich bis 60 000/μl

Anamnese

- bekanntes Anfallsleiden
- Status als Erstmanifestation: V.a. akute lebensbedrohliche Grundkrankheit (z.B. Enzephalitis, Meningitis, Hirnblutung, Hirnabszess)

DD

- hysterischer Pseudo-Status: häufig durch Ansprache modifizierbar, aktiver Lidschluss, selten Inkontinenz, normaler Serumprolaktinspiegel
- Epilepsia partialis continua: Bewusstsein erhalten, motorische Aktivität auf eine Körperseite oder Extremität beschränkt

Sofortdiagnostik

- Fremdanamnese
- Überprüfung von Atmung und Kreislauf
- Blutzucker-Schnelltest
- evtl. 20 g Glukose i.v. (z.B. 50 ml 40%) zum Ausschluss einer Hypoglykämie

Sofortmaßnahmen

- Sicherung der Atemwege (z. B. Wendltubus, stabile Seitenlagerung)
- venöser Zugang, am besten zentralvenöser Zugang (ZVK)
- 20 g Glukose, z. B. 50 ml 40 % i.v. (s. Sofortdiagnostik)
- Diazepam 2 mg/Minute bis max. 20 mg i.v., dann
- Phenhydan® 250 mg i.v. (max. 50 mg/Minute, RR, EKG), dann bis Gesamtdosis max. 17 mg/kg KG über mindestens weitere 45 Minuten
  Beachte: Wegen kurzer Wirkungsdauer, auch bei Sistieren der Anfälle nach Diazepam-Gabe, anschließende Phenytoin-Gabe erforderlich! Erhaltungsdosis!
- alternativ: Valproinsäure i.v. (z. B. Ergenyl®) 800 mg als Kurzinfusion über 20 Minuten, dann 2400 mg mit Perfusor über 24 Stunden
- Kliniktransport auf Intensivstation

Kinder

Es gelten dieselben Behandlungsrichtlinien wie beim Erwachsenen (Diazepam 0,2 bis 0,5 mg/kg KG i.v., Phenytoin 15 bis 20 mg/kg in 30 Minuten. Refraktärer Status: Midazolam 0,15 mg/kg als Bolus, Infusion 1 µg/kg/Minute; Thiopental 5 mg/kg i.v. als Bolus, Infusion 3 bis 5 mg/kg/Stunde).

Gefahren

- Verletzungen durch Sturz
- Aspiration
- Ateminsuffizienz als Nebenwirkung einer evtl. antikonvulsiven Therapie (z. B. Diazepam)
- Phenhydan® ist hochalkalisch, daher Gefahr von Vollhautnekrosen bei Paravasat, deshalb niemals über peripher-venösen Zugang am Handrücken

M. Maschke (Päd.: J. Klepper)

Strahlenunfall/akutes Strahlensyndrom

Symptomatik

effektive Dosis in Sv (Sievert)	Strahlenwirkungen
0–0,5	ohne größeren diagnostischen Aufwand keine unmittelbar nachteiligen Wirkungen feststellbar, aber Schwächung des Immunsystems
0,5–1	Veränderungen des Blutbilds, Hautrötungen, vereinzelt Übelkeit, Erbrechen, sehr selten Todesfälle
1–2	nachteilige Wirkungen auf das Knochenmark, Erbrechen, Übelkeit, schlechtes Allgemeinbefinden, etwa 20 % Sterblichkeit
ab 4	schwere Einschränkungen des Allgemeinbefindens sowie schwere Störungen der Blutbildung; die Infektionsbereitschaft ist stark erhöht, 50 %ige Sterblichkeit
ab 6	neben den genannten schweren Störungen treten gastrointestinale Symptome auf; die Überlebensrate ist nur noch sehr gering
über 7	nahezu 100 %ige Sterblichkeit
über 10	zusätzlich Schädigung des ZNS, bis hin zu Lähmungen
über 100	schneller Tod durch Ausfall des ZNS (Sekundentod)

Anamnese

Freigesetzte ionisierende Strahlung durch Störfälle in der Industrie, Medizin, Transportunfälle, thermonukleare Explosionen, Terroranschläge

DD

Entsprechende Symptomatik aufgrund anderer, nicht durch ionisierende Strahlung bedingter Ursache

Sofortmaßnahmen

- Lagebeurteilung: Feststellung der Strahlenquelle, Hinzuziehung von Fachkräften (Feuerwehr, regionale Strahlenschutzzentren), absichern
- Eigenschutz beachten:
  - Abschalten der primären Strahlenquelle
  - Abstand von der Strahlenquelle halten
  - Aufenthaltsdauer begrenzen
  - Abschirmung nutzen
  - Aufnahme von radioaktiven Stoffen ausschließen
- Beurteilung der strahlenexponierten Person in Bezug auf Expositionsart (penetrierende Strahlenwirkung, Kontamination, Inkorporation, mit/ohne Verletzungen) und Expositionsumfang (Ganzkörperbestrahlung, Teilkörperbestrahlung)
- ggf. Dekontamination (Kleidung entfernen, duschen)
- weiteres Vorgehen nach den Grundsätzen der ersten ärztlichen Hilfe

M. Zimmermann

Stromtod

Definition

Durch Einwirkung elektrischer Energie (über 80 mA) kommt es, wenn das Herz im Stromweg liegt, meist zum Herzkammerflimmern. Bereits ab 25 mA Krämpfe („Kleben“ am Stromleiter). Entscheidend für Gefährdung sind vor allem Stromstärke und Stromweg.

Symptomatik

- häufig initialer Schrei, Zungenbiss, tachykarde Herzrhythmusstörungen, RR-Anstieg, tetanische Krämpfe
- bei Überleben evtl. nur schreckhaftes Schmerzerleb-

nis mit Schweißausbruch und psychischen Folgen. Therapie bei Stromunfall s. *Verbrennungen, *Stromunfall

- **Befunde**
  - bei umschriebenem Kontakt mit Hautdurchschlag Strommarke: zentraler verkohlter Bezirk mit porzellanartigem Randwall, beim Palpieren derbe Konsistenz!
  - bei großflächigem Kontakt und feuchter Haut (Badewanne) meist keine Strommarken. Strommarke kann auch postmortal erzeugt werden, keine vitale Reaktion

    Cave: bei Stromtod als häuslicher Unfall oder Betriebsunfall kann Fundsituation unauffällig sein. Tödlicher Stromschlag evtl. nur bei bestimmten Schaltungen elektrischer Geräte und Erdungskontakten (vgl. *Todesursache)

    s. a. *Verbrennungen, *Stromunfall

G. Weiler

Stromunfall

- **Definition**

  Verbrennungen verschiedenen Grades (bei Hochspannung) bzw. Störungen des Reizleitungssystems des Herzens (bei Niederspannung) nach Kontakt mit elektrischem Strom; evtl. Begleitverletzungen durch Sturz nach dem Ereignis

Sofortmaßnahmen

Merke: Grundregel: Eigenschutz beachten!

Rettung aus dem Gefahrenbereich je nach Spannungsart:

bei Niederspannung (< 1000 Volt):

- Sicherung entfernen

- Netzstecker ziehen
- Gerät ausschalten
- Isolierung durch geeigneten Standort

bei Hochspannung (> 1000 Volt):
- Abstand halten, keine voreiligen Rettungsversuche
- *Cave:* Lichtbogen, Schrittspannung
- Maßnahmen nur durch Fachpersonal (Feuerwehr, E-Werk)
- freischalten
- Sicherung gegen Wiedereinschalten
- Feststellung der Spannungsfreiheit
- erden und kurzschließen
- benachbarte Spannungsträger abdecken

Erst jetzt ist die medizinische Versorgung möglich. Nach Rettung aus dem Gefahrenbereich Vitalzeichenkontrolle sowie Abklärung des Unfallmechanismus. Ganzkörperuntersuchung (Begleitverletzungen, Strommarken). Schädigung tieferer Strukturen trotz unversehrt erscheinender Haut, je nach Richtung und Intensität des Stromflusses:
- frühes EKG-/Kreislauf- und Atmungsmonitoring
- auf Herzrhythmusstörungen und ST-Streckenveränderungen achten
- Analgetika bei Bedarf
- Antiarrhythmika je nach Rhythmusstörung
- ggf. Reanimation nach den geltenden Algorithmen (s. u. *lebensrettende Maßnahmen, S. 15, 35, 38)

Niederspannungsunfälle:
Weitere klinische Überwachung nicht notwendig, wenn der Verunfallte nicht bewusstlos war, keine Arrhythmien am Unfallort dokumentierbar waren und das 12-Kanal-EKG sowie die eingehende internistische Untersuchung unauffällig sind.

Hochspannungsunfälle:
- Sicherung der Vitalfunktionen
- Behandlung der Verbrennungsverletzung, s. *Verbrennungen
- Wärmeerhalt beachten
- Primärtransport in die nächstgelegene Klinik mit chirurgischer und internistischer Akutversorgung
- keine Primärverlegung in sog. Verbrennungszentren ohne vorherige suffiziente Stabilisierung des Patienten

Kinder
Es gelten dieselben Richtlinien wie bei Erwachsenen.

M. Zimmermann (Päd.: U. Neudorf)

Suizidalität

Definition
Wünsche und Tendenzen eines Kranken, sein Leben zu beenden

Symptomatik
- Gedanken an Selbstmord
- Gedanken an eine konkrete Methode, sich das Leben zu nehmen
- Treffen von Vorbereitungen für einen Selbstmord
- eine als hoffnungslos und perspektivlos erlebte Situation

Anamnese
- akute und chronische Belastungssituationen
- Neurosen, Suchterkrankungen
- affektive und schizophrene Psychosen
- organische Hirnerkrankungen

- **DD**
  Suizidalität ist keine Diagnose, sondern ein Symptom, das sich im Rahmen vieler psychiatrischer und internistischer Erkrankungen entwickeln kann.
- **Sofortdiagnostik**
  - psychiatrische Anamnese, nach Suizidalität muss direkt gefragt werden
  - Suizidversuche in der Vorgeschichte oder in der Familie

Sofortmaßnahmen

- Klinikeinweisung, ggf. auch gegen den Willen des Patienten (s.a. *Zwangseinweisung)
- bei Suizidalität mit starker Unruhe oder Angst: Lorazepam (Tavor®) 1 bis 2,5 mg p.o. (evtl. Tavor® 1,0 Expidet) oder i.m.
- bei Suizidalität unter dem Eindruck von Halluzinationen: neues Neuroleptikum, z.B. Olanzapin (Zyprexa®) 10 mg p.o., meist als Zyprexa Velotab®
- *cave:* Beteiligung an Bagatellisierungstendenzen des Patienten, Thematisierung der Aggressionsproblematik, Klassifizierung in ernsthafte und demonstrative Suizidalität.

- **Kinder**
  Die Zahl vollendeter Suizide ist vor dem 12. Lebensjahr sehr klein. Häufig Affektsuizid(-versuch) bei relativ geringfügigen Anlässen (Schulschwierigkeiten) und Entwicklungskrisen. Falls medikamentöse Akutbehandlung erforderlich:
  Diazepam (z.B. Diazepam Desitin rectal tube®): bei 10 bis 15 kg KG 5 mg, über 15 kg KG 10 mg bzw. (z.B. Valium®) bei Schulkindern (6 bis 14 Jahre) 6 bis 10 mg p.o.

M. Gastpar/M. Schieder (Päd.: J. Hebebrand)

Synkope

Definition

Transienter, selbstlimitierender Bewusstseinsverlust, der auf eine globale zerebrale Minderperfusion zurückzuführen ist.

✓ Ätiologie/Pathogenese; Neurogene Ursachen: vasovagale Synkope, Carotis-Sinus-Syndrom, orthostatische Hypotension. Kardiale Ursachen: bradykarde Herzrhythmusstörungen, tachykarde Herzrhythmusstörungen, hypertrophe obstruktive Kardiomyopathie, Aortenklappenstenose

Symptomatik

- plötzlicher Bewusstseinsverlust
- Atemstillstand
- Krampfanfall

Anamnese

- ähnliche Symptomatik in der Vorgeschichte
- Lagewechsel vor dem Ereignis
- kardiale Vorerkrankung (Medikation, Wolff-Parkinson-White-Syndrom, Long-QT-Syndrom, Brugada-Syndrom)
- neurologische Vorerkrankung

DD

- zerebraler Krampfanfall
- Drop attack

Sofortdiagnostik

- Anamnese
- körperliche Untersuchung
- Blutzuckerbestimmung
- EKG
- QT-Zeit, ST-Hebung in $V_1 + V_2$
- SA- oder AV-Blockierungen
- ventrikuläre Tachykardien

Sofortmaßnahmen
- venöser Zugang
- ggf. Therapie von *Herzrhythmusstörungen, s.d.
- Klinikeinweisung

- **Kinder**
  20% aller Kinder erleiden bis zum 15. Lebensjahr eine Synkope, 80% sind neurokardiogener Ursache. Unterscheidung des vasodepressorischen, des kardioinhibitorischen und des gemischten Typs mittels Kipptischuntersuchung. Therapieprinzipien: Verbesserung des Volumenstatus, Blockierung des erhöhten Sympathikotonus, α-Sympathikomimetikum

- **Gefahren**
  Lang anhaltender Bewusstseinsverlust (Koma), dann Intubation und Beatmung

H. Wieneke (Päd.: A. A. Schmaltz)

Tetanie beim Erwachsenen

Definition

Übererregbarkeit des Nervensystems und der neuromuskulären Reizübertragung mit Neigung zu tonischen Muskelkrämpfen.

✓ Ätiologie/Pathogenese; Die Ursache besteht in einem Mangel an ionisiertem Calcium. *Normokalzämische Tetanie:* Folge einer respiratorischen Alkalose (häufigste Form: Hyperventilationstetanie), einer metabolischen Alkalose (Erbrechen, Diuretika) bzw. einer Hyperphosphatämie, Hyperkaliämie oder Hypomagnesiämie; *hypokalzämische Tetanie:* (Pseudo-)Hypoparathyreoidismus, Vitamin-D-Mangel, Malabsorption und Mangelernährung, akute Pankreatitis, chronische Nierenerkrankungen, Schleifendiuretika

Symptomatik

Klinisch ist zwischen *latenter Tetanie* und dem *tetanischen Anfall* zu unterscheiden.

Latente Tetanie:

- Müdigkeit, Arbeitsunlust, Migräne, Erbrechen, Parästhesien
- tetanische Zeichen durch Provokationstests auslösbar:
  - Trousseau-Zeichen: Kompression des Armes mit Blutdruckmanschette oberhalb des systolischen Blutdrucks führt nach 3 Minuten zum Karpalspasmus.
  - Hyperventilationsversuch: Bei negativem Trousseau-Zeichen sofort nach Lösen der Blutdruckmanschette durchführen: Forcierte Atmung über 1 Minute führt zu Karpalspasmus auf der Seite, an der die Staumanschette lag.
  - Chvostek-Fazialisphänomen: Beklopfen des Austrittspunkts des N. facialis vor Gehörgangsöffnung führt zu Kontraktion der Gesichtsmuskulatur (geringe Beweiskraft).

Tetanischer Anfall:
- häufig Aura mit Parästhesien (pelziges Gefühl, Kribbeln, Ameisenlaufen) im Bereich der Lippen, Finger und Füße
- Karpalspasmus mit opponiertem Daumen und gestrecktem, adduziertem Finger (sog. Geburtshelferstellung)
- Adduktion der Oberarme, Beugung der Unterarme, Palmarflexion und Innenrotation der Hände (sog. Pfötchenstellung der Hände)
- Karpfenmund durch Spasmus des M. orbicularis oris
- Pedalspasmus mit Plantarflexion und Innenrotation von Füßen und Zehen bei gestreckten Beinen

Anamnese
- evtl. Hyperventilationstetanie bekannt
- psychische Belastung, berufliche, familiäre Probleme, Angstsituation
- Z.n. Strumektomie
- Nierenerkrankung
- Diuretikatherapie
- häufiges Erbrechen, Durchfälle

DD
- epileptischer Anfall
- hysterischer Anfall
- Muskelkrämpfe nach Überanstrengung
- Eklampsie
- Strychninvergiftung
- Tetanus
- Tollwut

Sofortdiagnostik
- typische Symptomatik
- neurologische Untersuchung
- Beurteilung der Atemfrequenz und -tiefe (Hyperventilation)
- Untersuchung des Halses (Strumektomienarbe)

Sofortmaßnahmen
- Beruhigung
- Bei Hyperventilation Patienten in Plastiktüte atmen lassen (nur in ständiger Anwesenheit des Arztes!). Rückatmung von CO_2 führt zum Ausgleich der respiratorischen Alkalose und beendet den Anfall. Falls wegen Schwere des Anfalls Plastikbeutel-Rückatmung nicht möglich ist: 20 ml Calcium-Glukonat (Calcium Sandoz®) i.v. über 10 Minuten
- bei Wiederholung des Anfalls und Nachweis oder hochgradigem Verdacht auf eine hypokalzämische Tetanie kontinuierliche Calciuminfusion und Klinikeinweisung

■ **Gefahren**
Herzrhythmusstörungen unter Calciuminjektion; besondere Gefährdung digitalisierter Patienten

A. Daul/Th. Philipp

Tetanie beim Kind

■ **Definition**
Hypokalzämische Tetanie:
Anfallsartige Muskelkontraktion als Folge einer gesteigerten neuromuskulären Erregbarkeit durch Verminderung des ionisierten Calciums

✓ Ätiologie/Pathogenese: Alkalose (Erbrechen, Hyperventilation), Hyperkaliämie, Hypomagnesiämie, rachitogene Tetanie (Spasmophilie), intestinale Erkrankungen, andere Malabsorptionen, endokrine Störungen (Hypo- und Pseudohypoparathyreoidismus)

Normokalzämische Tetanie:
Anfallsartige Muskelkontraktion als Folge einer herabgesetzten Reizschwelle der neuromuskulären Synapsen

✓ Ätiologie/Pathogenese; Hypoxie des Neugeborenen, psychischer Stress, Hyperventilation

- **Symptomatik**

Die klinischen Symptome der hypokalzämischen und normokalzämischen Tetanie gleichen sich.

Krämpfe:

- Je jünger das Kind ist, desto eher treten Krämpfe auf.
- Die Krämpfe sind vorwiegend tonisch-klonisch generalisiert, selten fokal.
- Manchmal sind sie auslösbar durch sensorische Reize oder Hyperventilation.

Tetanie (Karpopedalspasmen):

- Arme und Ellenbogen sowie Handwurzel- und Fingergrundgelenke sind gebeugt, gleichzeitig sind die kleinen Fingergelenke gestreckt. Der Daumen ist nach palmar gebeugt.
- Kontraktionen der Gesichtsmuskulatur (sog. Karpfenmund)
- Gefürchtet sind Laryngospasmus, Bronchospasmus sowie die viszerale Tetanieform (Herz).

Latente Tetanie:

- Chvostek-Zeichen: Kontraktion der fazialisinnervierten Muskeln nach mechanischer Reizung des N. facialis direkt vor dem äußeren Gehörgang
- Trousseau-Phänomen: Karpopedalspasmus (s.o.), z.B. beim Blutdruckmessen

- **Anamnese**

- evtl. Rezidiv einer Tetanie
- Vitamin-D-Mangel (nach Vitamin-D-Prophylaxe fragen!)
- evtl. endokrinologische, gastroenterologische und renale Vorerkrankungen

- **DD**

- zerebrale Anfälle
- Tetanus

- obstruktive Bronchitis
- Pseudokrupp
- Herzrhythmusstörungen

Sofortdiagnostik

klinische Untersuchung einschließlich Anwendung der o.g. Provokationsmethoden (Chvostek-Zeichen, Trousseau-Phänomen)

Sofortmaßnahmen

Die Therapie ist bei hypokalzämischer und normokalzämischer Tetanie dieselbe.

- Calcium gluconicum 10%, 3 bis 10 ml langsam i.v., notfalls i.m. (bis zu 2 ml/kg KG)
- bei Krampfanfall:
  Kinder bis zu 10 kg KG:
  5 mg Diazepam Desitin rectal tube®
  Kinder über 10 kg KG:
  10 mg Diazepam Desitin rectal tube®
  oder
  Phenobarbital (Luminal®) 5 bis 10 mg/kg KG i.v.
- Einweisung in eine Klinik zur Diagnostik und kausalen Therapie

Gefahren

Hypokalzämische Krämpfe an Larynx, Bronchien und Herz sind Situationen akuter Lebensgefahr!

B. P. Hauffa

Tetanus

Definition

Wundstarrkrampf. Dabei keimen Sporen des Anaerobiers *Clostridium tetani* (Erde, Holzsplitter, Nägel usw.) in tiefen, anaeroben Wunden aus und bilden in erster Linie das Neurotoxin Tetanospasmin. Dieses besitzt eine hohe Affinität zum ZNS und verursacht tonische Spasmen.

Symptomatik

Fast immer generalisierte Form:

- Beginn mit tonischen Spasmen der Skelettmuskulatur
- typisch starrer Gesichtsausdruck (Risus sardonicus), Kieferklemme, Opisthotonus
- tonisch-klonische Krämpfe, Extremitäten meist unbeteiligt
- gesteigerte Reflexerregbarkeit auf Umgebungsreize (Licht, Geräusche, Berührung)
- im Bereich der Wirbelsäule Knochenbrüche möglich durch gleichzeitige Spasmen von Beugern und Streckern
- volles Bewusstsein
- Schweißausbrüche, die nicht zur normalen Körpertemperatur passen
- respiratorische Insuffizienz, kardiovaskuläre Komplikationen
- Erstickungstod durch Lähmung von Glottis und Zwerchfell

Lokale Form:

- i.d.R. bei Teilimmunität, auf Muskeln in der Umgebung der Eintrittspforte beschränkt, geringere Letalität

Anamnese

- Inkubationszeit: 3 Tage bis 3 Wochen, bei kurzer Inkubationszeit (hohe Toxinmengen) schwere Verläufe
- vorangehende Verletzungen im Rahmen der Inkubationszeit, auch Bagatellverletzungen, die schon abgeheilt sein können
- diskrete Prodromalerscheinungen mit Abgeschlagenheit, Schwitzen und leichtem Ziehen im Wundbereich

DD
- Mundbodenphlegmone
- Kieferklemme bei Tonsillarabszess
- Tetanie
- Tollwut
- Meningitis
- Strychninvergiftung
- Intoxikation mit Psychopharmaka und Drogen

Sofortdiagnostik
- Anamnese und typischer klinischer Befund
- Diagnose unwahrscheinlich, wenn vollständige Grundimmunisierung und Auffrischimpfungen im empfohlenen zeitlichen Rahmen durchgeführt wurden

Sofortmaßnahmen
- Überwachung und Sicherung der Atmung (Intubationsbereitschaft)
- venöser Zugang
- Sedierung
- schon bei Verdacht sofortige Aufnahme in Klinik mit adäquater Therapiemöglichkeit

Kinder

Tetanus neonatorum bei Neugeborenen unzureichend immunisierter Mütter bei hygienisch inadäquater Nabelpflege. Innerhalb zwei Wochen generalisierte Form, dabei zunächst Trinkschwäche (Unfähigkeit zu saugen), dann Rigidität und Spasmen. Hohe Letalität. Behandlungskonzept wie bei Erwachsenen

Geriatrische Aspekte
- deutlich erhöhte Letalität
- Risikofaktoren: lokale Durchblutungsstörungen, unzureichender Impfstatus

- **Gefahren**
  - *lokaler Tetanus*: z.B. Kopftetanus bei Gesichtsverletzung, s.o.
  - *puerperaler Tetanus*: nach Geburten und Fehlgeburten, ausgehend von einem infizierten Uterus (betrifft die Mutter), insbesondere bei kriminellem Abort
  - *Tetanus neonatorum*: von infizierter Nabelschnur ausgehende Infektion (betrifft das Kind, s.o.)
  - *postoperativer Tetanus*: von einer Operationswunde ausgehende Toxiinfektion

K.-D. Müller

Tetraplegie

- **Definition**

  Schlaffe Lähmung aller vier Extremitäten

- **Symptomatik**
  - Plegie der Arme und Beine, evtl. auch der Atemmuskulatur (bei Läsionen proximal von C 5)
  - Reflexausfall
  - Verlust der Sensibilität für alle Qualitäten
  - Blasen- und Darmfunktionsstörung

- **Anamnese**
  - Trauma oder Sturz
  - maligner Tumor (Metastase)
  - vorausgegangener Schwindel oder Sensibilitätsstörung im Gesicht (beginnende Basilaris-Thrombose)
  - Entwicklung der Tetraplegie über 1 bis 2 Tage (Myelitis, Guillain-Barré-Syndrom)

- **DD**
  - Trauma (Unfall, Sturz)
  - Raumforderung im zervikalen Spinalmark (Metastase, Neurinom, Meningeom)
  - epidurale oder intraspinale Blutung (Marcumar®, Gerinnungsstörung)

- Myelitis (Pleozytose im Liquor)
- Guillain-Barré-Syndrom (GBS, aufsteigende Lähmung, kaum Sensibilitätsstörungen, erhaltene Blasen- und Darmfunktion)
- zusätzliche Hirnstamm-Symptome (Doppelbilder, Schluckstörungen, Dysarthrie, Augenmotilitätsstörungen, progrediente Bewusstseinsstörung): beginnende Basilaris-Thrombose

Sofortdiagnostik

- Beurteilung von Atmung und Kreislauf
- Wegen der drohenden oder schon vorhandenen Ateminsuffizienz (bei Läsionen oberhalb von C 5) muss für die Sofortdiagnostik eine kurze neurologische Untersuchung genügen. Die weitere Diagnostik erfolgt in der Klinik.

Sofortmaßnahmen

- vorsichtige Bergung und druckfreie Lagerung, s.u. *lebensrettende Maßnahmen, S. 9, 47
- Stabilisierung der Atmungsfunktion, evtl. Intubation und Beatmung bei Niveau oberhalb von C 5
- venöser Zugang
- Trauma: nach Stabilisierung sofortiger Transport (evtl. Hubschrauber) in eine für solche Fälle spezialisierte unfallchirurgische oder neurochirurgische Abteilung
- spinale Raumforderung: s.a. *spinaler Notfall, Neurochirurgie
- Guillain-Barré-Syndrom oder Myelitis: neurologische Abteilung
- Füllungszustand der Blase überprüfen, ggf. Blasenkatheter

Gefahren

Schonender Transport bei Trauma, da sonst neurologische Symptomatik noch verschlechtert werden kann

Die Ursache der Tetraplegie muss sofort geklärt werden, da neurologische Ausfälle sonst irreversibel sind.

H.-C. Diener

Thoraxtrauma

- **Definition**

  Verletzung des Thorax durch stumpfe oder spitze Gewalt
  - Verletzung der Thoraxwand
  - Frakturen von Rippen, Sternum, Klavikula, BWS
  - Lungenkontusion, Pneumothorax/Spannungspneumothorax
  - Hämatothorax
  - Tracheobronchiale Verletzungen
  - Perikardtamponade, Myokardverletzung
  - intrathorakale Gefäßverletzung
  - Zwerchfellverletzung, Zwerchfellruptur

- **Symptomatik**
  - in 75 % keine sichtbaren Verletzungszeichen (Unfallmechanismus beachten!)
  - atemabhängiger Schmerz und Atemnot, Tachypnoe, Zyanose
  - ggf. Schocksymptomatik
  - Prellmarken, Druckschmerz, instabile Thoraxwand, paradoxe Atmung
  - reduziertes/aufgehobenes Atemgeräusch bei Hämatothorax/Pneumothorax. Bei Spannungspneumothorax zusätzlich gestaute Halsvenen, bei plötzlicher Verschlechterung der Symptomatik an o.g. Ursachen denken!
  - EKG- Veränderung bei Myokardkontusion
  - bei Aortendissektion Asymmetrie der peripher tastbaren Pulse möglich

- **Anamnese**
  Unfallmechanismus
- **DD**
  intraabdominale Begleitverletzungen insbesondere bei Schocksymptomatik

Sofortmaßnahmen

- Anamnese, Unfallmechanismus erkennen
- Sauerstoffgabe
- periphervenöser großlumiger Zugang und großzügige Volumengabe
- Analgesie mit S-Ketamin, Ketamin, Opioiden in Kombination mit Benzodiazepin. *Cave* Atemdepression!
- Offene Wunden abdecken
- bei resp. Insuffizienz oder mangelnder Oxygenierung Intubation und Beatmung
- Oberkörperhochlagerung, Lagerung in schmerzarmer Position
- bei Pneumothorax und Spannungspneumothorax Entlastung mit Thoraxdrainage
  absolute Indikation: Spannungspneumothorax (unverzügliche Entlastung)
  relative Indikation: Pneumothorax, Hautemphysem, Rippenserienfraktur, Hämatopneumothorax
  Technik: Mini-Thorakotomie im 4. ICR vordere/mittlere Axillarlinie mit stumpfer Präparation und digitaler Identifikation des Pleuraspaltes, großlumige Drainage verwenden (bei Erwachsenen z. B. CH 28 und größer, bei Kindern z. B. CH 12 bis 16)
- Zielklinik mit chirurgischer und anästhesiologischer Akutversorgung, günstig mit CT, nur in ausgewählten Fällen Abteilung für Thoraxchirurgie notwendig

M. Zimmermann

Thrombose

- ➤ s. *Bein-Beckenvenen-Thrombose*
- ➤ s. *Obere Einflussstauung/Vena-cava-superior-Syndrom*
- ➤ s. *Schulter-Armvenen-Thrombose*

Thyreotoxische Krise

Definition

Lebensbedrohliche Verschlimmerung einer Hyperthyreose mit Dekompensation eines oder mehrerer Organsysteme, Bewusstseinsstörungen oder Koma

✓ Ätiologie/Pathogenese: Exazerbation einer unerkannten Hyperthyreose durch akute Belastungssituation (Operation, Trauma), interkurrente Erkrankungen (fieberhafter Infekt) oder Jodexposition (Röntgen-Kontrastmittel, Amiodaron)

Pädiatrie: Neugeborene von Müttern mit M. Basedow (diaplazentarer Übertritt von TSH-Rezeptor-Antikörpern)

Symptomatik

- Ruhetachykardie (> 150/Minute)
- Herzrhythmusstörungen (Flimmerarrhythmie)
- Hyperthermie
- Adynamie
- Tremor, innere Unruhe
- trockene Haut, Exsikkose
- psychotische Zeichen
- Desorientiertheit
- Somnolenz, Stupor, Koma

Anamnese

Frage nach Vorliegen einer früheren Schilddrüsenerkrankung (Fremdanamnese)

- Jodexposition (Kontrastmittel, Amiodaron, Algenpräparate)
- Vorboten: starke Gewichtsabnahme, verstärkter Tremor, Durchfälle, innere Unruhe, Schlaflosigkeit

- **DD**
  - akute Psychose
  - Alkoholentzugsdelir
  - Intoxikation
  - Bulbärparalyse
  - Enzephalitis

- **Sofortdiagnostik**
  - Anamnese und Fremdanamnese
  - klinische Untersuchung mit Inspektion, Auskultation und Perkussion
  - Überprüfung der Herz-Kreislauf-Parameter. Frage: Volumenmangelschock? Herzinsuffizienz? Rhythmusstörung?
  - Messung der Körpertemperatur
  - Blut zur Durchführung von Schilddrüsenhormon-Bestimmungen asservieren (TSH, fT_4, T_3)

  Die Diagnose Basedow-Krankheit fällt bei ca. 50% der Patienten wegen der Augensymptome und schwirrender Struma leicht, im Gegensatz zur Diagnose „funktionelle Autonomie ohne Struma"!

Sofortmaßnahmen

Behandlungsbeginn unverzüglich *vor* Kenntnis der Laborwerte

- venöser Zugang, Substitution von Elektrolyten und Glukose 5%
- falls vorhanden: Thiamazol (Favistan®, Thiamazol®) 80 mg i.v.
- Kühlung mit Eisbeutel, nassen Tüchern
- bei Agitiertheit, Psychose evtl. 10 mg Diazepam (z. B. Valium®)
- Pindolol (z. B. Visken®): 0,1 mg/Stunde i.v.
- Glukokortikoide, z. B. Prednison 50 mg i.v.
- stationäre Einweisung nach telefonischer Anmeldung, Transport mit NAW

- Thromboembolieprophylaxe (z. B. Clexane 40®)
- *cave:* Aspirationsgefahr bei Somnolenz, Koma
- Atemwege frei halten

Kinder

- venöser Zugang, Flüssigkeitstherapie mit drittelisotoner Lösung 100 ml/m² KOF/Stunde
- Eiskrawatten, Eisbeutel und feuchte Tücher zur Abkühlung
- Sedierung mit Diazepam (z. B. Valium®) 5 bis 10 mg i.v. oder als Rektiole
- Thiamazol (Favistan®), initiale Erstdosis: Säuglinge 5 bis 10 mg i.v., Kleinkinder 20 mg i.v., ältere Schulkinder und Jugendliche 40 bis 80 mg i.v.
- Dexamethason (z. B. Fortecortin®) 0,25 mg/kg KG i.v.
- stationäre Einweisung

Gefahren

- Bei älteren Menschen kann das Bild der Krise wegen spärlicher Symptome übersehen werden. Neurologische Symptomatik kann im Vordergrund stehen.
- Verwendung von Propranolol zur Beherrschung der Tachykardie ist mit dem Risiko einer akuten kardialen Insuffizienz verbunden.
- keine Jodgabe (z. B. Lugol-Lösung, Iopodat)! Gefährlich bei jodinduzierter Krise
- Letalität noch ca. 15 %

K. Mann (Päd.: B. P. Hauffa)

Tics

Definition

Kurzdauernde, unwillkürliche Muskelzuckungen und Bewegungen (motorische Tics) sowie Lautäußerungen (vokale Tics) ohne offensichtlichen Zweck. Auftreten einzeln und in Serien. Zu unterscheiden sind einfache und komplexe Tics. Tic-Störungen können als ein Kontinuum betrachtet werden, das vom akuten, vorübergehenden Tic bis zu den chronischen, multiplen Tics und dem Gilles-de-la-Tourette-Syndrom (GTS) mit Vokalisationen reicht.

✓ Ätiologie/Pathogenese; Keine geschlossene Krankheitsentität; psychologische und biologische Faktoren sind in unterschiedlichem Maß repräsentiert.

■ **Symptomatik**

- Muskelzuckungen vorwiegend im Gesichtsbereich (Augenzwinkern, andere mimische Tics), ruckartige Kopfbewegungen, Zuckungen der Schultern und Extremitäten
- Vokalisationen (Räuspern, Husten, „Bellen")
- häufig mehrere Körperregionen gleichzeitig oder nacheinander betroffen (proximodistale Ausbreitung)
- komplexe Abläufe mit Schlagen und Beißen eigener Körperteile
- willkürliche Unterdrückbarkeit der Symptome für einen begrenzten Zeitraum
- Schwankungen von Frequenz und Intensität der Symptomatik, auch im Schlaf zu beobachten
- beim Tourette-Syndrom neben multiplen motorischen Tics typischerweise Äußerung von obszönen Wörtern (Koprolalie), Wiederholung von Wörtern oder Lauten

■ **Anamnese**

- Auftreten der Tic-Symptomatik mehrmals täglich
- häufig emotionale Probleme und zwangsneurotische Symptome
- chronisch belastete Familiensituation
- Tic-Symptomatik in der Familie

■ **DD**

- Epilepsie, Blepharospasmus, Dystonien, Chorea, Ballismus, Myoklonus

– Stereotypien, Manierismen, Konversionsstörungen, komorbide Störungen

- **Sofortdiagnostik**
  neurologische Untersuchung
  Anm.: Bei Tics liegen meist keine anderen neurologischen Störungen vor. Symptomatik ist willkürlich unterdrückbar und willkürlich reproduzierbar.

Sofortmaßnahmen

- bei leichterer Symptomatik: Beratung häufig ausreichend (Hinweis: Tics stellen kein bewusstes Fehlverhalten des Kindes dar. Leichtere Tics sollten so weit wie möglich ignoriert werden.)
- schwere Tic-Formen mit Koprolalie und damit in der Regel einhergehender schwerwiegender Belastung für Kind und soziales Umfeld: stationäre Einweisung und evtl. Einleitung einer medikamentösen Behandlung erforderlich (z.B. Tiaprid einschleichend 2–5–10 mg/kg KG)
- Bei schwerwiegenderen emotionalen Problemen des Kindes oder in der Familie kann eine weitergehende psychotherapeutische Intervention erforderlich sein.

J. Klepper

Tinnitus

➤ *s.u. *Hörsturz*

Todesart, natürliche

➤ *s.u. *Leichenschau*

Todesart, nicht aufgeklärte

➤ *s.u. *Leichenschau*

Todesart, nicht natürliche

➤ *s.u. *Leichenschau*

Todesfall

Jeder Todesfall erfordert eine ärztliche Leichenschau (s. dort) und standesamtliche Beurkundung. Jede Totgeburt über 500 g muss beurkundet werden.

- Meldung eines Todesfalls beim Standesamt: durch Angehörige (Bestatter)
- meldepflichtige Todesfälle beim Gesundheitsamt: s. *Meldepflicht von Erkrankungen
- Meldepflicht bei der Polizeibehörde: bei Verdacht auf nicht-natürlichen Tod (s. *Leichenschau) oder unbekannter Leiche
- Bestattung nicht vor Ablauf von 48 Stunden nach dem Tod, nicht später als 96 Stunden
- Frage nach Fremdverschulden am Tod bei unklarer Todesart keine medizinische, sondern rechtlich-kriminalistische Einordnung

G. Weiler

Todesursache

- Feststellung durch äußere Leichenschau außerhalb der Klinik meist nicht möglich (40 bis 60% fehlerhafte Diagnosen!)
- Selbst tödliche Verletzungen können ursächlich auf andere Todesursachen zurückzuführen sein, etwa plötzlicher Herztod am Steuer, Stromtod am Arbeitsplatz mit Sturz.
- Bestimmte Todesursachen, z.B. plötzlicher Kindstod (SIDS), sind nur durch Obduktion zu sichern.
- häufig übersehen: CO-Intoxikation in Wohnungen (hellrote Totenflecke) und *Stromtod (s. dort) sowie andere Intoxikationen

– Einteilung: natürliche und nicht-natürliche Todesursachen, s. *Leichenschau
Cave: Spättod nach Unfall etwa durch Pneumonie oder Lungenembolie kausalitätsmäßig kein natürlicher Tod!

G. Weiler

Tollwut

▪ **Definition**

Akute Viruserkrankung (Lyssa-Virus) des ZNS (Enzephalitis), die beim Menschen praktisch ausnahmslos tödlich verläuft

✓ Ätiologie/Pathogenese; Weltweit verbreitete Zoonose. Inkubationszeit meist 10 Tage bis 3 Monate; generell kürzer, wenn Bissstelle nahe ZNS-Region; infizierte Tiere (Hunde, Füchse, Katzen, Mäuse, Fledermäuse usw.) scheiden das Virus schon 3 bis 10 Tage vor sowie während der Tollwuterkrankung aus. Auffällige Verhaltensänderung der Tiere: besonders zutraulich oder aggressiv. Bei Haustierbissen äußerst geringe Gefahr (Hundehalter bekannt). Infektionen werden meist im Ausland erworben (z. B. Balkan). In Europa gelten Hundebisse als häufigste Infektionsquelle für den Menschen; Übertragung auf den Menschen üblicherweise durch Biss eines infizierten Tieres, jedoch auch durch Kontakt (Schleimhaut oder verletzte Haut) mit infiziertem Material wie Speichel, Nervengewebe, Liquor. Auch aerogene Übertragung (Fledermaushöhlen) möglich. Mensch-zu-Mensch Übertragungen durch Organtransplantationen bislang nur sehr selten beobachtet. Übertragung durch Impfköder bislang nicht bekannt

▪ **Symptomatik**

– *Prodromalstadium* (2 bis 4 Tage): Parästhesien im Bereich einer oft schon älteren Bisswunde; später Kopfschmerzen, Übelkeit, Erbrechen, Fieber

- *Exzitationsstadium* (3 bis 4 Tage): Angst, motorische Unruhe, Hyperreflexie, Muskelspasmen, tonisch-klonische Krämpfe, Speichelfluss, starkes Schwitzen, typische Schlingkrämpfe mit Hydrophobie
- *Paralysestadium* (2 bis 10 Tage): Lähmung, Koma, Tod meist durch Atemlähmung

Anamnese

- Symptomatik des Prodromalstadiums (s. o.)
- Tierkontakte: zurückliegende Bisswunden und andere Verletzungen, Angaben des Tierhalters
- Reiseanamnese

DD

- Poliomyelitis
- Guillain-Barré-Syndrom
- andere Enzephalitiden
- Tetanus

Sofortdiagnostik

- Anamnese
- körperliche Untersuchung (Bisswunde?)
- Einschätzung von Bewusstseinslage, Atmung, Kreislauf

Sofortmaßnahmen

- bei geringstem Verdacht auf eine mögliche Infektion (jeglicher Kontakt mit einem tollwutverdächtigen Tier):
  - vor Ort Bissstelle sofort mit Wasser und Seife auswaschen und mit Alkohol desinfizieren
  - sofortige telefonische Beratung durch eine Spezialabteilung und ggf. Initiierung der sofortigen Schutzimpfung
- bei Verdacht auf manifeste Erkrankung:
  - symptomatische Therapie (Selbstschutz beachten: Schutzbrille, Atemmaske, Gummihandschuhe!), Freihalten der Atemwege, i.v. Zugang etc.
  - Transport in Spezialabteilung nach telefonischer Rücksprache

- **Kinder**
  - erhöhtes Risiko durch unbefangenen Umgang mit fremden Tieren
  - Behandlungsrichtlinien wie bei Erwachsenen
- **Gefahren**
  Da die manifeste Erkrankung praktisch immer tödlich verläuft, stellt die sofortige Schutzimpfung bei geringstem Verdacht auf eine Infektion die einzig lebensrettende therapeutische Maßnahme dar.
  Hinweis: Meldepflicht bei Verdacht, Erkrankung und Tod

K.-D. Müller

Tonsillitis/Peritonsillarabszess

- **Definition**
  Infektion des lymphatischen Rachenrings unter Betonung der Gaumenmandeln. Der Peritonsillarabszess ist eine fast immer einseitige Komplikation einer bakteriellen Tonsillitis im retro- und peritonsillären Gewebe mit eitriger Einschmelzung.
- **Symptomatik**
  - Fieber
  - Schluckschmerzen
  - Mundgeruch
  - ausstrahlende Schmerzen ins Ohr
  - zervikale Lymphknotenschwellung
  - beim Peritonsillarabszess Kieferklemme, einseitige Schluckschmerzen, später Atemnot
- **Anamnese**
  - banaler grippaler Infekt
  - Mundatmung
  - Kinder und Jugendliche häufiger Tonsillitis, Erwachsene häufiger Peritonsillarabszess

- **DD**
  - Seitenstrangangina und Pharyngitis
  - Mononukleose: zervikal und nuchal konfluierende Lymphknotenschwellung, gelegentlich auch Lymphknotenschwellung axillär und inguinal, dann auch weitere Organbeteiligung (Leber, Milz), Luftnot
  - Angina Plaut-Vincenti mit einseitigem Befund einer vergrößerten, schmierig belegten Tonsille (Abstrich)
  - Tumor
  - Scharlachangina mit Himbeerzunge und Exanthem

- **Sofortdiagnostik**
  - Temperaturmessung
  - Racheninspektion: beidseits geschwollene, rote, mit Stippchen belegte Tonsillen: eitrige Tonsillitis
  - trübes, gelegentlich eitriges Exprimat: chronische Tonsillitis
  - seitenbetonte, pralle Schwellung eines Gaumenbogens, in der Mandel und Zäpfchen verstrichen sind, mit schmerzhaft eingeschränkter Mundöffnung: Peritonsillarabszess
  - schmerzhafte Lymphknotenschwellung submandibulär und zervikal

Sofortmaßnahmen

Tonsillitis

- Bettruhe
- penicillinasefestes Antibiotikum, z.B. Penicillin G
- reichlich Flüssigkeit
- bei Kleinkindern und alten Menschen Temperatursenkung durch Wadenwickel oder Antipyretika

Peritonsillarabszess

- Eiskrawatte
- penicillinasefestes Antibiotikum, z.B. Penicillin G
- Klinikeinweisung zur Punktion und Abszesstonsillektomie

- **Gefahren**
  - Poststreptokokken-Erkrankungen bei nicht adäquat (ausreichend hochdosiert und lange) behandelter bakterieller Angina
  - Absenkung eines peritonsillären Abszesses in das Mediastinum mit Atemnot oder Mediastinitis
  - Sepsis

Ph. Dost/K. Jahnke

toxische epidermale Nekrolyse

➤ *s. *Lyell-Syndrom*

Trachealpunktion

➤ *s. Lebensrettende Maßnahmen, Vorspann, Seite 26*

Tremor

- **Definition**
  Zittern der Extremitäten oder des Kopfes
- **Symptomatik**
  - physiologisch bei Ermüdung oder Angst
  - Haltetremor: essentieller Tremor
  - Ruhetremor: Parkinson-Krankheit
  - Aktionstremor: Kleinhirnschädigung
  - morgendlicher Tremor: chronischer Alkoholismus
  - Tremor kurz nach Neuroleptika-Gabe
  - Tremor bei Lithium-Einnahme
- **Anamnese**
  - Familienanamnese (essentieller Tremor)
  - Tremor länger bestehend: bei neurologischer Grunderkrankung
  - Tremor akut: Intoxikation oder Medikamentenentzug

DD

s. Symptomatik

Sofortdiagnostik

- bei ausgeprägter Miosis oder Mydriasis an Intoxikation denken (Heroin, Kokain)
- Blutzucker-Schnelltest zum Ausschluss einer Hypoglykämie

Sofortmaßnahmen

- bei pathologischer Angst: Benzodiazepine (z. B. Valium® 5 bis 10 mg)
- essentieller Tremor: ½ Tbl. Mylepsinum® oder β-Blocker (z. B. Dociton® 30 bis 60 mg/Tag)
- Parkinsontremor: Anticholinergika (Akineton® 1 Tbl.)
- Frühdyskinesie (Akineton® i.v.)
- Zittern beim chronischen Alkoholiker: Überwachen, evtl. Beginn eines Delirs (Therapie: s. *Delir)

Geriatrische Aspekte

Bei alten Menschen ist Tremor häufig, meist harmlos.

Merke

Häufig Verwechslung von essentiellem Tremor und Parkinsontremor

Gefahren

Sedativa sollten nicht verabreicht werden, solange nicht Intoxikation und Hypoglykämie ausgeschlossen sind.

H.-C. Diener/O. Kastrup

Trigeminusneuralgie

- **Definition**
  Für Sekundenbruchteile oder wenige Sekunden blitzartig einschießende heftigste Schmerzen in einem, selten zwei Trigeminusästen
- **Symptomatik**
  Heftigste stechende Schmerzen, meist ausgelöst durch Sprechen, Schlucken oder Berührung; keine Sensibilitätsstörung.
- **Anamnese**
  - meist plötzlicher Beginn
  - gelegentlich längeres beschwerdefreies Intervall
- **DD**
  - atypischer Gesichtsschmerz (Schmerz dumpf, drückend, in der Wange)
  - Zahnschmerz: pulsierender Dauerschmerz, keine Triggerpunkte, jedoch thermische und chemische Reize (Zucker) als Trigger
  - Sinusitis maxillaris: Dauerschmerz, Fieber
  - Herpes zoster: Bläschen
  - Karotisdissektion (Horner-Syndrom)
- **Sofortdiagnostik**
  Anamnese und Symptomatik

Sofortmaßnahmen

- Aufsättigung mit Carbamazepin (Tegretal®, Timonil®) innerhalb von 4 bis 6 Tagen; nie volle Dosis sofort geben (Nebenwirkungen), alternativ Gabapentin (z. B. Neurontin®) bis 3600 mg oder Pregabalin (Lyrica®) bis 600 mg
- Konventionelle Analgetika sind wirkungslos.

- **Geriatrische Aspekte**
  Alte Menschen vertragen Carbamazepin gelegentlich schlechter (Müdigkeit, Schwindel, Ataxie), deswegen langsame Dosissteigerung.
- **Junge Menschen**
  Differentialdiagnostisch an multiple Sklerose denken
- **Gefahren**
  Der Patient sollte nicht zum Zahnarzt geschickt werden, um eine unnötige Zahnextraktion zu vermeiden.

H.-C. Diener/O. Kastrup

Tubargravidität

➤ *s.u. *Extrauteringravidität*

Tumorlysesyndrom

- **Definition**
  Lebensbedrohliche metabolische Störung, die durch einen rapiden Tumorzellzerfall und Freisetzung von intrazellulärem Inhalt, insbesondere von Phosphat und Kalium, in den Kreislauf und eine Steigerung der Harnsäureproduktion verursacht wird.
- **Symptomatik**
  - variable Symptomatik
  - initial allgemeine Schwäche, Appetitlosigkeit und Übelkeit
  - im Verlauf muskuläre Schwäche, Krämpfe, zerebrale Symptome, Herzrhythmusstörungen
  - Nierenversagen mit Oligurie oder Anurie
  - Störungen des Gerinnungssystems
  - ARDS ist möglich
- **Anamnese**
  - grundsätzlich bei der Therapie eines jeden Patienten mit einer größeren Tumormasse und rasch wachsendem Tumor möglich

- besonders prädisponiert: Burkitt-Lymphom, lymphoblastisches Lymphom, akute Leukämien, hochmaligne Non-Hodgkin-Lymphome
- meist unmittelbar nach Beginn einer antineoplastischen Therapie

DD

- andere zur Azidose führende Erkrankungen
- andere zur Hyperkaliämie, Hypokalzämie, Hyperurikämie führende Erkrankungen
- andere zum akuten Nierenversagen führende Erkrankungen
- Meningitis/Meningeosis neoplastica

Sofortmaßnahmen

- Flüssigkeitszufuhr i.v. 3 bis 5 l/24 Stunden, Urinvolumen 3 bis 4 l/24 Stunden, Flüssigkeitsbilanzierung, Gewichtskontrolle
- Allopurinol 300 bis 400 mg/m^2/Tag, wenn erforderlich auch Uratoxidase (als Rasburicase, z.B. Fasturtek®, 0,2 mg/kg KG i.v. in den ersten 1 bis 2 Tagen)
- Korrektur der Hypokalzämie und Hyperkaliämie
- Therapie der Koagulopathie
- frühzeitige Einleitung einer Hämodialyse bei persistierender Hyperkaliämie oder rascher Verschlechterung der Nierenfunktion
- frühzeitige maschinelle Beatmung bei Entwicklung eines ARDS

Kinder

- selten, aber bei allen malignen Lymphomen und akuten lymphatischen Leukämien zu beobachten
- Vermeidung durch Untersuchung der Nierenfunktion bzw. Hydratation, Alkalisierung und Allopurinol vor Start der antineoplastischen Therapie
- bei Zeichen des Nierenversagens sofort mit Uratoxidase (Fasturtek®) i.v. behandeln

- **Gefahren**
  Es handelt sich um ein lebensbedrohliches Krankheitsbild mit rascher Progredienz. Unbehandelt besteht Gefahr der Irreversibilität.

H. Richly (Päd.: B. Kremens)

Tumorschmerzen

- **Definition**
  Schmerzen bei maligner Erkrankung durch Wachstum von Tumor und/oder Metastasen (60 bis 90% der Schmerzen bei Tumorpatienten). Oft Dauerschmerz mit zusätzlichen Schmerzspitzen
  ✓ Ätiologie/Pathogenese; bei Tumorpatienten denken an therapiebedingte (10 bis 25%, z. B. Mukositis, Neuropathien), tumorassoziierte (5 bis 20%, z. B. Dekubitus, Zosterneuralgie) oder tumorunabhängige (3 bis 10%) Schmerzen, z. B. Migräne, Sinusitis, Arthrose

- **Anamnese**
  - Tumoranamnese
  - Medikationsanamnese
  - Vorbefunde
  - symptombezogene Untersuchung

- **Sofortdiagnostik**
  Die Schmerzanamnese sollte beinhalten:
  - Lokalisation
  - zeitlicher Verlauf
  - Stärke (z. B. nummerische Schmerzskala: von 0 = kein Schmerz bis 10 = stärkster vorstellbarer Schmerz, visuelle Analogskala [VAS]; s. *Schmerztherapie, Abb. 1)
  - beeinflussende Faktoren
  - Schmerzart (z. B. dumpf, brennend, pochend)

Sofortmaßnahmen

- Analgesie entsprechend WHO-Stufenschema (Abb. 1, Tab. 3)
- bei ungenügender Schmerzlinderung stufenweise Eskalation, bis ausreichende Schmerzlinderung erreicht ist
- keine gleichzeitige Gabe von Stufe-2- und Stufe-3-Opioiden! (Ausnahme: Bei Wechsel von Stufe 2 auf Stufe 3 muss keine Wartezeit eingehalten werden.)
- bei Erstgabe von Opioiden auf WHO-Stufe 2 und 3 immer Antiemetikum (z. B. p.o. 5 Tropfen Haloperidol 2 mg/ml 3 ×/Tag oder 10 mg Metoclopramid 3 ×/Tag) geben
- bei mehr als einmaliger Opioidgabe Laxans verordnen
- wenn bereits ein Opioid eingenommen wird, als initiale Bedarfsdosis ca. 1/6 der Tagesdosis als *nichtretardiertes* Äquivalent (p.o./i.v./s.c.) geben, ggf. engmaschiges Titrieren unter Berücksichtigung der Wirkdauer. (Bei einem Patienten, der 1. Stunde nach nichtretardiertem Opioid noch Schmerz hat und nicht sediert ist, besteht bei Wiederholung der Dosis oder Verdoppelung der Dosis keine Gefahr der Atemdepression.)
- bei Wechsel von Opioid oder Applikationsweg Umrechnungsfaktoren verwenden (Tab. 5)

Merke: retardierte Analgetika nach Uhrzeit, nichtretardierte Analgetika nach Bedarf einnehmen!

- wenn möglich den Patienten einer kausalen, antineoplastischen Therapie zuführen

Besonderheiten

Typische Tumorschmerzsyndrome und ggf. adjuvante Medikation neben WHO-Stufenschema:

- Knochenschmerz bei ossären Filiae (dumpf, bohrend, tief liegend, meist gut lokalisierbar, belastungs-/bewegungsabhängig, später auch in Ruhe und nachts) → kurzfristig: Steroide (z. B. Dexamethason 8 bis 24 mg/Tag), mittelfristig ggf. Zuweisung für Bisphosphonate, Radiatio, chirurgische Stabilisierung pathologischer Frakturen

- Leberkapselschmerz bei hepatischen Filiae (viszeraler Oberbauchschmerz, provozierbar durch Palpation der Leber) → kurzfristig: Steroide (z. B. Dexamethason 8 bis 24 mg/Tag)
- Weichteilschmerz (dumpf, bohrend, Dauerschmerz, bewegungsunabhängig, oft diffuse Lokalisation → kurzfristig: Steroide (z. B. Dexamethason 8 bis 24 mg/Tag)
- viszeraler Schmerz (dumpf, tief liegend, schwer zu lokalisieren, ggf. kolikartig bei Verlegung von Hohlorganen) → bei Kolik: Butylscopolamid (z. B. Buscopan® 10 bis 20 mg p.o./Supp., max. 60 mg/Tag)
- Verlegung von Lymph-/Blutgefäßen (Ödem, Spannungsgefühl, ggf. livide Hautverfärbung, Schwellung. Ischämieschmerz und Blässe bei arterieller Kompression) → kurzfristig: Steroide (z. B. Dexamethason 8 bis 24 mg/Tag)
- Hirndruck (Kopfschmerz, oft auch Nausea, ggf. neurologische Defizite) → kurzfristig: Steroide (z. B. Dexamethason 8 bis 24 mg/Tag); rasche Klärung, ob noch Bestrahlungsoption besteht
- Plexusschmerz bei lokaler Infiltration (neuropathischer Schmerz, meist brennend oder einschießend, gestörte Sensibilität, evtl. Paresen) → kurzfristig: Steroide (z. B. Dexamethason 8 bis 24 mg/Tag); mittelfristig bei brennenden Schmerzen (Wirkeintritt frühestens nach mehreren Tagen): trizyklische Antidepressiva (z. B. Amitriptylin 25 bis 75 mg zur Nacht oder Clomipramin 10 mg 2 ×/Tag); bei einschießendem Schmerz: Antikonvulsivum (z. B. Gabapentin: einschleichend von 300 mg →1800 mg/Tag in 3 Einzeldosen oder Carbamazepin: initial 2 × 100 mg/Tag oder Pregabalin: initial 2 × 75 mg)

Gebrauch von Naloxon bei Patienten unter Opioidtherapie:

- Indikation: Behebung bedrohlicher Opioidnebenwirkungen wie Atemdepression oder tiefe Sedierung. Dabei sollte kleinschrittig nach Wirkung titriert werden, eine plötzliche Aufhebung der Analgesie ist zu vermeiden.
- Wirkeintritt nach 2 bis 3 Minuten, Halbwertszeit 70 Minuten
- Anwendung: 0,4 mg Naloxon (1 Amp.) ad 10 ml mit NaCl 0,9 % verdünnen, alle 3 Minuten 1 ml dieser Lösung (= 0,04 mg) i.v. oder s.c. verabreichen, bis gewünschter Effekt auftritt; bei Wiederauftreten der Opioidnebenwirkung (nach ca. 1 Stunde) ggf. wiederholen
- bei Überdosierung von retardierten Opioiden: ggf. Dauerinfusion entsprechend der Wirkdauer (z. B. 2 mg Naloxon in 500 ml über 10 bis 12 Stunden)

Rückenmarksnahe Verfahren:

- invasive Analgesie mit Opioiden und ggf. Lokalanästhetika
- Die Gabe erfolgt kontinuierlich oder nach Bedarf über einen periduralen oder intrathekalen Katheter; dieser kann an ein teilimplantiertes oder vollimplantiertes System angeschlossen sein.
- Bei starken Schmerzen sollte möglichst bald eine Fehlersuche durch einen mit diesem System vertrauten Behandler veranlasst werden.
- Eine überbrückende Analgesie kann mit demselben (oder nach Umrechnung mit einem anderen) Opioid i.v. oder s.c. erfolgen. Dabei muss zur Abschätzung der wahrscheinlich benötigten äquivalenten systemischen Opioiddosis bei periduraler Therapie etwa mit dem Faktor 10, bei intrathekaler Gabe etwa mit dem Faktor 100 multipliziert werden.
- bei Erstgabe zunächst Reduktion der errechneten Dosis um 30 bis 50 %

Die intendierte Katheterlage sollte aus dem Begleitausweis des Patienten hervorgehen.

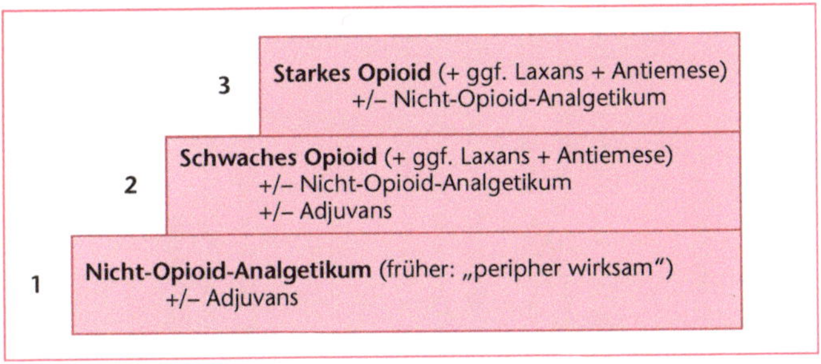

Abb. 1 Stufenschema der medikamentösen Schmerzbehandlung nach WHO.

Tabelle 1 Nicht-Opioid-Analgetika nach WHO-Stufe 1 (teilweise rezeptpflichtig); Wirkeintritt nicht-retardierter Substanzen meist innerhalb von 30 Minuten

Substanz	Applikation	Dosierung Erwachsene	Tageshöchst-dosis	Dosierung Kinder	Besonderheiten
Metamizol, z.B. Novalgin®	p.o., i.v.	500–1000 mg alle 4–6 h	6000 mg	10 mg/kg KG Kurzinfusion	*cave:* i.v. Kurzinfusionsgabe bei Hypovolämie kann Blutdruckabfall verursachen; spasmolytisch wirksam
Paracetamol z.B. ben-u-ron®	p.o., rektal, i.v.	500–1000 mg alle 3–6 h	3000–5000 mg	initial 20–30 mg/kg KG, dann 15 mg/kg; max. 100 mg/kg KG tgl.	schwächstes Nicht-Opioid; bei vorbestehender hepatischer Schädigung nicht nur in hoher Dosis hepatotoxisch
Azetylsalizylsäure, z.B. Aspirin®	p.o., i.v.	325–1000 mg alle 4–6 h	6000 mg	kontraindiziert! (Reye-Syndrom)	wie NSAR (s.u.); *cave:* über mehrere Tage anhaltende Verlängerung der Blutungszeit

Ibuprofen, z.B. Dolormin®	p.o., rektal	200–800 mg alle 4–8 h	2400 mg	Kinder > 6 Jahre: 3–5 mg/kg KG; max. 10–15 mg/kg KG tgl.	Auswahl aus der Gruppe der NSAR (nichtsteroidalen Antirheumatika); unerwünschte Wirkungen: Dyspepsie, gastrointestinale Ulzera, erosive Gastritis (bei Dauergabe Magenschutz z.B. mit Omeprazol). Kontraindikationen: eingeschränkte Nierenfunktion, Ischämie Vorteil: auch antiphlogistisch wirksam, meist gute Linderung bei Muskel-/Knochenschmerzen
Diclofenac, z.B. Voltaren®	p.o., p.o. retard, rektal	50 mg alle 6–8 h, 75 mg alle 8–12 h	150 mg	1 mg/kg KG (alle 8 h); 12,5 mg Supp. für Kleinkinder	
Naproxen	p.o., rektal	250–500 mg alle 8–12 h	600–750 mg	nicht für Kinder < 12 Jahren	
Indometacin	p.o., rektal	25–50 mg alle 6–8 h	200 mg	6–14 Jahre: 1–3 mg/kg KG in 2–3 Einzeldosen geteilt	

Tabelle 1 Fortsetzung

Substanz	Applikation	Dosierung Erwachsene	Tageshöchst-dosis	Dosierung Kinder	Besonderheiten
Celecoxib, z.B. Celebrex®	p.o.	100–200 mg alle 12–24 h	400 mg	nicht zugelassen für Kinder	Coxibe: kontraindiziert bei hohem Risiko thromboembolischer Komplikationen, bei eingeschränkter Nierenfunktion oder Ischämie Vorteil: weniger ulzerogen als NSAR ohne Magenschutz; auch antiphlogistisch wirksam, meist gute Linderung bei Muskel-/Knochenschmerzen
Etoricoxib, z.B. Arcoxia®	p.o.	60–120 mg alle 24 h	120 mg	nicht zugelassen für Kinder < 16 Jahre	

Tabelle 2 Schwach wirksame Opioidanalgetika nach WHO-Stufe 2
(rezeptpflichtig, nicht BtM-pflichtig); Wirkeintritt nichtretardierter Substanzen nach p.o. Gabe meist innerhalb von 30 Minuten, Wirkdauer 4 bis 6 Stunden; Wirkeintritt retardierter Substanzen meist nach 60 Minuten, Wirkdauer 8 bis 12 Stunden

Substanz	Applikation	Dosierung	Tageshöchstdosis	Besonderheiten
Tramadol, z.B. Tramal®	nichtretard: p.o. (Tr. oder Tbl.),	50–100 mg alle 4–6 h (= 20–40 Tr.)	600 (–800) mg	zusätzlicher serotonerger Effekt von Vorteil bei neuropathischem Schmerz (*cave* bei gleichzeitiger Gabe von Antidepressiva);
	i.v.	50–100 mg alle 4–6 h		
	Supp.	100 mg alle 4–6 h		Antiemese (z.B. Haloperidol 2 mg/ml 5 Tr. p.o. oder Metoclopramid 10 mg p.o./i.v.) vor Erstgabe und ggf. weiter; Laxans bei Dauertherapie nötig; **nicht für Kinder geeignet!**
	retard: p.o. (Retard-Tbl., Kps.)	100–200 mg alle 8–12 h		
Tilidin/Naloxon, z.B. Valoron®	nichtretard: p.o. (Tr. o. Tbl.)	50–100 mg alle 4–6 h (= 20–40 Tr.)	600 (–800) mg	Vorteil bei Niereninsuffizienz, da keine wesentliche Akkumulation, weniger emetogen und konstipierend als Tramadol; **nicht für Kinder geeignet**
	retard: p.o. (Retard-Tbl.)	50–200 mg alle 8–12 h		

Tabelle 2 Fortsetzung

Substanz	Applikation	Dosierung	Tageshöchstdosis	Besonderheiten
Codein	nichtretard: p.o. (Tbl., Tr.), Supp.	30–100 mg alle 4 h	240 mg	gut antitussiv wirksam, schwach analgetisch, stark konstipierend; Kinder 2–6 Jahre: 2,5–5 mg alle 6–8 h, 6–12 Jahre: 5–15 mg alle 6–8 h
Dihydrocodein	nichtretard: p.o. (Tbl., Tr.); retard: p.o. (Retard-Tbl.)	30–120 mg alle 4 h	320 mg	konstipierend, **nicht für Kinder geeignet**

Tabelle 3 Stark wirksame Opioidanalgetika und NMDA-Rezeptor-Antagonisten WHO-Stufe 3
(BtM-pflichtig); Wirkeintritt nichtretardierter Substanzen nach i.v./s.c. Gabe innerhalb ca. 15 Minuten, nach oraler Gabe meist innerhalb von 30 Minuten; Wirkeintritt retardierter Substanzen nach oraler Gabe meist nach 60 Minuten. Retard-Tabletten dürfen nicht zermörsert werden, dagegen dürfen Retard-Kapseln geöffnet und z.B. die Pellets via PEG gegeben werden. Wenn immer möglich, sollte eine p.o. Applikation gewählt werden, falls nicht möglich, dann i.v. oder s.c. (keine Indikation für i.m. Gabe, unnötig schmerzhaft und risikobehaftet).
Cave: keine Maximaldosis! (ggf. Vermerk „A" auf BtM bei Überschreitung monatlicher Höchstverordnungsmengen). Gemeinsame Nebenwirkungen aller Opioide: Müdigkeit, dosisabhängige Sedierung bis hin zu Atemdepression; bei Erstgabe immer Antiemetika, bei Dauergabe meist Laxans nötig.

Substanz	Applikation		Handelsname (Beispiel)	Einzeldosis Erwachsene	Einzeldosis Kinder	Wirkdauer	Besonderheit
Morphin	nichtretard:	p.o. (Tr, Tbl., Brausetabl.)	Morphin Merck® Tr. 0,5% oder 2%, Sevredol® Tbl.	ab 5 mg	0,25 mg/kg KG 0,025–0,05 mg/kg KG	4 h	bei Niereninsuffizienz oder rascher Dosissteigerung Akkumulation neurotoxischer Metaboliten möglich → Verwirrung, Alpträume, Myoklonien, orale Bioverfügbarkeit ca. 30% (→ 10 mg i.v. ≈30 mg p.o.)
		i.v./s.c.	MSI®	ab 2,5 mg	0,25 mg/kg KG	4 h	
		supp.	MSR® supp.	ab 10 mg		4 h	
	retard:	p.o. (Tbl., Kps., Granulat)	MST® Retard Tbl., MST® Retard Granulat	ab 10 mg		8–12 h	

Tabelle 3 Fortsetzung

Substanz	Applikation		Handelsname (Beispiel)	Einzeldosis Erwachsene	Einzeldosis Kinder	Wirkdauer	Besonderheit
Hydromorphon	nichtretard:	p.o. (Tr., Kps.)	Palladon® Kps. 1,3 mg oder 2,6 mg, Tr. als Rezeptur (meist 0,2 % Lsg. = 2 mg/ml)	ab 1,3 mg		4 h	Therapie der 1. Wahl bei Niereninsuffizienz, keine harnpflichtigen neurotoxischen Metaboliten; kaum Interaktion mit anderen Medikationen; orale Bioverfügbarkeit 40 % (→ 2 mg i.v . ≈5 mg p.o)
		i.v./s.c.	Dilaudid®	ab 1 mg	6–12 Jahre: 0,5–1,0 mg s.c. < 6 Jahre: 0,015 mg/kg KG	4 h	
	retard:	p.o.	Palladon retard® Kps.	ab 4 mg		12 h	
Fentanyl	nichtretard:	buccal	Actiq® Lutscher	ab 200 µg		1 h	
		i.v./s.c.	Fentanyl Hexal® Inj. Lsg.	ab 0,025 mg	2–5 µg/kg KG	0,5 h	
	retard:	transdermal	Durogesic® Pflaster	ab 12 µg/h		48–72 h	*cave* bei Fieber → schnellere Resorption
Levomethadon	p.o. Tropfen und i.v. Injektionslösung, beides lang wirksam		L-Polamidon®	ab 1 mg (20 Tropfen ca. 5 mg)	2.–5. Lebensjahr: 1–2 Tropfen, d.h. 0,25–0,5 mg p.o.	8–12 h	im Gegensatz zur Substitutionsbehandlung muss analgetisch eingesetztes Methadon 2–3 ×/d verabreicht werden; bindet auch an NMDA-Rezeptoren → Vorteil bei neuropathischem Schmerz

							individuell titrieren! (sehr individuelle und dosisabhängige Pharmakokinetik und -dynamik)
Buprenorphin	nichtretard:	sublingual i.v.	Temgesic® Temgesic®	ab 0,2 mg ab 0,15 mg	 3–6 µg/kg KG	6–8 h 6–8 h	Partialagonist, Kombination mit anderen Opioiden nicht sinnvoll, wahrscheinlich oberhalb von 4 mg/d keine adäquate Zunahme der Analgesie
	retard:	transdermal	Transtec®	ab 37,5 µg/h		72 (–96) h	
Oxycodon	retard:	p.o. (Tbl.)	Oxygesic®	ab 10 mg	für < 12 Jahre nicht empfohlen	(8–) 12 h	orale Bioverfügbarkeit 60–80 %
Piritramid	nichtretard:	i.v./s.c.	Dipidolor®	ab 3,75 mg	0,05–0,1 mg/kg KG	4 h	keine Akkumulation toxischer Metaboliten bei Niereninsuffizienz
Sonstige starke Opioide wie Pentazocin (Fortral®), ein Teilantagonist, oder Pethidin (Dolantin®) mit nur sehr kurzer Wirkdauer, aber Akkumulierung toxischer Metaboliten haben keine Indikation in der Behandlung von Tumorschmerzen.							
BtM-pflichtiger NMDA-Antagonist							
S-Ketamin	nichtretard:	i.v., i.m.	Ketanest S®	0,125–0,25 mg/kg KG (bei i.m. verdoppeln)			Ketamin auch als Racemat vorhanden → dann etwa doppelte Dosis verglichen mit S-Ketamin

Tabelle 4 Dosierungen Koanalgetika

Substanz	Dosierung Erwachsene	Dosierung Kinder	Bemerkungen
Dexamethason, z.B. Fortecortin®	i.v. 10–100 mg p.o. 8–24 mg/d		antiinflammatorisch, antiödematös
Butylscopolamin, z.B. Buscopan®	i.v. 20 mg (max. 100 mg/d) p.o. 10–20 mg rektal 10–20 mg	0,3–0,6 mg/kg KG (max. bis 1,5 mg/kg KG/d)	Muskarinrezeptoragonist mit geringer ZNS-Wirkung, spasmolytisch
Midazolam, z.B. Dormicum®	i.v. 1–5 mg	i.v. 6 Monate – 5 Jahre, initial: 0,05–1 mg/kg KG i.v. 6–12 Jahre, initial: 0,025–0,05 mg/kg KG	

Tabelle 5 Opioid-Umrechnung.
Bei Verwendung eines anderen Opioids sollte die errechnete Äquivalenzdosis initial wegen individueller Unterschiede noch um 30 bis 50% reduziert werden, ggf. dann mit nichtretardierten Opioiden rasche Titrierung nach Wirkung

Ausgangsopioid	Faktor	Zielopioid
Morphin p.o.	0,33	Morphin i.v.
	0,2–0,13	Hydromorphon p.o., (Hydromorphon p.o. zu i.v. Faktor 0,4)
	0,01	Fentanyl transdermal (25 µg/h ≈60–90 mg Morphin p.o./d)
	0,3 (bis 0,083 in hoher Dosis)	L-Methadon p.o. (individuell und dosisabhängig verschieden!)
	0,03	Buprenorphin sublingual
	0,9	Piritramid i.v.
	0,5	Oxycodon p.o.
Morphin i.v.	3	Morphin p.o.
Hydromorphon p.o.	5–7	
Fentanyl transdermal (s.o.)	100	
L-Methadon p.o. (s.o.)	3 (bis 12)	
Buprenorphin sublingual	30	
Oxycodon p.o.	2	

C. Walter

Ulnarislähmung/Radialislähmung

- **Definition**
  Schädigung des N. ulnaris oder N. radialis in seinem peripheren Verlauf

- **Symptomatik**
  - Ulnarislähmung: Parese der Musculi interossei und lumbricales III und IV mit Unfähigkeit der Fingeradduktion und Abduktion und Parese des M. abductor pollicis, Hypästhesie Finger V
  - Radialislähmung: Parese der Fingerextensoren mit Fallhand, Hypästhesie des Handrückens

- **Anamnese**
  - Druck von außen, Gipsverband, Krücke
  - länger anhaltender Druck von außen auf Oberarm, Ellenbogen oder Unterarm (nach Alkoholexzess)
  - ungewohnte körperliche Tätigkeit (Radfahren, langwierige handwerkliche Tätigkeit)

- **DD**
  - Armplexusläsion
  - Wurzelläsion C 7/C 8

- **Sofortdiagnostik**
  Neurologische Untersuchung, Befunddokumentation

Sofortmaßnahmen
- optimale Lagerung
- Überweisung zum Neurologen zur Klärung einer evtl. operativen Revision
  Merke: Druckläsionen des N. ulnaris und radialis haben eine gute Prognose.

H.-C. Diener/O. Kastrup

Unterbauchschmerzen aus gynäkologischer Ursache

- **Definition**

  Schmerzzustände unterhalb des Nabels, die in zyklusabhängige und zyklusunabhängige zu unterscheiden sind und deren Charakter akut oder chronisch sein kann. Bei den zyklusabhängigen Beschwerden sind mittzyklische (periovulatorische) und perimenstruelle Beschwerden zu unterscheiden. Bei den zyklusunabhängigen Beschwerden ist die Zyklusanamnese zu beachten (z. B. Extrauteringravidität [EU]).

  ✓ Ätiologie/Pathogenese; Mittzyklische und perimenstruelle Unterbauchschmerzen sind bedingt durch die Funktionsabläufe des Zyklus und werden zum Teil durch eine verstärkte Prostaglandinsynthese bedingt. Davon unabhängige Unterbauchschmerzen sind zum größten Teil organisch bedingt, wie z. B. durch Stieldrehung der Adnexe, Myomveränderungen oder Entzündungen.

- **Symptomatik**

  Zyklusabhängige Unterbauchschmerzen:

  - mittzyklisch periovulatorische Schmerzen im linken oder rechten Unterbauch, meist von geringer Intensität
  - Dysmenorrhoe: stumpfe oder krampfartige Unterbauchschmerzen, die einige Stunden vor, meist aber mit der Periode einsetzen, an Intensität rasch zunehmen und 2 bis 3 Tage anhalten. Als Begleitsymptomatik können Kreislaufstörungen, Übelkeit, Erbrechen und Migräne auftreten.

  Zyklusunabhängige Unterbauchschmerzen:

  Akute, krampfartige oder anhaltende Schmerzen im gesamten Unterbauch, im rechten oder linken Unterbauch

- **Anamnese**
  Plötzlicher Schmerzbeginn

- **DD**
  Differentialdiagnostisch von Bedeutung sind – je nach Lokalisation und Symptomatik – v. a. akute, u.U. lebensbedrohliche gynäkologische Krankheitsbilder (z.B. *Extrauteringravidität, s. dort) und eine Vielzahl von Krankheitsbildern nicht-gynäkologischer Ursache, in erster Linie solche, die zu einem *akuten Abdomen führen können (s. dort). Wichtig für die Abgrenzung ist die Frage nach dem evtl. Vorliegen einer Schwangerschaft bzw. nach einer Zyklusabhängigkeit der Schmerzen.

- **Sofortdiagnostik**
  - Anamnese (Frage: Schwangerschaft möglich?)
  - Beurteilung der Kreislaufverhältnisse
  - Inspektion und Palpation des Abdomens, Schmerzlokalisation und Ausschluss einer tastbaren Veränderung
  - evtl. gynäkologische Untersuchung mit Befunddokumentation
  - Temperaturmessung
  - vaginale Ultraschall-Untersuchung bzw. abdominaler Ultraschall des kleinen Beckens

Sofortmaßnahmen

- Bei eindeutig zyklischer Schmerzsymptomatik, entweder periovulatorisch oder perimenstruell, genügt akut meistens die symptomatische Behandlung mit einem Prostaglandinsynthesehemmer.
- Alle anderen akuten Schmerzzustände sollten in der Klinik abgeklärt werden.
- bei Kreislaufproblematik (Schockzeichen) kolloidale Volumenersatzmittel (z. B. HAES), Lagerung etc.
- bei starken Schmerzen Spasmolytika

- **Kinder**
  Verletzungen im Vulva-/Scheidenbereich oder Fremdkörper-bedingte Beschwerden sind auszuschließen. Außer einer Scheidenentzündung kommen genitalbedingte entzündliche Veränderungen nicht vor. Selten sind Zystenbildungen (ovarial oder parovarial) oder Stieldrehungen, evtl. ein Malignom.

- **Gefahren**
  Verkennen einer evtl. lebensbedrohlichen Erkrankung (z.B. EU, akutes Abdomen)

A. E. Schindler

Unterkieferfrakturen

- **Definition**
  Einteilung nach therapeutischen Gesichtspunkten:
  - Frakturen im bezahnten Kiefer
  - Frakturen außerhalb der Zahnreihe
  - Frakturen im Milch- oder Wechselgebiss
  - Frakturen im unbezahnten oder schlecht bezahnten Kiefer
  - Frakturen des aufsteigenden Astes (ohne Gelenkfortsatz)
  - Trümmer- oder Defektbrüche
  - Frakturen des Gelenkfortsatzes bzw. im Kiefergelenk

- **Symptomatik**
  sichere Frakturzeichen:
  - Krepitation
  - abnorme Beweglichkeit
  - Stufe innerhalb der Zahnreihe
  - radiologischer Nachweis einer Frakturlinie oder Dislokation

  unsichere Frakturzeichen:
  - Schwellung
  - Druckschmerz

- Seitabweichung des Unterkiefers zur verletzten Seite bei Mundöffnung
- Sensibilitätsstörungen im Ausbreitungsgebiet des Nervus trigeminus
- Okklusionsstörungen
- Kieferklemme oder Kiefersperre
- Gingivarisse
- gelockerte Zähne

Anamnese

Der Unterkiefer ist der am häufigsten verletzte Knochen des Gesichtsschädels (ca. 70% aller Frakturen des Gesichtsschädels). Bei der Hälfte dieser Verletzungen ist der Unterkiefer isoliert frakturiert. Typische Schwachstellen des Unterkiefers: Kieferwinkel und Gelenkfortsatz

DD

- Kiefergelenkkontusion, -distorsion und -luxation können eine ähnliche Symptomatik wie Kiefergelenk- und kiefergelenknahe Frakturen aufweisen.
- Ferner ist eine Schädelbasisfraktur bei Blutungen aus dem äußeren Gehörgang auszuschließen.

Sofortmaßnahmen

- Sicherung der Atemwege
- ggf. Blutstillung bei offener Fraktur durch Tamponade
- ggf. Schocktherapie
- Ruhigstellung (z.B. mit einem Kopfverband)
- Analgesie; lokal Kühlung
- Einweisung in Fachklinik für Mund-, Kiefer- und Gesichtschirurgie

Kinder

- Alveolarfortsatzfraktur – häufig im Rahmen von Frontzahntraumata

- bei Z.n. Sturz auf das Kinn (Prellmarken): zwingend Ausschluss einer Kiefergelenkfraktur (locus minoris resistentiae)
- *cave:* posttraumatische Funktions- und Wachstumshemmung

■ **Gefahren**
- Verlegung der Atemwege durch intraorale Blutungen
- Fremdkörper (Prothesen; gelockerte Kronen und Füllungen)
- intraorale Weichteilschwellungen
- Dorsalverlagerung der Zunge bei beidseitiger Unterkieferkorpusfraktur mit Aussprengung der Kinnregion
- Beteiligung des Neurokraniums v.a. im Kindesalter

Ch. Mohr/G. Rieger

Unterkühlung

■ **Definition**

Abfall der Körpertemperatur unter 36 °C, kritische Werte unter 35 °C, absolut lebensbedrohlich unter 30 °C

■ **Symptomatik**
- blasser, kalter Patient
- steife, rigide Muskulatur (*cave:* Rigor mortis)
- Herzrhythmusstörungen
- Hypo- oder Hyperglykämie
- flache Atmung
- evtl. Muskelzittern (fehlt bei tieferer Unterkühlung!)
- ab 27 °C Bewusstlosigkeit, plötzlicher Herzstillstand möglich
- ab 25 °C Areflexie und lichtstarre Pupillen
- *cave:* Medizinisches Thermometer misst nur bis 32 °C! Daher Grad der Unterkühlung oftmals am Notfallort nicht beurteilbar

- *cave:* Oft sekundäre Hypothermie bei akuter Erkrankung, wie akutem koronarem Syndrom, Schlaganfall, Polytrauma oder Intoxikation

Anamnese

- Kälteexposition
- oft vordergründige Erkrankung (z. B. Apoplex, Trauma)

DD

Differenzierung primäre und sekundäre Hypothermie (z. B. Intoxikation, Urämie, Hypoglykämie, Myxödem, akute Herzinsuffizienz, resp. Insuffizienz)

Sofortdiagnostik

- Körpertemperatur (s. o.)
- Blutdruck, Puls, Herzrhythmus, ggf. EKG
- Atmung
- Pupillenreaktion
- Reflexstatus mit Befunddokumentation

Sofortmaßnahmen

- keine schnelle Erwärmung!
- in tiefer Hypothermie (Temperatur unter 32 bis 28 °C, Bewusstlosigkeit, fehlendes Muskelzittern, flache Atmung, schwacher, bradykarder Puls) möglichst wenig passive Bewegung, da Gefahr der Verlagerung von kaltem Schalenblut nach zentral und damit Gefahr des Bergungstodes
- Stabilisierung der Vitalfunktionen, ggf. Beatmung, kardiopulmonale Reanimation (s. u. *lebensrettende Maßnahmen, S. 15)
- Flüssigkeitsersatz
- Schutz vor weiterer Abkühlung (Isodecke)
- unter 32 °C bzw. bei Arrhythmie NAW oder Hubschraubertransport in eine Klinik mit Dialyseeinheit bei bewusstseinsklaren Patienten, bei Bewusstlosen in ein Zentrum mit Herz-Lungen-Maschine

- **Kinder**
  Besondere Gefährdung von Neugeborenen und kleinen Säuglingen (Untersuchungen, operative oder andere Eingriffe). Zügige Aufwärmung durch konvektive Wärmetherapie („Warmluft") oder Wärmelampen. Bei größeren Kindern gelten dieselben Behandlungsrichtlinien wie bei Erwachsenen.
- **Geriatrische Aspekte**
  Alte Menschen sind besonders gefährdet wegen eingeschränkter Regelsysteme.
- **Anmerkung**
  Hirntoderklärung erst, wenn eine Kerntemperatur nach Wiedererwärmung auf 36 °C erreicht ist und dabei die kardiopulmonale Reanimation erfolglos ist! Verminderter Abbau und damit verlängerte Wirkung von Medikamenten!

K. P. Ittner

Unterlassene Hilfeleistung

- **Gesetzliche Grundlage**
  Nach § 323c StGB ist jedermann bei Unglücksfällen oder gemeiner Gefahr oder Not zur zumutbaren Hilfeleistung verpflichtet.
- **Definition**
  Als Unglücksfall zählt auch die akute Krankheitsverschlechterung und der Suizidversuch. Der Arzt muss diese Hilfe mit seinen besonderen ärztlichen Kenntnissen leisten.
- **Kommentar**
  Behandlungspflicht besteht für Not- und Bereitschaftsarzt, Kassenarzt und niedergelassenen Arzt. Eine Behandlungspflicht besteht dann nicht, wenn der betreffende Arzt entweder selbst erkrankt, erschöpft,

alkoholisiert (dann evtl. Fahrt mit Taxi zumutbar) ist bzw. wenn die Versorgung durch einen anderen Arzt gewährleistet ist oder er eine andere dringliche Behandlung abbrechen müsste. War die unterlassene Hilfeleistung zumutbar, spielt es für die rechtliche Würdigung keine Rolle, ob die Hilfsmaßnahmen den Tod verhindert hätten.

G. Weiler

Unterzucker

➤ *s. *Hypoglykämie*

Urogenitalverletzungen

➤ *s. * Becken-und Urogenitalverletzungen*

Urosepsis

➤ *s. * Harnstauungsniere, infizierte, Pyonephrose, Urosepsis*

Urtikaria, akut

- **Definition**
  Synonym: Nesselsucht. Auftreten eines flüchtigen Ödems der oberen Dermis (Quaddeln)

- **Symptomatik**
  - Juckreiz
  - scharf begrenzte Quaddeln
  - Quincke-Ödem: Lippen- und/oder Zungenschwellung, Dyspnoe, Heiserkeit

- **Anamnese**
  - sehr vielfältig, z.B. Infekt, Medikamenteneinnahme
  - innerhalb von Stunden wechselnde Lokalisation von Quaddeln

- **DD**
  - Urtikaria-Vaskulitis
  - urtikarielle (Arzneimittel-)Exantheme
  - Erythema exsudativum multiforme
- **Sofortdiagnostik**
  - Anamnese
  - klinische Inspektion
  - Klinikeinweisung bei Quincke-Ödem

Sofortmaßnahmen

- Absetzen aller nicht dringend erforderlichen Medikamente
- Antihistaminika, z. B. 1 Amp. Tavegil® i.v.
- bei Quincke-Ödem und ausgeprägten Fällen zusätzlich Glukokortikoide, z. B. 250 mg Prednisolonäquivalent i.v.
- Ultima Ratio bei Quincke-Ödem: Tracheostomie

- **Gefahren**
  - anaphylaktischer Schock
  - Quincke-Ödem mit Glottis- oder Larynxschwellung

J. Dissemond

Varizellen

- **Definition**

  Akute Viruskrankheit durch Infektion mit dem Varicella-Zoster-Virus

- **Symptomatik**
  - schubweise auftretende, juckende Effloreszenzen, die zunächst als Makulae, dann als Papeln, Vesikulae und Krusten imponieren
  - Typisch ist das Vorhandensein der verschiedenen Effloreszenzen nebeneinander.
  - Hauterscheinungen betreffen auch Schleimhäute und behaarten Kopf.
  - mäßiges Fieber

- **Anamnese**
  - Kontakt zu Varizellen-Patienten
  - kein Impfschutz

- **DD**
  - generalisierter Herpes simplex
  - Strophulus
  - multiple Insektenstiche

- **Sofortdiagnostik**
  - Anamnese
  - klinisches Bild

Sofortmaßnahmen

Lokalbehandlung mit juckreizstillenden Substanzen

- **Gefahren**
  - interstitielle Pneumonie
  - akute zerebelläre Ataxie
  - Gefährdung immunsupprimierter Patienten

U. Neudorf

Varizenblutung

Definition

Massive Blutung aus varikös erweiterter Beinvene nach Bagatelltrauma, z.B. Kratzen

Symptomatik

- Blutung: aufgrund des hohen venösen Drucks im Stehen kann diese bei nur punktueller Venenverletzung wie eine arterielle Blutung strahlförmig imponieren
- Hypotonie, Tachykardie, Schock

Anamnese

- bekannte Varikosis
- bekannte chronisch-venöse Insuffizienz (Hämosiderose, Ulkusbildung, Z.n. Thrombose, chron. Dermatitis)
- Therapie mit Antikoagulanzien, Antiaggreganzien

DD

Penetrierende Gefäßverletzung

Sofortdiagnostik

- Anamnese
- Inspektion der Venen
- Beurteilung der Kreislaufsituation

Sofortmaßnahmen

- Blutstillung durch Hochlagerung des Beins und lokale Kompression mit steriler Kompresse
- Überwachung der Kreislaufparameter
- venöser Zugang und Volumengabe
- Transport in Gefäßzentrum zur Ligatur bzw. Sklerosierung der Vene

K. Kröger/H. Jakob/S.-P. Sommer

Vena-cava-superior-Syndrom

➤ *s. *Obere Einflussstauung*

Venenthrombose

➤ *s. *Bein-Beckenvenen-Thrombose*
➤ *s. *Obere Einflussstauung/Vena-cava-superior-Syndrom*
➤ *s. *Schulter-Armvenen-Thrombose*

Verbrennungen

- **Definition**
  Durch thermische Einflüsse ausgelöste Schädigung der Haut und ggf. des darunter liegenden Gewebes mit zum Teil nachhaltiger Auswirkung auf den gesamten Organismus
  Verbrennungstiefe und klinisches Merkmal:
  - Grad I: wegdrückbare Rötung, keine Blasenbildung, „Sonnenbrand"
  - Grad II: Blasenbildung, trockener/feuchter Wundgrund, schmerzhaft
  - Grad III: trockener Wundgrund, Schmerzempfindung aufgehoben, Haare und Nägel fallen aus, Nekrose

- **Anamnese**
  Brände, Explosion, Kontakt mit heißen Flüssigkeiten, Gasen oder Gegenständen, Hochspannung/Blitzschlag, s. *Stromunfall

- **DD**
  - Verätzung durch chemische Substanzen
  - Erfrierungen
  - akuter Strahlenschaden
  - s. *Strahlenunfall

Sofortmaßnahmen

- Rettung aus dem Gefahrenbereich unter Beachtung des Eigenschutzes
- Überprüfung und Sicherung der Vitalfunktionen
- frühe, lokale Kühlungsbehandlung mit Wasser (kein Eiswasser); keine Kühlung bei Hypothermie, Schockzustand, zusätzlicher Polytraumatisierung *Cave:* Unterkühlung unbedingt vermeiden!
- Entfernung nicht festgebrannter Kleidung, Wunde keimarm und trocken abdecken, für Wärmeerhalt sorgen
- Abschätzen der verbrannten Körperoberfläche II° und III° nach der Neunerregel nach Wallace. Hierbei wird die Oberfläche bestimmter Körperabschnitte mit je 9% der Gesamt-Körperoberfläche angegeben (s. Abb. 1). Schnelle orientierende Abschätzung bei allen Altersstufen mit Hilfe der Handflächenregel. Dabei entspricht die Handfläche des Patienten einschl. der Fingerbeugeseite ca. 1% seiner Körperoberfläche.
- nach Begleitverletzungen suchen
- periphervenöser, großlumiger Zugang und großzügige Volumengabe (Vollelektrolytlösung)
- Analgosedierung: z.B. S-Ketamin, Ketamin, Opioide in Kombination mit Benzodiazepin
- Sauerstoffgabe
- Primärtransport in die nächstgelegene Klinik mit chirurgischer Akutversorgung, keine Primärverlegung in sog. Verbrennungszentren ohne vorherige suffiziente Stabilisierung des Patienten
- Indikation zur Behandlung in einem Zentrum für Schwerbrandverletzte:
  - Verbrennung II° und III° mit Lokalisation im Gesicht, Hand-, Fuß- oder Genitalbereich
  - Verbrennungen III° > 10% KOF (Kinder: > 5% KOF)

- Verbrennungen II° > 15 % KOF (Kinder: > 10 % KOF)
- Verbrennungen durch Strom
- Brandverletzte mit Inhalationstrauma
- polytraumatisierte Brandverletzte

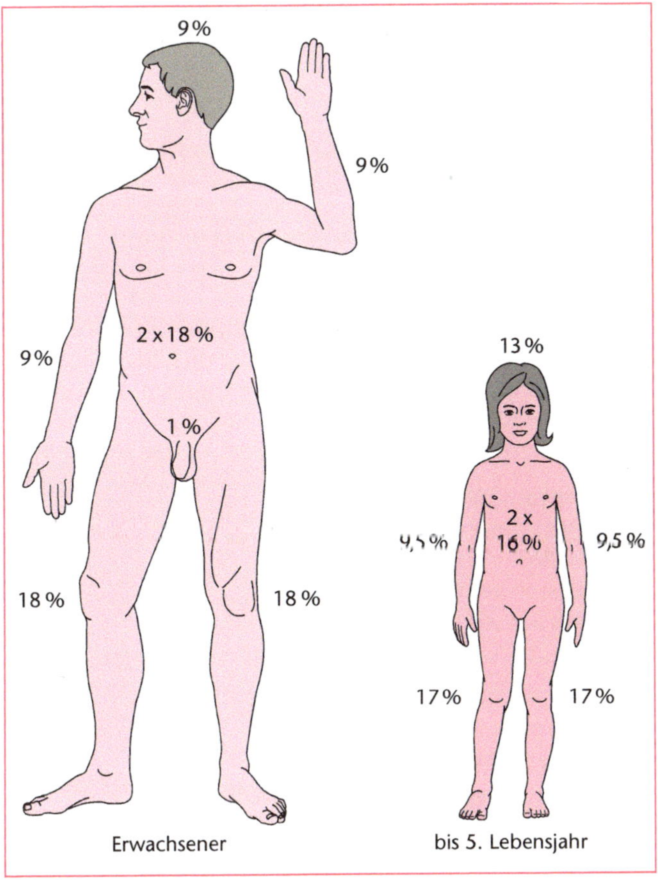

Abb. 1 Neunerregel nach Wallace.

- **Kinder**

  Besonderheiten Neunerregel, s. Abb. 1
  Behandlungsmaßnahmen wie bei Erwachsenen.
  Schmerzbekämpfung:
  Tramadol (z. B. Tramal®) 1 mg/kg KG alle 4 bis 6 Stunden p.o., i.v.
  Piritramid (z. B. Dipidolor®) 0,05 bis 0,1 mg/kg KG i.v. alle 6 Stunden bei starken Schmerzen

M. Zimmermann (Päd.: U. Neudorf)

Verfolgungs-/Beeinträchtigungswahn

- **Definition**

  Krankhafte, unkorrigierbare Überzeugung, verfolgt, beeinträchtigt oder bedroht zu werden, die mit der Realität nicht übereinstimmt

  ✓ Ätiologie: Im Rahmen schizophrener Psychosen, bei Psychosen im Rahmen hirnorganischer Abbauprozesse (z. B. bei zerebraler Gefäßsklerose), bei Drogen- oder Alkoholpsychosen, als isolierter, logisch konstruierter, oft systematisierter Wahn (Paranoia)

- **Symptomatik**

  Klagen des Patienten, dass er
  - bedroht oder verfolgt wird
  - bestohlen wird
  - körperlich geschädigt wird
  - „verrückt gemacht"/„verwirrt" werden soll
  - gelegentlich in Kombination mit Größenwahn

- **Anamnese**
  - psychiatrische Anamnese
  - Medikamenten-, Drogen-, Alkoholanamnese

- **DD**

  Eine „Differentialdiagnose" gibt es nicht, ein Verfolgungs- oder Beeinträchtigungswahn kann Symptom verschiedener psychiatrischer Erkrankungen sein.

- **Sofortdiagnostik**
  - psychiatrischer Befund
  - internistische und neurologische Untersuchung
  - Abklärung der Eigen- oder Fremdgefährdung

Sofortmaßnahmen

- Ein isolierter Wahn ist akut psychopharmakologisch und psychotherapeutisch schwer zu beeinflussen.
- bei Vorliegen einer Schizophrenie: initial neues Neuroleptikum als Schmelzformen (z. B. Risperidon/Risperdal Quicklet® oder Olanazapin/Zyprexa® Velotab), alternativ Haloperidol (Haldol®) 5 mg p.o. oder i.m., psychiatrische Behandlung einleiten
- bei Vorliegen einer organischen oder exogenen Psychose: Haloperidol (Haldol®) 1 mg (10 Tropfen)
- bei schwerer Symptomatik oder ungeklärter Ätiologie: Klinikeinweisung zur weiteren Diagnostik und Therapie

- **Kinder**
  Wenn immer möglich, das Kind ohne Medikation an eine Fachinstitution überweisen. Falls nicht anders möglich, als Ultima Ratio:
  Haloperidol (Haldol®) Anfangsdosis 0,025 bis 0,05 mg/kg KG/Tag, Erhaltungsdosis 0,15 bis 0,5 mg/kg KG/Tag i.v. oder p.o.

M. Gastpar/M. Schieder (Päd.: J. Hebebrand)

Verschlusskrankheit, arterielle

➤ *s. *Arterielle Verschlusskrankheit*

Verwirrtheit/Verworrenheit

Beide Bezeichnungen sind sehr gebräuchlich, werden umgangssprachlich häufig für jede psychische Störung größeren Ausmaßes verwendet. Wegen ihrer Unschärfe und ungenauen Definition werden beide Begriffe in der wissenschaftlichen Psychiatrie aber nur noch selten verwendet.

- **Definition**

  Störung des Denkens und damit auch des Sprechens, welches unzusammenhängend bis zerfahren ist

  ✓ Ätiologie: Drogen/Medikamente (z.B. Digitalis, L-Dopa, Halluzinogene), zerebrale Minderdurchblutung, schizophrene Psychosen, Manien („verworrene Manie“, selten!), Schädelhirnverletzung

- **Symptomatik**
  - sprunghafte, scheinbar zufällig durcheinandergewürfelte Sätze, Satzgruppen, Gedankenbruchstücke, zerrissenes Denken
  - keine Bewusstseinsstörung
  - evtl. wechselnde Orientierung
  - evtl. illusionäre Verkennungen
  - evtl. psychomotorische Unruhe

- **Anamnese**
  - endogene und exogene Psychosen
  - Drogen- und Medikamentenanamnese
  - Trauma

- **DD**

  Sensorische Aphasie (auf Paraphasien achten)

- **Sofortdiagnostik**
  - Medikamenten-/Drogenanamnese
  - psychiatrische (Fremd-)Anamnese
  - Zeichen eines Infekts
  - Zeichen einer Herzinsuffizienz

- Hinweise auf Stoffwechsel- oder endokrine Erkrankungen
- falls möglich, neurologische Untersuchung: Hinweise auf Schädelhirntrauma, Enzephalitis etc.

Sofortmaßnahmen

- Soforttherapie zugrundeliegender Erkrankungen bzw. Verletzungen: s. bei den einzelnen Stichwörtern (z. B. *Schädelhirnverletzung)

Nach Ausschluss von Akuterkrankungen, Vergiftungen oder Verletzungsfolgen:

- bei leichter Symptomatik ohne psychomotorische Unruhe:
  Risperidon (Risperdal®) 1 mg als Quicklet
- bei schwerer Symptomatik mit psychomotorischer Unruhe:
  Haloperidol (Haldol®) ½ bis 1 Amp. i.m. (2,5 bis 5 mg)
  oder
  Promazin (Propaphenon®) 1 bis 2 Amp. i.m. (50 bis 100 mg)
- *Cave:* Bei alten Patienten keine starken, zentral dämpfenden Medikamente (z. B. Benzodiazepine) und keine Medikamente mit starker anticholinerger Wirkkomponente geben (Symptomverschlechterung möglich).
- bei schwerer Symptomatik und falls keine Angehörigen oder Betreuer vorhanden: Klinikeinweisung

Kinder

Wenn immer möglich, das Kind ohne Medikation an eine Fachinstitution überweisen. Falls nicht anders möglich, als Ultima Ratio:
Haloperidol (Haldol®): Anfangsdosis 0,025 bis 0,05 mg/kg KG/Tag, Erhaltungsdosis 0,15 bis 0,5 mg/kg KG/Tag i.v. oder p.o.

- **Gefahren**
  - Verkennung akut gefährdender Grunderkrankungen und Verletzungen etc.
  - Die Diagnose „V.a. zerebrale Durchblutungsstörung" darf nur nach Ausschluss anderer Ursachen gestellt werden.

M. Gastpar/M. Schieder (Päd.: J. Hebebrand)

Vulva-Juckreiz

- **Definition**
  Umschriebener oder die ganze Vulva umfassender Juckreiz
- **Symptomatik**
  Juckreiz, Brennen beim Wasserlassen, Schmerzen, Spannungsgefühl, Schwellung, Dyspareunie, Ausfluss, Veränderungen der Hautfarbe, nässende Hautveränderungen
- **Anamnese**
  - zyklusabhängiger oder anhaltender Juckreiz, akut oder chronisch, lokalisiert oder generell
  - Stoffwechselerkrankungen (z.B. Diabetes, Lebererkrankungen)
- **DD**
  - primär nichtvulväre Störungen: Diabetes mellitus, Leukosen, Morbus Hodgkin, perniziöse Anämie, Lebererkrankungen
  - entzündliche Veränderungen: Soor, Trichomonaden, Herpes genitalis, Molluscum contagiosum, Aphthosis, Ulcus vulvae acutum, Behçet-Syndrom, Ulcus durum bei Lues, Ulcus molle, Lymphogranuloma venereum
  - parasitäre Erkrankungen: Skabies, Phthiriasis pubis (Filzlaus), Oxyuriasis

- dermatologische Veränderungen: Ekzem (toxisch, allergisch, endogen, seborrhoisch), Neurodermitis, Psoriasis, Herpes zoster, Lichen ruber planus
- mechanisch bedingte Veränderungen: zu enge Kleidung
- Involutions- und Degenerationsveränderungen: Vulvadystrophie (Lichen sclerosus et atrophicus), postmenopausale und senile Atrophie
- präkanzeröse Veränderungen: Vulvadystrophie als VIN I, II und III (vulväre intraepitheliale Neoplasie), Morbus Bowen, Morbus Paget
- Vulvakarzinom

Sofortdiagnostik

- Inspektion mit Unterscheidung von entzündlichen, ekzematösen, degenerativ-atrophischen, dysplastischen und neoplastischen Veränderungen
- Entnahme von bakteriologischen, mykologischen, virologischen und zytologischen Abstrichen
- Kolposkopie und Vitalfärbung mit 1%iger Toluidinblau-Lösung
- ggf. Histologie durch Stanze oder Biopsie

Sofortmaßnahmen

- entzündliche Veränderungen (z. B. Soorbefall): Lokalbehandlung mit antimykotischen Salben, z. B. Moronal®
- allergische Komponente: Kombination mit Kortikoiden
- degenerativ-atrophische Veränderungen: östriolhaltige Salben
- Lichen sclerosus et atrophicus: Testosteronpropionat-Salbe
- Patientinnen mit Dysplasien, Morbus Bowen oder mit Karzinomverdacht sind zur weiteren Diagnostik und Therapie stationär einzuweisen.

- **Kinder**
  Im Vordergrund stehen entzündliche Veränderungen (s. *Fremdkörper); Oxyuriasis ist auszuschließen.

- **Gefahren**
  Verkennung einer malignen Entartung; Langzeitbehandlung mit kortikoidhaltigen Salben kann zu atrophischen Veränderungen führen.

A. E. Schindler

Vulvaschmerzen, akute

- **Definition**
  Akute Schmerzzustände im Vulvabereich

- **Symptomatik**
  Generalisierte Schmerzempfindung im Vulvabereich (Vulvitis) oder lokale schmerzhafte Veränderungen (z. B. Bartholini-Zyste bzw. -Abszess, Verletzung)

- **Anamnese**
  - frühere Vulvaentzündungen
  - dermatologische Erkrankungen (z. B. Ekzem, Herpes genitalis, Psoriasis)
  - Diabetes
  - Entwicklung einer tumorösen Veränderung

- **DD**
  - akute lokale (Bartholinitis) oder diffuse Entzündung (Vulvitis)
  - Entzündung von Talgdrüsen mit Abszessbildung
  - Bartholini-Zyste oder -Abszess
  - Lichen sclerosus et atrophicus
  - Ulkus (Ulcus molle, Granuloma venereum)
  - Malignom
  - allergisches Ekzem, entzündliches Ekzem (Erysipel, Herpes genitalis, Erythema exsudativum, Erythrasma)

- **Sofortdiagnostik**
  - Inspektion der Vulva mit Spreizen der Labien
  - bakteriologisch-mykologische Abstriche
  - Materialentnahme für Viruskulturen
  - PAP-Abstriche
  - Tastbefund

Sofortmaßnahmen

- bei entzündlichen Veränderungen auf Erreger ausgerichtete Salbenbehandlung (z.B. Soorvulvitis mit antimykotischer Salbe)
- bei Abszessbildung (Bartholini-Drüse) oder Tumorverdacht Einweisung in eine gynäkologische Klinik zur Abklärung

- **Kinder**
  - meist Entzündung oder Verletzung
  - Fremdkörper in der Vagina ist auszuschließen

- **Gefahren**

  Bei entzündlichen Veränderungen Rezidivgefahr

A. E. Schindler

Waden-/Muskelkrämpfe

Definition

Plötzliche, unwillkürliche, sicht- und tastbare Kontraktionen eines Muskels oder von Muskelgruppen

Symptomatik

Besondere Disposition der Wadenmuskeln, selten übrige Bein- oder Fingermuskeln, Besserung bei Kontraktion des Antagonisten

Anamnese

- ungewohnte oder ausgedehnte körperliche Belastung
- Flüssigkeitsverlust (Schwitzen, Diuretika)
- Kaliumverlust (Durchfall)
- Polyneuropathie (z. B. Diabetes mellitus)
- Einnahme von Medikamenten (Neuroleptika, Isoniazid, Steroide, Nifedipin)

DD

- Hypokaliämie (Labor)
- Polyneuropathie (Reflexverlust, Sensibilitätsstörungen)
- Medikamente (s. o.)
- Muskelatrophie (neurologische Systemerkrankung)
- familiäre Crampi
- generalisierte Muskelcrampi: Intoxikation
- Spastik (gesteigerte Reflexe, positiver Babinski)
- Dystonie (wurmförmige Bewegung, Neuroleptika in der Vorgeschichte)
- Hyperventilation
- Restless legs

Sofortdiagnostik

- Prüfung des Hautturgors (Flüssigkeitsverlust)
- nach vegetativen Begleiterscheinungen suchen (Tachykardie, Miosis, Hypersalivation): Verdacht auf Intoxikation

Sofortmaßnahmen

- Muskel passiv dehnen, Antagonist kontrahieren
- Flüssigkeit und Elektrolyte substituieren
- Gabe von Calcium, z.B. Calcium Sandoz® 2 × 1 g *oder* Magnesium 3 × 5 mmol/Chininsulfat (Limptar®) 200 bis 300 mg
- bei nächtlichen Wadenkrämpfen und Polyneuropathie Thioctacid®, 0,5 mg Rivotril® oder Opioid (z.B. Oxygesic® retard 3 × 10 bis 3 × 60 mg)
  Vermeiden: Tranquilizer bei häufigen Crampi (Suchtpotenz)
  Cave: Fehldiagnose Krampfadern!

Geriatrische Aspekte

Nächtliche Crampi können durch eine im Alter häufiger auftretende Polyneuropathie bedingt sein.

H.-C. Diener

Windeldermatitis

Definition

Unspezifische Hautreizung im Windelbereich, bedingt durch Produkte der bakteriellen Zersetzung des Urins. Unter Umständen Superinfektion, i.d.R. durch Hefepilze (Candida albicans)

Symptomatik

- Die Haut ist im Windelbereich gerötet, infiltriert.
- Das betroffene Areal ist scharf begrenzt.
- Gelegentlich sieht man Erosionen, z.T. Ulzerationen.

DD

- mykotische Superinfektion der Windeldermatitis: Bei ihr ist die Haut stärker gerötet, sie zeigt eine leichte Schuppung mit einzelnen Papeln im Randbereich. Das Keimreservoir ist der Darm. Wichtig ist

eine Inspektion der Mundhöhle zum Ausschluss einer Soorstomatitis.
- seborrhoische Dermatitis: Bei dieser finden sich ähnliche Effloreszenzen an anderen Körperstellen, insbesondere der behaarten Kopfhaut.
- Akrodermatitis enteropathica: autosomal vererbte Störung der Zinkabsorption, tritt nach dem Stillen auf, Hautveränderungen auch an den Akren

Sofortmaßnahmen

- Haut trocken halten, häufiges Windelwechseln, wenn möglich zeitweise auf Windeln verzichten
- Betroffene Hautpartien mit weicher Zinkpaste (Pasta zinci mollis) abdecken; feste Zinkpaste (Penatencreme®) eignet sich nicht für entzündete und nässende Haut.
- Da die Dermatitis oft primär oder sekundär mit Hefen superinfiziert ist, ist die bereits prophylaktische Verwendung nystatinhaltiger Salben sinnvoll (z.B. 1 Mio. E Nystatin ad 10 g Pasta zinci mollis oder Candio Hermal soft Paste®).
- in schweren Fällen ggf. pinseln mit wässriger Pyoktanin-Lösung 0,25 %, max. 1-mal täglich (*cave:* sparsame Anwendung, auf Konzentration achten)
- Mundsoor mitbehandeln, bei Rezidiven Darmsanierung mit Nystatin-Suspension

U. Mellies

Wunden, Quetschungen, Prellungen

Definition

- offene Weichteilverletzung durch Stich, Stoß, Zerreißung
- geschlossene Weichteilverletzung durch Schlag, Quetschung oder Decollement ohne starke Blutung

- **Symptomatik**
  - Hautverletzung, Hämatom, Schwellung
  - bei Decollement (Ablederung von Haut und Subkutis von tiefer gelegenen Schichten) ist ein fluktuierendes Hämatom zu tasten
- **Anamnese**
  - Genaues Erheben des Unfallmechanismus hilft, den Schweregrad der Verletzung richtig einzuschätzen.
  - typisch für Decollement-Verletzung: Fahrradspeichenverletzung, Überrolltrauma
- **DD**
  - Frakturen mit begleitendem Weichteildefekt
  - Kompartmentsyndrom: erhöhter Binnendruck in einem begrenzten Raum (z. B. Faszienlogen des Unterschenkels) infolge verletzungsbedingter Schwellung oder Ischämie
  - Symptome: akuter, bohrender Schmerz, Schmerz bei Dehnung, Parästhesien
  - später Pulsverlust, Paralyse, Verhärtung der Muskulatur, Ödem und Spannungsblasen
- **Sofortdiagnostik**
  - Reinigung mit ausreichend steriler Lösung (z. B. NaCl, Ringer-Laktat), Inspektion und Palpation aller Wunden
  - Überprüfen von Durchblutung, Motorik und Sensibilität

Sofortmaßnahmen

- Offene Wunden werden steril verbunden; der Verband darf erst wieder in der Klinik geöffnet werden (Infektionsgefahr).
- Blutungen werden mit einem Druckverband versorgt.
- in der Wunde steckendes Messer oder Pfahl bei Pfählungsverletzung nicht herausziehen, sondern

ggf. fixieren, da erhebliches Blutungsrisiko bei Dislokation besteht
- Ruhigstellung und Schienung der verletzten Extremität bei Funktionsverlust
- Schmerzbehandlung, z.B. mit Piritramid 0,1 bis 0,2 mg/kg KG i.v.

Kinder

Behandlungsrichtlinien wie bei Erwachsenen. Dosierung: Tramadol (z.B. Tramal®) 1 mg/kg KG alle 4 bis 6 Stunden p.o., i.v. Piritramid (z.B. Dipidolor®) 0,05 bis 0,1 mg/kg KG i.v. alle 6 Stunden bei starken Schmerzen

Gefahren

- Unterschätzen des Weichteiltraumas bei stumpfer, tangentialer Gewalteinwirkung
- Hinter einer Schürfung kann sich ein ausgedehntes Decollement verbergen.

S. Farkas/I. Möller (Päd.: U. Neudorf)

Zähne und zahntragender Kiefer, Verletzungen

Definition

Verletzungen, die sich auf Zähne und zahnumgebende Gewebe beschränken

Symptomatik

- Schmerzen (spontan oder bei Perkussion/Palpation)
- Zahnlockerung
- Zahnfehlstellungen (mit oder ohne Störungen der Okklusion)
- Risse und/oder Frakturen der Zahnhartsubstanzen
- Zahnfleischrandblutung
- leere Zahnalveole
- freiliegender Alveolarknochen

Anamnese

- Meist handelt es sich hierbei um Verletzungen infolge von Stürzen, Sportunfällen oder Rohheitsdelikten.
- Kinder sind besonders häufig betroffen.

DD

Nicht selten treten dentoalveoläre Traumata in Kombination mit Frakturen des Ober- bzw. Unterkiefers auf. Bildgebende Diagnostik ist zum Ausschluss einer Fraktur unerlässlich (Orthopantomogramm, Aufnahme nach Altschul bzw. Clementschitsch, ggf. Zahnfilm).

Sofortdiagnostik

- Inspektion (Blutung?, Zahnfrakturen?, abnorme Zahnstellungen?)
- Ausschluss weiterer Gesichtsverletzungen
- Palpation (Lockerungen?, Krepitation?)
- Perkussion (Klopfschmerz?)

Sofortmaßnahmen

- Avulsierte (vollständig luxierte) Zähne sollten in feuchtem Milieu gelagert und vor Austrocknung der Wurzelhaut geschützt werden.
  Bestens geeignet ist eine kommerzielle Rettungsbox wie z.B. der Dentosafe®. Liegt eine solche Box nicht vor, kann ein Zahn auch in einer Elektrolytlösung (z.B. NaCl-Lösung) oder, falls nicht anders möglich, in Milch gelagert werden. Idealerweise sollte der Zahn bei wachen und orientierten Patienten in das Zahnfach reponiert werden (*cave:* Aspirationsgefahr!). Liegt eine Zahnfachschädigung vor, ist dies natürlich nicht möglich. Bei reiner Lagerung im Mund kann ein Angriff der Wurzelhaut durch Speichelenzyme erfolgen. Wichtig ist v.a. die schnelle Weiterleitung an eine Fachklinik bzw. Fachpraxis. Den Zahn nicht vorher mechanisch reinigen, dies sollte fachärztlich erfolgen.
- Bei blutender Alveole kann eine angefeuchtete und exakt auf die Alveole aufgebrachte Baumwollkompresse unter gezielter Druckausübung Abhilfe schaffen.

- **Kinder**
  Besonders häufiges Vorkommen. 50% aller 14-Jährigen haben bereits ein Zahntrauma erlitten. Jungen etwa doppelt so häufig wie Mädchen. 70% der Traumata betreffen die oberen mittleren Schneidezähne.

Ch. Mohr/ G. Rieger

Zentralvenöse Katheter

➤ *s. Vorspann, Seite 54*

Zerebraler Notfall

- **Definition**

  Akutes Krankheitsbild nicht-internistischer Ursache, das charakterisiert sein kann durch heftigste Kopfschmerzen, Bewusstlosigkeit, Krampfanfall oder Halbseitenlähmung, wobei diese Symptome jeweils isoliert oder in Kombination auftreten können.

  ✓ Ätiologie/Pathogenese; Intrazerebrale bzw. subarachnoidale Blutung bei Aneurysma, Angiom, Tumor oder Blutdruckkrise; Hirninfarkt bei Gefäßerkrankungen (z.B. Atheromatose der A. carotis), Hirngefäßembolie bei Herzerkrankungen (z.B. Endokarditis, Herzwandaneurysma, Rechts-links-Shunt-Vitium), perifokales Ödem bei Hirntumoren; Verschlusshydrozephalus als Folge von Tumoren in den Ventrikeln oder in der hinteren Schädelgrube; Intoxikationen (Alkoholentzug, Tablettenabhängigkeit, Drogensucht)

- **Symptomatik**
  - heftigste Kopfschmerzen
  - akute Bewusstlosigkeit
  - Krampfanfall
  - akute Halbseitenlähmung

- **Anamnese**
  - leere Anamnese
  - Hypertonie
  - bekannter Hirntumor
  - Endokarditis etc.
  - Arteriosklerose
  - evtl. vorausgegangener Suizidversuch
  - Drogenabhängigkeit

- **DD**

  Abzugrenzen sind alle Akuterkrankungen internistischer Art, die mit Bewusstlosigkeit oder Krämpfen einhergehen können (v. a. diabetisches und hypoglykämisches Koma sowie Stoffwechselentgleisungen im Rahmen internistischer Erkrankungen).

- **Sofortdiagnostik**
  - Anamnese
  - neurologische Untersuchung, internistische Untersuchung
  - Ausschluss nicht-neurologischer Ursachen
  - evtl. Blutzucker-Schnelltest
  - evtl. Giftasservation

Sofortmaßnahmen

- Oberkörper hoch lagern
- venöser Zugang, Mannit/Sorbit-Infusion zur Prophylaxe eines Hirnödems, bei Schocksymptomatik Schocktherapie, Plasmaexpander etc.
- *bei Bewusstlosigkeit:*
  Wiederherstellung, Sicherung und Aufrechterhaltung der vitalen Funktionen, Freihalten der Atemwege, stabile Seitenlage; großzügige Indikation zur Intubation, Analgosedierung und Beatmung (optimale Oxygenierung und ggf. moderate Hyperventilation mit pCO_2 28 bis 32 mmHg)
- *bei manifestem Krampfanfall:*
  Lagerung mit den Zielen Schutz vor Selbstgefährdung und Freihalten der Atemwege; wenn möglich, sofortige Entfernung von Zahnersatz; Anlage mind. eines i. v. Zugangs
  Lorazepam 0,1 mg/kg i.v. (2 mg/Minute, ggf. wiederholen, max. 10 mg)
  oder
  Diazepam 0,25 mg/kg i.v. (5 mg/Minute, ggf. wiederholen, max. 30 mg)
  Keine prophylaktische antikonvulsive Medikation!
- *im Status epilepticus:*
  Lorazepam 2 bis 4 mg i.v. oder 2,5 mg oral

oder
Diazepam 10 bis 20 mg i.v.

- *bei akuten Kopfschmerzen:*
  Analgetika, z. B. Paracetamol/Codein, Tramal®
- evtl. Therapie einer akuten Herzinsuffizienz (s. *Herzinsuffizienz, akute)
- *bei Intoxikationen:*
  entsprechende Soforttherapie (s. *Vergiftungen – spezielle Maßnahmen, im Anhang)
- Kliniktransport mit dem NAW

- **Kinder**
  - Apathie
  - Kopfschmerzen
  - Appetitlosigkeit
  - Unmotiviertes Erbrechen bei Erhalt des Appetits ist immer auf eine Hirndrucksymptomatik verdächtig.
  - wieder auftretende Gangunsicherheit bei schon laufenden Kindern (Kleinhirnsymptomatik)
  - Bei fehlendem Verschluss der großen Fontanelle und schnellem Kopfwachstum jenseits des 3. Lebensjahres besteht der Verdacht auf einen Hirntumor.

J. Pospiech

Zittern (Extremitäten oder Kopf)

➤ *s. *Tremor*

Zwangseinweisung

Grundsätzlich nur durch richterliche Anordnung möglich. Neben bundesgesetzlichen Grundlagen unterschiedliche Regelungen in den einzelnen Bundesländern. Eine Zwangseinweisung kann bei Geisteskranken, Geistesschwachen und Süchtigen erfolgen.

- **Voraussetzungen**
  Wichtigste Voraussetzung für die sofortige Einweisung ist eine bestehende *akute Eigen-* oder *Fremdgefährdung*. 1. So genügt beim Suizidversuch mit Wiederholungsgefahr oder schweren Aggressionshandlungen im schizophrenen Schub mit Wahnideen ein Attest des Notarztes über die Notwendigkeit einer sofortigen vorläufigen Unterbringung (mit Hinweis auf die akute Gefährdung), damit die Polizei selbst die Einlieferung in eine psychiatrische Klinik vornehmen oder eine solche über Krankenwagentransport veranlassen kann. Im Fachkrankenhaus (Psychiatrie) muss spätestens am folgenden Tag auch diese vorläufige Unterbringung vom Amtsrichter angeordnet werden. 2. Liegt keine akute Selbstgefährdung vor und eine Unterbringung scheint angezeigt, muss ein Verfahren zur Zwangseinweisung unter Einschaltung des Amtsarztes eingeleitet werden. Für dauerhafte Unterbringung sind meist zwei ärztliche Gutachten erforderlich.
  Die Unterbringung von kranken oder süchtigen Straftätern ist nach §§ 63 und 64 StGB gesetzlich geregelt, ebenso die Einweisung von Alkohol- und Rauschgiftsüchtigen in eine Entziehungsanstalt. Eine Zwangsunterbringung ist auch nach dem Bundesseuchengesetz möglich.

G. Weiler

Zyanose

- **Definition**
  Bläuliche Verfärbung der Haut und der Schleimhäute, die auf eine Zunahme des reduzierten Hämoglobins zurückzuführen ist (> 3 g/dl)
  ✓ Ätiologie/Pathogenese; periphere Zyanose: spiegelt eine abnorm erhöhte periphere Sauerstoffextraktion eines normal O_2-gesättigten arteriellen Blutes wider

(z. B. periphere Vasokonstriktion). Zentrale Zyanose: unzureichende O_2-Sättigung des arteriellen Blutes bei angeborenen Herzfehlern, reduzierter pulmonaler Oxygenierung oder pulmonalen Rechts-links-Shunts, Polyzythämie, Polyglobulie, Methämoglobinbildung

Symptomatik

Wird primär von der zugrunde liegenden Erkrankung bestimmt

Anamnese

- bek. Herz- oder Lungenerkrankung
- bek. hämatologische Erkrankung
- Intoxikation
- Kälteüberempfindlichkeit

DD

- Lungenerkrankungen: Lungenemphysem, Lungenembolie, Pneumonie
- kardiale Erkrankungen: schwere Herzinsuffizienz, angeborene Herzfehler
- hämatologische Erkrankungen: Polycythaemia vera, Polyglobulie

Sofortdiagnostik

Körperliche Untersuchung:

- Inspektion der Zunge (zentrale/periphere Zyanose)
- Herzgeräusche
- Uhrglasnägel
- Trommelschlägelfinger
- Splenomegalie

Sofortmaßnahmen

- venöser Zugang
- ggf. O_2-Gabe
- Klinikeinweisung

■ **Kinder**

Beim Neugeborenen über 20 Minuten nach Geburt anhaltende Zyanose: Alarmsymptom. Abklärung, ob kardiale (Echokardiographie), pulmonale (Sauerstoffvorlage) oder zerebrale (Sonographie) Ursache. Periphere Zyanose bei niedrigem HZV, Polyglobulie oder Methämoglobinämie. Akute Zunahme der Zyanose: s. *hypoxämischer Anfall. Klinikeinweisung obligat. Bis dahin Sedierung und O_2-Zufuhr. Prostaglandin-Therapie erst nach genauer echokardiographischer Diagnose

H. Wieneke (Päd.: A. A. Schmaltz)

Zystitis, akute

■ **Definition**

Akute bakterielle Entzündung der Harnblase.

✓ Ätiologie/Pathogenese; aszendierende Infektion, z. B. nach Kälte- und Nässetrauma. Prädisponierend wirken Prostatahypertrophie, Harnröhrenenge, Blasenstein, funktionelle oder neurogene Blasenentleerungsstörung.

■ **Symptomatik**

- häufiger Harndrang
- Schmerzen beim Wasserlassen
- kleine Miktionsmengen
- evtl. Makrohämaturie
- kein Fieber

■ **DD**

- akuter Harnverhalt
- Harnblasentumor (Hämaturie)
- Blasenstein
- intravesikaler Fremdkörper
- akute Prostatitis
- radiogene Zystitis
- chemische Zystitis (z. B. bei Therapie mit Endoxan)
- psychogen?

- **Sofortdiagnostik**
  - körperliche Untersuchung:
    Druckschmerz über der Blasenregion, Blase nicht tastbar
  - Urin-Schnelltest:
    Nitrit positiv, Leukozyten positiv, Erythrozyten positiv

Sofortmaßnahmen
- frisch gelassenen Urin für Urinkultur asservieren
- Breitspektrum-Antibiotikum oral: z.B. Trimethoprim + Sulfamethoxazol
- bei starken dysurischen Beschwerden: Spasmolytika als Suppositorien (z. B. Buscopan®-Supp.)
- reichlich Flüssigkeitszufuhr

- **Gefahren**
  bei Infektrezidiven, beim älteren Patienten und beim Vorliegen einer Makrohämaturie zum Ausschluss ernsterer Erkrankungen unbedingt weiterführende Diagnostik veranlassen (Sonogramm, Infusionsurogramm, Zystoskopie)!

- **Kinder**
  - oft unspezifische Symptome wie Appetitlosigkeit, häufiges Aufschreien, Bauchsymptomatik; bei Fieber: V.a. Pyelonephritis!
  - Uringewinnung: bei Mädchen mit Einmalkatheter, bei Jungen mit Klebebeutel
  - Antibiotika nach Körpergewicht: z.B. Furadantin® 5 mg/kg KG/Tag
  - Analgesie: z.B. 1- bis 2-mal tgl. 1 Buscopan®-Supp. für Sgl./Kleinkdr./Ki.
  - reichlich trinken lassen!

P. J. Goebell/H. Rübben

Zytostatika-Paravasate

- **Definition**

  Durch paravenöse Injektion von gewebetoxischen oder irritierenden Zytostatika bedingte akute oder chronische Gewebsläsionen und -nekrosen

- **Symptomatik**
  - Schmerz
  - Brennen (kein Kältegefühl)
  - Schwellung
  - später Rötung, Blasenbildung, Demarkierung der geschädigten Haut
  - Functio laesa der betroffenen Sehnen, Gelenke, Nerven, Gefäße

- **Anamnese**

  Paravasat durch folgende Substanzen:

Nekrose-induzierend	Reizend	Schwach reizend
Anthrazykline (z. B. Doxorubicin, Daunorubicin, Idarubicin, Epirubicin)	Carmustin	Asparaginase
Liposomal verkapseltes Doxorubicin	Dacarbazin	Bleomycin
Mitomycin C	Docetaxel	Carboplatin
Mitoxantron	Estramustin	Cisplatin
Treosulfan	Mitoxantron	Cladribin
Vinblastin	Paclitaxel	Cyclophosphamid
Vincristin	Thiotepa	Cytarabin
Vindesin		Etoposid
Vinorelbin		5-Fluorouracil
		Fotemustin
		Gemcitabin
		Ifosfamid
		Irinotecan
		Melphalan
		Methotrexat
		Oxaliplatin
		Raltitrexed
		Teniposid
		Topotecan

- **DD**
  - Irritation durch Lösungsvermittler in Infusionen oder Injektionslösungen
  - lokale allergische Reaktion auf das Zytostatikum oder einen Lösungsvermittler

- **Sofortdiagnostik**
  Blutaspiration über den benutzten venösen Zugang überprüfen

Sofortmaßnahmen

allgemeine Maßnahmen:

- Injektion/Infusion sofort stoppen
- Infusionsleitung bzw. Spritze durch eine 5-ml-Einmalspritze ersetzen und so viel wie möglich vom Paravasat aspirieren; *cave:* keinen Druck auf die Paravasationsstelle ausüben
- die betreffende Extremität hoch lagern und ruhig stellen
- Die subkutane Gabe von Glukokortikoiden zur Entzündungs- und Schmerzhemmung ist obsolet.

substanzspezifische Maßnahmen:

- lokale Kühlung intermittierend für 1 bis 3 Tage, insbesondere bei Anthrazyklinen
- trockene Wärme (z. B. 4-mal täglich über 20 Minuten mit Wärmflasche) bei Vinblastin, Vincristin, Vindesin, Vinorelbin
- Benetzen des betroffenen Hautareals mit 99 %iger DMSO-Lösung (Dimethylsulfoxid) alle 8 Stunden für mindestens 3 Tage
- an der Luft trocknen lassen, nicht abdecken
- DMSO ist insbesondere wichtig bei Cisplatin, Anthrazyklinen, Mitomycin C, Mitoxantron
- betroffene Stelle in Abhängigkeit vom Ausmaß des Paravasates mit bis zu 1500 IE Hyaluronidase s.c. umspritzen

- Hyaluronidase alleine: Paclitaxel
- Hyaluronidase in Kombination mit Wärme: Vinblastin, Vincristin, Vindesin, Vinorelbin

- **Gefahren**
  - die Unterschätzung des gewebstoxischen Potentials der jeweiligen Substanz kann zu schweren Nekrosen und Funktionsbeeinträchtigungen der betreffenden Extremität führen; ggf. chirurgische Versorgung; ausführliche Dokumentation; Beobachtung über Monate (Entstehung von Nekrosen zum Teil erst nach Wochen)
  - Cisplatin: konzentrationsabhängige Gefährdung; nekrotisierendes Verhalten bei einer Konzentration > 0,4 mg/ml
  - Mitoxantron, Doce- und Paclitaxel: Darauf wird unterschiedlich reagiert, teilweise ist eine Behandlung nicht notwendig.
  - 5-FU: Blasenbildung ist mit Uridinsalbe gut behandelbar.

H. Richly

Vergiftungen – allgemeine Sofortmaßnahmen

Th. Zilker (Päd.: Th. Schubert)

Erstmaßnahmen bei Vergiftungen sind

1. Elementarhilfe
2. Giftentfernung
3. Antidotgabe (wo möglich)
4. Kliniktransport
5. Asservierung

Elementarhilfe

- Freihalten/-machen der Atemwege
- Beatmung (O_2-Maske, Intubation)
- Kreislaufstabilisierung durch Infusion und/oder Katecholamine
- Defibrillation bei Kammerflimmern, Herz-Kreislauf-Stillstand

Giftentfernung

Wenn nötig, unter Beachtung des Selbstschutzes, Patienten aus gashaltiger Atmosphäre entfernen

Orale Aufnahme

✓ vor Ort kein Erbrechen auslösen (Aspirationsgefahr). Gabe von 1 g/kg KG Medizinalkohle. In Klinik: Magenspülung nur innerhalb 1 Stunde nach Giftaufnahme. Repetitive Gabe von Medizinalkohle

Aufnahme über Haut und Schleimhäute

✓ entkleiden, kontaminierte Haut- und Schleimhautstellen mit viel Wasser spülen, evtl. mit Seife abwaschen

Augen

✓ mit Leitungswasser spülen, Partikel werden mit einem Tuch oder Wattebausch nasenwärts ausgerieben. Bei V.a. einen Fremdkörper unter dem Oberlid kann dieses über ein Streichholz oder Glasstäbchen geklappt und der Fremdkörper entfernt werden.

Aufnahme über die Atemwege

✓ Frischluft bzw. O_2 zuführen
✓ bei Reizgasen vom Soforttyp: Salbutamol-Spray
✓ bei Reizgasen vom Latenztyp: Beclametason-Spray

Wärmeschutz

Besonders bei Schlafmittelvergiftungen Schutz gegen Auskühlung durch Abdecken mit Alufolie

Antidota

Bei einigen Vergiftungen (V.a. Cyanide und Organophosphate) ist die sofortige Antidotgabe erforderlich. Für Vergiftungen mit folgenden Giften stehen Antidota zur Verfügung:

- *Alkylphosphate
- Antidepressiva
- *Benzodiazepine
- *Cyanide (Blausäure)
- *Dicoumarol-Derivate
- *Methanol
- *Opioide (Heroin, Morphin und Morphinderivate etc.)
- Paracetamol
- Schlangen- und Spinnengifte (Giftschlangenbiss, *Giftspinnen, Skorpione)
- *Schwermetalle
- Thallium

Giftasservation

- ✓ Vermeintliche Giftreste oder -behältnisse (Tablettenschachteln, u.U. auch Erbrochenes etc.) sind zu asservieren und dem weiterbehandelnden Arzt in der Klinik zu übergeben.
- ✓ Bei Suizidversuch mit Medikamenten ist zu beachten, dass häufig verschiedene Mittel gleichzeitig, oft in Kombination mit Alkohol, eingenommen werden, s.a. *Giftasservation bei Vergiftungsverdacht

Kliniktransport

Alle Vergiftungen, bei denen aufgrund der Ätiologie (z.B. Suizidversuch) oder aufgrund der aufgenommenen Menge eine Vergiftung zu erwarten ist, werden in die nächste Klinik mit Intensiveinheit eingewiesen.

Kinder

Die Behandlungsrichtlinien entsprechen weitgehend denen beim Erwachsenen. Eine Entgiftung am Einsatzort ist dann indiziert, wenn potentiell gefährliche Substanzen und Mengen eingenommen wurden. Wenn keine Kontraindikation besteht (s.o.), Erbrechen auslösen mit Ipecac® 1 ml/kg KG (max. 30 ml) sowie reichlich Flüssigkeit. Es kann versucht werden, Kohle zu verabreichen. Für eine Magenspülung sollte der Schlauch so dick wie der kleine Finger des Patienten sein. Spülung mit angewärmter physiologischer NaCl-Lösung, bis Spülflüssigkeit klar

! ***Merke:*** **Konzentrierte Salzlösung ist als Emetikum für alle Altersgruppen ungeeignet und bei Kindern sehr gefährlich.**

Vergiftungen – spezielle Maßnahmen

Th. Zilker (Päd.: E. Schubert)

Aceton

- **Vorkommen**
  Nagellackentferner, Klebstoffe
- **Symptomatik**
  Nach Latenz: Übelkeit, Erbrechen, Schwindel; Benommenheit bis Bewusstlosigkeit (narkotisierende Wirkung!), Atemlähmung, Kreislaufversagen

Sofortmaßnahmen

Orale Vergiftung

- bewusstseinsklare Patienten Wasser trinken lassen
- venöser Zugang, Kliniktransport
- bewusstlose Patienten intubieren, rascher Kliniktransport zur Magenspülung etc.

Inhalative Vergiftung

- Frischluft bzw. O_2-Maske, evtl. Intubation
- venöser Zugang

- **Kinder**
  Symptome bei Kindern: Schmerzen im Magen-Darm-Trakt, ZNS ähnlich wie bei Alkoholvergiftung
  Behandlungsrichtlinien wie beim Erwachsenen
- **Gefahren**
  Kein Erbrechen auslösen! Besonders bei bewusstseinsgetrübten Patienten kann es nach Aspiration zu schweren reaktiven Pneumonien kommen!

Alkohol

➤ *s. *Äthylalkohol*

Alkylphosphate

(Organophosphate)

- **Vorkommen**
  Pflanzenschutzmittel, Kampfstoffe

- **Symptomatik**
  - Tränen- und Speichelfluss
  - vermehrte Bronchialsekretion
  - erhöhte Magen-/Darmsaftsekretion
  - Miosis
  - Bradykardie
  - Schweißausbruch
  - Muskelsteife, Muskelzuckungen, Krämpfe
  - Sprachstörungen
  - Parästhesien
  - Bewusstseinsstörungen
  - Atemlähmung

Sofortmaßnahmen

- bei erhaltenem Bewusstsein: Wasser trinken lassen und Erbrechen auslösen
- bei Hautkontakt: Patienten entkleiden, Haut abwaschen (Selbstschutz des Helfers durch Handschuhe)
- bei Bewusstlosigkeit und Ateminsuffizienz Intubation, Beatmung
- venöser Zugang, Antidot Atropin in hoher Dosierung noch vor Ort, bei massiver Symptomatik 5 bis 10 mg i.v. (Pulsfrequenz bis ca. 100/Minute anheben!)
- rascher Kliniktransport zur Magenspülung etc.

Parathion-Insektizide

- zusätzlich zu Atropin (s.o.) innerhalb der ersten 24 Stunden Gabe von 250 mg Obidoxim i.v. (Toxogonin®) als Bolus, danach 750 mg/24 Stunden

- **Kinder**
  Die Behandlungsrichtlinien sind dieselben wie beim Erwachsenen.
  Dosierungen:
  Atropin® initial 0,05 bis 0,1 mg/kg KG (= 0,1 bis 0,2 ml/kg KG), Repetitionsdosis 0,02 bis 0,05 mg/kg KG nach 5 bis 10 Minuten. Anhaltspunkt für die therapeutische Wirksamkeit von Atropin ist das Auftreten von Tachykardie, Mundtrockenheit und Mydriasis.
  Toxogonin® innerhalb von max. 48 Stunden nach Ingestion 4 mg/kg KG i.m. oder über 10 bis 20 Minuten als Kurzinfusion; Wiederholung nach 1 bis 2 Stunden, wenn muskuläre Symptome nicht rückläufig

Ammoniak

➤ *s. *Reizgase*

Amphetamine

- **Vorkommen**
  Stimulanzien
- **Symptomatik**
  Sympathomimetische Wirkungen:
  - Tachykardie
  - Blutdruckerhöhung
  - evtl. Fieber, starkes Schwitzen
  - in hoher Dosierung schließlich Krämpfe, Ateminsuffizienz, Herz-Kreislauf-Versagen, Multiorganversagen

Sofortmaßnahmen
- bewusstseinsklare Patienten erbrechen lassen
- venöser Zugang
- evtl. Sedierung mit Benzodiazepinen (z. B. Lorazepam)
- bei Bewusstlosigkeit und Ateminsuffizienz Intubation
- Kliniktransport

- **Kinder**
  Magenspülung und Kohlegabe! Wegen rascher Resorption und neurologischer Symptomatik kein Erbrechen mit Ipecac® auslösen!
  Dosierungen:
  Diazepam (Valium®) 0,2 bis 0,5 mg/kg KG

Analgetika

➤ *s. *Salizylate; *Paracetamol; *Nichtsteroidale Antiphlogistika*

Antikoagulanzien

➤ *s. *Dicoumarol-Derivate*

Äthylalkohol

- **Vorkommen**
  Alkoholische Getränke, Arzneizubereitungen etc.

- **Symptomatik**
  Alkoholgeruch, Rausch, Gesichtsrötung, evtl. Somnolenz bis narkoseähnlicher Zustand

Sofortmaßnahmen

Behandlung nur bei schwerer Intoxikation notwendig

- Freihalten der Atemwege, evtl. Intubation
- O_2
- venöser Zugang, Glukose-Infusion, evtl. Schocktherapie
- Wärmeschutz (Aludecke)

- **Kinder**

  Die Behandlungsrichtlinien entsprechen weitgehend denen beim Erwachsenen.

  Berechnungsformel für Promille: $\frac{\text{g Alkohol}}{\text{kg KG} \times 0{,}7}$

- **Gefahren**

  Bei Patienten, die mit starker Bewusstseinseintrübung aufgefunden werden, ist immer an ein evtl. gleichzeitig vorliegendes Schädelhirntrauma oder andere Traumata zu denken. Es erfolgt immer die stationäre Einweisung zur Beobachtung.

Atropin

- **Vorkommen**

  Atropinsulfat, Tollkirschen

- **Symptomatik**
  - Mund-, Rachentrockenheit
  - Mydriasis
  - Gesichtsrötung
  - Tachykardie, Erregungszustand, evtl. Halluzinationen
  - in schweren Fällen Bewusstlosigkeit

Sofortmaßnahmen
- bei bewusstseinsklaren Patienten Erbrechen auslösen
- venöser Zugang
- Antidot: Physostigmin (Präparat Anticholium®-Injektionslösung). *Dosierung:* initial 2 mg i.v., Wirkungseintritt nach ca. 20 Minuten, evtl. wiederholen, wenn Atropinwirkung wiederkehrt
- bei starker Erregung: Sedierung z. B. mit Diazepam (Valium®) 5 bis 10 mg i.v.
- bei Bewusstlosigkeit und Ateminsuffizienz Intubation
- Kliniktransport

Kinder

Bereits eine Kirsche ist im Kindesalter gefährlich!
Die Behandlungsrichtlinien entsprechen denen beim Erwachsenen.
Dosierung:
Physostigmin® 0,02 bis 0,05 mg/kg KG bis zum Auftreten von Bradykardie, Hypersalivation bzw. bis der Patient aufwacht; Wiederholung bei erneuter Verschlechterung, insbesondere bei Bewusstlosigkeit evtl. alle 30 Minuten

Barbiturate

Vorkommen

Schlafmittel, Antiepileptika, Sedativa, Narkotika

Symptomatik
- Schläfrigkeit bis tiefes, areaktives Koma
- selten Anisokorie
- bei schweren Vergiftungen Hypothermie, Schockzustand, Atemlähmung, schließlich Kreislaufversagen
- Fehlen von Schmerzreflexen

Sofortmaßnahmen

- bewusstseinsklare Patienten innerhalb der 1. Stunde nach Einnahme einer bedrohlichen Menge erbrechen lassen
- venöser Zugang, Vollelektrolytlösung
- bei Bewusstlosigkeit und Ateminsuffizienz Intubation und Beatmung, O_2
- Schockbekämpfung mit kolloidalen Volumenersatzmitteln (z.B. HAES®), Lagerung etc.; s.a. *Schock, hypovolämischer; bei schwerer Hypotonie Indikation zur Hämodialyse/Hämoperfusion
- weiche Lagerung zum Schutz vor Druckstellen
- bei Suizidversuch ist nach weiteren Medikamenten(resten) zu suchen, da häufig verschiedene Gifte eingenommen werden
- Schutz gegen Auskühlung mit Alufolie oder Warm Touch™
- Kliniktransport
- Urin-Alkalisierung pH > 7,5

■ **Kinder**

Die Behandlungsrichtlinien entsprechen weitgehend denen beim Erwachsenen.

Kreislaufstabilisierung mit HAES, evtl. Dopamin® 2,5 bis 5 bis 15 µg/kg KG/Minute, evtl. Noradrenalin 0,1 bis 1 µg/kg KG/Minute

Belladonna

➤ *s. *Atropin*

Benzin, Benzol

■ **Vorkommen**

Inhalative Vergiftungen kommen vor bei beruflicher Exposition, beim Umgang mit Benzin bzw. benzolhaltigen Reinigungsmitteln sowie bei sog. „Schnüfflern".

Symptomatik

Inhalativ:
- Schleimhautreizung (Konjunktiven, Bronchialschleimhaut)
- Kopfschmerzen, Schwindel
- Gesichtsröte, rauschartiger Zustand

Oral:
- Erbrechen durch Magenschleimhautreizung
- bei schwerer Vergiftung: Atemnot, Bewusstlosigkeit, evtl. Aspiration, Krämpfe, Atemstillstand

Cave: erhöhte Katecholaminsensibilisierung des Myokards mit Gefahr von Herzrhythmusstörungen durch endogene oder exogene Katecholamine

Sofortmaßnahmen

Inhalativ:
- Frischluft, O_2-Zufuhr

Oral:
- Erbrechen vermeiden (Aspirationsgefahr!) mit nachfolgender Pneumonitis
- venöser Zugang
- Kliniktransport zur Magenspülung (Magenspülung nur nach Intubation und Kopftieflage durchführen wegen gefährlicher Aspirationsfolgen bei Benzin bzw. benzolhaltigen Stoffen!)
- ggf. Röntgen-Thorax zum Ausschluss einer Pneumonitis

Kinder

Toxische Dosis:

< 1 ml/kg KG: keine Maßnahmen; 1 bis 3 ml/kg KG: Klinikvorstellung

Benzodiazepine

- **Vorkommen**
  Tranquilizer, Schlafmittel, Sedativa
- **Symptomatik**
  - Bewusstseinstrübung
  - Muskelschwäche
  - Schwindel, Ataxie, Dysarthrie
  - bei schweren Vergiftungen Bewusstlosigkeit, Atemlähmung, Herz-Kreislauf-Depression

Sofortmaßnahmen

- bewusstseinsklare Patienten innerhalb der 1. Stunde bei bedrohlicher Menge erbrechen lassen
- venöser Zugang, Vollelektrolytlösung
- Antagonist: Flumazenil (Anexate®), initial 0,2 bis 0,4 mg i.v., bei Wirkung ggf. kontinuierliche Gabe mittels Perfusor
- bei Bewusstlosigkeit Intubation, O_2-Zufuhr
- Kliniktransport
- bei Herz-Kreislauf-Depression ABC-Maßnahmen (s. Lebensrettende Maßnahmen S. 9)

- **Kinder**
  Die Behandlungsrichtlinien sind dieselben wie beim Erwachsenen.
  Dosierung:
  Anexate® 0,005 bis 0,02 mg/kg KG

Betäubungsmittel

➤ *s. *Opioide*

Blausäure

➤ *s. *Cyanide*

Butyrophenon-Derivate

➤ *s. *Neuroleptika*

Cannabis

➤ *s. *Haschisch*

Chlorgas

➤ *s. *Reizgase*

Cholinesterase-Hemmer

➤ *s. *Alkylphosphate*

Codein

➤ *s. *Opioide*

CS-Gas

➤ *s. *Reizgase*

Cumarine

➤ *s. *Dicoumarol-Derivate*

Cyanide (Blausäure, HCN)

- **Vorkommen**
  Grundstoff in der chemischen Industrie, im Brandrauch bei der Verbrennung und Verschwelung von stickstoffhaltigen Verbindungen, in Galvanisier- und Stahlhärtungsbetrieben, als cyanogene Glykoside in Bittermandeln und manchen Obstkernen

- **Symptomatik**
  – Bittermandelgeruch
  Leichte Vergiftungen:
  – Atemnot ohne Zyanose
  – thorakales Engegefühl
  – Angstzustände

- Kopfschmerzen
- Schwindel
- Übelkeit

Schwere Vergiftungen:

- Verwirrtheit
- Krampfanfälle
- Koma
- Atemstillstand
- Arrhythmien
- Herz-Kreislauf-Stillstand

Sofortmaßnahmen

- im Frühstadium beim bewusstseinsklaren Patienten Erbrechen auslösen
- venöser Zugang
- sofortige i.v. Gabe des Antidots 4-DMAP (Dimethylaminophenol), *Dosierung:* 3 bis 4 mg/kg KG, danach 50 bis 100 mg/kg KG Natriumthiosulfat i.v.
- O_2-Gabe
  Merke: Bei schwerer Blausäurevergiftung ist O_2-Gabe bzw. Beatmung ohne Applikation des Antidots 4-DMAP zwecklos!
- Bei einer brandrauchbedingten HCN-Vergiftung erfolgt die Antidot-Therapie mit Hydroxocobalamin in einer Dosierung von 70 mg/kg KG bzw. 5 g Hydroxocobalamin für den Erwachsenen.

Kinder

Die Behandlungsrichtlinien entsprechen denen beim Erwachsenen.

Dosierung:

4-DMAP 3 bis 4 mg/kg KG, anschließend 50 bis 100 mg/kg KG Natriumthiosulfat i.v.

Bei brandrauchbedingter Vergiftung: Hydroxocobalamin (Cyanokit®) in einer Initialdosis von 70 mg/kg KG i.v.

Dibenzodiazepin-Derivate

➤ *s. *Neuroleptika*

Dicoumarol-Derivate

- **Vorkommen**

  Antikoagulanzien, Rattengifte

  Vergiftungen kommen vor nach irrtümlicher Überdosierung von Antikoagulanzien, seltener in suizidaler Absicht.

- **Symptomatik**
  - Hämatomneigung
  - Blutungen aller Art: Schleimhautblutungen, Nasenbluten, Darm- und intrazerebrale Blutungen

Sofortmaßnahmen
- venöser Zugang
- bei schweren Blutungen mit Schocksymptomatik Flüssigkeitssubstitution, Transfusionen, Lagerung etc.
- PPSB-Konzentrat-Infusionslösung (Prothrombinkomplex). *Dosierung:* s. Packungsbeilage!
- Kliniktransport zur Weiterbehandlung (Vitamin K, *Dosierung:* Erw. 10 mg i.v. oder 25 mg p.o.)

- **Kinder**

  Die Behandlungsrichtlinien sind dieselben wie beim Erwachsenen.

  Vitamin-K-Dosierung: 5 mg p.o.

Digitalis

➤ *s. *Glykoside*

E 605

➤ *s. *Alkylphosphate*

Fliegenpilzvergiftung

➤ *s. *Pilzvergiftung*

Geschirrspülmittel

➤ *s. *Schaumbildner*

Giftschlangenbiss

- **Symptomatik**
  - örtlich Rötung, Schwellung, Schmerz
    Die Schwellung kann schnell die ganze Extremität betreffen.
  - evtl. sichtbare Bissstellen mit bläulich livider Verfärbung
  - Schwindel, Übelkeit und Erbrechen
  - Kopfschmerzen, Sehstörungen
  - evtl. Schocksymptomatik (anaphylaktischer Schock)

Sofortmaßnahmen

- Ruhigstellung der betroffenen Extremität
- Kompressionsverband mit elastischer Binde nur bei den Elapiden-Bissen
- venöser Zugang
- Therapie eines anaphylaktischen Schocks: Prednisolon (z. B. Solu-Decortin H® 250 mg i.v.), Antihistaminika (z. B. 1 Amp. Tavegil® i.v.)
- bei manifestem Schock: Volumensubstitution, Adrenalin (Suprarenin®) i.v., *Dosierung:* 0,5 bis 1 mg (<½ bis 1 Amp.) mit 10 ml 0,9 % NaCl verdünnen und titriert geben, evtl. wiederholen
- rascher Kliniktransport. Wenn möglich, telefonische Voranmeldung mit Angaben über die Art des Schlangenbisses (evtl. Antiserum-Gabe)

- **Kinder**

  Die Behandlungsrichtlinien entsprechen denen beim Erwachsenen.

  Dosierungen:

  Prednisolon (z. B. Solu-Decortin H®) 2 mg/kg KG i.v.

  Antihistaminika 0,025 bis 0,05 mg/kg KG i.v. als Einzeldosis

  Adrenalin (Suprarenin®) 0,01 bis 0,5 µg/kg KG/Minute als Dauertherapie

- **Gefahren**
  - Kortikoide und Antihistaminika wirken erst nach ca. 15 bis 20 Minuten! Bei der medikamentösen Therapie des anaphylaktischen Schocks ist daher Adrenalin das erste Notfallmedikament!
  - Eine Inzision der Bisswunde ist sinnlos. Das Aussaugen kann wegen einer möglichen Resorption des Giftes über die Mundschleimhaut sogar gefährlich sein.

Giftspinnen, Skorpione

- **Symptomatik**
  - örtlich Entzündungszeichen: Rötung, Schwellung, Schmerz
  - Erregungszustand mit Blutdruckanstieg
  - evtl. anaphylaktischer Schock, Arrhythmie, Herz-Kreislauf-Versagen

Sofortmaßnahmen

*Insektenstich

Glykoside

- **Vorkommen**
  Digitalispräparate, Fingerhutpflanze. Vergiftungen kommen meist als Folge einer Medikamentenüberdosierung vor, selten in suizidaler Absicht.

- **Symptomatik**
  - Übelkeit, Erbrechen, Durchfälle
  - Sehstörungen: Gelb- oder Grünsehen, Gesichtsfeldausfälle
  - vermehrte Speichelsekretion
  - Abgeschlagenheit, Kopfschmerzen, Verwirrtheit, evtl. Halluzinationen
  - Herzrhythmusstörungen aller Art, evtl. mit Schocksymptomatik im Sinne eines kardiogenen Schocks

Sofortmaßnahmen

- innerhalb der ersten Stunde bewusstseinsklare und kreislaufstabile Patienten erbrechen lassen
- venöser Zugang, physiologische Kochsalzlösung
- Antidot-Therapie mit Digitalis-Antitoxin (Digitalis-Antidot),
  Dosierung: nach Allergietestung 160 mg als Kurzinfusion, danach Dauerinfusion mit 30 mg Digitalis-Antidot pro Stunde über einen Zeitraum von 7 bis 8 Stunden
  Vor Antidotgabe Blutentnahme zur Serumspiegelbestimmung!
- Therapie der Rhythmusstörungen (solange kein Antidot zu Verfügung steht):
  Sinusbradykardie: Atropin 0,5 mg i.v.
  Ventrikuläre Tachykardien: Lidocain (Präparat Xylocain®), zu Beginn als Bolus 50 bis 100 mg i.v., anschließend Infusion mit 2 mg/Minute

Supraventrikuläre Tachykardien: Verapamil (Isoptin®), 1 bis 2 × 5 mg i.v.
Kammerflimmern: Defibrillation, anschließend Lidocain-Infusion (s. o.)
- Kliniktransport

- **Kinder**
  Menge bis zur Vollsättigungsdosis auf einmal in der Regel unbedenklich. Bei schweren Intoxikationen ZNS-Symptome, Rhythmusstörungen
  Die Behandlungsrichtlinien entsprechen denen beim Erwachsenen.

H_2S

➤ *s. *Schwefelwasserstoff*

Haschisch

- **Vorkommen**
  Wird geraucht, evtl. auch einem Gebäck beigegeben

- **Symptomatik**
  - Vergiftungserscheinungen nur bei hoher Dosierung
  - Tachykardie
  - Bindehautreizung mit Tränenfluss, Mydriasis
  - Untertemperatur
  - Schwindel, Übelkeit
  - Reizhusten, Halsbrennen
  - evtl. Angstzustände
  - herabgesetzte Schmerzempfindlichkeit

Sofortmaßnahmen

- bei leichteren Vergiftungen mit Angstzuständen Diazepam oder Lorazepam
- bei schweren oralen Vergiftungen (selten) Überwachung der Vitalfunktionen und stationäre Einweisung zur Magenspülung

Heroin

➤ *s. *Opioide*

Herzglykoside

➤ *s. *Glykoside*

Insektenstich, toxischer

- **Symptomatik**
  - massive lokale Schwellung, Rötung und Schmerz des betroffenen Bereichs
  - Urtikaria
  - Angstgefühl, Schüttelfrost, Fieber
  - Erbrechen, Durchfall
  - Zeichen des anaphylaktischen Schocks: Blutdruckabfall, Schweißausbruch, Tachykardie
  - nach Stich im Larynxbereich Stridor, evtl. Glottisödem mit Erstickungssymptomatik

Sofortmaßnahmen

- Entfernung des Giftstachels
- bei Extremitätenstich Eispackung
- venöser Zugang, Prophylaxe und Therapie des anaphylaktischen Schocks (s. *Schock, anaphylaktischer)
- bei Stridor (Stich in den Larynxbereich) – falls möglich – Anlegen einer Eis-Halsmanschette
- 250 mg Solu-Decortin H® i.v.

- 1 Amp. Tavegil® i.v.
- bei Glottisödem Adrenalin-Dosieraerosol-Spray (Adrenalin Medihaler®), mehrere Hübe einatmen lassen, evtl. wiederholen
- bei massiver Atemnot Intubationsversuch, bei Misslingen Trachealpunktion oder Koniotomie (s.S. 26–29)
- O_2
- schneller Kliniktransport

Gefahren

Kortikoide wirken frühestens nach 15 bis 20 Minuten, haben also nur vorbeugende Wirkung bei drohendem anaphylaktischem Schock oder drohendem Glottisödem. Im Vordergrund stehen deshalb bei manifestem Schock Suprarenin und Volumensubstitution (s.u. *Schock, anaphylaktischer), bei Glottisödem Adrenalin-Spray oder Trachealpunktion bzw. Koniotomie (s.S. 26 und S. 28).

Kinder

Die Behandlungsrichtlinien entsprechen denen beim Erwachsenen.
Lokal kann man den Einstich umspritzen (Adrenalin 1:10 000; 0,1 ml/kg KG, max. 0,3 mg = 3 ml).
Dosierungen:
Prednisolon (Solu-Decortin H®): 2 mg/kg KG i.v.
Tavegil®: 0,06 ml/kg KG (ca. ½ bis 1 Amp. zu 2 mg)
Adrenalin Medihaler®: 1 Hub alle 10 bis 15 Minuten

Kalilauge, Kaliumhydroxid (KOH)

➤ *s.u. *Verätzungen*

Knollenblätterpilzvergiftung

➤ *s. *Pilzvergiftung*

Kohlenmonoxid

Definition

Gasvergiftung, meist durch Motorenabgas, Rauch- oder Kamingas

Symptomatik

- Kopfschmerz, Schwindel, Benommenheit
- hellrote Hautfarbe
- Übelkeit und Erbrechen, gesteigerte Atmung
- bei schweren Vergiftungen Schocksymptomatik, Bewusstlosigkeit, Krämpfe, Ateminsuffizienz

Sofortmaßnahmen

- Bergung, evtl. unter Selbstschutz
- Frischluftzufuhr, O_2-Maske
- bei Bewusstlosigkeit und Ateminsuffizienz sofortige Intubation und Beatmung mit reinem O_2
- venöser Zugang
- Schocktherapie mit kolloidalen Volumenersatzmitteln, Lagerung etc.
- Hirnödemprophylaxe mit Dexamethason (z.B. Fortecortin® 40 mg i.v.)
- Kliniktransport zur evtl. O_2-Überdruckbeatmung

Kinder

Die Behandlungsrichtlinien entsprechen denen beim Erwachsenen.

Kokain

Vorkommen

Suchtgift. Wird meist geschnupft, selten geraucht oder injiziert.

- **Symptomatik**
  - motorische Unruhe
  - „Glanzauge" mit Mydriasis, Tachykardie
  - Blutdruckerhöhung, Hyperthermie mit Schweißausbruch, Gesichtsröte
  - gesteigerte Atmung
  - Koordinationsstörungen, feinschlägiges Zittern
  - Halluzinationen
  - schwere Vergiftung: Rhythmusstörungen, Bewusstlosigkeit, epileptiforme Krampfanfälle, intrazerebrale Blutung, Angina pectoris, Ateminsuffizienz, Herz-Kreislauf-Versagen

Sofortmaßnahmen

- Therapiemaßnahmen sind nur bei schwereren Vergiftungszeichen erforderlich.
- bei starker Erregung oder Krampfsymptomatik Diazepam 10 mg oder Lorazepam (z. B. Tavor®) langsam i.v.
- stark bewusstseinsgetrübte Patienten überwachen, da Herzrhythmusstörungen sowie Übergang in Atem- und Kreislaufinsuffizienz möglich sind
- O_2-Maske, evtl. Intubation und Beatmung
- bei hypertensiver Entgleisung Mittel der Wahl: Benzodiazepine,
  keine β-Blocker (paradoxer Blutdruckanstieg), möglich: Nitroglyzerin, Urapidil, Carvedilol (komb. α- und β-Blocker)

Laugenverätzung

➤ *s. *Verätzungen*

Marihuana

➤ *s. *Haschisch*

Methanol (Methylalkohol)

- **Symptomatik**
  - Schwächegefühl, Kopfschmerz, Zittern
  - Übelkeit und Erbrechen
  - Bauchschmerzen
  - Rauschzustand
  - Mydriasis, Sehstörungen (Erblindungsgefahr!)
  - azidotische Atmung, Zyanose
  - bei schweren Vergiftungen Bewusstlosigkeit, Schockzustand, Ateminsuffizienz, Herz-Kreislauf-Versagen

Sofortmaßnahmen

- bei erhaltenem Bewusstsein erbrechen lassen
- venöser Zugang, Vollelektrolytlösung, bei azidotischer Atmung Natriumbicarbonat-Lösung i.v.
- Antidot: Äthylalkohol. Den bewusstseinsklaren Patienten 100 ml Cognac oder Whisky trinken lassen
- bei bewusstseinsgetrübten Patienten 2 %ige Äthylalkohol-Infusion i.v.
- evtl. Schocktherapie, bei Bewusstlosigkeit und Ateminsuffizienz Intubation und Beatmung
- Schutz gegen Auskühlung, evtl. Alufolie

- **Kinder**

  Die Behandlungsrichtlinien entsprechen denen beim Erwachsenen.

  Dosierung:

  Äthanol 0,6 g/kg KG i.v. über 1 Stunde

Methylalkohol

➤ *s. *Methanol*

Morphin-Derivate

➤ *s. *Opioide*

Natronlauge

➤ *s. *Verätzungen*

Neuroleptika

- **Vorkommen**
  Medikamente zur Therapie von Erregungszuständen in der Psychiatrie. Anwendung auch in der inneren Medizin. Unterschieden werden *Butyrophenon-, Dibenzodiazepin-, Phenothiazin-* und *Thioxanthen-Derivate.*

- **Symptomatik**
  - Bewusstseinstrübung bis Bewusstlosigkeit
  - Pupillenerweiterung, manchmal Miosis
  - Muskelhypotonie
  - extrapyramidal-motorische Symptomatik (EPMS)
  - Krampfanfälle
  - Blutdruckabfall, Tachykardie, Schocksymptomatik (Alpha-Rezeptorenblockade!)
  - Herzrhythmusstörungen

Sofortmaßnahmen

- bewusstseinsklare Patienten erbrechen lassen
- venöser Zugang
- bei EPMS Biperiden 5 mg i.v.
- evtl. Schocktherapie mit kolloidalen Volumenersatzmitteln, Lagerung etc., s. a. *Schock, hypovolämischer
- bei Bewusstlosigkeit und Ateminsuffizienz Intubation und Beatmung, O_2
- Aufhebung der anticholinergen Wirkung mit dem Antidot Physostigmin (Anticholium®-Injektionslösung), *Dosierung:* initial 2 mg i.v., Wiederholung nach Wiederauftreten von Vergiftungszeichen
- Kliniktransport

- **Kinder**
  Bei Extrapyramidalmotorik Biperiden (Akineton®), 0,04 mg/kg KG i.v., bei Krampfanfällen Diazepam (z. B. Valium®) oder Chloralhydrat; bei Tachyarrhythmien Lidocain, bei Bewusstlosigkeit Physostigmin i.v.

Nichtsteroidale Antiphlogistika (NSAID)

- **Vorkommen**
  Diclofenac, Ibuprofen, Indometacin, Phenylbutazon. Häufig verwendet bei parasuizidalen Handlungen, gelegentlich versehentliche Überdosierung
- **Symptomatik**
  - selten schwere Vergiftungen
  - gastrointestinale Symptome wie Erbrechen, Übelkeit und Bauchschmerzen
  - bei schweren Vergiftungen: Nierenversagen, Leberbeteiligung
  - Koma, Krampfanfall
  - Azidose

Sofortmaßnahmen

- bei bewusstseinsklaren Patienten Gabe von 0,5 bis 1 g/kg KG Medizinalkohle
- angeregte Diurese als Prophylaxe des Nierenversagens
- bei Krampfanfällen: Benzodiazepine i.v.

Nitrosegase

➤ *s. *Reizgase*

Opioide

(Morphin-Derivate einschließlich Heroin)

- **Vorkommen**
  Meist bei Drogenabhängigkeit oder Suizidversuch. Selten bei Überdosierung im Rahmen schmerztherapeutischer Maßnahmen

- **Symptomatik**
  - anfangs enge Pupillen, bei schwerer Vergiftung Mydriasis
  - Bewusstseinstrübung bis Bewusstlosigkeit
  - Atemdepression, Zyanose, evtl. Atemstillstand
  - Untertemperatur
  - Hypotonie der Skelettmuskulatur
  - evtl. Areflexie
  - häufig Einstichstellen in den Ellenbeugen
  - neben den Vergifteten werden manchmal Spritzen und andere Fixer-Utensilien gefunden
  - evtl. Lungenödem

Sofortmaßnahmen

- bei Atemdepression bzw. -stillstand Freimachen der Atemwege, Beatmung bzw. Intubation mit 100%iger Sauerstoff-Insufflation
- venöser Zugang, Antidot Naloxon (Narcanti®) i.v. *Dosierung:* nach Wirkung titrieren, 1 Amp. auf 10 ml NaCl 0,9 % (0,1 bis 0,2 mg), mehrfach wiederholen
- bei Lungenödem s. dort
- auch bei wiederkehrendem Bewusstsein immer Kliniktransport zur weiteren Überwachung, da auch nach Abklingen der Antidotwirkung ein erneutes Eintrüben mit Atemdepression oder Atemstillstand erfolgen kann
- Giftasservation

- **Kinder**
  Die Behandlungsrichtlinien sind dieselben wie beim Erwachsenen.
  Dosierung:
  Narcanti®: 0,01 bis 0,02 mg/kg KG i.v., evtl. wiederholen!

- **Gefahren**
  Eine schwere Atemdepression kann auch *nach* erfolgreicher Antagonisierung mit Naloxon (volle Ansprechbarkeit) eintreten. Immer Kliniktransport, da Rückfallgefahr nach Abklingen der Antidotwirkung
  Cave: Relativ hohes Risiko einer HIV-Infektion!

Pantherpilzvergiftung

➤ *s. *Pilzvergiftung*

Paracetamol

- **Vorkommen**
  Analgetika und Antipyretika

- **Symptomatik**
  – anfangs symptomarm: leichte Übelkeit, Erbrechen und Schweißausbruch
  – allmählich auftretende Zeichen der Leber- und Nierenschädigung mit Ikterus, Gerinnungsstörungen, Niereninsuffizienz

Sofortmaßnahmen

- bewusstseinsklare Patienten erbrechen lassen (nur innerhalb der 1. Stunde nach Aufnahme sinnvoll)
- venöser Zugang
- bei gesicherter Vergiftung zur vorbeugenden Behandlung eines Leberversagens das Antidot N-Acetylcystein (Fluimucil Antidot®) in 5%iger Glukose

- Indikation zur Antidot-Therapie bei Erwachsenen, wenn mehr als 150 mg/kg KG aufgenommen wurde, oder nach Giftspiegelbestimmung ab der 4. Stunde (Nomogramm vorhanden)
  Dosierung:
  150 mg Acetylcystein i.v. in 200 ml über 15 Minuten, dann Infusion von 50 mg/kg KG in 500 ml über 4 Stunden, anschließend 100 mg/kg KG in 1000 ml über 16 Stunden

- **Kinder**
  Dosierung:
  Fluimucil® p.o. initial 150 mg/kg KG, dann alle 4 Stunden 50 mg/kg KG für 2 bis 3 Tage
  Fluimucil® i.v. initial 150 mg/kg KG in 2 bis 3 ml Glukose 5 %/kg KG in 15 Minuten, dann 50 mg/kg KG über 4 Stunden, anschließend 100 mg/kg KG über 20 Stunden

Parathion-Insektizide

➤ *s. *Alkylphosphate*

Phenothiazin-Derivate

➤ *s. *Neuroleptika*

Phenylbutazon

➤ *s. *Nichtsteroidale Antiphlogistika*

Phosphorsäure

➤ *s. *Verätzungen*

Pilzvergiftung

Pilzvergiftungen werden häufig erst bei Eintreten typischer Vergiftungserscheinungen bemerkt. Im Vordergrund stehen gastroenteritische, atropinartige oder muskarinartige Symptome.
Der gefährlichste Giftpilz ist der Knollenblätterpilz (Verwechslung mit Champignons).

- **Symptomatik**
  - Gastroenteritis (Knollenblätterpilzvergiftung) tritt nach 6 bis 24 Stunden auf, gefolgt von schwerer Leber- und Nierenschädigung mit Ikterus und Nierenversagen
  - sog. „Pantherina-Syndrom" bei Vergiftungen mit Fliegenpilz oder Pantherpilz: Unruhe, Angst, Ataxie, Delir, Halluzinationen, Krampfanfälle
  - sog. „Muskarin-Syndrom": Parasympathikus-Zeichen mit Schweißausbruch, vermehrtem Speichelfluss, Miosis, Bradykardie etc. bei einer Reihe anderer Pilze (Satanspilz, Hexenpilz, Speitäubling, Risspilz u. a.)

Sofortmaßnahmen

Wichtig: Es sind alle Personen zu behandeln, die an der Pilzmahlzeit teilgenommen haben!

- im Frühstadium einer Vergiftung erbrechen lassen
- venöser Zugang, Infusion mit Vollelektrolyten, bei Schocksymptomatik (Hypovolämie infolge starker Brechdurchfälle bei V.a. Knollenblätterpilzvergiftung) Schocktherapie mit kolloidalen Volumenersatzmitteln, Schocklagerung, rascher Kliniktransport etc. (s. a. *Schock, hypovolämischer)
- „Pantherina-Syndrom": bei Erregungszustand Benzodiazepine
- „Muskarin-Syndrom" (Parasympathikus-Zeichen): Antidot Atropin nach Wirkung, evtl. mehrfach 0,5 mg i.v.

- Asservatsicherung (Erbrochenes in einen Plastikbeutel geben)
- bei V.a. Knollenblätterpilzintoxikation: Silibinin i.v. 5 mg/kg KG in der 1. Stunde, dann 20 mg/kg KG/24 Stunden
- Kliniktransport

Gefahren

Bei Verdacht auf Pilzvergiftung sind Therapiemaßnahmen auch ohne bereits eingetretene Symptomatik einzuleiten, um eine weitere Resorption zu verhindern. Unbedingt ist auf Asservatsicherung zu achten. Behandlung aller Personen, die an der Mahlzeit teilgenommen haben

Kinder

Die Behandlungsrichtlinien entsprechen denen beim Erwachsenen.

Rattengift

➤ *s. *Dicoumarol-Derivate*

Rauchvergiftung

Definition

Vergiftung mit Abgasen oder Verbrennungsdämpfen. Vergiftungserscheinungen reichen von Reizhustenanfällen bis zu Zeichen der Kohlenmonoxid- bzw. Cyanidvergiftung (flüchtige Cyanide entstehen bei Schwelbränden, v. a. beim Verbrennen von Kunststoffen).

Symptomatik

Reizgassymptomatik

- Übelkeit und Erbrechen
- Husten- und Würgeanfälle
- retrosternaler Schmerz
- Atemnot, evtl. Zeichen eines toxischen Lungenödems (Abhusten rötlich-braunen Schaums)

Kohlenmonoxid
(Blockade der zellulären Atmung durch Bindung des CO an Hb)
- Kopfschmerz, Schwindel, Benommenheit
- hellrote Hautfarbe
- Übelkeit und Erbrechen, gesteigerte Atmung
- bei schweren Vergiftungen Schocksymptomatik, Bewusstlosigkeit, Krämpfe, Ateminsuffizienz

Cyanid
(Blockade der zellulären Atmung durch Bindung des CN an Zytochromoxidase)
- Bittermandelgeruch
- anfangs Halskratzen, Speichelfluss
- Erbrechen, Angstgefühl, Schwindel
- bei schweren Vergiftungen auffallend rote Hautfarbe (durch mangelnde Ausschöpfung des O_2), schnell Bewusstlosigkeit, Krämpfe, Atemlähmung, nach wenigen Minuten Herz-Kreislauf-Stillstand

Sofortmaßnahmen

Die Sofortmaßnahmen richten sich nach dem klinischen Bild der Rauchvergiftung (s. Symptomatik).

Reizgassymptomatik
- Frischluft bzw. O_2-Zufuhr
- Oberkörper hoch lagern
- venöser Zugang
- PEEP-Beatmung
- Behandlung eines Lungenödems: Ausschwemmung mit Furosemid (Lasix®), 40 bis 250 mg i.v. (s.a. *Lungenödem)
- Sedierung, z.B. mit Diazepam (Valium®) 5 bis 10 mg i.v.

Kohlenmonoxid
- Bergung, evtl. unter Selbstschutz
- Frischluftzufuhr, O_2-Maske

- bei Bewusstlosigkeit und Ateminsuffizienz sofortige Intubation und Beatmung mit reinem O_2
- venöser Zugang
- Schocktherapie mit kolloidalen Volumenersatzmitteln, Lagerung
- Hirnödemprophylaxe mit Dexamethason (z.B. Fortecortin® 40 mg i.v.)
- Kliniktransport zur evtl. O_2-Überdruckbeatmung

Cyanid

- venöser Zugang
- bei bewusstlosen Patienten: Hydroxocobalamin, Dosierung: 70 mg/kg KG, z.B. 5 g i.v.; bei bewusstseinsgetrübten Patienten: Natriumthiosulfat 10% 1 ml/kg KG i.v. Kein 4-DMAP anwenden, da Sauerstofftransportkapazität herabgesetzt wird.

Gefahren

Ein toxisches Lungenödem kann nach einer Rauchvergiftung auch nach symptomfreiem Intervall plötzlich auftreten. Bei Rauchvergiftung erfolgt deshalb in jedem Fall die stationäre Einweisung.

Kinder

Es gelten dieselben Behandlungsrichtlinien wie beim Erwachsenen.

Reizgase vom Soforttyp – hohe Wasserlöslichkeit

Vorkommen

Z.B. Acrolein, Ammoniak, Chlorwasserstoff, Formaldehyd, Schwefeldioxid v.a. in der Industrie und in chemischen Labors, aber auch als Kampfgas (CS-Gas bei Polizeieinsätzen)

- **Symptomatik**
  Schleimhautschäden oberer Respirationstrakt, Reizhusten, Stridor, Laryngospasmus, Glottisödem. Lungenödem nur bei lang andauernder Exposition
- **Therapie**
  - bei manifestem Lungenödem Glukokortikoide i.v.
  - bei Bronchospastik: Bronchodilatatoren, O_2, Theophyllin

Reizgase vom Soforttyp – mittlere Wasserlöslichkeit

- **Vorkommen**
  Z.B. Chlorgas, Bromgas, Jodgas, Schwefeldioxid, Schwefelwasserstoff
- **Symptomatik**
  Mitbeteiligung von Bronchien/Bronchiolen, Bronchitis, Bronchospasmus, Bronchokonstriktion, Bronchopneumonie, Lungenödem

Reizgase vom Latenztyp – geringe Wasserlöslichkeit

- **Vorkommen**
  Z.B. Phosgen, Nitrosegase, Ozon, Cadmiumoxid-Rauch
- **Symptomatik**
  - Anfangs kurzzeitiger Reiz, dann Symptomarmut und trügerische Besserung. Nach 12 bis 24 Stunden Entwicklung eines toxischen Lungenödems
  - Spätfolgen: nach 3 bis 4 Wochen evtl. Alveolitis oder Lungenfibrose
- **Therapie**
  Glukokortikoide, z.B. Beclometason, inhalativ alle 5 min 2 Hübe, bis Spray leer ist. Bei massiver Exposition/beginnendem Lungenödem auch i.v. (z.B. Methylprednisolon 3 × 1 g/Tag)

Salizylate

- **Vorkommen**
  Analgetika, Antiphlogistika

- **Symptomatik**
  Leichte Vergiftungszeichen (Initialstadium):
  - Schwindel, Übelkeit und Erbrechen (auch blutig)
  - Ohrensausen
  - Magenschmerzen, Reizung der Magenschleimhaut, Zittrigkeit, Hörminderung, verschwommenes Sehen

  Schwere Vergiftung:
  - anfangs noch metabolisch kompensierte, respiratorische Alkalose
  - später (ca. 12 Stunden) metabolische Azidose, Dehydratation, Hypokaliämie, Hypothrombinämie, erst Hyper-, später Hypoglykämie
  - Schweißausbruch
  - nach Exzitationsstadium mit Verwirrtheitszuständen folgen Erregung, Halluzinationen, Delir, Hyperventilation, Fieber, selten Hypothermie, Schwitzen, rotes Gesicht
  - Nierenschaden, reversible Leberenzymerhöhung
  - Koma, Krampfanfall, Hirnödem, respiratorisches Versagen, Lungenödem, selten Rhythmusstörungen, toxisches Nierenversagen, Rhabdomyolyse

Sofortmaßnahmen

- venöser Zugang
- bewusstseinsklare Patienten erbrechen lassen (Ipecac®-Erbrechen oder Magenspülung ab 120 mg/kg KG in der ersten Stunde, Kohle rezidivierend auch nach Resorption sinnvoll)
- Kliniktransport
- Urin-pH > 7 durch $NaHCO_3$-Infusion
- Blut-pH bis 7,5 tolerabel, K^+-Substitution

- bei Bewusstlosigkeit und Ateminsuffizienz Intubation und Beatmung
- bei azidotischer Atmung 8,4% Natriumbicarbonat i.v.
- Schocktherapie mit Volumengabe, Lagerung etc.
- bei Hypothermie Alufolie zur Verhinderung eines weiteren Wärmeverlustes
- Hämodialyse
- bei Hyperthermie Hämodialyse mit Kühlung

- **Kinder**

  Die Behandlungsrichtlinien entsprechen weitgehend denen beim Erwachsenen.

  Bei Kindern kann auch Fieber auftreten. Physikalische Kühlung!

  Reye-Syndrom: Bei Kindern unter 16 Jahren wahrscheinlich durch allergische Reaktion auf Viruserkrankung (nach 48 Stunden Enzephalopathie, Erbrechen, Leberversagen)

Salzsäure

➤ *s. *Verätzungen*

Säureverätzung

➤ *s. *Verätzungen*

Schaumbildner

- **Definition**

  Vergiftung mit schaumbildenden Tensiden, meist Spülmitteln. Auftreten meist bei Kindern

- **Symptomatik**
  - Bauchschmerzen, Durchfälle, Blähungen
  - Übelkeit, Erbrechen
  - Husten nach Aspiration

- bei gewerblichen Geschirrspülmitteln (mit NaOH) auch Verätzungen

Sofortmaßnahmen
- Kinder beruhigen
- *wichtig:* **nicht erbrechen lassen** (vermehrte Schaumbildung mit Aspirationsgefahr!)
- bei erhaltenem Bewusstsein und Kreislaufstabilität Gabe von Entschäumern (sab simplex®, 1 ml/kg KG oral) und Flüssigkeit
- Kliniktransport nur bei Husten
- bei Verätzungsverdacht Endoskopie

Schlangenbiss

➤ s. *Giftschlangenbiss*

Schwefelsäure

➤ s. *Verätzungen*

Schwefelwasserstoff (H_2S)

- **Vorkommen**
  Vergiftung meist durch H_2S-Dämpfe bei Arbeiten in Abwasserkanälen oder Jauchegruben sowie in der Industrie und in chemischen Labors

- **Symptomatik**
  In niedriger Dosis Reizgas für Schleimhäute, in höherer Konzentration Blockade der Atmungskette
  - Bindehautreizung mit Tränenfluss, Lichtscheu und Lidkrämpfen
  - Hustenanfälle und Würgereiz
  - Schnupfen, Lähmung des Geruchsinns, Kopfschmerz, Schwindel, Amnesie, Muskelschwäche
  - Übelkeit und Erbrechen, Durchfälle, Bauchkrämpfe, Hypersalivation

- bei schweren Vergiftungen Lungenödem, Schocksymptomatik, Bewusstlosigkeit und Ateminsuffizienz, Herz-Kreislauf-Versagen, Koma, Krampfanfall, Zyanose
- Hautkontakt: Erythembildung, Schmerz
- Spätschäden: Störungen des ZNS sowie der Herz- und Lungenfunktion. Meist bleibt eine Überempfindlichkeit zurück.

  Die Symptomatik kann einer Cyanidvergiftung ähneln (Blockade der zellulären Atmung).

Sofortmaßnahmen

- Bergung unter Selbstschutz des Helfers
- Frischluft bzw. O_2
- venöser Zugang
- bei Bewusstlosigkeit und Ateminsuffizienz Intubation und Beatmung
- O_2-Gabe
- Schocktherapie
- Therapie eines toxischen Lungenödems: evtl. Glukokortikoide i.v., Furosemid (Lasix®) i.v., Oberkörperhochlagerung
- rascher Kliniktransport

Kinder

Die Behandlungsrichtlinien entsprechen denen beim Erwachsenen.

Spülmittelvergiftung

➤ *s. *Schaumbildner*

Thioxanthen-Derivate

➤ *s. *Neuroleptika*

Tollkirschen

➤ *s. *Atropin*

Verätzungen

- **Definition**

  Schädigung von Haut und Schleimhäuten durch Säuren oder Laugen

  ✓ Ätiologie/Pathogenese: Haushalts- bzw. Betriebsunfall (Umgang mit Säuren und Laugen), Suizidversuch

- **Symptomatik**

  Säuren

  Frühkomplikationen: Volumenmangelschock, bei organischen Säuren Blutazidose, Hämolyse. Als Schockfolge Laktatazidose, Verbrauchskoagulopathie

  Spätkomplikationen allgemein: Narbenstenosen, Strikturbildung, Narbenkarzinome

  Äußere Haut und Schleimhäute:

  – bei schwacher Konzentration: Rötung und Blasenbildung der Haut bzw. Schleimhaut
  – bei starker Konzentration Bildung von fest haftenden Ätzschorfen (Koagulationsnekrosen), je nach Säureart verschiedenfarbig (Salzsäure: weiß, Schwefelsäure: schwarz, Salpetersäure: gelb)

  Ingestion:

  – starke Schmerzen im Mund, hinter dem Sternum und im Epigastrium
  – Würgereiz, Speichelfluss, Erbrechen, Magenverätzung (Komplikation: Pylorusverengung, Antrumstenose)
  – fest haftende Schorfe an den Lippen, im Mund und im Rachen
  – Schocksymptomatik (Blutdruckabfall, Tachykardie, Blässe, Schweißausbruch, Bewusstseinsstörungen etc.)
  – evtl. Zeichen der Ösophagus- und Magenperforation

- evtl. Glottisödem mit Stridor etc.
- evtl. Säureaspiration

Augenverätzung s. *Augenverätzung

Laugen

Äußere Haut und Schleimhäute:

- bei schwacher Konzentration Rötung, evtl. Blasenbildung
- bei starker Konzentration glasige Verquellung mit schmierigen Belägen (Kolliquationsnekrosen)
- Larynx- und Ösophagusverätzung bis Perforation und später Ösophagusstriktur

Ingestion:

- glasige Verquellung an den Lippen und im Mund
- starke Schmerzen
- Erbrechen
- evtl. Durchfälle
- evtl. Schocksymptomatik mit Blutdruckabfall, Tachykardie, Blässe, Schweißausbruch
- evtl. Zeichen der Ösophagus- bzw. Magenperforation (bei länger zurückliegender Ingestion Mediastinitis, *akutes Abdomen)
- Mediastinalemphysem, Arrosion großer Gefäße, nach ein bis vier Wochen Fistelbildung
- evtl. Glottisödem mit Stridor etc.
- Aspiration

Anamnese

- Haushalts- oder Betriebsunfall
- Suizidversuch

Sofortdiagnostik

- Anamnese und Symptomatik
- Beurteilung von Atmung und Kreislauf
- diagnostische Endoskopie 6 bis 24 Stunden nach Verätzung

  Man sollte sich einen möglichst raschen Überblick verschaffen, um eine schnelle Therapie einzuleiten!

Sofortmaßnahmen

Sofortmaßnahmen sind bei Säuren und Laugen im wesentlichen dieselben!

Äußere Haut und Schleimhäute:

- Abspülen mit viel Wasser

Ingestion:

- viel Wasser trinken lassen (Verdünnung!)
- *wichtig:* **nicht erbrechen lassen!** (weitere Schädigung der Ösophagus- und Mundschleimhaut!)
- Säurehemmung mit H_2-Blockern oder Protonenpumpenhemmern bei großflächigen Schleimhautläsionen, evtl. Antibiotikaprophylaxe, bei Stridor/Heiserkeit frühzeitig intubieren
- venöser Zugang
- bei Schocksymptomatik Volumenzufuhr
- Schmerztherapie: z.B. 5 bis 10 mg Morphin langsam i.v.
- Sedierung mit Benzodiazepinen
- bei Glottisödem Adrenalin-Dosieraerosol-Spray (Adrenalin Medihaler®), frühzeitige Intubation
- bei massiver Atemnot Intubationsversuch, bei Misslingen Trachealpunktion oder Koniotomie (s.S. 26–29)
- O_2-Maske
- Asservatsicherung
- Kliniktransport

Augenverätzung s. *Augenverätzung

Kinder

Es gelten dieselben Behandlungsrichtlinien wie beim Erwachsenen.

Dosierungen:

Morphin 0,1 bis 0,2 mg/kg KG s.c. oder i.v.

oder

Pethidin (Dolantin®) 0,5 bis 1 mg/kg KG i.v. oder s.c.

Diazepamrektiolen (z.B. Diazepam Desitin rectal tube®) 5 oder 10 mg
oder
Diazepam (Valium®) 0,1 bis 0,25 mg/kg KG i.v.
oder
Phenobarbital (Luminal®) 5 bis 10 mg/kg KG i.v.

- **Gefahren**
  - nicht erbrechen lassen!
  - Säure- bzw. Laugenbehältnis sicherstellen und mit in die Klinik bringen!

  Bei deutlichen Perforationszeichen Röntgen auf freie Luft, Abdomen-CT, im Zweifelsfall wasserlösliches Kontrastmittel

  Bei Striktur: evtl. Bougieren oder OP. Steroide zur Strikturprophylaxe sind umstritten (könnte Perforation und Infektion beschleunigen).

Waschmittel

➤ *s. *Schaumbildner*

Zyanide

➤ *s. *Cyanide (Blausäure, HCN)*

Giftnotzentralen im deutschsprachigen Raum

Bundesrepublik Deutschland

Berlin

Informationszentrale bei Vergiftungen
Charité-Universitätsklinikum, Campus Virchow-Klinikum, Medizinische Klinik mit Schwerpunkt Nephrologie und Internistische Intensivmedizin
Augustenburger Platz 1
13353 Berlin
Tel.: 030-450653555
Fax: 030-450553915
Email: giftinfo@charité.de

Giftnotruf Berlin
Berliner Betrieb für Zentrale Gesundheitliche Aufgaben, Institut für Toxikologie
Oranienburger Str. 285
13437 Berlin
Tel.: 030-19240
Fax: 030-30686721
Email: mail@giftnotruf.de

Bonn

Informationszentrale gegen Vergiftungen des Landes Nordrhein-Westfalen
Zentrum für Kinderheilkunde der Universität Bonn
Adenauerallee 119
53113 Bonn
Tel.: 0228-19240
Fax: 0228-2873314
Email: gizbn@mailer.meb.uni-bonn.de

Erfurt

Gemeinsames Giftinformationszentrum der Länder Mecklenburg-Vorpommern, Sachsen, Sachsen-Anhalt und Thüringen in Erfurt (GGIZ)
Nordhäuserstr. 74
99089 Erfurt
Tel.: 0361-730730
Fax: 0361-7307317
Email: info@ggiz-erfurt.de

Freiburg

Vergiftungs-Informations-Zentrale (VIZ)
Universitätsklinikum Freiburg, Zentrum für Kinderheilkunde und Jugendmedizin
Mathildenstr. 1
79106 Freiburg
Tel.: 0761-19240
Fax: 0761-270-4457
Email: giftinfo@kikli.ukl.uni freiburg.de

Göttingen

Giftinformationszentrum-Nord der Länder Bremen, Hamburg, Niedersachsen und Schleswig-Holstein (GIZ-Nord)
Robert-Koch-Str. 40
37075 Göttingen
Tel.: 0551-19240
Fax: 0551-3831881
Email: giznord@giz-nord.de

Homburg/Saar

Informations- und Behandlungszentrum für Vergiftungen, Klinik für Allgemeine Pädiatrie und Neonatologie, Universitätsklinikum des Saarlandes
Kirrberger Str., Gebäude 9
66421 Homburg/Saar
Tel.: 06841-19240
Fax: 06841-1628438
Email: giftberatung@uniklinikum-saarland.de

Mainz

Giftinformationszentrum der Länder Rheinland-Pfalz und Hessen,
Klinische Toxikologie, II. Med. Klinik und Poliklinik der Universität Mainz
Langenbeckstr. 1
55131 Mainz
Tel.: 06131-19240 oder 0700-GIFTINFO
Fax: 06131-232469
Email: mail@giftinfo.uni-mainz.de

München

Giftnotruf München der Toxikologischen Abteilung der II. Med. Klinik der
Technischen Universität (TUM)
Ismaninger Str. 22
81675 München
Tel.: 089-19240
Fax: 089-41402467
Email: tox@lrz.tum.de

Nürnberg

Giftnotzentrale der Medizinischen Klinik 2 des Klinikums Nürnberg mit toxikologischer Intensivstation
Professor-Ernst-Nathan-Str. 1
90340 Nürnberg
Tel.: 0911-3982451 oder 3983478
Fax: 0911-3982192
Email: giftnotruf@klinikum-nuernberg.de

Österreich

Wien

Vergiftungs-Informationszentrale,
Allgemeines Krankenhaus Wien
A – 1090 Wien
Währinger Gürtel 18–20
Tel.: +4314064343
Fax: +431404004225
Email: viz@meduniwien.ac.at

Schweiz

Zürich

Schweizerisches Toxikologisches Informationszentrum
Freiestraße 16
CH-8028 Zürich
Tel. (in der Schweiz): 145
Tel. (Deutschland): +4112515151
Fax: +4112528833
Email: info@toxi.ch

Autorenverzeichnis

Herausgeber

Prof. Dr. med. Dr. h. c. Gottfried Rudofsky †
ehem. Klinik und Poliklinik für Angiologie
des Universitätsklinikums Essen

Prof. Dr. med. Dr. h. c. Achim A. Schmaltz
Klinik für pädiatrische Kardiologie des Universitätsklinikums Essen
Hufelandstraße 55
45122 Essen

Prof. Dr. med. Kai Taeger
Universitätsklinikum Regensburg, Klinik für Anästhesiologie
Franz-Josef-Strauß-Allee 11
93053 Regensburg

Autoren

Dr. med. Gregor Abt
Universitätsklinikum Regensburg, Klinik für Anästhesiologie
Franz-Josef-Strauß-Allee 11
93053 Regensburg

Dr. med. Matthias Amann
Universitätsklinikum Regensburg, Klinik für Anästhesiologie
Franz-Josef-Strauß-Allee 11
93053 Regensburg

Prof. Dr. med.
Klaus-Eugen Bonzel
Klinik für pädiatrische Nephrologie des Universitätsklinikums Essen
Hufelandstraße 55
45122 Essen

Rokya Camara
Kinderärztin an der Kinderklinik des Universitätsklinikums Essen
Hufelandstraße 55
45122 Essen

PD Dr. med. Anton Daul
Elisabeth-Krankenhaus Essen
Klinik für innere Medizin, Gastroenterologie und Nephrologie
Klara-Kopp-Weg 1
45138 Essen

Prof. Dr. med. Hans-Christoph Diener
Neurologische Klinik und Poliklinik des Universitätsklinikums Essen
Hufelandstraße 55
45122 Essen

PD Dr. med.
Joachim Dissemond
Klinik für Dermatologie, Venerologie und Allergologie des Universitätsklinikums Essen
Hufelandstraße 55
45122 Essen

Prof. Dr. med. Philipp Dost
Marienhospital Gelsenkirchen, Hals-Nasen-Ohren-Heilkunde u. Plastische Operationen
Virchowstraße 135
45886 Gelsenkirchen

Dr. med. Ramin Ehrenberg
Universitätsklinikum Regensburg, Klinik für Anästhesiologie
Franz-Josef-Strauß-Allee 11
93053 Regensburg

PD Dr. med. Stefan A. Farkas
Klinik und Poliklinik für Chirurgie des Universitätsklinikums Regensburg
Franz-Josef-Strauß-Allee 11
93053 Regensburg

Prof. Dr. med. Markus Gastpar
Fliedner Klinik Berlin, Ambulanz und Tagesklinik für psychologische Medizin
Charlottenstraße 65
(Am Gendarmenmarkt)
10117 Berlin-Mitte

Prof. Dr. med. Guido Gerken
Zentrum für Innere Medizin, Klinik für Gastroenterologie und Hepatologie des Universitätsklinikums Essen
Hufelandstraße 55
45122 Essen

Dr. med. Peter Goebell
Klinik und Poliklinik für Urologie, Kinderurologie und Urologische Onkologie des Universitätsklinikums Essen
Hufelandstraße 55
45122 Essen

Prof. Dr. med.
Berthold P. Hauffa
Zentrum für Kinderheilkunde, Klinik für Pädiatrische Hämatologie des Universitätsklinikums Essen
Hufelandstraße 55
45122 Essen

Prof. Dr. med.
Johannes Hebebrand
Klinik für Kinder- und Jugendpsychiatrie, Rheinische Kliniken Essen
Virchowstraße 174 Essen
45147 Essen

Dr. med. Ulrike Hoffmann
Universitätsklinikum Regensburg, Klinik für Anästhesiologie
Franz-Josef-Strauß-Allee 11
93053 Regensburg

Dr. med. Peter Ittner
Universitätsklinikum Regensburg, Klinik für Anästhesiologie
Franz-Josef-Strauß-Allee 11
93053 Regensburg

Prof. Dr. med. Klaus Jahnke
Hals-Nasen.-Ohren-Klinik des Universitätsklinikums Essen
Hufelandstraße 55
45122 Essen

Prof. Dr. med. Heinz Jakob
Westdeutsches Herzzentrum Essen, Klinik für Thorax- u. kardiovaskuläre Chirurgie des Universitätsklinikums Essen
Hufelandstraße 55
45122 Essen

Dr. med. Dipl. psych.
Hans-Theo Jansen
Friedrichstraße 202
42551 Velbert

Dr. med. Oliver Kastrup
Neurologische Klinik des Universitätsklinikums Essen
Hufelandstraße 55
45122 Essen

Prof. Dr. med. Rainer Kimmig
Klinik für Frauenheilkunde und Geburtshilfe des Universitätsklinikums Essen
Hufelandstraße 55
45122 Essen

PD Dr. med. Jörg Klepper
Kinderklinik
Klinikum Aschaffenburg
Am Hasenkopf
63739 Aschaffenburg

Prof. Dr. med. Bernhard Kremens
Zentrum für Kinderheilkunde, Klinik für Pädiatrische Hämatologie Onkologie und Endokrinologie des Universitätsklinikums Essen
Hufelandstraße 55
45122 Essen

Prof. Dr. med. Andreas Kribben
Zentrum für Innere Medizin, Klinik für Nieren- und Hochdruckkrankheiten des Universitätsklinikums Essen
Hufelandstraße 55
45122 Essen

PD Dr. med. Knut Kröger
Klinik und Poliklinik für Angiologie des Universitätsklinikums Essen
Hufelandstraße 55
45122 Essen

Dr. med. Peter Küster
Klinik für Kinder-und Jugendmedizin des Universitätsklinikums Essen
Hufelandstraße 55
45122 Essen

Dr. med. Marc Kumpch
Institut für Anästhesiologie und Notfallmedizin, Westpfalzklinikum
Hellmut-Hartert-Straße 1
67665 Kaiserslautern

Prof. Dr. med. Peter Layer
Medizinische Abteilung des Israelitischen Krankenhauses Hamburg
Orchideenstieg 14
22297 Hamburg

Prof. Dr. med. Christian Madler
Institut für Anästhesiologie und Notfallmedizin, Westpfalzklinikum
Hellmut-Hartert-Straße 1
67665 Kaiserslautern

Prof. Dr. med. Klaus Mann
Klinik und Poliklinik für Endokrinologie des Universitätsklinikums Essen
Hufelandstraße 55
45122 Essen

PD Dr. med. Matthias Maschke
Abteilung für Neurologie und Neurophysiologie des Krankenhauses der Barmherzigen Brüder
Nordallee 1
54292 Trier

PD Dr. med. Uwe Mellies
Zentrum für Kinderheilkunde, Klinik für Allgemeinpädiatrie mit Schwerpunkt Neuropädiatrie des Universitätsklinikums Essen
Hufelandstraße 55
45122 Essen

Prof. Dr. med. Karin-Brigitte Mellin
Augenklinik des Universitätsklinikums Essen
Hufelandstraße 55
45122 Essen

Dr. med. Isabell Möller
Universitätsklinikum Regensburg, Klinik für Anästhesiologie
Franz-Josef-Strauß-Allee 11
93053 Regensburg

Prof. Dr. med. Dr. med. dent. Christopher Mohr
Evang. Huyssens-Stiftung/Knappschaft GmbH, Universitätsklinik für Mund-, Kiefer-und Gesichtschirurgie
Henricistraße 92
45136 Essen

PD Dr. med. Karl-Dieter Müller
Institut für Medizinische Mikrobiologie des Universitätsklinikums Essen
Hufelandstraße 55
45122 Essen

Prof. Dr. med. Hans Georg Nehen
Klinik für Geriatrie des Elisabeth-Krankenhauses Essen
Germaniastraße 3
45356 Essen

Dr. med. Ulrich Neudorf
Klinik für Allgemeine Pädiatrie des Universitätsklinikums Essen
Hufelandstraße 55
45122 Essen

Prof. Dr. med. Dr. h.c. Thomas Philipp
Klinik für Nieren- und Hochdruckkrankheiten des Universitätsklinikums Essen
Hufelandstraße 55
45122 Essen

PD Dr. med. Josef Pospiech
Klinik für Neurochirurgie des Universitätsklinikums Essen
Hufelandstraße 55
45122 Essen

Dr. med. Heike Richly
Innere Klinik u. Tumorforschung des Universitätsklinikums Essen
Hufelandstraße 55
45122 Essen

Gunnar Rieger
Evang. Huyssens-Stiftung/Knappschaft GmbH, Universitätklinik für Mund-, Kiefer-und Gesichtschirurgie
Henricistraße 92
45136 Essen

Prof. Dr. med. Dr. h.c.
Gottfried Rudofsky †
ehem. Klinik und Poliklinik für Angiologie des Universitätsklinikums Essen

Prof. Dr. med. Dr. h.c.
Herbert Rübben
Klinik und Poliklinik für Urologie, Kinderurologie und Urologische Onkologie des Universitätsklinikums Essen
Hufelandstraße 55
45122 Essen

Michael Schieder
Rheinische Kliniken Essen
Virchowstr. 174
45147 Essen

Prof. Dr. med. Adolf Eduard Schindler
Institut für Medizinische Forschung und Fortbildung des Universitätsklinikums Essen
Hufelandstraße 55
45122 Essen

Prof. Dr. med. Dr. h. c.
Achim A. Schmaltz
Klinik für pädiatrische Kardiologie des Universitätsklinikums Essen
Hufelandstraße 55
45122 Essen

Dr. med. Markus Schmidt
Klinik für Frauenheilkunde und Geburtshilfe des Universitätsklinikums Essen
Hufelandstraße 55
45122 Essen

Dr. med. Markus Schmola
Universitätsklinikum Regensburg, Klinik für Anästhesiologie
Franz-Josef-Strauß-Allee 11
93053 Regensburg

Barbara Schneider
Universitätsklinikum Regensburg, Klinik für Anästhesiologie
Franz-Josef-Strauß-Allee 11
93053 Regensburg

Dr. med. Erdmuth Schubert
Klinikum Niederberg
Robert-Koch-Str. 2
42549 Velbert

Dr. med. Sebastian-Patrick Sommer
Westdeutsches Herzzentrum Essen, Klinik für Thorax- u. kardiovaskuläre Chirurgie des Universitätsklinikums Essen
Hufelandstraße 55
45122 Essen

Prof. Dr. med. Helmut Teschler
Ruhrlandklinik Essen-Heidhausen
Pneumologie Universitätsklinik
Tüschener Weg 40
45239 Essen-Heidhausen

Dr. med. Cathrin Walter
Innere Klinik u. Tumorforschung des Universitätsklinikums Essen
Hufelandstraße 55
45122 Essen

Prof. Dr. med. Günter Weiler
Institut für Rechtsmedizin der Universität Gießen
Frankfurter Straße 58
35392 Gießen

Dr. med. Heinrich Wieneke
Westdeutsches Herzzentrum Essen, Klinik für Thorax- u. kardiovaskuläre Chirurgie des Universitätsklinikums Essen
Hufelandstraße 55
45122 Essen

Prof. Dr. med. Thomas Zilker
Toxikologische Abteilung der II. Med. Klinik und Poliklinik des Klinikum r. d. Isar der TU München
Ismaninger Straße 22
81664 München

Dr. Markus Zimmermann
Klinik für Anästhesiologie, Luftrettungszentrum des Universitätsklinikums Regensburg
Franz-Josef-Strauß-Allee 11
93053 Regensburg

Kolibri 360 GmbH
Ferdinand-Jühlke-Straße 7
99095 Erfurt, Deutschland
produktsicherheit@kolibri360.de